"十二五"职业教育国家规划教材
经全国职业教育教材审定委员会审定

全国高等职业教育药品类专业
国家卫生健康委员会"十三五"规划教材

供药学、药品经营与管理、
药品服务与管理等专业用

临床药物治疗学

第 **3** 版

主　编　曹　红

副主编　邓元荣　王国明

编　者　（以姓氏笔画为序）

王　静（江苏医药职业学院）　　　　宋　芸（山东医学高等专科学校）

王国明（沧州医学高等专科学校）　　胡清伟（重庆医药高等专科学校）

邓元荣（福建卫生职业技术学院）　　曹　红（山东医学高等专科学校）

刘　莲（北京卫生职业学院）　　　　韩　芳（皖北卫生职业学院）

人民卫生出版社

图书在版编目（CIP）数据

临床药物治疗学 / 曹红主编 . —3 版 . —北京：人民卫生出版社，2020

ISBN 978-7-117-29177-4

Ⅰ. ①临 … Ⅱ. ①曹 … Ⅲ. ①药物疗法-高等职业教育-教材 Ⅳ. ①R453

中国版本图书馆 CIP 数据核字（2019）第 251611 号

| 人卫智网 | www.ipmph.com | 医学教育、学术、考试、健康，购书智慧智能综合服务平台 |
| 人卫官网 | www.pmph.com | 人卫官方资讯发布平台 |

临床药物治疗学
第 3 版

主　　编：曹　红
出版发行：人民卫生出版社（中继线 010-59780011）
地　　址：北京市朝阳区潘家园南里 19 号
邮　　编：100021
E - mail：pmph @ pmph.com
购书热线：010-59787592　010-59787584　010-65264830
印　　刷：北京铭成印刷有限公司
经　　销：新华书店
开　　本：850×1168　1/16　印张：30
字　　数：706 千字
版　　次：2009 年 1 月第 1 版　2020 年 4 月第 3 版
　　　　　2025 年 8 月第 3 版第 12 次印刷（总第 23 次印刷）
标准书号：ISBN 978-7-117-29177-4
定　　价：75.00 元
打击盗版举报电话：010-59787491　E-mail：WQ @ pmph.com
质量问题联系电话：010-59787234　E-mail：zhiliang @ pmph.com

全国高等职业教育药品类专业国家卫生健康委员会"十三五"规划教材出版说明

　　《国务院关于加快发展现代职业教育的决定》《高等职业教育创新发展行动计划(2015—2018年)》《教育部关于深化职业教育教学改革全面提高人才培养质量的若干意见》等一系列重要指导性文件相继出台,明确了职业教育的战略地位、发展方向。为全面贯彻国家教育方针,将现代职教发展理念融入教材建设全过程,人民卫生出版社组建了全国食品药品职业教育教材建设指导委员会。在该指导委员会的直接指导下,经过广泛调研论证,人民卫生出版社启动了全国高等职业教育药品类专业第三轮规划教材的修订出版工作。

　　本套规划教材首版于2009年,于2013年修订出版了第二轮规划教材,其中部分教材入选了"十二五"职业教育国家规划教材。本轮规划教材主要依据教育部颁布的《普通高等学校高等职业教育(专科)专业目录(2015年)》及2017年增补专业,调整充实了教材品种,涵盖了药品类相关专业的主要课程。全套教材为国家卫生健康委员会"十三五"规划教材,是"十三五"时期人卫社重点教材建设项目。本轮教材继续秉承"五个对接"的职教理念,结合国内药学类专业高等职业教育教学发展趋势,科学合理推进规划教材体系改革,同步进行了数字资源建设,着力打造本领域首套融合教材。

　　本套教材重点突出如下特点:

　　1. **适应发展需求,体现高职特色**　本套教材定位于高等职业教育药品类专业,教材的顶层设计既考虑行业创新驱动发展对技术技能型人才的需要,又充分考虑职业人才的全面发展和技术技能型人才的成长规律;既集合了我国职业教育快速发展的实践经验,又充分体现了现代高等职业教育的发展理念,突出高等职业教育特色。

　　2. **完善课程标准,兼顾接续培养**　本套教材根据各专业对应从业岗位的任职标准优化课程标准,避免重要知识点的遗漏和不必要的交叉重复,以保证教学内容的设计与职业标准精准对接,学校的人才培养与企业的岗位需求精准对接。同时,本套教材顺应接续培养的需要,适当考虑建立各课程的衔接体系,以保证高等职业教育对口招收中职学生的需要和高职学生对口升学至应用型本科专业学习的衔接。

　　3. **推进产学结合,实现一体化教学**　本套教材的内容编排以技能培养为目标,以技术应用为主线,使学生在逐步了解岗位工作实践,掌握工作技能的过程中获取相应的知识。为此,在编写队伍组建上,特别邀请了一大批具有丰富实践经验的行业专家参加编写工作,与从全国高职院校中遴选出的优秀师资共同合作,确保教材内容贴近一线工作岗位实际,促使一体化教学成为现实。

　　4. **注重素养教育,打造工匠精神**　在全国"劳动光荣、技能宝贵"的氛围逐渐形成,"工匠精神"在各行各业广为倡导的形势下,医药卫生行业的从业人员更要有崇高的道德和职业素养。教材更加强调要充分体现对学生职业素养的培养,在适当的环节,特别是案例中要体现出药品从业人员的行为准则和道德规范,以及精益求精的工作态度。

5. 培养创新意识,提高创业能力　为有效地开展大学生创新创业教育,促进学生全面发展和全面成才,本套教材特别注意将创新创业教育融入专业课程中,帮助学生培养创新思维,提高创新能力、实践能力和解决复杂问题的能力,引导学生独立思考、客观判断,以积极的、锲而不舍的精神寻求解决问题的方案。

6. 对接岗位实际,确保课证融通　按照课程标准与职业标准融通,课程评价方式与职业技能鉴定方式融通,学历教育管理与职业资格管理融通的现代职业教育发展趋势,本套教材中的专业课程,充分考虑学生考取相关职业资格证书的需要,其内容和实训项目的选取尽量涵盖相关的考试内容,使其成为一本既是学历教育的教科书,又是职业岗位证书的培训教材,实现"双证书"培养。

7. 营造真实场景,活化教学模式　本套教材在继承保持人卫版职业教育教材栏目式编写模式的基础上,进行了进一步系统优化。例如,增加了"导学情景",借助真实工作情景开启知识内容的学习;"复习导图"以思维导图的模式,为学生梳理本章的知识脉络,帮助学生构建知识框架。进而提高教材的可读性,体现教材的职业教育属性,做到学以致用。

8. 全面"纸数"融合,促进多媒体共享　为了适应新的教学模式的需要,本套教材同步建设以纸质教材内容为核心的多样化的数字教学资源,从广度、深度上拓展纸质教材内容。通过在纸质教材中增加二维码的方式"无缝隙"地链接视频、动画、图片、PPT、音频、文档等富媒体资源,丰富纸质教材的表现形式,补充拓展性的知识内容,为多元化的人才培养提供更多的信息知识支撑。

本套教材的编写过程中,全体编者以高度负责、严谨认真的态度为教材的编写工作付出了诸多心血,各参编院校对编写工作的顺利开展给予了大力支持,从而使本套教材得以高质量如期出版,在此对有关单位和各位专家表示诚挚的感谢!教材出版后,各位教师、学生在使用过程中,如发现问题请反馈给我们(renweiyaoxue@ 163. com) ,以便及时更正和修订完善。

人民卫生出版社

2018 年 3 月

全国高等职业教育药品类专业国家卫生健康委员会
"十三五"规划教材
教材目录

序号	教材名称	主编	适用专业
1	人体解剖生理学(第3版)	贺 伟　吴金英	药学类、药品制造类、食品药品管理类、食品工业类
2	基础化学(第3版)	傅春华　黄月君	药学类、药品制造类、食品药品管理类、食品工业类
3	无机化学(第3版)	牛秀明　林 珍	药学类、药品制造类、食品药品管理类、食品工业类
4	分析化学(第3版)	李维斌　陈哲洪	药学类、药品制造类、食品药品管理类、医学技术类、生物技术类
5	仪器分析	任玉红　闫冬良	药学类、药品制造类、食品药品管理类、食品工业类
6	有机化学(第3版)*	刘 斌　卫月琴	药学类、药品制造类、食品药品管理类、食品工业类
7	生物化学(第3版)	李清秀	药学类、药品制造类、食品药品管理类、食品工业类
8	微生物与免疫学*	凌庆枝　魏仲香	药学类、药品制造类、食品药品管理类、食品工业类
9	药事管理与法规(第3版)	万仁甫	药学类、药品经营与管理、中药学、药品生产技术、药品质量与安全、食品药品监督管理
10	公共关系基础(第3版)	秦东华　惠 春	药学类、药品制造类、食品药品管理类、食品工业类
11	医药数理统计(第3版)	侯丽英	药学、药物制剂技术、化学制药技术、中药制药技术、生物制药技术、药品经营与管理、药品服务与管理
12	药学英语	林速容　赵 旦	药学、药物制剂技术、化学制药技术、中药制药技术、生物制药技术、药品经营与管理、药品服务与管理
13	医药应用文写作(第3版)	张月亮	药学、药物制剂技术、化学制药技术、中药制药技术、生物制药技术、药品经营与管理、药品服务与管理

序号	教材名称	主编	适用专业
14	医药信息检索(第3版)	陈 燕　李现红	药学、药物制剂技术、化学制药技术、中药制药技术、生物制药技术、药品经营与管理、药品服务与管理
15	药理学(第3版)	罗跃娥　樊一桥	药学、药物制剂技术、化学制药技术、中药制药技术、生物制药技术、药品经营与管理、药品服务与管理
16	药物化学(第3版)	葛淑兰　张彦文	药学、药品经营与管理、药品服务与管理、药物制剂技术、化学制药技术
17	药剂学(第3版)*	李忠文	药学、药品经营与管理、药品服务与管理、药品质量与安全
18	药物分析(第3版)	孙 莹　刘 燕	药学、药品质量与安全、药品经营与管理、药品生产技术
19	天然药物学(第3版)	沈 力　张 辛	药学、药物制剂技术、化学制药技术、生物制药技术、药品经营与管理
20	天然药物化学(第3版)	吴剑峰	药学、药物制剂技术、化学制药技术、生物制药技术、中药制药技术
21	医院药学概要(第3版)	张明淑　于 倩	药学、药品经营与管理、药品服务与管理
22	中医药学概论(第3版)	周少林　吴立明	药学、药物制剂技术、化学制药技术、中药制药技术、生物制药技术、药品经营与管理、药品服务与管理
23	药品营销心理学(第3版)	丛 媛	药学、药品经营与管理
24	基础会计(第3版)	周凤莲	药品经营与管理、药品服务与管理
25	临床医学概要(第3版)*	曾 华	药学、药品经营与管理
26	药品市场营销学(第3版)*	张 丽	药学、药品经营与管理、中药学、药物制剂技术、化学制药技术、生物制药技术、中药制药技术、药品服务与管理
27	临床药物治疗学(第3版)*	曹 红	药学、药品经营与管理、药品服务与管理
28	医药企业管理	戴 宇　徐茂红	药品经营与管理、药学、药品服务与管理
29	药品储存与养护(第3版)	徐世义　宫淑秋	药品经营与管理、药学、中药学、药品生产技术
30	药品经营管理法律实务(第3版)*	李朝霞	药品经营与管理、药品服务与管理
31	医学基础(第3版)	孙志军　李宏伟	药学、药物制剂技术、生物制药技术、化学制药技术、中药制药技术
32	药学服务实务(第2版)	秦红兵　陈俊荣	药学、中药学、药品经营与管理、药品服务与管理

序号	教材名称	主编	适用专业
33	药品生产质量管理(第3版)*	李洪	药物制剂技术、化学制药技术、中药制药技术、生物制药技术、药品生产技术
34	安全生产知识(第3版)	张之东	药物制剂技术、化学制药技术、中药制药技术、生物制药技术、药学
35	实用药物学基础(第3版)	丁丰 张庆	药学、药物制剂技术、生物制药技术、化学制药技术
36	药物制剂技术(第3版)*	张健泓	药学、药物制剂技术、化学制药技术、生物制药技术
	药物制剂综合实训教程	胡英 张健泓	药学、药物制剂技术、药品生产技术
37	药物检测技术(第3版)	甄会贤	药品质量与安全、药物制剂技术、化学制药技术、药学
38	药物制剂设备(第3版)	王泽	药品生产技术、药物制剂技术、制药设备应用技术、中药生产与加工
39	药物制剂辅料与包装材料(第3版)*	张亚红	药物制剂技术、化学制药技术、中药制药技术、生物制药技术、药学
40	化工制图(第3版)	孙安荣	化学制药技术、生物制药技术、中药制药技术、药物制剂技术、药品生产技术、食品加工技术、化工生物技术、制药设备应用技术、医疗设备应用技术
41	药物分离与纯化技术(第3版)	马娟	化学制药技术、药学、生物制药技术
42	药品生物检定技术(第2版)	杨元娟	药学、生物制药技术、药物制剂技术、药品质量与安全、药品生物技术
43	生物药物检测技术(第2版)	兰作平	生物制药技术、药品质量与安全
44	生物制药设备(第3版)*	罗合春 贺峰	生物制药技术
45	中医基本理论(第3版)*	叶玉枝	中药制药技术、中药学、中药生产与加工、中医养生保健、中医康复技术
46	实用中药(第3版)	马维平 徐智斌	中药制药技术、中药学、中药生产与加工
47	方剂与中成药(第3版)	李建民 马波	中药制药技术、中药学、药品生产技术、药品经营与管理、药品服务与管理
48	中药鉴定技术(第3版)*	李炳生 易东阳	中药制药技术、药品经营与管理、中药学、中草药栽培技术、中药生产与加工、药品质量与安全、药学
49	药用植物识别技术	宋新丽 彭学著	中药制药技术、中药学、中草药栽培技术、中药生产与加工

序号	教材名称	主编	适用专业
50	中药药理学(第3版)	袁先雄	药学、中药学、药品生产技术、药品经营与管理、药品服务与管理
51	中药化学实用技术(第3版)*	杨 红 郭素华	中药制药技术、中药学、中草药栽培技术、中药生产与加工
52	中药炮制技术(第3版)	张中社 龙全江	中药制药技术、中药学、中药生产与加工
53	中药制药设备(第3版)	魏增余	中药制药技术、中药学、药品生产技术、制药设备应用技术
54	中药制剂技术(第3版)	汪小根 刘德军	中药制药技术、中药学、中药生产与加工、药品质量与安全
55	中药制剂检测技术(第3版)	田友清 张钦德	中药制药技术、中药学、药学、药品生产技术、药品质量与安全
56	药品生产技术	李丽娟	药品生产技术、化学制药技术、生物制药技术、药品质量与安全
57	中药生产与加工	庄义修 付绍智	药学、药品生产技术、药品质量与安全、中药学、中药生产与加工

说明：* 为"十二五"职业教育国家规划教材。全套教材均配有数字资源。

全国食品药品职业教育教材建设指导委员会
成员名单

莫国民 上海健康医学院

顾立众 江苏食品药品职业技术学院

倪　峰 福建卫生职业技术学院

徐一新 上海健康医学院

黄丽萍 安徽中医药高等专科学校

黄美娥 湖南食品药品职业学院

晨　阳 江苏医药职业学院

葛　虹 广东食品药品职业学院

蒋长顺 安徽医学高等专科学校

景维斌 江苏省徐州医药高等职业学校

潘志恒 天津现代职业技术学院

前　言

为适应新形势下全国高等职业教育药品类专业教育教学改革和发展的需要,坚持以培养高素质技术技能型人才为核心,按照药学、药品经营与管理、药品服务与管理等专业的培养目标,在人民卫生出版社的组织规划下,依据全国高等职业教育药品类专业国家卫生健康委员会"十三五"规划教材修订编写原则与要求,对《临床药物治疗学》第2版进行了修订编写。

本版教材在修订编写中注重体现高等职业教育特色,遵循技术技能型人才成长规律,同时注重体现教材"三基""五性""三特定",遵循课程本身的基本规律和系统性,符合学生认知规律。本次修订是在总结和交流第1版、第2版使用经验的基础上进行的,总论增加了"治疗药物评价",各论增加了"临床常见症状的药物治疗",某些章节的内容进行了补充、删减或整合,同时突出了以下特点:

1. 对接职业标准,课证融合　根据新的职业标准,补充、调整、更新了教材内容。2013年全国卫生专业技术资格考试(药学)的大纲和指导进行了重新编写,调整了考查结构及内容,首次将临床药物治疗学纳入专业实践能力科目进行考查;2015年国家执业药师资格考试的大纲结构和内容进行了较大的调整和整合,同时加大了综合知识与技能的比重,其核心是临床药物治疗学的内容。本次修订与以上变化有效衔接,力求做到课证融合。

2. 对接岗位要求,强化技能　根据实际工作岗位对技术技能型人才的要求,编写中渗透职业岗位所需能力,且贯穿教材始终,尤其实训内容的编写依托在社会药店、医院药房的真实工作过程,从而使学生具备在社会药店和医院药房岗位上工作的核心能力,且其内容保证与理论内容的衔接和照应,理实一体,强化技能。

3. 联系实际,突出案例　加强实际案例的内容,通过引导学生对特定案例的分析,将教材知识与具体患者的病情有机结合起来,努力提供给学生在解决药物治疗问题时的思路,培养其独立解决问题的能力,服务于药物治疗实践,使学生学以致用。

4. 整体优化,易教易学　依据2020年版《中华人民共和国药典》、2018年版《国家基本药物目录》,参考最新中华医学会各专业委员会的治疗指南,结合临床药物治疗的新进展,对教材主体内容进行了补充和丰富,具有时代特征;同时将穿插的模块优化为"导学情景""案例分析""知识链接""课堂活动""点滴积累""执业考点""目标检测"等,增添、更新和完善了其内容,增加了教材的实用性、可读性和信息量,同时有助于提高学生运用知识分析问题、解决问题和主动获取知识的能力,培养学生继续学习的能力。

由于现代医药科学的迅速发展,疾病的治疗方法、应用的治疗药物和药物治疗方案可能有所变化,因此在学习和参考本教材时要用发展的眼光看待书中的内容,在涉及具体药物使用时,应以最新国家法定标准或指南为指导,从多方面获取相关信息和资料。

本教材在修订过程中，得到了全国食品药品职业教育教材建设指导委员会的指导，得到了各编者所在院校的大力支持，参考引用了国内外相关最新教材、书籍和文献，在此一并表示诚挚谢意。

　　我们致力于提供一本适合教师教、学生学的切合教学实际的教材，但由于水平、能力和学识有限，在教材内容的取舍、编排等方面肯定有不妥和疏漏之处，恳请使用本教材的教师和同学给予批评指正，以便修订完善。

曹红

2019 年 12 月

目　录

总　论

各　　论

总　论

第一章

绪论

第一节　临床药物治疗学的研究内容和主要任务

药物是指用于预防、治疗、诊断疾病，并规定有适应证或功能主治、用法用量的化学物质。药物治疗是通过应用药物消除或控制病因与致病因素，缓解或治愈疾病、预防疾病发生或复发，提高患者的生活质量，是临床治疗的重要手段。

临床药物治疗学（clinical pharmacotherapeutics）是研究药物预防、治疗疾病的理论和方法的一门综合性、应用性学科。临床药物治疗学主要是研究在临床药物治疗实践中如何合理选择和使用药物，主要任务是指导临床医师和药师根据疾病的病因和发病机制、患者个体差异、药物的作用机制和特点，制订和实施合理的个体化药物治疗方案，并根据药物的治疗效果和不良反应及时评估和调整治疗方案，以获得最佳的治疗效果且承受最低的治疗风险。因此，临床药物治疗学是临床医师正确诊疗疾病的基础，也是临床药师进行药学服务的基础。

临床药物治疗的核心是合理用药（rational use of drug）。由于药物的有限性（即药物品种和治疗效果的有限性）和疾病的无限性（即疾病种类和严重程度的无限性），使得对某一疾病没有统一的治疗方案，也不能简单地用疾病是否治愈作为用药是否合理的判断标准。理论上讲，合理用药是临床药物治疗效益与治疗风险的权衡过程，就是使药物治疗效益最大化，药物不良反应和可能的风险最小化。随着现代科学技术的发展、药物品种的增加及临床治疗水平的提高，合理用药的含义不断丰富。1987年世界卫生组织（WHO）提出的合理用药标准是：①处方药物应为适宜的药物；②在适宜的时间，以公众能支付的价格保证药物供应；③正确地调剂处方；④以准确的剂量、正确的用法和用药时间服用药物；⑤确保药物质量安全有效。20世纪90年代以来，国际药学界对合理用药赋予了更科学、更完整的含义，即以当代药物和疾病的系统知识和理论为基础，安全、有效、经济、适当地使用药物。安全性（safety）是指药物在正常剂量下不会造成严重危害，是个相对概念；有效性（efficacy）是指药物的治疗效果必须确切；经济性（economy）是指消耗最低的药物治疗成本、实现最佳的治疗效果，即达到最合理的效价比；适当性（appropriateness）是指将适当的药物以适当的剂量、在适当的时间、经适当的途径，给适当的患者，使用适当的疗程，达到适当的治疗目标。合理用药的判断标准包括：①按药物的临床用药适应证选用药物，药物的药理作用能针对疾病的病因和病理生理改变；②所选用的药物对患者具备安全、有效、经济和适当四个方面的要素；③在明确遗传多态性与药物反应多态性的基础上，采用个体化给药方案，确定临床用药剂量、用法、疗程，药物调剂配伍恰当；④患者应无禁忌证，所用治疗药物对患者引发不良反应的可能性最低或易于控制、纠正；⑤患者对临床所用的药物具有良好的依从性。1989年，以促进合理用药为目标的合理用药国际网络（international network for rational use of drugs，INRUD）在 WHO 的支持下正式成立；2002 年 12 月 WHO 发布了关于进一步促进合理用药的核心政策和干预措施，为各国药物治疗的实施和规范提供指导。

第二节　临床药物治疗学的发展概况

药物治疗经历了从简单到复杂、从初级到高级、从经验到科学的发展过程。从远古时代起，人类从生活实践和生产实践中积累了丰富的药物方面的知识和防病治病的经验，记载于本草学著作中，其中不少至今仍发挥着重要作用。但由于对药物的本质、机体的结构和功能、疾病的发展过程均缺乏科学的认识，使药物治疗长期处于经验主义阶段。19 世纪初，化学和生理学的发展使药理学成为一门现代科学，开始用实验方法研究药物对机体生理、生化功能的影响，许多传统药物的药理作用及其作用机制相继被证实或发现，药物治疗开始逐步向科学化方向发展，从具有治疗作用的植物中分离得到有效成分治疗疾病是这一阶段药物研究的突出成就。进入 20 世纪后，利用人工合成的化合物及改造天然有效成分的分子结构成为新的药物来源，发展新的、更有效的药物成为这个时期药物研究的突出特点，20 世纪 30 年代到 50 年代是新药发展的黄金时代，目前临床常用的许多药物均是在这一时期研制开发的。20 世纪 50 年代后期，药物的作用机制和代谢变化规律逐步被阐明，于是开始通过联系生理、生化知识寻找新药，改变了单纯从药物化学结构寻找功能基团的方法。随着自然科学和新技术的发展，对药物作用机制的研究从宏观深入到微观，即从原来的系统、器官水平进入到分子水平。20 世纪 80 年代以后，通过对体内微量生物活性物质进行结构修饰寻找疗效好、毒性低的药物成为研究热点，利用生物有机体或其组成部分开发新产品、新工艺的生物工程技术成为新药研究的重要手段。同时，20 世纪后半叶逐渐发展起来的循证医学，使人们认识到基于统计学检验的多中心随机双盲对照大规模临床试验获得的证据对临床用药的指导作用，药物治疗进入崭新的发展阶段。进入 21 世纪，随着人类基因组计划的顺利完成和药物基因组学的发展，人类不同个体对药物反应差异的遗传医学基础相继被发现，基于遗传信息的个体化药物治疗在临床逐渐发展起来。随着对药物认识的深入和相关学科的发展，逐步从过去对现象的经验描述提升到对本质的理性认识，药物治疗进一步向科学化方向发展。

临床药物治疗学是适应临床用药的需求发展起来的。自从磺胺类药物和青霉素问世以来，制药工业蓬勃发展，上市药物迅猛增长，为防病治病提供了有利条件，同时使合理选择药物、使用药物成为临床用药中日渐突出的问题；但另一方面，临床医师和药师只受过极其有限的药物治疗学训练，临床用药仍偏重于临床经验，缺乏可靠的科学指导；两者的矛盾使治疗用药不合理造成的危害成为全球性的社会问题，如病原微生物的耐药性、药物不良反应和药源性疾病、药物资源浪费、政府和患者的用药经济负担不断加重等。现阶段我国多数医生对疾病的了解比较透彻，但对药物的结构特点、理化性质、作用机制、药动学等专业知识的掌握还不能满足临床合理用药的需求，需要药师的协助；药师对药物有较全面的了解，但对于千变万化的病情和千差万别的个体多态性，如何合理选用药物、实施个体化治疗，在医疗实践中还没有绝对的发言权。以上形势使得合理选择药物、合理使用药物成为临床用药的核心问题。临床药物治疗学系统地阐述药物治疗的基本理论和方法,其核心是合理用药,对临床用药实践有重要的指导意义,有助于提高医师和药师临床药物治疗的水平,保证患者得到合理的药物治疗。

20 世纪 70 年代末,以美国为代表的西方发达国家开始重视药物治疗学的研究与教学。1980 年美国为其药学博士(Pharm.D)开设药物治疗学课程;1980 年 8 月国际药理学联合会和英国药理学会在伦敦召开了第一届国际临床药理与治疗学会议,以后大约每隔 3~4 年召开一次;1981 年世界著名的 *Pharmacotherapy* 杂志在美国创刊;1982 年世界卫生组织(WHO)成立了基本药物应用专家委员会,对临床合理应用基本药物提出了原则性指导意见;2004 年第八届国际临床药理与治疗学会议在澳大利亚召开,大会的宗旨是将基础药理与临床药理更密切地结合起来,为患者服务;1975 年美国出版了 *Applied Therapeutics* 一书,以后每 3~5 年更新再版,目前最新版为 2012 年的第 10 版,中译本为第 8 版,包括各学科系列,该书是世界上高水平的临床药物治疗学的经典教科书,目前不仅是美国等国家药学院临床药学教育的共用教科书,也是许多临床工作者实用的大型参考书。当今世界许多国家或学术机构对临床常见疾病制定有详细规范的药物治疗指南,对推行合理用药和规范治疗具有重要意义。2019 年 2 月发布的《中国罕见病诊疗指南(2019 版)》是我国第一部关于罕见病的诊疗指南,对提高我国罕见病规范化诊疗水平、保障医疗质量和医疗安全意义重大。现代临床药物治疗学得到了广泛关注和快速发展。

临床药物治疗学诞生于经验医学,但发展到现在已不再是凭经验用药,与多学科的渗透格局逐渐形成,药理学、病理学、生理学、生物化学、分子生物学和临床医学等都是实施合理药物治疗的重要基础。药物流行病学、药物经济学、药物信息学、药物基因组学和循证医学的迅速发展为合理药物治疗提供科学依据。药物流行病学是应用流行病学的原理和方法,研究人群中药物的利用及其效应(疗效和不良反应)的科学,通过用药种类、数量、频度及药物费用分析了解药物的应用情况,通过药物安全性评价、药品不良反应监察了解药物在人群中的作用,为临床合理用药提供依据。药物经济学是应用现代经济学的原理、方法和研究手段,结合流行病学、决策学、生物统计学等多学科的研究成果,研究医药领域有关药物资源利用的经济问题和经济规律及如何提高药物资源的配置和利用效率,以有限的药物资源实现健康状况最大改善的科学,将其应用于评价临床药物治疗方案的经济性,为临床合理用药提供科学依据。日新月异的药物信息学为药物治疗提供最前沿的治疗学信息,药学信息包含了药学领域所有的知识和数据,既包括与药物直接相关的信息如药物作用机制、药动学、药物不良反应、药物相互作用、药物经济学等,也包括与药物间接相关的信息如疾病变化、耐药性、生理病理状态等。药物基因组学是研究遗传变异与药物反应多态性关系的科学,将功能基因的信息应用于合理用药,利用药物基因组学的技术和方法增加药物治疗的有效性和安全性,实现个体化用药。循证医学(evidence based medicine,EBM)即遵循证据的医学,是指主动地、明确地、审慎地应用目前最佳证据,为患者治疗做出决策,将其应用到临床药物治疗学中,即尽可能应用药物疗效和不良反应评价的证据,指导药物治疗方案的制订。

第三节 临床药物治疗学与相关学科的关系

临床药物治疗学不同于药理学、药物学。药理学是研究药物与机体(包括病原体)之间相互作用及作用规律的科学,其中药物对机体的作用为药效学,研究药物的药理作用、作用机制、临床应用、不良反应等;机体对药物的作用为药动学,研究药物的吸收、分布、代谢、排泄等动态过程及血药浓度随时间变化的动态规律。药物学阐述药物的理化性质、作用和作用机制、用途和用法、不良反应及防治、禁忌证等。临床药物治疗学不仅关注药物,还关注疾病,是疾病治疗学的一个分支,它以疾病为纲,在阐述疾病的病因和发病机制、分类和临床表现及药物的作用和作用机制的基础上,根据患者特定的病理、生理、心理状况和遗传特征,结合药物的作用特点和经济学特点,阐明如何制订最佳的个体化药物治疗方案,以获得良好的治疗效果,避免或减少不良反应。药理学、药物学是临床药物治疗学的理论基础,临床药物治疗学是药理学、药物学理论在临床的实践应用。

临床药物治疗学关注疾病,以疾病为纲,但不同于内科学。内科学在阐述疾病的流行病学、病因、病理变化、发病机制的基础上,重点关注的是疾病的临床表现、诊断、鉴别诊断和治疗,治疗包括药物治疗、手术治疗、物理治疗等,但在药物治疗中,对于特点各异的药物、千变万化的疾病和千差万别的个体,如何综合应用药物和患者的众多信息,合理选择和使用药物,则关注不够。发达国家医疗机构对疾病的药物治疗,多数是由临床医师和药师共同负责,医师更关注分析疾病,药师更关注合理用药。我国目前有些医院设置临床药师岗位,但也有许多医院未设置,而且在体制和知识储备上,许多药师还不能做到与临床医师共同对患者的药物治疗负责。

临床药物治疗学对我国的医学生和药学生来说是一门非常实用的课程,同时其内容仍然会有一个不断发展、完善和丰富的过程。

第四节 临床药物治疗学与药学服务

药学服务(pharmaceutical care,PC)的概念最初是由 Mikeal 在 1975 年提出,1990 年美国的 Hepler CD 教授和 Strand LM 教授在《美国医院药学杂志》上对 PC 作了较全面的论述。1993 年,美国医院药师协会对 PC 的统一定义是:"药师的使命是提供 PC,PC 是提供与药物治疗有关的直接的、负责的服务,目的是获得改善患者生活质量的确定结果。"这些结果包括:治愈疾病、消除或减轻患者的症状、阻止或延缓疾病进程、预防疾病或症状的发生。药学服务在发达国家受到高度重视,已成为国际发展趋势。在多数发达国家的医疗机构,对疾病的药物治疗是由临床医师和药师共同负责的,医师关注分析疾病,药师关注合理用药。2002 年我国卫生部颁布了《医疗机构药事管理暂行规定》,首次提出在我国现有医疗机构中逐步建立临床药师制度,发展药学服务;2011 年 3 月 1 日起施行的《医疗机构药事管理规定》加强了临床药学部门建设和药学服务,要求"以病人为中心,以临床药学为基础,对临床用药全过程进行有效的组织实施与管理,促进临床科学、合理用药";强调了药师在临床药物治疗中的作用,要求"二级以上医院应当设立药事管理与药物治疗学委员会,其他医疗机构应当成立药事管理与药物治疗学组,临床药师应当全职参与临床药物治疗工作,对患者进行用药教育,指导患者安全用药"。为进一步明确新时期药学服务发展方向,2018 年 11 月中华人民共和国国家卫生健康委员会发布《关于加快药学服务高质量发展的意见》,提出"推进分级诊疗建设,构建上下贯通的药学服务体系""加快药学服务转型,提供高质量药学服务""加强药师队伍建设,充分发挥临床药师作用""积极推进'互联网 + 药学服务'健康发展,满足'互联网 + 医疗健康'需求",以适应新形势、新要求。

药学服务的目的是提高接受药物治疗患者的生活质量,这就要求药师的工作要从以药品为中心转变为以患者为中心,药师不仅要提供安全有效的药物,还应提供安全有效的药物治疗,要在患者用药前、用药过程中和用药后提供药学服务。随着医学模式由原来的生物医学模式转变为生物 - 心理 - 社会模式、整体医学模式,认识到防治结合是疾病治疗的最佳方式,将预防工作渗透到干预疾病发生、发展和转归的过程中,因此,医疗卫生服务范畴也从医疗服务扩大到预防服务,从技术服务扩大到社会服务;服务范围从医院内扩大到医院外,从生理服务扩大到心理服务;服务对象从个体扩大到群体;医疗卫生服务的提供则由包括医、药、护、技等全体医务工作者的整个团队合作完成。相应地,药学服务模式也进行着"两个转变",即从"以药品为中心"转变为"以病人为中心",从"以保障药品供应为中心"转变为"在保障药品供应的基础上,以重点加强药学专业技术服务、参与临床用药为中心",通过转变模式,促进药学服务贴近患者、贴近临床、贴近社会。同时,药学服务的对象也不再局限于住院或门诊患者,服务内容也由关注治疗过程扩展到整个健康保健过程中,甚至公众终生,不仅服务于治疗性用药,而且服务于预防性用药,由此演绎出的全程化药学服务(integrated pharmaceutical care)就是在整个医疗卫生保健过程中,药师向患者及公众提供与药物使用有关的直接的、负责的服务,实现改善与提高人类生活质量的理想目标。全程化药学服务不是由每一位药师独立实施,而是需要通过团队合作完成,并且在整个疾病的治疗过程中持续不断地进行合作,在患者出院后,由社区药房药师负责患者的保健服务,使患者无论何时何地均能得到需要的药学服务,因此,药学服务不仅是医院药师的责任,而且是全社会药师共同的责任。国务院新医改方案重点推进的五项改革中指出"完善执业药师制度,零售药店必须按规定配备执业药师为患者提供购药咨询和用药指导,推进合理用药"。

实施全程化药学服务是药学事业发展的一个里程碑,是药学回归临床的标志,也是社会发展的必然趋势。为了提供这种负责的全程化药学服务,要求药师不但要掌握药学的基本知识、熟悉基础医学和临床医学的知识,并且要将这些知识转变成为患者制订个体化药物治疗方案和对患者合理用药的指导,而临床药物治疗学则是医学知识与药学知识的有机结合,因此是药师参与临床药物治疗活动和提供全程化药学服务的理论和方法基础。

(曹 红)

第二章

ER-02章PPT

药物治疗的基本程序及原则

导学情景 ∨

情景描述:

　　患者,女,60岁,糖尿病,近日发生轻中度关节痛,血清类风湿因子阳性,诊断为类风湿关节炎。服用阿司匹林常规剂量,症状未能缓解;试用金制剂口服,因严重毒性反应而终止;改用甲氨蝶呤口服 7.5mg/w,症状控制良好。数月后为治疗其无症状性高尿酸血症,给予丙磺舒,出现显著的全血细胞减少及败血症。停用丙磺舒,患者恢复。随后数月甲氨蝶呤治疗效果良好,但患者再次出现发热,运动后气喘,无痰干咳等症状,体检仅发现两肺野干啰音,胸片显示双侧对称性肺间质浸润,按轻度心力衰竭给予呋塞米治疗,继续用甲氨蝶呤。患者次周症状恶化,加用头孢氨苄治疗"肺炎",其他药物维持不变。症状继续加重住院,停用所有药物,实验室查血气分析为低氧血症,双侧对称性间质性肺炎,怀疑由甲氨蝶呤引起,给予叶酸治疗,但病情迅速恶化,需插管呼吸,肺活检确认"甲氨蝶呤引起的间质性肺炎",开始糖皮质激素治疗,但患者于数日后死亡。

学前导语:

　　疾病的药物治疗需遵循基本程序及原则,若在治疗过程中出现严重不良反应,应重新考虑所选择的治疗方案。本例患者在药物治疗过程中因严重不良反应致死,药物间的相互作用加重了不良反应。本节将带领同学们学习药物治疗的基本程序及原则。

　　药物治疗是临床上最常用、最基本的治疗手段,因此,提高药物治疗水平是提高整个医疗水平的关键。药物作用具有两重性,都有严格的适应证和一定的不良反应,如果用药不当,不但达不到治疗效果,而且会对机体造成危害,因此,临床采用药物治疗时,要根据疾病、机体和药物的特点权衡利弊,做到合理用药。患者只有在必要的情况下才需要使用药物,可用可不用时尽量不用,如高血压早期、糖尿病早期等,先考虑通过调整饮食、适度运动、戒除不良生活习惯等达到控制疾病的目的,当上述手段不能达到目的,而药物治疗又确实对患者有益时,才考虑使用药物治疗。有些疾病的药物治疗需要很长的疗程甚至要终生用药,在决定用药前更要慎重考虑。

第一节　药物治疗的基本程序

　　药物治疗的对象是患者,治疗的成功与否是药物 - 机体 - 疾病三者相互作用的结果。因此,对每一例患者的药物治疗,首先要根据患者的症状、体征及实验室检查结果做出正确的诊断,然后拟定治疗目标,从机体及疾病的实际出发选择合适的药物、剂量和疗程,开具处方并指导患者用药。在药物治疗过程中,要依照治疗目标检查治疗效果,当疗程结束时,如果达到治疗目标,可停止该药物治疗,否则需要对药物治疗过程的各环节进行检查并做出相应的调整。

一、明确诊断

正确诊断是正确治疗的开始。临床诊断可分为病因诊断、病理解剖诊断、症状诊断和病理生理诊断,需要综合分析各种临床信息才能确定,包括患者的主诉、详细的病史、体格检查、实验室检查和特殊检查等。任何疾病都有一个动态的发展过程,在疾病的不同阶段各有其需要及时处理的特殊问题。因而,明确诊断才能使治疗措施准确地针对疾病发生发展的关键环节,利于病情向好的方向转归。药物是疾病治疗的主要措施,在医生做出正确诊断的前提下,才可能对患者实施正确的药物治疗。

在临床工作中,有时某种疾病的诊断依据可能并不充分,而症状明显,治疗又是必需的,此时可依据现有的症状、体征和检查结果初步做出诊断以便进行药物治疗。例如,一位中年女性患者,有对称性关节僵硬、疼痛和炎症,晨起加重,无感染病史,可初步考虑诊断为类风湿关节炎。在没有其他禁忌证的前提下,可用阿司匹林对患者进行治疗,如症状能够很快得到明显改善,则有助于确定上述诊断。

当诊断完全不明时对患者盲目地进行对症治疗,有时会造成严重后果。例如,急性腹痛的患者如果病因未明,为了缓解疼痛而使用镇痛药治疗,则有可能掩盖病情,延误诊断,甚至有可能使急腹症病情恶化的临床表现变得不明显,导致弥漫性腹膜炎等严重后果。

二、确定治疗目标

治疗目标即疾病治疗预期达到的最终结果。治疗目标的确立不仅要从疾病的本身出发,更应分析患者的综合情况。例如,一般高血压患者用药后血压应降至 140/90mmHg 以下,而有糖尿病或肾病的高血压患者,降压目标则是 130/80mmHg 以下;同样诊断为乳腺癌,早期确定的治疗目标是消除肿瘤细胞以延长患者的生存期,晚期则致力于改善症状,提高患者的生存质量。

确定治疗目标时,应力求既能改善患者目前的病理生理状态,又能提高患者的远期生活质量。例如,控制血压是高血压治疗的首要目标,而严格控制血压的主要目的就是要有效地减少血管、心、脑、肾等器官的并发症并降低病死率;在确定妊娠期妇女的治疗目标时不仅要考虑缓解患者疾病,还要考虑药物对胎儿的潜在危险;在治疗类风湿关节炎时,既要抑制炎症、缓解疼痛,又要尽可能延缓疾病的病程进展。治疗目标决定了药物治疗方案的复杂性,同时也决定了患者可能获得的最大疗效。

治疗目标的确定建立了医患双方对最终治疗结果的评估标准,实际上也是双方对治疗结果的期望。需要注意的是,患者对治疗结果的期待有时会与医药工作者确定的治疗目标有所不同,此时就可能使患者对医药工作者产生不信任感,从而影响患者对治疗的依从性。例如,急性腹痛的患者诊断未明时,家属可能希望立即止痛,而医生则需要在诊断明确后再用药。此时,要加强与患者的有效交流,使患者及其家属理解治疗目标确定的缘由,从而使他们接受正确的治疗方案。

三、制订治疗方案

治疗目标决定着治疗方案,一个治疗目标又往往有多个治疗方案,每个治疗方案中所采用的药物又可能有所不同,因此,在根据治疗目标制订治疗方案时,需要综合考虑患者的实际情况和药物的药理学特性,遵循安全、有效、经济、适当的原则选药,确定药物的剂量和疗程。例如,对类风湿关节炎患者,在确定治疗方案前有必要了解患者过去有无溃疡病史,是否用过阿司匹林,用时是否发生过不良反应,家族中是否有其他遗传相关性疾病患者,药费是否是一个特别重要的考虑因素等。基于这些信息,可从非甾体抗炎药中选择一个合适的药物。

确定给药方案时还要注意不能忽视药物在患者体内的药物代谢动力学。如果已知患者与药物消除有关的主要器官有疾病,会使药物的消除减慢,则用药剂量和用药间隔时间也要进行适当调整。例如,布洛芬的主要消除器官是肾脏,因此治疗前需评估患者的肾功能,若肾功能正常,则可依照布洛芬的半衰期(约 2 小时)给药,需每日用药 3~4 次,推荐剂量是 200~400mg,每日 3 次;如果患者有肾功能减退,则应适当减少用药剂量,或选用缓释制剂以减少给药次数。

四、开始治疗

治疗方案确定以后,要为患者开具书写清楚、格式规范的处方,标志着药物治疗的开始。

药物治疗能否达到治疗目标,除了取决于治疗方案外,也不能忽视患者因素。因为再好的药物治疗方案,如果患者不依从治疗,药物就不能发挥预期的疗效,甚至会引起严重的不良反应。因此,临床医药工作者要指导患者用药,为其提供必要的信息,使其成为知情的治疗合作者,提高患者依从性。例如,向患者解释药物将会怎样影响其疾病过程或症状、为什么要按时按量用药、用药后有哪些常见的不良反应和不影响继续用药(如头晕,只要不从事危险作业)的情况、哪些反应即使轻微却必须引起高度重视(如服用有潜在骨髓抑制作用的药物后出现咽痛)、使用抗生素时为什么在症状缓解后不要立即停药、需要长期用药治疗时为什么要定期复查、出现哪些情况需要改变治疗方案(如发生胃肠道出血)及用药过程中出现哪些毒副反应需要立即就诊等。

五、监测、评估和干预

药物治疗是否达到预期的治疗目标是决定继续、调整或是终止治疗方案的关键因素。治疗目标从客观上是用一些反映疗效的观测指标与不良反应的观察终点来衡量的,因此,在治疗过程中要通过对这些指标和终点的监测来评估治疗效果,对治疗方案进行适度干预。对一个具体的患者来说,通常所说的首选药物和标准方案并不一定对其能够产生最佳的治疗效果,要实现个体化用药,优化治疗方案,目前最实用的方法是治疗 - 监测 - 治疗的反复尝试。

药物治疗监测需要回答两个基本问题:治疗是否达到预期效果和不良反应对药物治疗是否产生了影响。根据监测实施者的不同,可将监测分为两种方式:①被动监测,医药工作者要向患者解释出现治疗效果的表现,告知患者如果无效或出现不良反应时应如何做,由患者自己监测治疗效果。②主动监测,依据疾病类型、使用药物的药理作用、不良反应、疗程、处方药量等因素确定复诊时间,进行必要的指标检测,由医生评估治疗效果。

治疗有效:患者依从性好,按治疗方案要求用药后疾病已治愈,则治疗可停止;如疾病未愈或为慢性,治疗有效且无不良反应,或不良反应不影响治疗,可继续治疗;若出现了严重的不良反应,则应对治疗方案进行适当调整,如检查对患者的指导是否正确、调整所选择的药物与剂量、有无药物相互作用等因素。

治疗无效:按治疗方案用药后没有达到预期的效果,不论有无不良反应,均应对治疗过程重新审视,如诊断是否正确、治疗目标与治疗方案是否合理、药物剂量和疗程是否恰当、给予患者的指导是否正确、患者的依从性及对治疗的监测是否正确等。若能找到治疗失败的原因,则可提出相应的解决办法,否则应考虑停药,以免对机体造成不必要的损害,同时贻误治疗时机且浪费资源。

需要注意的是,无论何种原因需要停止药物治疗时,应切记不是所有的药物都能立即停药。有些药物(如β受体拮抗药、精神神经系统用药、糖皮质激素等)需要逐渐减量后才能停药,否则易出现停药反跳或撤药综合征。

点滴积累 ∨

　　药物治疗时需依程序进行,即明确诊断→确定治疗目标→制订治疗方案→开始治疗(处方＋指导)→监测、评估、干预;问题是否解决:是→停止治疗,否→重新检查各个步骤。

执业考点 ∨

1. 简述药物治疗方案制订的基本程序。
2. 识别和评估患者的症状和体征,给予非处方药物信息。

第二节　药物治疗方案的制订

在明确诊断和确定治疗目标后,需根据病情的轻重缓急和患者的实际情况,选择能够达到缓解症状、减轻痛苦或纠正病理过程,且不良反应少或轻微的药物给予治疗。

一、药物治疗方案制订的一般原则

疾病的发展可以是基础疾病的进展和复发,也可以是诱发因素或并发症引起病情的发作或恶化,应当分清主要矛盾和次要矛盾,密切关注和预测疾病的发展趋势,及时调整治疗方案。合理的药物治疗方案可以使患者获得有效、安全、经济、适当的药物治疗。

(一)确定治疗目标,选择合适药物

药物治疗的目标可以是消除病因、祛除诱因,可以是减轻症状、支持治疗和处理并发症,也可以

是功能康复、预防复发,还可以是预防发病,当然也可以是针对上述几个环节进行处理。在疾病发展的不同阶段,应抓住主要矛盾,制订相应的阶段性治疗目标,解决主要的临床问题。

1. **消除病因** 如大叶性肺炎是细菌引起的肺部感染,应用抗菌药控制感染。

2. **祛除诱因** 如肥胖、高血压、高血脂、糖尿病往往是心脑血管疾病的诱因,有效控制体重、血压、血脂、血糖是防治心脑血管疾病的重要措施。肺部感染是慢性阻塞性肺疾病(chronic obstructive pulmonary disease, COPD)急性发作的最常见诱因,应用抗菌药是发作期 COPD 患者常用的治疗。

3. **控制症状** 感冒时主要针对感冒的症状如头痛、发热、肌肉酸痛、鼻塞、流涕、打喷嚏和咳嗽等症状用药。咳嗽咳痰哮喘患者应用镇咳祛痰平喘药。肿瘤患者给予镇痛药,化疗时给予止吐药。

4. **治疗并发症** 如 COPD 急性发作可出现呼吸衰竭、心力衰竭、心律失常、水电解质失衡、肾功能不全和上消化道出血等,应分别作相应处置。

5. **康复治疗** 如《COPD 诊断、治疗与预防全球策略》(2019 GOLD 慢性阻塞性肺疾病全球倡议)将康复治疗作为中重度 COPD 患者治疗的主要措施之一,各种康复措施包括药物是不容忽视的内容。

6. **预防复发** 如哮喘缓解期吸入糖皮质激素或脱敏治疗预防发作。

7. **预防发病** 如维持足够的钙和维生素 D 摄入预防骨质疏松。

(二)选择合适的用药时机

许多疾病都强调早治疗,如肿瘤提倡早诊断、早治疗,因为越早治疗,肿瘤细胞对药物越敏感,治愈率越高;而对中晚期肿瘤,可以先化疗以抑制原发病灶,消灭亚临床病灶,后实施手术治疗,也可以先行手术治疗,后化疗消灭残余肿瘤细胞。对缺血性脑卒中患者,早治疗才能抓住溶解血栓的机会,改善预后。在严重高血糖的糖尿病治疗中,早期使用胰岛素才能保护胰岛 B 细胞,减缓糖尿病的发展进程,延长患者生存期。但并不是所有疾病都要求尽早药物治疗,如高血压、糖尿病等,在改善生活方式如饮食控制、适度运动等能有效控制时,可以先不实施药物治疗。

(三)选择合适的剂型和给药方法

对于新生儿患者几乎所有的药物都静脉给药,因其胃肠道功能不成熟,药物吸收差,且肌肉组织非常少,不宜肌内注射。缓解哮喘急性发作宜雾化吸入给药,有起效快、用药量少和副作用轻等优点,而控制哮喘夜间发作应当用控释制剂。为了有效控制清晨可能出现的血压升高或关节僵硬,可选用具有时滞脉冲释放的抗高血压药或推迟晚上服用抗类风湿药的时间等。

(四)选择合理的联合用药

在临床药物治疗中,根据治疗目标的需要,选用不同类别的药物,以实现不同的治疗目标。针对某一具体的治疗目标,尤其在使用一种药物难以奏效时,如肿瘤、严重感染、重度高血压等,可选用两种或两种以上的药物进行合理的联合用药。联合用药应达到增强疗效、减轻不良反应、用药风险与费用不增加、使用方便、患者依从性好的目标。

(五)确定合适的疗程

药物的疗程依据病情、治疗反应和治疗目标等确定,可以是数日也可能需要长期甚至终身用药。①根据不同的疾病确定疗程:大多数疾病的病因去除、病情稳定后可停药。有些慢性疾病如病因未明或无法去除或发病机制不明,可能需要长期甚至终身用药。如哮喘针对急性发作的治疗,当发作停止即可结束;普通感冒的病程只有数日,疗程为3~5日;高血压、结核病的治疗是长期甚至终身的。②根据不同的病情确定疗程:如肺癌依据患者的一般情况、肿瘤的细胞类型和TMN分期决定化疗疗程,通常为4~6个疗程。③根据不同的治疗反应确定疗程:如治疗措施得当,病情及时控制,可按期结束治疗;也可能由于种种原因,病情未能及时控制,应适当调整用药方案,延长药物治疗时间。④根据不同的病原体确定疗程:如一般细菌性肺炎抗菌治疗需要1~2周,抗结核短期化疗疗程为6~9个月,抗乙型肝炎病毒的干扰素治疗的疗程为3~6个月,三联疗法根除幽门螺杆菌的疗程1~2周。⑤根据不同的治疗目标确定疗程:如应用脱敏疗法预防哮喘发病疗程为3~5年,小剂量阿司匹林预防卒中需终身服用。

(六)药物与非药物疗法的结合

许多疾病需要综合治疗,包括药物治疗、手术治疗、康复治疗、心理治疗等,如肿瘤可以进行手术、化疗、放疗、介入、中药等治疗。即使是以药物治疗为主的疾病也常常需要联合非药物措施为药物治疗创造条件,以提高药物治疗效果或减少药物治疗的不良反应,如高血压患者限制摄盐量、合理饮食、控制体重、戒除烟酒、进行有规律的体育锻炼等;痰液潴留的患者除应用祛痰药外,还应酌情应用体位引流、翻身拍背、气道湿化和纤维气管镜吸痰等措施;螨过敏性哮喘,可对居室采取除螨措施;职业性哮喘改变工作环境。在不同病程阶段,药物治疗与其他疗法之间的主次地位可以相互转换,应抓住主要矛盾,及时采取相应的调整措施。药物治疗与非药物治疗应密切配合、优势互补、合理应用。

二、治疗药物的选择

目前,随着医药工业的发展,大量新药涌入临床,给医生、患者用药带来了很大困惑。不过,值得注意的是,在这些所谓新药中,真正作用方式全新和作用机制未知的药物却极少,绝大多数仍是现有药物的同类药。因此,在开始选择治疗药物时,应首先着眼于选择哪类药物而不是哪种药物。确定治疗药物的种类后,再根据每种药物的作用特点,选择符合治疗目标的药物。一般来说,治疗药物的选择应兼顾药物的有效性、安全性和经济性,此外也要考虑用药的适当性。

有效性(efficacy)是选择药物的首要标准,是药物用于临床、达到预期疗效的唯一保障,无效药物是没有临床应用价值的。药物能否发挥应有的效应,取决于药物浓度能否达到最低有效血药浓度。血药浓度的高低与用药剂量、药物剂型、给药途径、给药时间和间隔时间、联合用药、反复用药及机体的年龄、性别、个体差异、病理状态等因素有关,在选药时应予以考虑。理想的药物应具有较良好的药动学特性,采用简便的给药方案即可达到所需的治疗浓度。

安全性(safety)是药物治疗的前提。药物必须要经过临床前药理和毒理学评价以及临床试验,确定能够满足基本安全性要求后才得以进入临床。然而,追求绝对安全是不可能的,患者从药物治疗中获益的同时也必然会承担一定的风险。理想的药物治疗应有最佳的效益/风险比。因此,医药工作者在为患者选药时必须权衡利弊,应给予患者利大于弊的药物,从而使患者承受最小的风险,获得最大的治疗效果。不同的疾病对药物安全性的要求(对风险的可接受程度)是不同的,取决于患者的获益程度。例如,普通感冒的治疗目的是减轻不适感觉,或许也能缩短自然病程,但如果选择的药物有导致脱发的风险,患者是不能接受的;而晚期肿瘤的治疗目的是延长患者的生存期,抗肿瘤药即使引起脱发甚至骨髓抑制也可被患者接受。

为了保证患者用药安全,选药时应注意以下几点:①药物的禁忌证。禁忌证是由药物的作用机制和患者的病理生理学特性所决定的,同一类药物作用机制相同,通常有相同的禁忌证。②配伍用药。一般不宜超过 3~4 种,过多的同类型或相似副作用的药物合用时,会加重不良反应,且药物之间可能产生相互作用,导致各药的作用强度发生改变。③特殊人群如妊娠及哺乳期妇女、小儿、老年人、肝肾功能不全者、过敏体质者等,因其生理、生化功能有异于一般人群或病理学变化影响着药动学和药效学,故为发生用药安全性问题的高风险人群,某些药物要禁用或慎用。

经济性(economy)是合理用药的基本要素之一。经济性并不意味着用药越少、越便宜越好,而是指消耗最小的成本,获得最大的效果。根据有效性和安全性的原则选择的药物可能超出了患者的支付能力,从而影响患者的依从性,所以在选择药物时,要考虑到治疗成本、患者的经济状况、医疗保险情况等。药物的治疗成本不应用单一的药费去衡量,应该注重的是治疗的总支出,即治疗总成本。因为有可能表面上支出了较高的药费(与低费用药物相比),却由于缩短了住院天数、避免或减轻不良反应等而减少相应的治疗费用,同时由于早日恢复工作而减少了工资损失,因此从整体上看治疗成本反而降低。显然这种药物虽然药费较高,但具有成本效果,也是值得选用的。

适当性(appropriateness)是影响患者依从性的另一个重要因素。选药时,要根据患者的实际情况和疾病的特点选择合适的剂型,尽量简化给药方案以方便患者。例如,婴幼儿不会吞咽药片,宜选择冲剂、水剂或栓剂;采用缓释制剂或控释制剂可减少给药次数,不容易发生漏服现象。但是适当性又需要以保证治疗效果为前提。例如,沙丁胺醇气雾剂常用于控制急性支气管哮喘发作,但对小儿来说,常难以正确掌握吸入方法,故吸入剂量难以控制,因此虽然气雾剂用药方便,但为了保证用药安全有效,不如采用沙丁胺醇静脉滴注,通过调整滴速,既能及时缓解哮喘状态,又可减少不良反应的发生。

依照上述标准选择治疗药物时,可能会发现还有许多药物在这些方面都很相似,这时应优先选择质量可靠的企业生产的药物及具有最满意的药动学特性的药物。

案例分析

案例

一位稳定型心绞痛患者,一个月前发病,病史和其他检查无其他异常,确定的治疗目标是尽快终止发作,为其选择的治疗药物为硝酸酯类。请分析药物选择依据。

分析

借助药理学知识可知,硝酸酯类药、β受体拮抗药、钙通道阻滞药等三类药均是稳定型心绞痛有效的治疗药物。对于本例患者,治疗目标是尽快终止发作,因此选择的药物需具有快速起效的药动学特性和剂型。按照安全、有效、经济、适当的标准比较三类药物的快速起效剂型:

快速起效剂型	有效性	安全性	经济性	适当性
硝酸酯类药（舌下含片）	++	±	+	++
β受体拮抗药（注射剂）	+	±	−	−
钙通道阻滞药（注射剂）	+	±	−	−

由于心绞痛可随时随地发生，而治疗上的延误又可能造成严重后果，因此选择一种携带方便、患者又能容易地自行使用的药物是极为重要的。比较三类药物，硝酸酯类药是较恰当的选择，因其具有较好的疗效、同样的安全性、费用低廉且不必支付注射费等额外费用，特别是患者容易携带和使用，且舌下含服后即刻起效。

三、给药方案的制订

根据病情和适应证选定最佳药物之后，要制订临床给药方案，通常是指确定药物剂型、给药途径、给药剂量、给药时间和给药间隔时间、疗程等，以维持有效血药浓度。

制订给药方案时，首先必须明确目标血药浓度范围。目标血药浓度范围一般为文献报道的安全有效范围，特殊患者可根据临床观察的药物有效性或毒性反应来确定。药物手册和药品说明书中推荐的标准剂量方案（standard dosage schedule）中的药物剂量大多数是能够保持有效血药浓度的平均剂量，一般是基于药物临床试验的研究结果制订的，反映和针对的是一般患者的群体平均状态，属于群体模式化方案。由于多数情况下患者间的个体差异有限，故在初始治疗时，对安全、低毒的药物采用标准剂量方案获得预期疗效的概率最大。以下为两种常用的制订给药方案的方法：

1. **根据半衰期制订给药方案**

（1）半衰期小于30分钟：维持药物有效治疗浓度有较大困难。治疗指数低的药物一般要静脉滴注给药；治疗指数高的药物也可分次给药，但维持量要随给药间隔时间的延长而增大，这样才能保证血药浓度始终高于最低有效浓度。如青霉素的半衰期约为30分钟，给药间隔时间为4~6小时，可用剂量为80万~2 000万 U/d。

（2）半衰期为30分钟~8小时：主要考虑治疗指数和用药的适当性。治疗指数低的药物，每个半衰期给药1次，也可静脉滴注给药；治疗指数高的药物可每1~3个半衰期给药1次。

（3）半衰期为8~24小时：每个半衰期给药1次，如果需要立即达到稳态，可首剂加倍。

（4）半衰期大于24小时：每日给药1次较为方便，可提高患者对医嘱的依从性。如果需要立即达到治疗浓度，可首剂加倍。

2. **根据稳态血药浓度制订给药方案**

（1）根据平均稳态血药浓度（$\bar{C}_{ss}$）制订给药方案：本法是以平均稳态血药浓度（$\bar{C}_{ss}$）作为设计给药方案的指标。通过调整给药剂量或给药间隔时间，以达到所需的平均稳态血药浓度。通常是选定平均稳态血药浓度和给药间隔时间而调整剂量。

$$\overline{C}_{ss} = \frac{F \cdot D}{K \cdot V_d \cdot \tau} = \frac{FD}{Cl\tau} \qquad 式（2-1）$$

$$D = \frac{\overline{C}_{ss} \cdot Cl \cdot \tau}{F}$$

式（2-1）中，K 为消除速率常数；V_d 为表观分布容积；Cl 为清除率；F 为生物利用度；D 为给药剂量；τ 为给药间隔时间。

例 1 某药的 $\overline{C}_{ss}$ 为 30μg/ml，F 为 0.375，Cl 为 65ml/h，如每 8 小时给药一次，每次给药剂量应为多少？

解：
$$D = \frac{\overline{C}_{ss} \cdot Cl \cdot \tau}{F} = \frac{30 \times 65 \times 8}{0.375} = 41.6mg$$

关于 τ 的设计，除考虑 $t_{1/2}$ 外，还要考虑有效血药浓度范围，如果有效血药浓度范围窄，且 $t_{1/2}$ 短，为了避免血药浓度波动过大，可增加给药次数。

（2）根据稳态血药浓度范围制订给药方案：如期望的稳态最大浓度 $(C_{ss})_{max}$ 和稳态最小浓度 $(C_{ss})_{min}$ 已知，可按以下方法制订给药方案。

$$\tau_{max} = \ln\left[(C_{ss})_{max}/(C_{ss})_{min}\right]/k$$
$$\tau_{max} = 1.44 \cdot t_{1/2} \cdot \ln\left[(C_{ss})_{max}/(C_{ss})_{min}\right] \qquad 式（2-2）$$

式（2-2）中，τ_{max} 为最大给药间隔，其意义是在规定的最大血药浓度范围内，所允许的最大给药间隔时间。若 $\tau > \tau_{max}$，血药浓度就会超过规定的波动范围，故实际应用的 $\tau \leqslant \tau_{max}$。

在 τ_{max} 内的最大维持剂量 D_{max} 应为：

$$D_{max} = V_d \cdot \left[(C_{ss})_{max} - (C_{ss})_{min}\right]$$
$$= 1.44 \cdot t_{1/2} \cdot Cl \cdot \left[(C_{ss})_{max} - (C_{ss})_{min}\right] \qquad 式（2-3）$$

D_{max} 除以 τ_{max} 得给药速率 D/τ：

$$\frac{D}{\tau} = \frac{D_{max}}{\tau_{max}} \qquad 式（2-4）$$

因此，设计给药方案的步骤如下：

1）选定 $(C_{ss})_{max}$ 和 $(C_{ss})_{min}$，即血药浓度范围。

2）确定必要的 V_d 或 $t_{1/2}$ 及 Cl。

3）利用式（2-2）、（2-3）和（2-4），求出给药速率 D/τ。

4）根据实际情况确定 τ 值，然后求出 D。如需给予负荷剂量 D_L，则根据下式求出：

$$D_L = (C_{ss})_{max} \cdot V_d = \frac{D}{1 - e^{-kt}} \qquad 式（2-5）$$

例 2 某药的 $t_{1/2} = 6$ 小时，$V_d = 0.2L/kg$，给体重 50kg 的患者静脉注射，为达到治疗浓度 20~60μg/ml，应如何给药？

解：
$$\tau_{max} = 1.44 \cdot t_{1/2} \cdot \ln\left[(C_{ss})_{max}/(C_{ss})_{min}\right]$$
$$= 1.44 \times 6 \times \ln(60/20)$$
$$= 9.49h$$
$$D_{max} = V_d \cdot \left[(C_{ss})_{max} - (C_{ss})_{min}\right] \cdot W$$
$$= 0.2 \times (60 - 20) \times 50$$
$$= 400mg$$

$$\frac{D_{max}}{\tau_{max}} = \frac{400}{9.49} = 42.15\text{mg/h}$$

令 $\qquad\qquad\qquad\qquad\qquad \tau = 8\text{h}$

则 $\qquad\qquad\qquad\qquad D = 42.15 \times 8 = 337.2\text{mg}$

（3）根据稳态最大浓度 $(C_{ss})_{max}$ 或稳态最小浓度 $(C_{ss})_{min}$ 制订给药方案：有些药物只要求 $(C_{ss})_{max}$ 不要超过某一浓度，而有些药物只要求 $(C_{ss})_{min}$ 不要低于某一浓度即可。

设 $\qquad\qquad\qquad\qquad\qquad \tau_{max} = t_{1/2}$

则 $\qquad\qquad\qquad\qquad (C_{ss})_{max} = 2(C_{ss})_{min}$

或 $\qquad\qquad\qquad\qquad (C_{ss})_{min} = 1/2(C_{ss})_{max}$

代入式（2-3）得：

$$D_{max} = V_d \cdot (C_{ss})_{min}$$
$$= 1.44 \cdot t_{1/2} \cdot Cl \cdot (C_{ss})_{min} \qquad\qquad 式（2-6）$$

或

$$D_{max} = V_d \cdot 1/2 \cdot (C_{ss})_{max}$$
$$= 1.44 \cdot t_{1/2} \cdot Cl \cdot 1/2 \cdot (C_{ss})_{max} \qquad\qquad 式（2-7）$$

用 D_{max} 除以 $t_{1/2}$ 求出给药速率 D/τ，再按前述方法确定给药间隔 τ 和维持剂量 D。

以上给药方案的结果为按标准剂量方案计算所得，然而有些药物如强心苷，治疗剂量与中毒量之间差距很小，每个人对其耐受性和体内消除速率又有所不同，故临床用药稍有不慎即容易产生中毒，甚至死亡。此外，有时由于患者脏器的病变，可影响到药物的正常吸收、分布、代谢和排泄，常规用药可能无效或产生中毒。因此，在制订给药方案时应注意个体化给药，要充分考虑到药物方面和机体方面因素对药物作用的影响。当不能完全确定患者的个体化因素时，先按常规剂量开始治疗，再对患者用药后的疗效、不良反应和 / 或血药浓度等指标进行评估，获得精确的个体数据，若评估结果明显偏离预期值，则提示需要对原方案进行调整，根据重新计算的给药剂量进行新一轮的治疗，必要时可对给药方案再次进行调整，直到获得满意的个体化给药方案。

四、给药方案的调整

在患者用药过程中，还需要针对药物产生的疗效、患者的耐受程度、出现的不良反应等对方案进行适当的调整，以期达到最佳治疗效果。

多数药物的血药浓度与药理效应具有良好的相关性。对大部分患者而言，在有效血药浓度范围内用药有效，且产生的不良反应也较轻。制订和调整给药方案的目标是将血药浓度水平维持在有效血药浓度范围内，达到这一目标需要考虑两方面因素，即药效学对血药浓度的影响和药动学对血药浓度的影响。

在药物治疗过程中，若采用标准剂量方案没有获得预期的效果，且临床诊断正确，药物的选择、患者依从性等方面没有问题，则可考虑该患者的药效学和 / 或药动学特征与群体参数存在明显偏离，应调整标准剂量方案，实行个体化给药。下面介绍几种简便易行的方法：

1. 稳态一点法 按标准剂量给药,当血药浓度达到稳态时,采血测定血药浓度,若此浓度与目标浓度相差较大,可根据下式调整给药方案。

$$D'=D \times \frac{C'}{C}$$ 式(2-8)

式(2-8)中,D 为原剂量;D' 为校正剂量;C 为测得浓度;C' 为目标浓度。

使用该公式时注意:①该公式适用于血药浓度与剂量成线性关系的药物;②必须在血药浓度达到稳态后才可采血。

此方法简单易行,但是对于半衰期长的药物需耗费较长时间。

例3 某药 $t_{1/2}$ 为 7 小时,每 8 小时用药一次,每次 100mg,2 日后测该药血药浓度为 4μg/ml(该药最低有效浓度为 6μg/ml,最高血药浓度为 9μg/ml),试调整用药剂量。

解:该药 $t_{1/2}$ 为 7 小时,故 2 日后血药浓度可达稳态。

该药最低有效浓度为 6μg/ml,故设 C'=8μg/ml,原剂量 D=100mg×3,测得浓度 C=4μg/ml,则

D'=100×3×8/4=600mg

若按每日 3 次给药,则每次剂量为:600÷3=200mg

故该患者可改为每 8 小时服药一次,每次 200mg。

2. 重复一点法 个体差异明显的药物,可根据其个体参数值来制订、调整给药方案。利用此法只需采血两次,即可得到与给药方案相关的两个重要参数:消除速率常数(K)和表观分布容积(V_d)。

方法:给予患者两次试验剂量,每次给药后在消除相的同一时间采血一次,准确测定两次血样的血药浓度,按下述公式计算 K 和 V_d。

$$K = \frac{\ln \frac{C_1}{C_2 - C_1}}{\tau}$$ 式(2-9)

$$V_d = \frac{De^{-K\tau}}{C_1}$$ 式(2-10)

式(2-9)和(2-10)中,C_1 为第一次所测血药浓度值;C_2 为第二次所测血药浓度值;D 为试验剂量;τ 为给药间隔时间。

使用该法时注意:①该法不能在血药浓度达到稳态时使用;②注意在消除相时采血;③血样测定必须准确,否则计算的参数误差较大。

例4 给某患者静脉注射某药物的试验剂量 100mg,6 小时后采血,测得 C_1 为 1.65μg/ml,同时立即给予第二个试验剂量 100mg,6 小时后第二次采血,测得 C_2 为 2.5μg/ml,求 K 和 V_d。

解:C_1=1.65μg/ml,C_2=2.5μg/ml,τ=6h

$$K = \frac{\ln \frac{1.65}{2.5-1.65}}{6} = 0.111/h$$

$$V_d = \frac{100e^{-0.111 \times 6}}{1.65} = 31.14L$$

求得该患者的 K 为 0.111/h,V_d 为 31.14L。

五、治疗药物监测

治疗药物监测（therapeutic drug monitoring，TDM）是通过测定血药浓度，结合临床药物治疗效果，探讨患者血药浓度与临床疗效及毒性反应之间的关系，从而对给药方案进行调整，达到理想药物治疗效果的一种方法。

TDM 的前提是药物的血药浓度与药理效应或毒性反应具有良好的相关性。临床上，TDM 主要适用于：①安全范围窄，毒性大且不易鉴别的药物，如地高辛、茶碱等；②呈非线性动力学特征的药物，如苯妥英钠、阿司匹林等；③肝肾功能障碍的患者使用主要经肝代谢、肾排泄的药物，如氨基糖苷类抗生素、利多卡因等；④新生儿及婴幼儿、老年人的药物排泄较慢，药动学参数易发生改变；⑤常规剂量下易出现毒性反应的药物；⑥联合应用时因相互作用而影响疗效的药物。临床治疗时常需要进行 TDM 的药物见表 2-1。

表 2-1　临床治疗时常需进行 TDM 的药物

药物类别	代表药物	推荐取血时间	有效血药浓度	半衰期 /$t_{1/2}$
强心苷类	地高辛	药后 8~24h	0.8~2ng/ml	33~36h
	洋地黄毒苷	药后 8~24h	13~25ng/ml	5~7d
抗心律失常药	奎尼丁	谷浓度	2~5mg/L	5~7h
	利多卡因	药后 6~12h 或负荷量后 1h	1.5~5mg/L	1~2h
	普鲁卡因胺	谷浓度或负荷量后即刻或维持量后 2h	4~10mg/L	2.5~4h
	胺碘酮	谷浓度	0.5~1.5mg/L	13~60d
	丙吡胺	谷浓度	2~5mg/L	5~6h
	普罗帕酮	谷浓度	0.15~2mg/L	5~8h
抗癫痫药	卡马西平	谷浓度	4~12mg/L	10~65h
	苯巴比妥	谷浓度	10~40mg/L	50~144h
	氯硝西泮	谷浓度	13~90mg/L	26~49h
	乙琥胺	谷浓度	40~100mg/L	40~60h
	丙戊酸	谷浓度	50~100mg/L	7~10h
三环类抗抑郁药	阿米替林	谷浓度	0.1~0.25mg/L	17~40h
	丙米嗪	谷浓度	0.2~0.3mg/L	10~20h
抗躁狂药	碳酸锂	药后 12h	5.5~7mg/L	12~24h
抗精神病药	氟哌啶醇	谷浓度	5.2~15mg/L	21h
氨基糖苷类抗生素	庆大霉素	注射后 0.5~1h	2~10mg/L	2~3h
	妥布霉素	注射后 0.5~1h	2~10mg/L	1.9~2.2h
抗风湿药	水杨酸盐	给药后 1~3h	25~300mg/L	2~3h
抗哮喘药	茶碱	谷浓度或负荷量后 0.5h	10~20mg/L	5~6h
免疫抑制剂	环孢素	注射后 0.5~1h	0.1~0.45mg/L	10~27h

血样的采集时间与处理是决定 TDM 结果的重要因素。一般在药物的吸收、分布过程结束后再取血,可信度较高。在下一次给药前采血样,所测得的血药浓度接近于谷浓度,称偏谷浓度。采取血样后,一般立即分离血浆,测定血药浓度。若不能及时测定,需将血浆置于 –20℃ 以下冷冻保存,1 周内进行测定。测定血药浓度前,通常要将血样进行预处理,如抗凝、稀释、去蛋白、纯化、提取等。

点滴积累 ∨

1. 药物治疗方案制订一般原则为确定治疗目标,选择合适药物;选择合适的用药时机;选择合适的剂型和给药方法;选择合理的联合用药;确定合适的疗程;药物与非药物疗法的结合。
2. 治疗药物的选择应遵循安全性、有效性、经济性和适当性原则。
3. 给药方案在制订与调整时,应保持血药浓度在目标血药浓度范围,常根据半衰期和稳态血药浓度制订给药方案,调整方案时要注意药效学和药动学对血药浓度的影响,特殊情况下要进行治疗药物监测。

执业考点 ∨

1. 药物治疗方案制订的一般原则。
2. 治疗药物选择的基本原则及方法。
3. 给药方案制订和调整的基本步骤及方法。

第三节　药物处方

处方是指有处方权的医师在对疾病的诊治过程中为患者开具的用药凭证,需要由药学专业技术人员审核、调配、核对后将药物发放给患者,标注用法,指导患者正确用药。处方作为医疗文书,具有经济上、技术上和法律上的意义。

一、处方结构

1. **前记**　包括医疗机构的名称、处方编号、费别,医生需填写好患者姓名、性别、年龄、门诊或住院病历号、科别或病室床位号、处方日期、临床诊断等,并可添列专科要求的项目。

2. **正文**　以 Rp 或 R(拉丁文 Recipe "请取" 的缩写)标示,医生需清楚地书写药物的名称、剂型、规格、数量和剂量、用法。一个处方中如有多种药物,一般依主药、辅药的次序排列。每种药物一般占用两行,药名、剂量和数量为一行,用法为另一行。药物规格和用量应写明单个剂量乘以总数,用法应包括每次用药的剂量、每日用药的次数和给药途径。

3. **后记**　有医师的签名和 / 或加盖专用签章,药物金额以及审核、调配、核对、发药药师的签名或加盖专用签章。

二、处方书写规则

1. 每张处方只限于一名患者用药。

2. 书写处方时字迹要清楚,不得涂改;如需修改,应当在修改处签名并注明修改日期。

3. 患者一般情况、临床诊断填写清晰、完整,并与病历记载相一致;患者年龄应当填写实足年龄,新生儿、婴幼儿写日、月龄,必要时要注明体重。

4. 药物名称应当使用药物通用名称,应当使用规范的中文名称书写,没有中文名称的可以使用规范的英文名称书写,医疗机构或者医师、药师不得自行编制药物缩写名称或者使用代号;药物剂量、规格、数量必须写清楚,小数中的小数点及有效零不能省略;药物用量、用法应当按照药品说明书规定的常规用量、用法使用,特殊情况需要超剂量使用时,应当注明原因并再次签名,药物用法可用规范的中文、英文、拉丁文或者缩写体书写,但不得使用"遵医嘱""自用"等含糊不清的字句。

5. 药物剂量与数量用阿拉伯数字书写。剂量应当使用法定计量单位:重量以克(g)、毫克(mg)、微克(μg)、纳克(ng)为单位;容量以升(L)、毫升(ml)为单位;国际单位(IU)、单位(U);中药饮片以克(g)为单位。片剂、丸剂、胶囊剂、颗粒剂分别以片、丸、粒、袋为单位;溶液剂以支、瓶为单位;软膏及乳膏剂以支、盒为单位;注射剂以支、瓶为单位,应当注明含量;中药饮片以剂为单位。

6. 西药和中成药可以分别开具处方,也可以开具一张处方,每一种药物应当另起一行,每张处方不得超过5种药物。

7. 中药饮片应当单独开具处方,一般应当按照"君、臣、佐、使"的顺序排列;调剂、煎煮的特殊要求注明在药物右上方,并加括号,如布包、先煎、后下等;对饮片的产地、炮制有特殊要求的,应当在药物名称之前写明。

8. 病情危重急需用药时,应在处方上方注明"急"字样,以示需立即配方发药。

9. 开写医用毒性药品、精神药品、麻醉药品时应使用专用处方笺。

10. 开具处方后的空白处划一斜线以示处方完毕。

11. 处方医师的签名式样和专用签章应当与院内药学部门留样备查的式样相一致,不得任意改动,否则应当重新登记留样备案。

知识链接

处方药与非处方药

处方药是指必须凭有处方权的医生所开具的处方才能从正规药房或药店获取并需在医生监控或指导下才能使用的药物。

非处方药是不需凭医生处方,可直接从药房或药店购买的,而且不需在医生指导下就能安全使用的药品,英文缩写为OTC。非处方药均已列入《国家非处方药药品目录》,且其药品标签、使用说明书、内包装、外包装上都印有非处方药专有标识。非处方药专有标识图案为白色的OTC三个英文字母的组合,背景为椭圆形。背景又分为红色和绿色,红色用于甲类非处方药药品,绿色用于乙类非处方药药品和用作指南性标志。非处方药具有如下特点: 应用安全、疗效确切、质量稳定、使用方便。

三、处方格式

```
                    ×××××医院
                   门诊处方（现金）
      年      月      日                    No
      科    自费    公费    其他        门诊病历号：
  姓名      男    女    年龄    诊断：
  R




  医生 _____
  审批 _____调配 _____
  核对 _____发药 _____        收讫章
  金额 _____
  注：1. 本处方有效期：当天      2 日      3 日
      2. 延长处方用量时间原因：慢性病    老年病    外地    其他
```

点滴积累 ∨ ....

　　处方由前记、正文、后记三部分组成，其中正文为处方的核心，以 Rp 或 R 标示，分列药物的名称、剂型、规格、剂量和数量、用法。处方书写需遵循书写规则。

执业考点 ∨ ....

　　处方结构、处方规则。

第四节　患者的依从性和用药指导

　　患者的依从性（compliance）是指患者对医师医嘱的执行程度，它是药物治疗有效性的基础。不遵守、执行医嘱的，称之为不依从（noncompliance），轻者贻误病情，导致药物预防治疗失败，重者会增加不良反应的发生率和加重不良反应。在影响药物治疗效果的诸多因素中，患者的不依从性越来越引起医药工作者的关注。不管是多么好的治疗方案，无论药物的选择和剂量有多么正确，如果患者不依从，药物治疗也将难以产生预期的效果。按方取药、依方用药，包括正确的剂量、恰当的用药时间和次数、规定的疗程等是执行医嘱的必经过程，在这一过程中任一环节出现不依从，偏离医生的用药要求，都会不同程度地影响治疗效果。

一、患者不依从的主要类型

1. 不按处方取药　如由于种种原因，患者擅自取舍处方中的药物。

2. 不按医嘱用药 包括擅自更改药物的剂量、用药的次数、用药途径或方法、用药时间或顺序、疗程等。

3. 不当的自行用药 如患者凭经验或直觉用药。

4. 重复就诊 如患者先后就诊于不同医院、科室，或同时正在使用其他药物而不告知就诊医生，导致相同或者相似药物重复使用。

▶ **课堂活动**

患者，男，53 岁，患有高血压多年。某日突然头痛难忍，测得血压为 180/130mmHg，立即服用常备药物硝苯地平片 20mg，10 分钟后，担心血压太高会出问题，又加服了女儿新买回的硝苯地平控释片 30mg。2 小时后突然晕倒，被家人送进医院。

1. 请分析患者晕倒的原因。

2. 你从该病例中获得哪些启示？

ER-2-1

**课堂活动
解析**

二、患者不依从的主要原因

患者不依从概括起来说缘于两个方面原因：一是患者不理解医嘱而未执行，二是患者理解医嘱而不执行。主要与以下因素有关：

1. 医药人员因素 缺少与患者的沟通，对患者缺乏指导或提供的用药指导不清楚。在日常医疗工作中常因医药人员对患者联系和指导不力而使患者出现不依从。如在用药过程中医药人员未向患者说明药物的作用、用法用量、不良反应及注意事项，则患者可能因自感疗效不佳而加大剂量，或出现不良反应而停用，也可能发生用药途径错误，如将栓剂口服或片剂当作栓剂用等。此外，医务人员在开具处方或书写标签时对用法说明不恰当，如"必要时服用""遵医嘱""同前"等均会使患者发生理解错误造成不依从。

2. 患者因素 患者因求治心切而盲目地超剂量用药、病情好转而中断用药、年迈残障或健忘而不能及时准确用药或重复用药、久病成医或相信他人经验而自行下药或停药、对医生缺乏信任而自行更改用药方案、担心药物不良反应或不良反应难以忍受、家庭经济拮据等。

案例分析

案例

患者，女，23 岁。因鼻翼旁疔肿痛就医，在服用医生给开的乙酰螺旋霉素肠溶片时，为了加快药物吸收，使疔尽早消退，将肠溶片掰开嚼碎服下。

分析

本例患者做法不可取。乙酰螺旋霉素为碱性药物，在小肠吸收。肠溶片表面有在胃内不易溶解的肠包衣，可保证药物进入小肠后才逐渐崩解、溶解吸收，防止药物在胃酸或胃蛋白酶的作用下降解而丧失或减弱活性，因而掰开嚼碎服下不能达到应有的治疗效果。

3. 疾病因素 如有些疾病本身症状不明显,或经过一段时间治疗后症状减轻或消失,患者缺少症状提醒而导致药物漏服。

4. 药物因素 如药片太大,使患者吞咽困难;药片太小,使一些患者(如视力和手指灵活性减退的老年人)拿、掰困难;制剂带有不良气味或颜色,使患者尤其是儿童不易接受等。

5. 药物治疗方案 因素复杂的给药方案如药物种类多、用药次数频繁、用药量各不相同、用药时间严格、疗程过长、用药方式不方便等,会增加患者的不依从性。

三、患者不依从的后果

患者的依从性是临床药物治疗有效的基础。不依从的后果因不依从的程度不同而有差异,轻者贻误病情,可因血药浓度达不到有效浓度而导致药物防治失败;重者可因血药浓度超过中毒浓度而发生药物中毒,甚至需住院治疗。此外,患者不依从也将误导医药工作者对药物治疗结果做出错误的判断,误认为诊断有误或所采用的药物治疗无效,从而延误诊治,造成不必要的医疗浪费,甚至使患者承受更大的药物不良反应风险。

当药物治疗效果不佳时,医药工作者不要疏漏患者的依从性因素。临床上通常通过以下方法来评估患者的依从性:患者自报、服药时间记录、计数剩余药量、电子剂量监测、体液药物浓度测定,其评估结果的可信度依次递增。

四、提高患者依从性的措施

产生不依从的原因很多,改善患者的依从性应针对原因改进工作,可从以下几个方面着手:

1. 与患者建立良好的关系,赢得患者的信任与合作。医药人员要熟悉患者的心理,尊重患者的感受和观点,理解患者。

2. 简化治疗方案,提高调配水平。治疗方案复杂是造成患者不依从的主要原因之一,因此,治疗方案应尽可能地减少药品种类和用药次数,如减少一些非必需的药物、尽可能采用长效制剂或缓释制剂等。此外,药物的用法要简单、用量易掌握,以方便患者使用。

3. 加强对患者的用药指导。向患者提供用药指导能够使患者正确认识药物,以达到正确使用药物、发挥药物应有疗效的目的,尤其是对一些安全范围较窄、过早停用产生严重后果或需要长期使用的一些治疗慢性疾病的药物。在对患者进行用药指导时应根据患者的情况采用其容易接受的方式来提供有关药物的信息,应该以患者能理解的方式来进行,如使用亲切的语言、保持温和友善的态度、表现出应有的同情心等,从而使患者感到宽慰,对医药工作者产生信任感。用药指导的主要内容包括:

(1)治疗目的:为什么要采用此药治疗;正确用药后何时会产生效果;用药后哪些症状可消失或改善;如果不用药或不能正确使用药物会出现什么情况等。

(2)用法用量:怎样使用此药;用药的方法和技巧;何时使用此药;用量是多少;如何增减药量及用药的最大剂量;连续用药多长时间;必须按时用药。

用药方法不当是患者不依从中经常遇到的问题,尤其是一些新的或不甚普遍的剂型。如有些长效或缓释片剂必须整片吞服,不能嚼咬或掰半,否则就会失去缓释作用;口服的液体制剂需要量取时应使用有刻度的量杯,汤匙(调羹)是一个模糊概念,不宜推荐;粉雾剂使用前应先用温水漱口,清除口腔异物(如有活动式义齿应取下,避免口腔内异物吸入气道),头直立,尽力呼气后将喷嘴对准口腔,用力揿压按钮喷雾,闭口咬紧,快速吸气,再屏气几秒钟,为保证药物吸入完全,可反复几次。

忘记按时服药是常见的事,可以提示患者利用闹钟、电脑、手机等提醒功能,或推荐缓释剂型药物。

(3)不良反应:预先告诉患者可能出现的不良反应和处理方法,有助于减少患者的不依从性。要告知患者用药后可能会出现哪些(主要的)不良反应;怎样识别药物的不良反应;不良反应会持续多久;不良反应的严重程度;出现后应采取何种措施;是否会影响到继续用药治疗等。

(4)注意事项:说明用药的要求;如何贮藏药品及识别药品是否过期;用药期间的禁忌;是否需要复诊及何时复诊;哪些情况不必复诊;哪些情况需提前复诊;复诊时需要向医生提供什么信息等。患者使用特殊药物时可向其提供各种形式的信息资料,但内容要简明扼要,易被患者理解,才能产生良好效果。

最后需要确认沟通效果,询问患者对上述各项是否明白,让患者复述最重要的信息;询问患者是否还有其他问题。

4. 经常督促、检查医嘱执行情况,及时了解、解除患者用药过程出现的问题,消除患者在用药过程中产生的顾虑,增加信任度。

点滴积累 ∨

医药人员、患者、疾病、药物及治疗方案都可能是导致患者不依从的原因,从而影响药物治疗效果,需加强对患者的用药指导。

执业考点 ∨

用药指导:①药品服用的适宜时间;②各种剂型的正确使用;③服用药品的特殊提示。

目标检测

一、选择题

(一)单项选择题

1. 正确治疗的开始是(　　　)

    A. 正确诊断　　　　　B. 确定治疗目标　　　　　C. 制订给药方案

    D. 书写处方　　　　　E. 评估患者

2. 选择药物的首要标准是(　　　)

    A. 有效性　　　　　B. 安全性　　　　　C. 经济性

D. 方便性　　　　　　　　E. 适当性

3. 处方中临床诊断属于（　　）

　　A. 处方头　　　　　　B. 处方前记　　　　　　C. 处方正文

　　D. 处方后记　　　　　　E. 处方签名

4. 关于处方的书写，正确的是（　　）

　　A. 书写错误时只要改正即可

　　B. 药物名称应当使用大家熟悉的商品名

　　C. 开写医疗用毒性药品、精神药品、麻醉药品时应使用专用处方笺

　　D. 每位患者一次只能开一张处方

　　E. 西药和中药饮片可开具一张处方

5. 处方中药品用法不得使用（　　）

　　A. 需要时　　　　　　B. 必要时　　　　　　C. 遵医嘱

　　D. 慢慢地　　　　　　E. 立即

6. 安全用药不需要注意的是（　　）

　　A. 药物的禁忌证　　　　B. 配伍用药　　　　　　C. 特殊人群用药

　　D. 药物价格　　　　　　E. 药物贮存

7. 能够导致患者不依从的因素是（　　）

　　A. 医药人员对患者提供的用药指导过细

　　B. 患者不相信非医药人员的经验

　　C. 给药方案过于复杂

　　D. 制剂没有不良气味

　　E. 了解药物不良反应

8. 关于治疗药物监测的叙述，错误的是（　　）

　　A. 是达到理想药物治疗效果的一种方法

　　B. 临床药物治疗时必须要进行治疗药物监测

　　C. 血样的采集时间影响其结果

　　D. 血样的处理影响其结果

　　E. 其前提是药物的血药浓度与药理效应或毒性反应具有良好的相关性

（二）多项选择题

1. 依给药方案治疗有效后，可进一步采取的措施是（　　）

　　A. 疾病治愈可停止治疗

　　B. 疾病未愈，但无不良反应，可继续治疗

　　C. 疾病未愈，出现严重不良反应，可继续治疗观察

　　D. 出现严重不良反应，需调整治疗方案

E. 长期使用普萘洛尔疾病治愈后要马上停药

2. 药物治疗的目标包括（　　　）

A. 消除病因　　　　　　B. 祛除诱因　　　　　　C. 减轻症状

D. 处理并发症　　　　　E. 预防复发

3. 药物疗程的确定可依据（　　　）

A. 疾病　　　　　　　　B. 病情　　　　　　　　C. 治疗反应

D. 治疗目标　　　　　　E. 病原体

4. 药物选择原则包括（　　　）

A. 有效性　　　　　　　B. 安全性　　　　　　　C. 经济性

D. 适当性　　　　　　　E. 单一性

5. 给药方案是指确定（　　　）

A. 药物剂量　　　　　　B. 给药途径　　　　　　C. 药物剂型

D. 给药时间　　　　　　E. 疗程

6. 处方中可省略的药品剂量单位是（　　　）

A. g　　　　　　　　　　B. mg　　　　　　　　　C. L

D. ml　　　　　　　　　E. U

7. 处方中药品用法应写明（　　　）

A. 每次剂量　　　　　　B. 给药途径　　　　　　C. 给药次数

D. 给药时间　　　　　　E. 用药注意事项

8. 能够影响患者依从性的因素有（　　　）

A. 医药人员指导不当　　B. 患者求治心切　　　　C. 疾病好转，缺乏症状提醒

D. 制剂有不良气味　　　E. 用药次数频

9. 对患者进行用药指导的主要内容包括（　　　）

A. 治疗目的　　　　　　B. 用法用量　　　　　　C. 不良反应

D. 用药注意事项　　　　E. 药品贮存

二、问答题

1. 试述药物治疗的一般程序。

2. 试述药物治疗方案制订一般原则。

3. 试述治疗药物的选择原则。

4. 试述处方书写规则。

5. 试述患者不依从的后果及提高患者依从性的措施。

三、计算题

1. 已知某药的 $\overline{C}_{ss}$ 为 40μg/ml，K 为 0.2/h，V_d 为 30.5L，F 为 0.3。如每 6 小时给药一次，每次给药剂量应为多少？

2. 已知某抗生素的生物半衰期为 12 小时,其治疗浓度范围应在 25~50μg/ml,静脉注射每次剂量恒定,适宜的给药间隔时间应为多少?

3. 已知某药治疗指数较小,要求 $\overline{C}_{ss}$ 不得超过 36μg/ml,Cl 为 60ml/h,其给药速率应以多大为限?

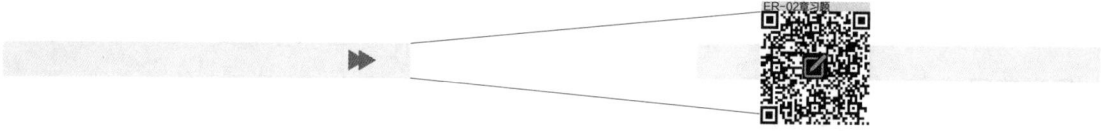

ER-02习题

（曹　红）

第三章

治疗药物评价

导学情景 ∨

情景描述：

俩偻病是小儿的常见病、多发病，对小儿的健康成长危害较大。目前治疗俩偻病的方法是在维生素 D 治疗的同时，补充钙剂。好的钙剂应具有以下特点：①溶出度高，化学活性好；②吸收好，生物利用度高，生物活性好；③使用方便、安全无毒副作用。目前临床上使用的钙剂有枸橼酸钙、葡萄糖酸钙、乳酸钙、磷酸钙、碳酸钙等，各种药物具有不同的作用特点、不良反应、价格等，如何从中选用合适的药物使很多人困惑。根据全国俩偻病防治科研协作组的治疗方案，可以每日 300mg 元素钙连用 1 个月（按 30 日计），计算出一个疗程所需每种钙片总量的费用（元），并进行药物经济学分析，选取合适的药物。但治疗小儿轻度俩偻病的关键是合理用药，选择药物除考虑经济因素外，还要考虑更多的因素。

学前导语：

安全、有效、经济、适当地合理用药成为药物治疗的核心。开展药物利用研究、药物流行病学、药物经济学和循证医学研究评价药物治疗，将有助于加强药物合理应用管理，促进临床合理用药，提高医疗质量效果以及控制医疗费用不合理现象。本章将带领同学们学习治疗药物评价的相关知识与方法。

现今药物开发与应用快速发展，对社会造成的经济负担加重，其有效性、安全性和经济性更受到重视，将药物利用研究与治疗药物评价作为医疗质量保证系统的重要组成部分，成为开展合理用药工作的有利工具，治疗药物评价已成为一些国家医疗保险制度中控制过度药费开支的重要措施。

第一节　药物利用研究与治疗药物评价

药物利用研究（studies of drug utilization）是针对全社会的药物市场、供给、处方及其使用的研究。研究重点是药物利用所引起医药的、社会的和经济的后果，以及各种药物与非药物因素对药物利用的影响，从药品单纯消耗分析到药物消费结构、处方行为、药物经济学、医保结构等进行评价。研究主要对象是临床使用频繁、潜在危险性较高、使用剂量大、新上市及贵重药物。研究目的是力求实现用药合理化,保证药物使用的安全有效。通过药物利用研究可以:①提示国家、地区或医疗单位内部的药物消费基本状况;②了解药物在社会、家庭或临床应用的实际消费;③提示药物应用的模式;④揭示药物消费分布与疾病谱的关系;⑤反映国家人口素质和健康状况;⑥实现对某些药物滥用的监测;⑦为政府制订、调整卫生保健政策法规提供客观资料等。药物利用研究的范围甚广,涉及药剂学、药理学、药事管理学、社会人类学、行为学和经济学等诸多学科领域,近年来在医院用药分析中得到充分应用。

一、基本概念

1. 限定日剂量　限定日剂量(defined daily dose,DDD)指某一特定药物作为治疗主要适应证而设定的用于成人的平均日剂量。DDD 是根据临床药物应用情况,人为制订的每日用药剂量,是一种技术性测量单位而不是推荐剂量。

知识链接

限定日剂量(DDD)举例

地西泮作为抗焦虑药使用,平均日剂量为 10mg/d,则它的 1 个 DDD 是 10mg;雷尼替丁平均日剂量为 0.3g/d,则它的 1 个 DDD 是 0.3g。

---

2. 用药频度　用药频度(defined daily dose system,DDDs)指药物总用量除以该药的 DDD,是一日用药治疗的人数,用以反映药品的使用量,可作为衡量药物使用频率的指标。计算公式为:DDDs= 总用量 ÷DDD。DDDs 越大,说明此药的使用频率越高。

3. 处方日剂量　处方日剂量(prescribed daily dose,PDD)指从有代表性的处方样本中得出的日平均处方剂量,是用作论证 DDD 合理性的另一种衡量指标。PDD 方法较 DDD 方法能更准确地反映人群药物暴露的情况。

4. 限定日费用　限定日费用(defined daily cost,DDC)指患者应用某种药物的平均日费用,可作为用药费用方面的参考指标。计算公式为:DDC= 某药年销售总金额(元)÷ 该药的 DDDs。DDC 越大,表示患者的经济负担越重。

5. 抗菌药物使用强度　指住院患者百人每日所消耗抗菌药物的 DDD 数。计算公式为:抗菌药物使用强度 =[抗菌药物消耗量(累计 DDD 数)×100]÷ 同期收治患者人日数。

6. 治疗日　指一种药品按一定规格、数量给予患者,对某类疾病所提供的可发挥治疗作用的日期数。它抽取药品具有日治疗剂量和可用时间的共性,具有可加性和可比性,弥补金额指标的不足,分析结果与金额排序对照更贴近临床用药实际。计算公式为:治疗日 = 单位包装药品总量 ÷(平均日治疗剂量 × 消耗量)。

7. 治疗日用药金额　指相同治疗类别药品日用药金额参考值,以考察某一疾病用药费用的社会平均水平。计算公式为:治疗日用药金额 = 某类药的用药总金额 ÷ 总 DDD。

案例分析

案例

　　某院 1 月份注射用头孢替唑钠（0.5g/ 支）的使用量为 1 500 支，注射用头孢替唑钠（0.75g/ 支）的使用量为 800 支，头孢替唑的 DDD 为 6g，出院总人数 1 300 人，平均住院日数 5 日。求该院 1 月份头孢替唑钠的使用强度。

分析

1. 限定日剂量　6g

2. 使用量　1 500×0.5 ＋ 800×0.75=1 350g

3. DDD 数（用药频度）　1 350÷6=225

4. 同期收治患者人日数　1 300×5=6 500

5. 使用强度　（225×100 ）÷6 500=3.46

二、药物利用研究类型

　　1. 定量评价　指对某个国家、地区或单位在不同水平上的药物利用的动态量化研究。主要是通过处方分析，评价指标常用表现费用或数量的指标，包括处方统计、药品日计量分析、成本研究、医药市场信息分析和药物情报分析等。

　　2. 定性评价　指对药物利用的质量、必要性和恰当性进行评价，从而提供一个可供对照的、明确的、超前决策性的技术规范。定性研究侧重于药物使用的质量评价，如安全性和有效性，包括处方和处方行为、患者依从性、药物经济学、文献计量学分析和专题研究等，其衡量标准常采用权威性的或公认的药物使用标准。药物利用评价标准可以分为三类：

　　（1）结构性标准：是观察单位的人口统计学和生态学特征。例如一组与药物使用质量有关的准则，包括开具处方者的教育背景、专业训练、行医年数、对药物情报的了解等。

　　（2）过程性标准：是指在什么时候、什么地方、给予什么药物、如何给予药物治疗。例如医生在开抗生素药物之前，是否做过细菌培养、是否恰当地监测药物效果，这类准则在评价中比结构性准则有更多的动态性。

　　（3）结果性准则：主要是评价药物使用的最佳结果，即被评价的要素对患者整个健康和幸福有什么作用。结果性准则在药物利用评价中往往难以制订和运用。

　　3. 从时间上看，药物利用评价还可分为回顾性评价、前瞻性评价和现时评价。回顾性评价往往具有较好的条件，如数据资料充分、时间有保障；前瞻性和现时性评价则不具备这些优点，但对患者合理用药有直接好处。

三、药物利用研究的方法和应用

　　1. 金额排序分析　指选定某一段时间内一定样本数的药品，按药品金额或数量大小顺序排列，以此数据为基础做统计处理,分析社会的用药特点和用药趋势。该法适用于分析医院用药特点和用药趋势,可总结医院自身的经济运行机制,如全国医药信息网、上海医院用药分析系统研究等。

2. 用药频度分析 采用 WHO 制订的限定日剂量（DDD）,分析、评价药物在临床的地位。该法估算药物不良反应发生率,判断药品实际消耗量及其变化趋势,以补充购药金额排序分析法中由于药品价格差异而造成的不足。

知识链接

用药频度分析方法

用药频度分析具体方法:①确定 DDD;②以药品某段时间内的总购入量除以相应的 DDD 求该药的 DDD 数,即日用药人数;③分别计算与购入量对应的总金额数,以总金额数除以 DDD 数求得每日的治疗费用;④对总购药金额、总购入量、DDD、DDD 数进行数据处理,求得购药金额序号和用药人次序号。求得购药金额与用药人次是否同步的指标,比值接近于 1.0,表明同步较好,反之则差。

---

3. 医院处方分析 通过分析医院处方,提供不同年龄、性别或诊断的患者的用药模式,研究药物利用与其适应证的关系,确定治疗最频繁的病种,为药物使用管理、药品采购供应、药厂生产的市场信息等提供参考依据。方法包括:

（1）处方频数分析:选择一定限度时间,常以 1 个月、半年或 1 年时限的处方进行统计处理,也可对不同年份相同月份的处方进行比较分析,以便从市场动态中得到启示。处方分析统计的内容:药品的品种、日剂量、总剂量、使用天数、用法、费用、科别、就诊医生、患者姓名、年龄、性别等。

（2）药物利用指数分析（DUI）:通过用 DDDs 除以患者总用药天数来测量医生使用某药的日处方量,用于评估临床用药的合理性及用药行为。

知识链接

药物利用指数分析计算方法

药物利用指数分析计算公式为:DUI=DDDs÷该药总用药天数。若 DUI 大于 1.0,说明日处方剂量大于 DDD,表示其用药可能存在不合理情况;若 DUI 小于 1.0,日处方剂量小于 DDD,则表示处方用药处在合理范围内。通过 DUI 的测算,可以了解医生的用药习惯,发现用药的流行趋势,估计用药可能出现的问题,监测用药的合理性,防止药物滥用或误用。如用此法定期开展精神类药物评价其是否使用合理,可以加强医院对精神类药物的管理。

（3）与疾病有关的用药分析:通过统计某类或某个疾病的处方数,从药品的种类、数量、用法以及患者的年龄、性别等指标分析,了解疾病的药物治疗现状和趋势以及药品在临床治疗中的分布情况。如对心血管疾病、消化道疾病、肿瘤疾病等进行用药分析,为临床治疗药物的合理选择提供参考依据。

（4）单病种药品费用分析：指不同医生对病情相似同一诊断患者的平均处方费用分析。

4. 趋势预测分析　根据处方某项指标过去的、按时间顺序排列的历史数据，运用一定数学方法进行计算，以预测未来发展趋势的方法，是对原始资料的延伸分析。

5. 药品经济学分析　对多种药理作用相同而费用差别较大的药品进行跟踪统计研究。该法主要任务是对比分析与评价不同的药物治疗方案间、药物治疗同非药疗方法、不同临床药学服务、医疗社会服务所产生的相对经济效果，引导医生合理用药并为治疗决策提供依据。主要方法包括：最小成本分析、成本 - 效益分析、成本 - 效果分析、成本 - 效用分析等。

6. 药品消耗数据分析　收集医院药品的消耗数据或购药数量，进行排序、对比分析。该法着重于按药理类别构成分析，与金额排序分析相比，能更直接反映一个地区的疾病分类构成，排除那些单价昂贵的药品在金额排序分析中以金额为标准得出的偏性结论。

7. 药名词频分析　对国内医药期刊中药名出现的频次进行统计分析，定性分析药名词频与药物应用之间的关系，并为定量分析提供资料，属文献计量分析方法之一。

8. 药物情报分析　揭示药物的分布、使用和发展趋势，为药物的开发、生产、经营、临床应用和药政管理提供依据。主要有综合归纳法、对比分析法、相关分析法、因果关系法、背景分析法、趋势处理法等。这些方法同样适用于药物利用的定性或定量研究。

▶ **课堂活动**

　　某患者服用地西泮 10 日（地西泮 DDD=10mg），日处方剂量为 12mg。计算地西泮 DUI。

ER-3-1

**课堂活动
解析**

四、医院开展药物利用研究的基本步骤

医院开展药物利用研究涉及数据的收集、整理、分析、解释以及对不良使用的纠正，是一项长期连续的工作，基本步骤如下：

1. 确定药物利用研究的范围　首先明确目的，确定研究范围。按药物的药理作用分类，也可按疾病用药分类，重点放在临床上常出现药物不良反应或在最佳利用上最易产生问题的药物上，如抗生素类药物、心血管类药物和抗肿瘤类药物等。研究药物的选择可以根据药物消耗金额大小的顺序排列来确定，初始可从少数几种药物或一、二类药着手，逐步展开。

2. 建立研究质量的度量标准　建立研究质量的度量标准是关键。药物利用研究是一种综合性研究，不可能用一个单一指标来进行判断。研究指标会随着医学实践的发展而变化，医院药房应当根据文献资料和本院的实践经验，确立适合自己医院的多项分析内容和标准，并以此来衡量药物使用情况。

3. 收集、整理数据　药物使用数据是研究的基础，数据的完整性和准确性十分重要。收集的数据包括处方医生、处方医生对患者的诊断和处置、患者的人口统计学特点等，如医生年龄、受训情况与专长，患者的年龄、性别、社会经济状况、疾病严重度及其治疗时间等，药品名称、分类、编码、规格、剂型、厂牌等，数据收集应注意标准化和规范化。

4. 评价结果　数据整理分析之后进行评价。评价要提示一定时期、一定的卫生保健环境下药物使用的模式,通常将数据按疾病、处方医生、医生保健方式(如自费、公费、劳保等)或患者特点(能够为解释结果提供线索的情况)分类。

5. 改进用药模式　①对于习惯性问题通过教育方法,必要时采取惩罚手段来达到改进用药的目的,同时采取有效措施防止积习重返;②改进措施应尽可能简单,直接针对引起问题的原因;③改进措施应由具有一定权威的机构或人员来组织实施;④对疗效差、毒性大、临床使用率低的药品应予以淘汰;⑤严重者应及时向卫生行政部门报告。

点滴积累 ∨

1. 药物利用研究的方法　金额排序分析、用药频度分析、医院处方分析、趋势预测分析、药品经济学分析、药品消耗数据分析、药名词频分析和药物情报分析。
2. 医院开展药物利用研究的基本步骤　确定药物利用研究的范围,建立研究质量的度量标准,收集、整理数据,评价结果,改进用药模式。

执业考点 ∨

药物利用研究的目的和常用方法。

第二节　循证医学与治疗药物评价

循证医学(evidence-based medicine,EBM)崛起于20世纪90年代初期,核心理念是强调在获取与评价最佳研究证据的基础之上,结合专家的经验和专业技能,充分考虑患者的价值观和利益,做出合理的医疗决策。循证医学不同于传统医学,传统医学是以经验医学为主,即根据非实验性的临床经验、临床资料和对疾病基础知识的理解来诊治患者,循证医学并非要取代传统医学知识,它只是强调任何医疗决策应建立在最佳科学研究证据基础上。循证医学的理念已从最初的临床医学扩大到临床药学、卫生政策和医疗保险、卫生经济学、医学教育、心理学等领域。

一、循证医学实践步骤

循证医学实践包括三方面:确定目标(如何提出临床问题)、获取证据(如何决定资料来源和检索方法)和解决问题(如何评价已找到证据的准确性、可靠性和适用性,如何有效用于解决临床问题),实施过程有以下五个步骤:

1. 确定需要解决的临床问题　找准患者需要解决的临床问题,是实践循证医学的首要关键环节,构建一个好的问题直接影响后面的工作效率。所谓好的问题,要与患者的诊断、治疗、预后、预防等有较高的关联性。

2. 系统检索证据文献　根据提出的临床问题,采用各种手段(如互联网、图书馆检索、专家通信及会议资料等),系统地查找与问题关系密切的资料。

3. 严格评价获得的证据　从三方面综合考虑临床证据的价值:①研究结果的真实性,即该文献的设计是否科学、统计分析是否正确、结论是否可靠等；②研究结果的重要性，即该研究结果是否有临床价值，主要依据某些反映效应的客观指标（如痊愈率、有效率等）；③研究结果的适用性，即文献的结果和结论在不同的人群、不同地点的推广应用价值，要考虑到具体病例的特点与文献中研究对象是否类似。

4. 综合分析证据，指导临床决策　将经过严格评价的临床证据与临床经验、具体病情综合考虑得出结论。因此，医生必须与患者有充分的交流，了解患者的期望，并在医疗决策中优先考虑患者的意愿和价值取向。

5. 评估实施效果　跟踪追访患者的疾病转归和临床预后，评估干预效果，积累相关信息，不断提高临床决策水平和质量。

二、循证医学常用的证据资源与证据的分级

临床证据从来源方面可分为一级来源证据（原始研究证据）和二级来源证据（二次研究证据），下面介绍一些常用的临床证据资源。

1. 系统评价和实践指南　系统评价是对原始文献的合并处理，将多个随机对照试验数据合并以获得可靠的结论。这类证据文献主要分布于 Cochrane 图书馆中的系统评价资料库、疗效评价文摘库以及中外循证医学杂志中。实践指南是指针对具体临床问题，由医药卫生主管部门、专业委员会、学术团体根据循证医学制定的，符合当地医疗实践的临床医师参考性文件。

2. 综合性生物医学文献数据库　综合性生物医学文献数据库的特点是收录数量巨大，但文献质量参差不齐，必须通过合理的检索与筛选，才能检索到最佳证据。MEDLINE（医学文摘）是由美国国立医学图书馆建立，是当今世界上最大、最权威的国际性综合生物医学文献数据库之一。国内的数据库主要包括中国生物医学文摘数据库（CBM）、中文科技期刊数据库、中国期刊全文数据库等。

3. 正在进行的研究项目　国际生物医学期刊协议不刊登未经登记的临床试验结果，未公开的临床试验也受到医学专业人员的关注。英国国家研究注册目录（NRR）收录了英国正在进行和最新完成的研究项目。Cochrane 临床试验中心登记库收录了近 44 万项临床试验，收录了由美国政府和私人研究基金会资助的正在进行中的卫生服务研究项目。

4. 证据的分级　循证医学证据质量先后经历"老五级""新五级""新九级"和"GRADE"四个阶段。前三者关注设计质量，对过程质量监控和转化的需求重视不够，而"GRADE"关注转化质量，从证据分级出发，整合了分类、分级和转化标准，它代表当前对研究证据进行分类分级的国际最高水平，意义和影响重大。目前，包括 WHO 和 Cochrane 协作网等在内的 28 个国际组织、协会已采纳"GRADE"标准，"GRADE"同样适用于制作系统评价、卫生技术评估及指南。世界卫生组织已经采用"GRADE"标准制定甲型流感 H_1N_1 指南。

（1）循证医学证据"老五级"标准

Ⅰ级：收集所有质量可靠的随机对照试验（RCT）后做出的系统评价或 Meta 分析结果。

Ⅱ级：单个大样本的 RCT 结果。

Ⅲ级：设有对照组但未用随机方法分析结果（非 RCT）。

Ⅳ级：无对照的病例观察。

Ⅴ级：专家意见、描述性研究和病例报告。

（2）牛津大学 EBM 中心关于文献类型的"新五级"标准

1 级：1a 随机对照的系统评价；1b 随机对照；1c 全或无病案研究。

2 级：2a 队列研究的系统评价；2b 队列研究或较差随机对照；2c "结果" 研究或生态学研究。

3 级：3a 病例对照研究的系统评价；3b 病例对照研究。

4 级：单个病例系列研究。

5 级：未经明确讨论或基于生理学、实验室或"第一原则"的专家意见。

（3）循证医学证据"新九级"标准：体外研究、动物研究、理论研究、病例研究、病例系列、病例对照研究、队列研究、随机对照研究、系统评价或 Meta 分析结果九级标准。

（4）循证医学 "GRADE" 证据质量分级：见表 3-1。

表 3-1　循证医学 "GRADE" 证据质量分级

证据质量	定义
高质量	进一步研究也不可能改变该疗效评估结果的可信度
中等质量	进一步研究也可能改变该疗效评估结果的可信度，且可能改变该评估结果
低质量	进一步研究极有可能改变该疗效评估结果的可信度，且该评估结果很可能改变
极低质量	任何疗效评估结果都很不确定

"GRADE" 证据质量分级中，无严重缺陷的随机对照研究成为高质量的证据，无突出优势或有严重缺陷的观察性研究属于低质量证据。可能降低证据质量的因素有：研究的局限性、结果不一致、间接证据、精确度不够、发表偏倚。可能增加证据质量的因素有：效应值很大、可能的混杂因素会降低疗效、剂量 - 效应关系。

知识链接

循证医学在充血性心力衰竭药物治疗中的应用

洋地黄是治疗充血性心力衰竭的基本药物，有 200 多年的临床应用历史，适用于心力衰竭伴房颤。但 20 世纪 80 年代末陆续进行的一些大样本、多中心、随机双盲对照的临床研究，对洋地黄在心力衰竭治疗中的地位提出了争议。

PROVED、RADIANCE 及 DIG、SPRINT 的研究结果表明，在心力衰竭的治疗中使用洋地黄类药物能改善症状，提高生活质量，但无法提高存活率和改善预后。为此，2005 年美国 ACC/AHA 修订的心力衰竭治疗指南明确将洋地黄毒苷的建议级别从 Ⅰ 类降级为 Ⅱ_a 类。这些都使洋地黄在心力衰竭治疗的地位中有所下降。

β 受体拮抗药在心力衰竭治疗方面的临床探索历经 30 多年，有两个均超过 2 000 例的大规模前瞻性随机双盲对照的临床试验：CIBIS-Ⅱ 研究对 2 647 例缺血性或非缺血性心肌病伴心力衰竭的患者采用比索洛尔治疗，平均随访 16 个月，总病死率比安慰剂组降低 34%，猝死率降低 44%，差异具有显著统计学意义；MERIT-HF 试验涉及欧美 14 个国家 3 991 例缺血性或非缺血性心肌病、心功能 Ⅱ～Ⅳ 级慢性心力衰竭的患者，是迄今为止最大规模的多中心随机双盲临床试验，研究采用美托洛尔缓释制剂进行治疗，平均随访 18 个月，相比安慰剂组，总病死率下降 34%，猝死率下降 41%。试验得出一致的结论：β 受体拮抗药能降低心力衰竭患者病死率。这是近年来在循证医学指导下，由一系列大规模多中心临床试验提供大量证据而给予的新认识。

三、循证医学证据的评价方法

传统治疗方案往往缺少真实、科学、可靠的医学信息，只是根据个人临床经验、个案报道、设计不严谨的对照试验结果而制订。近年来，虽然临床研究方法学有了很大改进，随机对照试验也广泛开展，但仍受到各种条件限制，多数临床试验样本量较小，不足以消除随机误差对结果的影响。为了确保临床证据的真实可靠，将多个符合一定质量标准的研究结果收集起来进行评价，是非常有必要的。下面简要介绍系统评价和 Meta 分析的方法过程。

（一）系统评价

系统评价又称为系统综述，是针对某一特定的临床问题，采用临床流行病学的原则与方法，系统、全面地收集已发表或者未发表的临床研究结果，筛选出符合质量标准的文献，进行定性分析或定量综合，获得较为可靠的结论。主要步骤如下：

1. 确定目标问题　目标问题将决定系统评价的结构和评价过程，应考虑研究对象、干预措施、评价结局以及研究设计类型等。

2. 制订研究方案　研究开始前确定方案，可以避免在评价过程中受到原始文献数据和结果的影响而更改系统评价的目标或内容。方案主要内容包括研究题目、研究背景、研究方法，其中研究方法应包括：①确定原始文献入选或排除的标准；②确定检索相关原始研究的方法和策略；③描述收集符合条件的原始研究中相关信息的方法；④选择统计分析模型等。

3. 检索文献　创建检索策略应紧扣主题，全面、系统地收集相关原始文献，最大限度地减少偏倚，检索过程最好由两个以上的评估者独立完成。

4. 选择文献　按照预先拟订的入选或排除的标准，从收集到的所有原始文献中挑选出符合标准的文献。

5. 评价文献质量　评价文献质量的方法很多，可以采用清单或量表的形式进行评价。清单中有许多条目，每一条目对原始研究方法学质量的某一方面予以评价，但不进行评分。量表中除了对每一条目根据其质量进行评分外，还根据其重要程度赋予一定的权重。

6. 收集数据　根据方案确定需要收集的信息种类和数量。可以表格的形式收集有关数据资料,表格的主要栏目应包括原始文献的一般资料、原始研究的特征、原始研究结果等。

7. 分析数据系统 评价数据采用定性和定量两种方法。定性分析就是对数据表格中每一个原始研究的特征进行对比分析,定量分析主要包括同质性检验、统计分析、偏倚的检测处理、敏感性分析等几个过程。

8. 解释系统评价的结果 主要包括该系统评价的论证强度(原始研究是否有重大缺陷、合成效应值大小等),系统评价的实用性(从特定人群中获得的结论是否适用一般人群等),以及系统评价所具有的临床实际意义等。

9. 系统评价的改进与更新 新的证据出现后,按照上述步骤重新进行分析评价,及时补充新的信息,通过广泛深入的讨论达成共识,使证据更加令人信服。

(二)Meta 分析

Meta 分析是一种定量的系统评价方法,用于比较和综合多个同类独立研究的结果,最重要的步骤之一是统计学处理。Meta 分析过程与系统评价过程类似,只是数据分析采用的定量统计方法与定性评价有区别,其主要过程包括:

1. 制订方案 根据获取的文献资料,制订详细的统计方案来分析效应指标。

2. 选择适当的效应量指标 效应量是指临床上有意义或实际价值的数值或观察指标改变量。当观察指标为计数资料时,可采用相对危险度(RR)、比值比(OR)、绝对危险降低率(ARR)、需要治疗的例数(NNT)等指标;当观察指标为计量资料时,可采用加权均数差值(WMD)、标准化差值(SMD)等来表示效应的大小。

3. 异质性检验 异质性检验的目的是检查各个独立研究的结果是否具有一致性。如各研究的结果是一致的,那么实际效应量之间的差异可以认为由抽样误差造成;如果效应量之间差异过大,应考虑异质性。检验组间是否同质常用 χ^2 检验。

4. 选择分析模型 根据异质性检验的结果,选择固定效应模型或随机效应模型,计算效应合并值的点估计及其区间估计。

5. 敏感性分析 通过重新估计合并效应量,并与先前结果进行比较,分析该方法对合并效应量的影响程度,判断该评价结果的可靠性和稳定性。如果重新计算后的结果变化不大,说明敏感性低,结果稳定。相反,若出现不同的结论,则表示敏感性高、稳定低,解释结果和做出结论时应慎重。

▶▶ 课堂活动

有关糖耐量减低与高血压的治疗问题:一女性患者有高血压史,近期检查发现餐后血糖增高至 10.7mmoL/L,空腹血糖正常。请回答下列问题:

1. 循证医学实施步骤。

2. 利用互联网数据库检索证据文献。

3. 对检索证据进行评价。

课堂活动
解析

四、循证药学的应用

循证药学（evidence-based pharmacy）是临床药师通过系统搜集文献，获得有关药物疗效、安全性、经济性等方面的研究资料，评价药物研究的证据（文献），评估其在制订合理用药方案中的作用，并以此做出临床药物治疗决策的临床实践方法与过程。作为循证医学的一个分支领域，循证药学与循证医学紧密相关，其研究方法和对结果的评价也同样遵循循证医学的原则和方法学，还结合临床药学和药物流行病学的知识基础来研究评价药物的临床应用，其侧重在药物的疗效、安全性、经济学意义等方面。

1. **新药准入**　引进的新药与现有的药物进行比较，对疾病是否有特殊疗效、疗效是否更好、不良反应是否减少、药费是否明显降低等，在无法得到相应新药准入直接证据的情况下，可利用循证药学的 Meta 分析方法对现有的研究资料进行分析、评价，获得更客观、准确的证据。

知识链接

循证药学用于新药准入评价

新药的研究步骤要经过四期，而制药商出于经济利益的考虑往往会要求缩短进入临床试验阶段的时间，这使得药物在上一阶段的研究未彻底完成就进入下一步研究阶段，通过循证的系统评价可以限制药物研究的流程，评价早期药物研究中下一阶段剂量使用是否合适、时间间隔是否最佳。

---

2. **药物疗效评价**　药物疗效分析往往需要大样本试验才能得出较为正确的结论，循证医学系统评价可以根据现有的资料，综合大量小样本的 RCT，得出高效的统计结果。

3. **合理用药**　运用循证药学的方法不仅可以干预不合理用药，判定药物的不良反应，进而为合理用药提供依据，同时可以分析多种药物联合用药对某种疾病的疗效是否优于单一药物的疗效。应用循证药学评价方法进行药物应用的评价研究，还可以为临床提供准确的药物信息并提高合理用药的水平。

4. **药物不良反应**　通过描述性研究、分析性研究或实验研究对 ADR 进行监测。药物流行病学的方法可以确定 ADR 的发生率，寻找诱发 ADR 的危险因素，验证以前发现的信号，同时通过计算相对危险度（RR）、比值比（OR），判断药品与不良反应之间的联系强度。循证药学的系统评价综合分析上市后药物临床研究证据，进行大样本、多中心评价其临床安全性、有效性、经济性和适当性，其结果被公认为药物临床有效性和安全性评价的最佳证据。

5. **药物经济学评价**　药物经济学把用药的经济性、安全性和有效性放在等同的地位，其目的是节约卫生资源，有利于合理用药，减少药物不良反应和药源性疾病，以及减轻患者的经济负担等。循证药学要求临床治疗应考虑成本 - 效果的证据，用药物经济学方法制订出合理的处方，为临床合理用药和治疗决策科学化提供依据，使患者得到最佳的治疗效果和承担最小的经济负担。

点滴积累 ∨

1. 循证医学决策包括确定需要解决的临床问题；系统检索证据文献；严格评价获得的证据；综合分析证据，指导临床决策；评估实施效果。
2. 循证医学证据质量经历"老五级""新五级""新九级"和"GRADE"四个阶段。"GRADE"关注转化质量，从证据分级出发，整合了分类、分级和转化标准，它代表了当前对研究证据进行分类分级的国际最高水平。

执业考点 ∨

循证医学证据分级和循证医学决策。

第三节　药物流行病学与治疗药物评价

药物流行病学（pharmacoepidemiology）是由临床药理学与流行病学两个学科相互渗透、延伸而发展起来的新的医学研究领域，是运用流行病学的原理和方法，通过在大数量人群中研究药物的利用及其效应的应用学科，为安全、有效、经济、适当地进行药物治疗提供依据。研究范畴既涉及流行病学，又与临床医学、临床药学、药事管理学等医药学专业学科密不可分，同时也是社会药学的一项内容。

一、药物流行病学的研究内容

药物流行病学研究领域从最初主要关注药物不良反应监测扩大到不良事件监测，从强调药物利用扩大到研究有益的药物效应，以及药物疗效的卫生经济学评价、生命质量评价和 Meta 分析等，其主要研究内容包括：

1. 研究药物流行病学的方法学，以快速准确地发现用药不良反应，保证用药人群安全。
2. 使药品上市后监测方法规范化与实用化，尤其是计算机的应用与用药人群数据库的建立。
3. 通过广大用药人群，对常见病、多发病的用药（抗癌药、心血管药、抗感染药、解热镇痛药）进行重点研究，推动合理用药。
4. 挑选和推荐经过科学评价的药品，保障合理用药。
5. 研究处方者的决策因素，改善其处方行为，提高处方质量。
6. 研制实用药物不良反应因果关系判断程序图或逻辑推理流程图。
7. 以社会人群为基础，对抗菌药合理应用进行深入、有效的推动与实践。

二、药物流行病学的研究方法

药物流行病学常用研究方法包括描述性研究、分析性研究和实验性研究，可根据研究目的采用不同研究方法。

（一）描述性研究

描述性研究是药物流行病学研究的起点，通过提供药物有关事件中人群、时间、地区的分布特征和变动趋势,对比提供的线索,对事件发生的人群、时间、地区进行流行病学调查,从而获得事件发生的总频率和各种不同因素影响下事件发生的频率。描述性研究特点是不设对照组、通过比较分析、提示各种可能性。

1. **病例报告** 药物上市后引起罕见的不良反应甚至药源性疾病的初次报道多来自医生的病例报告,因此病例报告在发现这些可疑的不良反应或药源性疾病中具有重要的作用,但病例报告没有对照组,不能进行因果关系的确定,而且一旦对某种药物的怀疑被公布,常引起医生和患者的过度报告,导致偏性结论。

2. **生态学研究** 是在群体的水平上研究某种因素与疾病之间的关系,以群体为观察和分析的单位,通过描述不同人群中某因素的暴露状况和疾病的频率关联,分析该暴露因素与疾病之间的关系。但生态学研究只是为病因分析提供线索,因果关系的确定还必须采用分析性研究和实验性研究。生态学研究包括生态比较研究和生态趋势研究两种类型:

（1）生态比较研究:是观察不同人群或地区某种疾病的分布,然后根据疾病分布的差异,提出病因假设。

知识链接

生态比较研究为男性不育症病因研究提供了线索

产棉区男性患不育症的频率明显高于非产棉区,提示棉花生产与不育症有关;进一步又发现棉籽油的消耗量与不育症的发生率成正比,提示棉籽中的某些成分与之有关。生态比较研究为确定棉酚在男性不育症病因中作用提供了线索。

（2）生态趋势研究:是连续观察不同人群中某因素平均暴露水平的改变与某种疾病的发病率、死亡率变化的关系,了解其变动趋势,通过比较暴露水平变化前后疾病频率的变化情况来判断某因素与某疾病的联系。

3. **ADR 监测** 药物上市后监测的目的是广泛收集大人群样本中非预期的不良反应及其发生率与严重程度的报告。目前国际上常用的 ADR 监测方法有自愿报告系统、义务性监测、重点医院监测、重点药物监测、速报制度等。这不仅可以补充新药上市前资料的不足,还可以提高用药的安全性。其要求临床医师和药师详细记录与分析任何一个新的诊断,非预期的病情恶化或既往疾病的改善、治疗前并不存在的任何突发的症状,然后对可疑或肯定的 ADR 要及时上报,对上报的大样本资料进行汇总,并生成药物流行病学的信号。

4. **横断面调查** 是研究在特定时间、特定范围人群中药物与相关事件的关系。通过横断面研究,可以了解与药物有关事件的分布特征,为进一步病因研究提供线索,也为制订合理的药物使用策略和进行效果考核提供依据。横断面调查在药物利用研究领域的应用更普遍,如了解某人群药物使用的特点而经常采用的两周用药调查、研究医生处方习惯的药物利用回顾（DUR）研究等。

（二）分析性研究

分析性研究事先设计对照组,通过比较研究组与对照组之间的差异,筛选与检验病因假设。

1. 病例对照研究 将病例组和对照组用药进行比较,根据所产生的效应差异而得出客观结论的一种研究方法。该法优点是设计严密,样本不大也可得出正确结论。ADR 研究由于病例数较少,且经常面临要求迅速做出结论的情况,因此病例对照研究特别适用,如孕妇服用沙利度胺(反应停)与婴儿短肢畸形、早产儿吸入高浓度氧与晶状体后纤维组织增生症、经期使用月经棉与中毒性休克综合征、口服避孕药与心肌梗死、母亲早孕期服用雌激素与少女阴道腺癌等,均是应用病例对照研究的范例。

2. 队列研究 队列研究(定群研究)是将未患所要研究疾病的人群暴露于某因素的人群作为暴露组,未暴露于某因素的人群作为非暴露组,随访观察两组人群某事件发生率的差异,判断某因素与事件的关系的一种流行病学研究方法。队列研究可以是前瞻性的,也可以是回顾性的。

知识链接

队列研究的方法

前瞻性队列研究是根据研究对象目前是否服药分为两组,随访观察一段时间获得不良结局的发生情况并加以比较。如对口服避孕药和使用其他避孕措施的两组育龄妇女进行随访,观察静脉血栓的发病率。但对于不常见的药物暴露或罕见、迟发的不良反应,因其需要很长时间、观察很大的人群才能获得结局资料,前瞻性方法不是很适用。

回顾性队列研究是根据已掌握的历史记录确定研究对象是否服药,并从历史资料中获得不良结局的发生情况。其资料搜集与分析可在较短时期内完成,而且没有伦理学问题,比较适用于 ADR 研究。随着药品上市后监测的完善和大型数据库链接的实现,通过调查补充一些数据库中没有的资料,并对来自各种数据库的信息的真实性加以评价,计算机化的定群会在研究中发挥日益重要的作用。如国家"九五攻关"课题是采用大型队列研究开展原发性高血压社区综合防治的研究(CCPACH)。

(三)实验性研究

实验性研究指在医院或社区内进行随机、双盲、对照为基础的实验研究。由于可比性强,经过数理统计,实验性研究结果最可信,也最科学,是评价药物疗效的根本方法,但不能用于所有的确证。例如验证口服避孕药与静脉血栓的因果关系,从理论上可以随机分配一组妇女服用口服避孕药,另一组妇女不服用或采用其他避孕措施,但很明显,无论从伦理还是逻辑的角度都无法开展这样的研究。

除了前述传统的流行病学研究方法外,近年来还出现新的方法,如针对短暂药物暴露引起急性不良事件的分析问题,发展出病例交叉设计,针对疾病严重程度带来的指示混杂和服药可能随时间而改变的特点,又发展出病例 - 时间 - 对照研究,还有巢式病例对照研究、病例 - 队列研究等一些杂交设计也越来越多用于药物流行病学研究领域。随着后基因组时代的到来,药物遗传学和药物基因组学受到了前所未有的重视,将它们与药物流行病学有机结合,优势互补,不仅能加速新药开发和真正实现个体化给药,而且对这些学科的发展亦有很好的促进作用。

三、药物流行病学的研究设计原则

近年来大量开展的药物流行病学研究,尤其是关于药物效益的不良反应或调查研究,因调查研究人员对流行病学原则掌握不够,从而在研究设计、方法选择、资料来源、对药物暴露和结局指标的定义、混杂因素处理、资料分析及结果解说等方面处理不当,经常出现一些矛盾的研究结果。因此,充分注意药物流行病学研究的特殊性是十分必要的。

第一,研究设计是研究成败的关键。研究设计遵循如下原则:首先要明确本次研究的目的和研究推论的总体人群;进一步要根据研究目的选择正确的研究方法,并明了各种方法论证因果关系的强度;在研究设计过程中要始终坚持代表性、可靠性、可比性、显著性原则,即研究对象能够代表一般人群,采用的各种诊断、测量方法应当准确、可靠,对比组之间除研究因素外其他方面应当可比,还必须保证足够的样本量;最终,设计方案一经确定,中途不得任意改变。

第二,明确药物暴露定义。药物流行病学研究的暴露因素是药物,对所研究的药物必须按服用时间、剂量和疗程给予明确的规定,尽可能地定量分析。由于药物的一些效应只在暴露于药物足够长的时间后才能观察到,因此对疗程的考虑也非常重要,以便于不同研究之间的比较和因果关系的推断。

第三,明确异常结局定义。药物流行病学经常以疾病作为研究的结局,因此,疾病发生的时间首先要明确定义,只有肯定是服药后发生的疾病才能作为不良反应研究的结局,研究结局的时间窗口也要考虑,此外还要考虑疾病的严重程度。

第四,注意控制混杂因素和偏倚。药物暴露与不良反应之间的关系经常受年龄、性别、其他疾病和合并用药等因素的影响,因此药物流行病学调查研究中必须对这类混杂因素进行分析和控制,对偏倚妥善的处理也是药物流行病学研究的一个重要部分。

第五,正确使用统计分析方法。越来越多的临床工作者尝试用多因素统计分析方法处理药物流行病学数据,选用的统计方法不恰当或对变量的定义、分组不正确,可能得出错误的结论。

第六,谨慎解说研究结果。药物流行病学研究尤其是观察性研究中不可避免地存在一些偏倚,因此在这些研究中发现的药物不良反应或有益作用必须遵循因果关系推断的原则进行合理的解说,以免引起公众不必要的混乱。

点滴积累 Ⅴ

1. 药物流行病学常用方法有描述性研究、分析性研究和实验性研究,可灵活运用多种研究方法确定药物与结局的关联。
2. 药物流行病学的研究设计原则须遵循研究设计是关键、明确药物暴露定义、明确异常结局定义、注意控制混杂因素和偏倚、正确使用统计分析方法、谨慎解说研究结果。

执业考点 Ⅴ

1. 药物流行病学的定义和主要任务。
2. 药物流行病学的主要研究方法。
3. 药物流行病学的应用。

第四节　药物经济学与治疗药物评价

药物经济学（pharmacoeconomics）是应用经济学的原理和方法，结合流行病学、决策学、统计学等多学科，全方位地分析不同药物治疗方案间、药物治疗方案与其他的治疗方案或医疗与社会服务项目等的成本、效益、效果及效用，评价其经济学价值差别的学科。研究核心是如何利用有限的医药资源使之产生最大的经济与社会效益。研究目的是寻找最经济的治疗方案，促进临床合理用药。研究服务对象包括医疗保健体系的所有参与者，即政府管理部门、医疗提供单位、医疗保险公司、医生以及患者。

一、基本概念

（一）成本

成本是一种资源消耗，系指社会在实施某项卫生服务方案（药物治疗方案）整个过程中所投入的全部财力、物质和人力资源的消耗，包括公共支付的和个人支付的部分。

1. **直接成本**　指用于预防和治疗所花的代价或资源消耗，可分为直接医疗成本和直接非医疗成本。前者是指所消耗的直接医药资源，包括患者治病所需的医疗费、医生的工资、药费和检验费等。后者是给卫生服务方案提供的有关的非医疗成本，主要指因寻求治疗而导致的费用，如患者转移到医院所需的转移费、因病情需要而特制的衣服费用、特别饮食费、特殊住房费，以及因克服伤残而购置简易设备的费用等。两者之间无明显区别，往往把这两种成本合计在一起。

2. **间接成本**　指因疾病、伤残或死亡导致的费用损失，如因病缺勤误工、失去劳动能力等所损失的工资，或由于病死所造成的损失等。

3. **隐性成本**　又称无形成本，指因疾病引起的疼痛，精神上的痛苦、紧张和不安，生活与行动的某些不便或因诊断治疗过程中带来的担忧、痛苦等。这些代价很难确定，也极难用货币值计量，因而也叫"难确定成本"或"难计量成本"。

（二）产出

产出即所提供卫生服务（药物治疗方案）产生的结果，包括效果、效益和效用。

1. **效果**　指用客观指标表示用药结果，即一定人群实施一项干预措施后，达到预期目标的程度。如人群健康的期望寿命，疾病的治愈率、好转率，细菌转阴率等。

2. **效益**　指用货币形式表示用药结果，即采取干预措施后相对于不采取任何措施所挽回的损失或节省的费用，具体来说，就是在检查、诊断和治疗等资源消耗过程中被节约的资源。

3. **效用**　指用主观指标表示用药结果，即一个人在占有、使用或消费某种产品和服务过程中得到的快乐或满足。不同决策者对同一期望值各有其独特的看法或态度。

（三）贴现率与贴现

货币存在时间价值，成本、效益等值常需通过一定贴现率换算成现值。

1. **贴现率**　指将未来某一时间的货币金额，折算成现在价值（即现值）的利率。

2. 贴现　指在未来某一或若干规定时间收到或支付的款项,按一定利率(即贴现率)折算成现在价值的一种方法。

二、药物经济学评价的基本方法

药物经济学评价分析方法有四种,分别是最小成本分析、成本 - 效果分析、成本 - 效益分析、成本 - 效用分析。

(一)最小成本分析方法

最小成本分析(CMA)是比较两种或两种以上临床效果基本相同的药物治疗方案,哪一种治疗方案的成本最低,哪一种药物疗法就比较经济。该法最为简单易行,但须首先证明不同药物治疗方案临床效果基本相同(疗效、不良反应、持续时间相同),一般用于比较不同来源或不同剂型的药物成本差异,或比较已知能产生相同效果的等效药物的成本差异。由于该法严格要求治疗的等效性,在现实中往往很难达到这种理想结果,因此运用并不广泛。

知识链接

终末期肾病患者治疗方案的最小成本比较

终末期肾病患者可以有多种治疗方案,不同方案其每年消耗的成本不同。一种是接受肾移植,平均每年消耗的总成本2 600美元;一种是采用定期到医院肾透析,平均每年消耗的总成本为11 600美元;一种是采用家庭自助肾透析,平均每年消耗的总成本为4 200美元。经比较可以看出,采用肾移植法其成本最小。

(二)成本 - 效果分析方法

成本 - 效果分析(CEA)适用于相同疾病的不同治疗方案,是对可供选择的治疗方案或干预措施的成本与效果进行比较分析,其目的在于通过分析以寻找达到某一治疗效果时成本最低的治疗方案。该法是药物经济学应用最早的评价方法之一,其技术也比较成熟,是分析和评价所有备选治疗方案的安全性、有效性和经济性的重要工具。成本用货币单位,而效果用生物学指标如抢救患者数、延长生命年限、治愈率、预防并发症数量等。

1. 成本 - 效果比值法　成本 - 效果比是成本 - 效果分析中一个具有重要参考价值的非经济学指标,包括衡量单位效果所花费的成本(C/E)或每一货币单位所产生的效果(E/C),前者如每延长生命一年所需的经费数额、治疗一例消化性溃疡患者的费用、确诊一种疾病的费用等,后者如每花费一元钱所获得的血压(mmHg)下降数等。通过对治疗方案做出评价,一般C/E值越低,即产生一份效果所需的费用越低,该方案的实施越有益,或E/C值越大,即每一货币单位获得的效果越大,该方案越有益。

2. 额外成本与额外效果比值法　也称增量成本 - 效果分析法。它是在两个治疗方案均可接受时,两方案的成本 - 效果比值即产生一份效果所需的平均费用相等或相近的情况下,结合额外成本(ΔC)与额外效果(ΔE)的比值,对方案进行评估的方法。一般额外成本与额外效果的比值($\Delta C/\Delta E$)越低,则表明产生一份额外效果所需的追加成本较低,该方案的实际意义越大(表3-2)。

表 3-2　成本 - 效果分析在治疗方案选择中的应用

成本＼效果	较低	相同	较高
较低	运用增量比值判断	接受方案	接受方案
相同	拒绝方案	无所得	接受方案
较高	拒绝方案	拒绝方案	运用增量比值判断

（三）成本 - 效益分析方法

成本 - 效益分析（CBA）可用于不同疾病间，疾病治疗与其他卫生投资间等，是经济学的基本分析方法之一。通过比较单个或多个药物治疗方案或干预措施所耗费的全部资源成本的价值，以及由此产生的结果值（效益）的一种方法。与其他分析方法相比，成本 - 效益分析的主要特点是成本和结果均以货币单位测量。实际上，CBA 可被看作为一种"投入产出"的分析，评价方案的收益是否将超过成本，以及哪个治疗方案的净效益最大。

1. 净现值法（NPV）　又叫净效益法，它是计算方案计划期内各年效益的现值总和与成本现值总和之差的一种方法。即：

$$NPV=B-C=\sum_{t=1}^{n}\left[\left(B_t-C_t\right)\left(1+r\right)^t\right]$$

其中 B_t 为时间段 t 内的总效益，C_t 为时间段 t 内的总成本，r 为贴现率，n 为时间段的数目。净效益为正数时，效益大于支出，表示费用有节省，该方案的实施有益；反之无益。净效益法是较常用的一种成本 - 效益分析方法。

2. 效益 - 成本比值法　即方案的效益现值总额与方案的成本现值总额之比，即 B/C。

$$B/C=\frac{\sum_{t=1}^{n}\left[\left(B_t/\left(1+r\right)^t\right)\right]}{\sum_{t=1}^{n}\left[\left(C_t/\left(1+r\right)^t\right)\right]}$$

效益 - 成本比值可出现三种情况：$B/C>1$，说明效益超过成本；$B/C=1$，说明效益与成本相等；$B/C<1$，说明此方案在经济学上没有获益。就一个方案来说，只有当效益 - 成本比值 ≥ 1，才可以接受；反之则不可接受。多方案比较时，按照效益 - 成本比值大小顺序排列，比值高的方案为优选方案。

3. 投资回收率法　将净现值（净效益）除以成本，标出百分率，即：

$$\left(B-C\right)/C\times100\%$$

所得百分数越大，方案的实施越有益。

（四）成本 - 效用分析方法

成本 - 效用分析（CUA）是将预防、诊治或干预项目的成本以货币形态计量，收益则以效用指标来描述，并对成本和收益进行比较，进而对备选方案的经济性进行比选的方法。成本 - 效用分析是成本 - 效果分析的一种发展，目前较常用的效用指标有生活质量调整年（quality-adjusted life years，QALYs）和健康测量量表，衡量指标用成本 - 效用比（CUR），CUR 表示项目获得每个单位的 QALYs

所消耗或增加的成本量,CUR 越高,表示项目效率越低;反之,CUR 越低,表示项目效率越高。

1. 生活质量调整年 生活质量调整年是将死亡率、发病率、偏好等结合起来的一个综合指标,它是目前能够综合考虑患者的寿命长短和生活质量的一个较为理想的指标。健康效用值是指某个健康状态相对于完全健康的生命质量,表明评价者对某种健康状况满意程度的多维主观判断,通常以 0~1 表明死亡状态到完全健康状态。

$$QALYs = 健康改进的效用值 \times 健康改进的维持时间$$

➤ **课堂活动**

某患者通过药物治疗生命延长 10 年,但因药物副作用及疾病后遗症,其健康效用值为 0.6,计算 QALYs 值。

2. 健康测量量表 健康测量量表是目前评价健康效用另一个常用的方法。常用的量表分为两类:通用量表和疾病专用量表,通用量表主要反映患者的总体健康状况和生活质量,疾病专用量表包含与特定疾病有关的影响健康的特殊情况。实践中一般根据所要测量和评价的对象,选择最能说明药物治疗前后患者生活质量变化的一些评价内容或指标形成量表条目,确定各条目的评分范围,如好、中、差或 0~1 等级打分,根据各条目对生活质量的影响程度确定其权重,就形成了测量量表。测量时根据研究目的的不同,由医生或患者对各项量值进行打分填写,最后做综合评定(表 3-3)。

表 3-3 药物经济学不同评价分析方法差异比较

项目	最小成本分析	成本 - 效果分析	成本 - 效益分析	成本 - 效用分析
研究对象	多种方案	多种方案	单种或多种方案	多种方案
研究基础	效果一致	同一临床效果	不同药物或疾病	不同药物或疾病
研究内容	成本	成本、效果	成本、效益	成本、效用
表示单位	货币	成本效果比值	货币	生命质量调整年
分析结果	成本差异	成本效果比差异	成本效益比差异	成本效用比差异

三、药物经济学研究的基本步骤与评价

分析方法不同,应用范围不同,对成本、结果等的计量方法各异,实施程序不尽相同。目前对一些较成熟的分析方法已经形成较为完善的实施步骤,如 1982 年 Warner、Luce 和 Dao 等三位药物经济学专家提出的成本 - 效果分析流程图,美国卫生部 1992 年推荐的成本 - 效益分析的六个基本步骤等。将这些实施程序概括起来,药物经济学分析的过程可分为以下十个基本步骤:

1. 确定研究目的,分析研究前景 首先明确研究目的,是评价某种药物的性价比、确定某种疾病的最佳治疗方案,还可为某项卫生干预或计划做决策;再分析对此进行药物经济学研究的意义和价值。

2. 确立观察问题的角度 观察问题的立场、角度不同,会影响药物经济学分析的内容和结果。药物经济学研究的服务对象主要有四个方面,即卫生决策部门、医疗机构、社保机构或保险公司(第三付费方)和患者,研究者观察问题的角度往往取决于决策者的立场或经费支持者的立场。如计算

某药物治疗方案的成本和效益时,减少的住院天数从住院患者角度看就是效益,而对医疗机构而言,就是效益的减少或成本的增加。

3. 区分和确定可供选择的方案 鉴别所有需评价的备选方案,包括设立对照方案,排除与治疗方案或疾病无关或超出范围的内容。如评价头孢噻肟治疗上呼吸道感染的成本 - 效果,备选方案有四种:头孢噻肟治疗方案(待评价方案)、青霉素治疗方案、环丙沙星治疗方案和氧氟沙星治疗方案(对照方案)。

4. 选择适当的药物经济学分析方法 根据研究的目的和内容选择适当的药物经济学分析方法。如进行卫生经费投入计划的决策分析,可选择成本 - 效益分析法;同一疾病不同治疗方案的比较,可选择成本 - 效果分析法;对影响生活质量的疾病的治疗方案的比较,可采用成本 - 效用分析法。

5. 鉴别、计量成本 不同分析方法对成本的鉴别和计量略有不同。成本 - 效益分析中,成本包括所有被消耗的资源,包括直接成本、间接成本、隐性成本等,所有的成本以相同的货币单位计量。成本 - 效果和成本 - 效用分析中,治疗方案的成本往往是指其净成本。所谓净成本,是指治疗成本加上初期用于检查、诊断而消耗的资源,再减去在检查、诊断和治疗等资源消耗过程中被节约的资源。实质上,在净成本计算过程中以负费用形式出现的被节省的资源就是经济效益。在实际运用过程中,间接成本和隐性成本在净成本计算中没有被包括进去。净成本是反映某种治疗方案获得的纯效果在资源利用方面的指标。成本 - 效用分析方法中的成本往往还要计量隐性成本。

6. 鉴别结果 不同分析方法其结果计量方式不同。

成本 - 效果分析的结果是临床指标,如治愈率、转阴率、生命年、发病率等,一般选用对治疗方案最敏感的指标单位。有时某一治疗方案的临床结果可用多种指标衡量,采用复合健康指标,即通过一定方式将多种指标结合起来形成一个非自然的评价指标。

成本 - 效益分析的结果是效益,除可直接用货币值表示者外,如减少的住院天数等也可用少损失的患者工资、负的病床日成本来衡量,延长的生命年、降低的发病率等的效益值则可用人力资本法或意愿支付法来衡量。

成本 - 效用分析的结果是生活质量的调整,可通过生活质量调整年等衡量,不再多述。

7. 确定贴现率,计算贴现值 治疗方案的结果往往需要持续若干年才能确定,因此药物经济学研究有一定时间周期。药物经济学研究中的成本和效益的计量应反映货币的时间价值以及物价等因素的变动,通过一定贴现率,将未来的健康结果与成本变化转换为现在的相对数值。实践中多选用一定的贴现率,如世界银行建议采用 3%~5% 的贴现率,英国国立健康机构推荐选用 6% 的贴现率,美国疾病预防控制中心建议选用 5% 的贴现率。最近美国卫生部门建议药物经济学研究选用 3% 和 5% 的贴现率进行计算。

8. 对结果进行统计分析,确定最佳方案 运用所确定的药物经济学分析方法,如净现值法、成本 - 效果比值法等对各治疗方案的成本和结果进行分析,并决定是否需要进一步进行增量成本 - 效果分析。采用适当的统计分析方法比较不同治疗方案间的成本、结果差异是否具有统计学意义,进而通过决策分析确定最佳方案。

9. 区分不确定因素并进行敏感度分析　在药物经济学研究尤其是在成本 - 效果和成本 - 效用分析中,很多参数是不确定的。一般成本的不确定因素主要是药品价格的波动,以及固定资产折旧率、提成率的估计值,效果的不确定因素通常是疗效率、不良反应率、未经治疗患者的死亡率等,因此需对研究结果进行敏感度分析。敏感度分析是对研究中的某些不确定因素进行波动分析,验证不同假设或估算数据的变动对分析结果的影响,即在固定其他变量的情况下,给一个变量赋予适当波动值,考察药物经济学结论是否改变。

10. 陈述结果　即撰写药物经济学研究报告,在陈述药物经济学研究结果时,应对干预方案、对照物等作详细说明,增强方法和资料的透明度,了解结果的局限性和适用性。

点滴积累　∨

> 1. 药物经济学中成本包括直接成本、间接成本和隐性成本,产出指标包括效果、效益和效用。
>
> 2. 药物经济学评价分析方法有四种,分别是最小成本分析、成本 - 效果分析、成本 - 效益分析、成本 - 效用分析。

执业考点　∨

> 药物经济学在药物评价中的作用。

目标检测

一、选择题

（一）单项选择题

1. 药物利用研究目的是（　　　）

　　A. 减少药物不良反应和药源性疾病

　　B. 将药物经济学理论用于评价药物

　　C. 考察临床医师处方是否合理

　　D. 实现用药合理化,保证药物使用的安全有效

　　E. 各种药物和非药物的因素对药物利用的影响

2. 根据循证医学,证据水平为 V 级的是（　　　）

　　A. 随机对照临床试验的系统综述　　　　B. 队列研究的系统综述

　　C. 专家的会诊意见　　　　　　　　　　D. 病例对照的系统综述

　　E. 来自队列病例对照分析研究（以中心来源）

3. 循证医学的关键是（　　　）

　　A. 丰富的临床经验　　　　　　　　　　B. 研究证据及其质量评价

　　C. 文献检索方法　　　　　　　　　　　D. 专家意见分析

　　E. 收集资料全面

4. 不属于观察性研究的是（　　　）

    A. 个例报道　　　　　　B. 病例组报告　　　　　　C. 长期趋向分析

    D. 队列研究　　　　　　E. 随机临床试验

5. 不属于药物流行病学特点的是（　　　）

    A. 通过比较与对照的方法作研究

    B. 研究对象为个体而非群体

    C. 研究药物在人群中的应用及效应的学科

    D. 研究对象除患者外也包括健康人

    E. 研究目的是找出患者与非患者之间的关键性差异

6. 成本 - 效益分析法具体比较时,在经济学上没有效益的方案是（　　　）

    A. $C-B<1$　　　　　　B. $C-B>1$　　　　　　C. $B/C<1$

    D. $B/C>1$　　　　　　E. $B/C=1$

（二）多项选择题

1. 药物利用研究的作用包括（　　　）

    A. 提示国家、地区或医疗单位内部的药物消费基本状况

    B. 了解药物在社会、家庭或临床应用的实际消费,提示药物应用的模式

    C. 揭示药物消费分布与疾病谱的关系,反映国家人口素质和健康状况

    D. 实现对某些药物滥用的监测

    E. 为政府制定、调整卫生保健政策法规提供客观资料

2. 疾病治疗成本表现内容包括（　　　）

    A. 有限的药物资源的消耗

    B. 不良反应对人体的有益作用和影响

    C. 手术等治疗措施失败的风险及后续心理问题

    D. 因预防和诊治增加的痛苦

    E. 延长寿命和提高生活质量

3. 循证医学用证的个体化原则,正确的是（　　　）

    A. 临床最佳证据应结合患者实际

    B. 患者经济状况不允许,用证就不能实践

    C. 最佳证据对患者是利大于弊方可采用

    D. 不是所有证据都要考虑患者的病理生理特点

    E. 任何最佳证据都应考虑其生物学依据

4. 循证医学实践的组成部分包括（　　　）

    A. 患者　　　　　　　　B. 医疗环境　　　　　　C. 证据

    D. 设备　　　　　　　　E. 医生

5. 关于流行病学各种研究方法,正确的是(　　　)

　　A. 病例对照研究能研究罕见的疾病,费用不大

　　B. 个例报道可用来检验假设

　　C. 队列研究能研究罕见的暴露,不易出现选择偏倚

　　D. 长期趋向分析只能错误地解答问题

　　E. 长期趋向分析可控制混杂

6. 在药物经济学研究中,结果的评价指标包括(　　　)

　　A. 效果　　　　　　　　　B. 效益　　　　　　　　　C. 效用

　　D. 效率　　　　　　　　　E. 效能

二、问答题

1. 简述循证医学实践实施步骤。

2. 药物经济学研究的设计步骤有哪些?

三、实例分析

1. 患者,男性,53 岁,一年前发现胃部不适,有烧灼感。多年吸烟、饮酒史,近期饮酒后会加剧疼痛感,近日在某人民医院确诊为胃溃疡。医生建议使用埃索美拉唑进行治疗。请用循证医学评价选择埃索美拉唑进行治疗的有效性。

2. 126 例抑郁症患者,随机分成 3 组,用 3 种不同的药物治疗,均为口服给药,疗程 6 周。请采用成本 - 效果分析法,比较哪个治疗方案最佳。

组别	氟西汀(n=41 例)	帕罗西汀(n=42 例)	西酞普兰(n=43 例)
总成本(C)	28 405.62	29 715.84	27 967.20
痊愈率(E_1,%)	65.8	64.3	65.1
有效率(E_2,%)	78.1	76.2	76.7

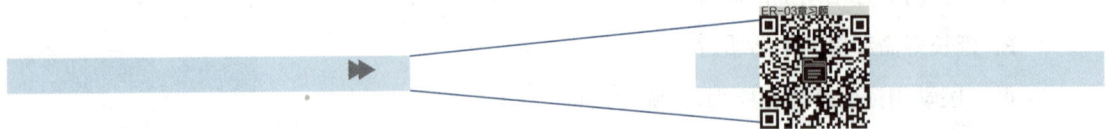

ER-03章习题

（邓元荣）

第四章

药品不良反应

ER-04章PPT

导学情景 ∨

情景描述：

患者，男，35岁，发热，咳嗽，诊断为肺炎。给予青霉素400万U，加入5%葡萄糖注射液100ml中静脉滴注，5分钟左右，患者突然感到胸闷、呼吸困难，口唇发绀，呼之能应。测量血压为80/50mmHg。诊断为青霉素导致过敏性休克，立即撤去输液，并静脉给予肾上腺素0.5mg、地塞米松5mg及其他抢救措施后症状缓解。

学前导语：

本章将带领同学们学习药品不良反应分类、监测、报告及其预防。

世界卫生组织（WHO）对药品不良反应（adverse drug reaction，ADR，也称为药物不良反应）的定义是：为了预防、诊断、治疗疾病或改变人体的生理功能，人在正常用法用量下服用药品所出现的非期望的有害反应。在药物治疗过程中所发生的任何不幸的医疗卫生事件可称为药品不良事件（adverse drug event，ADE）。ADE与药物治疗不一定有因果关系，包括了ADR、药品标准缺陷、药品质量问题、用药失误和药品滥用等。药源性疾病（drug-induced disease，DID）是指不良反应发生的持续时间比较长，反应程度比较严重，可造成机体组织或器官发生功能性、器质性损害而出现各种临床症状异常的疾病状态。一般不包括药物过量所导致的急性中毒。

第一节　药品不良反应的分类及发生的原因

一、药品不良反应的分类

目前，WHO将药品不良反应分为A、B、C三种类型。

1. A型不良反应　又称剂量相关性不良反应。

A型不良反应是由药物本身或其代谢物所致，是药物固有药理作用的增强和持续所导致。具有明显的剂量依赖性和可预见性，且与药物常规的药理作用密切相关，发生率高而致死率相对较低。例如，镇静催眠药引起的中枢抑制不良反应随剂量增加而加重。本类型不良反应发生的频率和强度与用药者的年龄、性别、机体的生理和病理状态都有很大关系。包括药物的副作用、毒性反应、首剂效应、继发反应、后遗效应等。

2. B 型不良反应　又称剂量不相关性不良反应。

B 型不良反应是由于药物性质的变化或者用药者的特异体质引起的。反应的性质通常与药物的常规药理作用无关,反应的强度和用药剂量无关(对不同的个体来说,本类型不良反应的发生以及严重程度与剂量无关,对于同一个敏感个体来说,药物的量与反应的强度相关),难以预见,发生率较低而致死率相对较高。本类型不良反应由患者的敏感性增高所引起,表现为药物反应发生质的改变,可能是遗传药理学变异引起的,大多数具有遗传药理学基础的反应一般在患者接触药物后才能发现,因而难以在首次用药时预防这类不良反应发生。例如,先天性缺乏血浆假性胆碱酯酶的患者,在应用琥珀胆碱时容易出现严重骨骼肌松弛、呼吸抑制。本类型不良反应包括变态反应和特异质反应。

3. C 型不良反应　发生机制尚不十分明确,大多是发生在长期用药之后,潜伏期长,且没有明确的时间联系,难以预测。例如,长期服用避孕药导致的乳腺癌、血管栓塞;孕期服用己烯雌酚会导致子代女婴甚至是第三代女婴发生阴道腺癌。本类型的不良反应主要包括致畸、致癌、致突变。

三种类型药品不良反应的区别见表 4-1。

表 4-1　三种类型药品不良反应的区别

	A 型	B 型	C 型
剂量	有关	无关	正常
潜伏期	短	不定	长
持续时间	短	不定	不定
重现性	能	能	不能
遗传性	无关	显著	可能
体质	无关	有关	可能有关
家族性	无关	显著	可能有关
种族性(民族性)	无关	有关	无关
毒理筛选	易	难	不定
预后	一般良好	不定	不定

二、药品不良反应发生的原因

药品不良反应的发生频率和强度与药物本身的性质、用药者的生理病理状态以及环境都有很大的关系,发生的原因是非常复杂的。

ER-4-1

药品不良反应新的分类方法

(一)药物方面因素

1. 药物的选择性　有些药物缺乏高度的选择性,在用药过程中会产生与治疗目的无关的其他组织器官功能、结构上的变化,从而产生不良反应。

2. 药物的质量控制　原料药生产过程中的中间产物的残留、药物的分解产物以及药物的质量控制标准的差异,均会造成不良反应,故组成相同的药物就可能因为不同的生产厂家而出现不良反应发生率各异的现象。

3. 药物的剂型　同一药物剂型不同,生产工艺不同,可使药物的吸收、分布不同,血药浓度不同,导致不良反应出现差异。

4. 药物的相互作用　两种或两种以上药物可以作用于同一效应器官,一些药物可影响另一些药物的吸收、分布、代谢、排泄过程,从而产生疗效或毒性上的协同、相加或拮抗。如止泻药、抗胆碱药等可能延长某些药物在胃肠道内的滞留时间,增加药物的吸收而加重药物的不良反应。

药物相互作用往往是潜在的,即在一定条件下才发生,故从药效学方面判断有时并不十分容易。但是,公认的结果是并用品种数与药物相互作用或不良反应发生率呈正相关。据一项调查资料表明,2 000例住院患者中,一日内用单种药者仅占1.7%,在整个住院期间,没有使用单种药的患者,平均每日合并使用药物达5种。另据报告,5种药物并用时不良反应的发生率为4.2%,6~10种药物并用时为7.4%,11~15种并用时为24.2%。

(二)机体方面的因素

1. 生理差异

(1)种族:在人类中,白色人种与有色人种之间对药物的感受性有着很大的差别。例如,乙酰化是常见的代谢反应,由于基因遗传性不同,可见快乙酰化代谢者和慢乙酰化代谢者,在使用常规剂量时,经乙酰化代谢的药物在慢乙酰化者中容易发生不良反应;用异烟肼治疗结核时,慢乙酰化者易发生周围神经炎;白色人种中快乙酰化者占30%~50%,黄色人种中快乙酰化者较多,如我国快乙酰化者占70%~80%,因纽特人则可高达95%。

(2)性别:实验证明,性别对药物代谢和效应均有一定的影响。一般情况下女性对药物作用更为敏感,如氯霉素引起的再生障碍性贫血,男女的发生率之比为1∶13,保泰松引起的粒细胞缺乏症,男女的发生率之比为1∶14。但也有相反的情况,不能一概而论,如药物性皮炎发病者中男性多于女性,其比率约为32∶1。

(3)年龄:不同年龄段的人群对药物反应性与成年人不同。小儿和老年人肝、肾功能低下,可延缓药物的代谢和排泄,因而氨基糖苷类抗生素更易产生严重的肾功能损害。

案例分析

案例

一位母亲带着她5岁的儿子来看病,孩子看上去聪明活泼,但不会讲话,听力检查显示非常严重的耳聋。据他母亲讲,他1岁半时正咿呀学语,偶然感冒发热咳嗽,当地医生给予庆大霉素肌内注射,每次2万U,2次/d,共用药5日。其后不久,他的听力变差,日益加重,以致听不见声音,他原先学会的话也不讲了,从此坠入了无声世界。

分析

①本例患儿庆大霉素的使用量属于小儿正常剂量范围,但由于小儿对药物的敏感性高于成人,造成了其耳聋;②小儿药物代谢、排泄能力低下,易引起药物蓄积中毒,应尽量选择不良反应相对较轻的药物,同时注意药物的用法用量。庆大霉素具有较强的耳毒性,儿童慎用。

（4）妊娠期、哺乳期妇女：妊娠期妇女用药时需特别注意避免使用有致畸作用的药物,哺乳期妇女用药需考虑药物对乳儿的影响。例如,妊娠期妇女服用沙利度胺会导致海豹畸形胎儿的出现；吗啡是弱碱性药物,在弱酸性的乳汁中排泄量较高,易影响到乳儿。

（5）个体差异：不同的个体对同一剂量的相同药物在反应强度和反应性质方面可有明显不同,这是正常的生物学差异现象。不同个体药物代谢速率相差很大,例如,口服相同剂量普萘洛尔血药浓度可相差 4~20 倍。

2. 病理状态

（1）肝脏疾病：肝脏疾病可降低某些主要经肝脏代谢而消除的药物的代谢,引起血浆药物浓度升高,出现不良反应,例如,肝硬化时利多卡因的代谢出现障碍,血药浓度显著升高,引起严重的中枢神经系统毒性。

（2）肾脏疾病：肾脏疾病时可因降低主要经肾脏排泄的药物或活性代谢产物的清除,导致血浆药物浓度升高,引起不良反应。同时也可因肾脏疾病引起对药物的敏感性改变而产生不良反应。此外,还可因为药物本身加重肾脏的损伤而引起不良反应。例如,地高辛如果在有肾功能损伤的患者中使用常规剂量,将不可避免地产生很高的血药浓度而出现毒性反应；氨基糖苷类抗生素在肾脏疾病患者中如果不减少剂量,则有可能进一步损伤肾功能；呋喃妥因几乎无一例外地在治疗肾脏疾病患者时引起外周神经异常。

3. 其他因素　患者的营养状况和饮食习惯会影响药物的作用,同时也会影响到药物的不良反应。营养不良时,患者对药物作用较敏感,对不良反应的耐受性也较差。长期的低蛋白饮食或营养不良时,可使肝细胞微粒体酶活性下降,药物代谢速度减慢,易引起不良反应。用某些饮料送服药物可引起不良反应,如柚子汁可使特非那定的血药浓度成倍增高而引起心、脑等脏器损害。

点滴积累　∨

1. 药品不良反应分为三型　A 型（剂量相关型）、B 型（剂量不相关型）、C 型。
2. 药品不良反应发生的原因
    （1）药物方面的原因：①药物的选择性；②药物的质量控制；③药物的剂型；④药物的相互作用。
    （2）机体方面的原因：①生理差异。种族、性别、年龄,妊娠期、哺乳期妇女,个体差异；②病理状态。肝脏疾病、肾脏疾病；③其他因素：营养情况等。

第二节　药品不良反应因果关系评定依据和评定方法

报告药品不良反应,应对不良反应发生的因果关系进行分析研究,以确定其发生是否由所用药品引起,或由疾病变化、药物使用不当等其他因素引起。药品不良反应的评定正确与否直接关系到患者目前及将来的治疗,关系到对药物的正确评价、合理用药以及新药研究的进程。

一、药品不良反应因果关系评定依据

药品不良反应的发生是否与所用药物有关,怎样评价两者之间的相关性,这是确定药品不良反应的重要一环。因果关系评定的主要依据有:

1. 时间相关性　指用药与药品不良反应的出现有无合理的时间关系,确定不良反应是在用药期间发生的,还是在没有使用该药之前就已经存在,并判断不良反应出现的时间和不同药物反应潜伏期的长短是否合理。

2. 既往报道和评述　如果有,则有因果关系存在的可能性;如果没有,则要进行更详细的研究,确定是否属于新发生的或新发现的不良反应,并寻找发生的可能原因及药理学基础,以便解释和确定彼此之间的关系。

3. 撤药结果　不良反应一旦发生,常停药并施以对症治疗,如果停药后症状得到缓解或根除,则可认为两者间存在因果关系的可能性大。

4. 再次用药结果　不良反应症状消除后,再次用药出现相同症状,停药则再次消失,以前确定的因果关系被再次证实,则可认为两者间确实存在因果关系。如果再用药不出现以前的症状,则看是否能用现有的理论解释清楚,如果能,可以确定存在因果关系,如果不能,则怀疑或否定存在因果关系。

5. 影响因素甄别　详细询问病史和复述病历,寻找是否存在影响或干扰这种因果关系的其他因素,如饮食因素、环境因素等。

上述诸因素逐一确定后,则综合各种联系最后确定因果关系,完成报告。

二、药品不良反应因果关系评定方法

药品不良反应因果关系评价是最为困难的问题,至今仍无统一的评价标准,大体上可分为微观评价和宏观评价。

(一)微观评价

微观评价是指具体的某一不良反应时间与药物之间的因果关系的判断,即个案因果关系判断。目前常用的评价方法有以下两种:

1. Karch-Lasagna 评定方法　该评定方法按因果关系的确定程度分为肯定、有可能、可能、条件、可疑五种。国家药品不良反应监测中心所采用的方法系在此法基础上发展而来的,分为五级标准。

(1)肯定:用药时间顺序合理;与已知药品不良反应相符合;停药后反应停止;重新用药,反应再现。

(2)很可能:时间顺序合理;与已知药品不良反应相符合;停药后反应停止;无法用患者疾病进行合理解释。

(3)可能:时间顺序合理;与已知药品不良反应相符合;患者疾病或其他治疗也可造成这样的结果。

(4)可疑:时间顺序合理;与已知药品不良反应相符合;不能合理地用患者疾病解释。

(5)不可能:不符合上述标准。

2. 计分推算法　本方法对时间顺序、是否已有类似反应资料等基本问题都予以打分,最后根据所计总分评定因果关系等级。按以下问题回答计分(表4-2)。

表 4-2 计分推算法评定因果关系等级

项目	是	否	不知道
该反应以前是否已有报告	+1	0	0
该不良反应是否在使用所疑药物后出现	+2	−1	0
当所疑药物停用后,使用特异的对抗剂之后不良反应是否改善	+1	0	0
再次使用所疑药物,不良反应是否再次出现	+2	−1	0
是否有其他药物之外的原因引起这种反应	−1	+2	0
给安慰剂后这种反应是否能再次出现	−1	+1	0
血液中或其他体液中的药物浓度是否为已知的中毒浓度	+1	0	0
增大药物剂量反应是否加重;减小药物剂量反应是否减轻	+1	0	0
患者以前用过相同或类似的药物是否也有相同或类似的反应	+1	0	0
该不良反应是否有客观检查予以确认	+1	0	0

注:肯定有关,总分 ≥ 9 分;很可能有关,总分 5~8 分;可能有关,总分 1~5 分;可疑,总分 ≤ 0 分。

(二)宏观评价

宏观评价是指通过运用流行病学的研究手段和方法来验证或驳斥某一不良反应事件与药物之间的因果关系的假说。收到一批同类报告后,经系统研究和分析后统一评价,可产生药物警戒信号、采取措施等。一般分为三期:

1. 信号出现期 从不良反应潜伏到发现疑问。

2. 信号加强期 微弱的信号发展成强烈的疑问。在该期的末尾,将出现对该药物的药政管理措施,如说明书的修订、用药指征的限制,或是医学刊物发表有关的文章。

3. 信号评价期 大量信号产生需对该产品采取相应措施的时期。

点滴积累 ╲

1. 药品不良反应因果关系评定依据 时间相关性、既往报道和评述、撤药结果、再次用药结果、影响因素甄别。

2. 药品不良反应因果关系评定方法

（1）微观评价: Karch-Lasagna 评定方法、计分推算法。

（2）宏观评价: 信号出现期、信号加强期、信号评价期。

第三节 药品不良反应监测和报告

药品不良反应监测和报告是指药品不良反应的发现、报告、评价和控制的过程。

一、药品不良反应监测

(一)药品不良反应监测的作用

新药在上市前的临床试验通常只是在数百例患者中观察药物的疗效和不良反应,仅能发现最常见的急性剂量依赖性不良反应,对于一些少见甚至罕见的不良反应只能在上市之后的监测中发现。

药品不良反应监测是发现药物新的和罕见不良反应及药源性疾病的主要方法。例如,抗精神病药氯氮平于 1975 年在芬兰上市,上市前仅有 200 例临床研究,上市后 6 个月内,芬兰国家药物监测中心从 3 200 例用药者中发现 17 例严重的粒细胞缺乏症和中性粒细胞减少症。这样的例子说明上市后不良反应的监测在发现上市前临床研究中不能发现的不良反应中的重要性,同时说明临床医生自愿呈报不良反应在评价新药安全性中的重要作用。迄今没有任何方法可以预测这些不良反应,只有在临床应用中达到一定数量的患者才能被发现。

（二）药品不良反应监测的方法

1. 自愿呈报制度　自愿呈报制度（spontaneous reporting system）是指国家或地区通过设立专门的 ADR 登记处,成立有关 ADR 的专门委员会或监测中心,通过监测报告把大量分散的不良反应病例收集起来,再经加工、整理、因果关系评定后储存,并将不良反应信息及时反馈给监测报告单位以保障用药安全。自愿呈报通常是用一份非常简单和容易填写的表格向 ADR 中心呈报 ADR。目前,世界卫生组织国际药物监测合作中心的成员国大多采用这种方法。

自愿呈报系统的优点是监测覆盖面大、监测范围广、时间长、简单易行,药物上市后自然被加入被监测系统,没有时间限制。缺点是存在资料偏差和漏报现象。

2. 安全趋势分析　安全趋势分析（analysis of security trends）是检查在出现某种 ADR 的患者中使用某种药物的趋势,使用该药物推测可能是导致 ADR 发生的原因,同时检查某种疾病（或结果）发生的趋势,推测这种结果是由发生的 ADR 造成的,检查这两种趋势是否相符。本方法对于快速提供支持或反对某种假设的证据是很有用,但缺点是缺少相关个体的资料,难以控制其中的混淆因素,使得结果容易受到质疑。

3. 病例对照研究　病例对照研究（case-control studies）是一种回顾性研究,它是将患有某种特殊疾病（怀疑由某药物引起的 ADR）的病例组与未患该疾病的对照组进行比较,找出两组先前药物暴露的差异,研究前者使用可疑药物的概率是否更高,可疑药物在病例组的暴露率与对照组比较,如果两者有统计学上的意义,说明 ADR 与可疑药物的相关性成立。因为是回顾性收集资料,受到记忆偏差的影响,有些资料容易遗漏。

4. 队列研究　队列研究（cohort studies）是对曾暴露于某特殊药物的人群和未暴露该药物的人群中发生的一种或多种 ADR 的频率进行比较所作的研究。队列研究可以是前瞻性或回顾性的,也可以兼而有之。进行前瞻性研究可以计算 ADR 的发生率,对其危险程度进行精准评估,但研究成本较高,难以收集大量的病例,需要若干年才能完成,而在回顾性研究中,研究结果可能存在偏差。

5. 记录联结研究　记录联结研究（record linkage studies）是指通过独特的方式把各种信息联结起来,可能会发现与药物有关的事件。通过分析提示药物与疾病间和其他异常行为之间的关系,从而发现某些药物的不良反应。如通过研究发现镇静催眠药与交通事故之间存在相关性,证实镇静催眠药有嗜睡、精力不集中的不良反应,建议驾驶员、机械操作者慎用。记录联结的优点是监测大量人群,有可能发现不常用药物的不常见不良反应。

二、药品不良反应报告

（一）监测报告系统

我国药品不良反应监测报告系统由国家药品监督管理局主管,由国家药品不良反应监测中心和专家咨询委员会、省市级中心监测报告单位组成。

1. **国家药品不良反应监测中心**　中心具体负责全国药品不良反应监测工作,其主要任务是承担全国药品不良反应资料的收集、管理、上报工作,对省、自治区、直辖市药品不良反应监测专业机构进行业务指导;承办国家药品不良反应监测信息网络的建设、运转和维护工作;组织全国药品不良反应专家咨询委员会的工作;组织药品不良反应教育培训,编辑、出版全国药品不良反应信息刊物;组织药品不良反应监测领域的国际交流与合作;组织药品不良反应监测方法的研究;承担国家药品监督管理部门委托的其他工作。

2. **药品不良反应专家咨询委员会**　委员会由医学、药学、药物流行病学、统计学等学科专家组成。其任务是向有关行政部门提出全国药品不良反应监测工作规划建议;制订需要重点监测的药品不良反应名单;向国家药品不良反应监测中心提供技术指导和咨询;协助国家药品不良反应监测中心组织的重点药物流行病学调查研究;对不良反应严重的药物提出管理的措施、方案和建议。具体建议一般包括:进一步做药物流行病学调查或实验研究;提请医药卫生人员注意;建议制药企业修改说明书;暂停销售,责成重点监测医院进行系统考察;停止或终止生产等。

3. **省、自治区、直辖市药品不良反应监测中心**　省、自治区、直辖市药品不良反应监测中心具体负责本辖区的药品不良反应监测工作。其主要职责是根据国家药品不良反应监测中心和本辖区有关行政部门的计划,安排、组织本辖区的药品不良反应监测工作;收集、整理、分析、评价本辖区药品不良反应监测报告,并按规定及时向国家药品不良反应监测中心报告;在药物安全性方面定期向辖区有关行政部门报告并提供咨询;编辑、出版有关药品不良反应资料,开展宣传教育、技术培训、学术交流工作,为合理、安全用药提供信息;向本辖区药品不良反应监测网络系统反馈信息;指导本辖区药品不良反应监测中心,开展信息交流与技术合作;承担本辖区有关行政部门交办的其他任务。

（二）监测报告程序

药品不良反应监测报告实行逐级定期报告制度。严重或罕见的药品不良反应必须随时报告,必要时可以越级报告。许多国家要求制药企业对其产品有关的药品不良反应做出"迅速报告",这种报告在时间选择上各有解释,美国 FDA 要求制药企业在收到或获悉不良反应监测管理办法中要求对其中严重、罕见或新的不良反应病例时须用有效方式快速报告,必要时可以越级报告,最迟不超过 15 个工作日。

药品生产、经营、使用的单位和个人发现可疑的药品不良反应病例时,需进行详细记录、调查,并按要求填写报表,最迟不超过 15 个工作日。

我国目前医院报告药品不良反应,一般由医师或临床药师填写报告表,交临床药学室,该室对收集的报告进行整理、加工,对疑难病例由医院药品不良反应监测组分析评定,然后全部上报辖区药品不良反应监测中心和国家药品不良反应监测中心。国家药品不良反应监测中心将有关报告上报世界卫生组织药物监测合作中心。

世界卫生组织药物监测合作中心要求各成员国每3个月以报告卡或磁盘方式向中心报告所收集到的不良反应。世界卫生组织药物监测合作中心将报告汇总分类后定期向各成员国反馈不良反应信息资料。

点滴积累 ∨

1. 药品不良反应监测的方法　①自愿呈报制度；②安全趋势分析；③病例对照研究；④队列研究；⑤记录联结研究。
2. 药品不良反应报告　①监测报告系统；②监测报告程序。

第四节　药品不良反应的防治原则

理想的药物治疗是以最小的药品不良反应风险来取得最佳的治疗效果，因此，应当尽量减少甚至是避免不良反应的发生。预防不良反应应多方位、多层次地规范药品研究、生产、使用和监督管理，始于上市前的研究，贯穿于整个治疗过程。

一、新药上市前严格审查

审批新药必须坚持一个原则，即新药在用药安全性和/或有效性方面比过去已经许可生产、使用的同类药物具有显著优点才能获得批准生产，这是保障安全用药、减少药品不良反应的最基本的安全措施。

新药的研究和开发必须遵循临床前药理试验与临床试验指导原则，完成实验，提供完整的试验研究和临床观察资料。

二、新药上市后追踪观察

由于上市之前的试验研究有其局限性，不良反应还不能完全被发现，必须继续进行大量临床观察跟踪研究，以逐渐发现新的不良反应。我国将上市5年以内的药品纳入新药范畴，就是为了保证新药不良反应监测的时间长度，这对保证用药的安全性具有重要意义。

▶ **课堂活动**

西立伐他汀（拜斯亭）由德国拜耳公司研制并于1997年上市，1999年进入中国市场。自拜斯亭推入市场后，全世界80多个国家有超过600万患者使用该药，美国FDA收到31例因拜斯亭引起横纹肌溶解导致死亡的报告。全球共有52例因服用拜斯亭产生横纹肌溶解所致的死亡报告。据FDA资料记录，拜斯亭引起致死性横纹肌溶解反应显著多于已经上市的其他同类产品。2001年8月8日，拜耳公司宣布：即日起从全球医药市场主动撤出其降胆固醇药物拜斯亭。

课堂活动解析

1. 为什么这一严重不良反应没有在上市前的临床研究中发现？
2. 从这一不良反应事件中，我们可以得到什么启示？

三、坚持合理用药

正确、安全、有效地用药是预防药品不良反应的有效措施,它涉及医务人员、患者本人和社会的诸多方面。

(一)医师

1. 详细了解患者的病史、药物过敏史和用药史。患有某些疾病的患者在使用药物时要特别注意药物禁忌证,如哮喘患者不宜使用 β 受体拮抗药。对某药有过敏史的患者应终身禁用该药;对可能发生严重过敏反应的药物,可通过皮肤过敏试验等方法来筛查用药禁忌的患者。

2. 严格掌握药物的用法、剂量、适应证和禁忌证,尽量根据患者的生理与病理学特点实行个体化给药方案。

3. 联合用药时要注意药物相互作用。可用可不用的药物尽量不用;在必须联合用药时,要兼顾增加疗效与减少药品不良反应。

4. 用药过程中密切观察患者反应,发现异常时应尽快查明原因,及时调整剂量或更换治疗药物。必要时采用治疗药物监测手段及时调整给药方案,指导合理用药。

(二)药师

1. 严格审查医师处方,进一步确认处方的正确性,排除可能的配伍禁忌以及药物相互作用,保证患者用药安全。

2. 认真调配药品,保证严格按照医师正确的处方为患者调配药品,坚决杜绝由于处方调配错误给患者带来危害。

3. 在药品的生产和经营企业中,药师要对药品质量负责。

(三)护师

1. 严格正确地执行医嘱。医嘱的正确执行是保证疗效的前提,护师必须提高责任心,按时按量给患者用药。

2. 督促患者,提高患者的依从性。很多患者缺乏医学药学的基本常识,护师必须配合医师的工作,提高患者对于足量足疗程用药重要性的认识程度,最终在尽量避免不良反应的同时取得最好的疗效。

3. 护士通过对患者的护理和观察,有利于药品不良反应的发现。通过及时得当的处理,把不良反应对患者的危害降到最低程度。

(四)患者

1. 不能轻信药品广告。有些药品广告夸张药品的有效性,而对药品的不良反应只字不提,容易造成误导。

2. 不要盲目迷信新药、贵药、进口药。有些患者认为,凡是新药、贵药、进口药就一定是好药,到医院里点名开药或者在不清楚自己病情的情况下就到药店里自己买药,这些都是不恰当的。

3. 严格按照规定的用法、用量服药。用药前应认真阅读说明书,不能自行增减药物剂量。用药剂量过低达不到治疗目的,剂量过大又会引起不良反应。

4. 患者应提高自我保护意识。用药后如出现异常的感觉或症状,应停药就诊,由临床医生诊断治疗。

四、及时处理药品不良反应

一旦发现药品不良反应发生,若治疗允许,首先停用一切药物。这样既可以终止药物对机体的继续损害,又有助于诊断和采取治疗措施。药品不良反应多有自限性特点,停药后常无须特殊处理,症状可逐渐缓解。如果遇到严重的不良反应如过敏性休克、药物性肝肾功能损伤等应采取对症治疗,以减轻不良反应造成的损害。如果药物中毒较为严重,可酌情采用拮抗药治疗,或者采用透析支持疗法。

点滴积累 ∨ ·····

药品不良反应的防治原则: ①新药上市前严格审查; ②新药上市后追踪观察; ③坚持合理用药; ④及时处理药品不良反应。

执业考点 ∨ ·····

1. 药品不良反应的分类及发生原因。

2. 药品不良反应的防治原则。

目标检测

一、选择题

（一）单项选择题

1. 属于 C 型不良反应的是（　　　）

　　A. 特异质反应　　　　　　B. 后遗效应　　　　　　C. 变态反应

　　D. 三致反应　　　　　　　E. 副作用

2. 药品不良反应因果关系评定标准分为（　　　）

　　A. 二级　　　　　　　　　B. 三级　　　　　　　　C. 四级

　　D. 五级　　　　　　　　　E. 六级

3. 属于 A 型不良反应特点的是（　　　）

　　A. 与药物无关　　　　　　B. 潜伏期长　　　　　　C. 具有重现性

　　D. 与患者体质有关　　　　E. 作用持续时间长

4. 不属于药品不良反应的防治原则的是（　　　）

　　A. 新药上市前严格审查　　　　　　B. 任何情况下,都不宜用药物拮抗

　　C. 合理使用药品　　　　　　　　　D. 不良反应一旦发生,立即停用一切药物

　　E. 尽量减少联合用药

5. 不属于药源性疾病的是（　　　）

　　A. 他汀类药物引起横纹肌溶解症　　　　B. 糖皮质激素引起肾上腺皮质功能减退

　　C. 氯霉素引起再生障碍性贫血　　　　　D. 苯妥英钠引起巨幼红细胞性贫血

　　E. 器官移植术后的排斥反应

6. 药源性疾病发生后,下列措施不当的是(　　　)

　　A. 明确引起疾病的药物种类之后,方可停药

　　B. 不能明确引起疾病的药物种类,可逐个停用

　　C. 使用拮抗药物

　　D. 进行对症治疗

　　E. 若治疗允许,停用一切药物

(二)多项选择题

1. 属于 B 型不良反应的是(　　　)

　　A. 毒性反应　　　　　　B. 副作用　　　　　　　C. 特异质反应

　　D. 变态反应　　　　　　E. 后遗效应

2. 患者的下列做法不正确的是(　　　)

　　A. 看广告使用药物　　　　　　　　B. 药效不明显时,擅自增加药物剂量

　　C. 认为进口药、贵药就是好药　　　　D. 应用药物出现不适症状,及时就诊

　　E. 为了防止不良反应,减少药物的剂量

二、问答题

1. 简述药品不良反应的类型。

2. 简述药品不良反应发生的原因。

3. 简述药品不良反应的防治原则。

三、实例分析

1. 患者,女,37 岁,因右踝部肿痛 3 日,局部见脓性分泌物入院。诊断为左足蜂窝炎。给予局部外用消毒杀菌药处理,做青霉素皮试(-)后,给予青霉素 800 万 U 加 5% 葡萄糖 250ml 中静脉滴注,液体滴入 50ml 后患者突感呼吸困难、胸闷、心慌、四肢发凉,继之烦躁不安、神志不清。查体:体温 37℃,脉搏 85 次 /min,呼吸 30 次 /min,血压 85/50mmHg,神志欠清,叫之能应,口唇发绀,双肺(-),心率 85 次 /min,心音有力,四肢末梢凉,发绀。患者出现的是何种不良反应? 此不良反应按照分类可归入哪一类别?

2. 患者,男,65 岁,因感冒发热,给予硫酸链霉素静脉滴注,24 万 U/d,用药 3 日。患者用药后出现头晕、耳鸣,听力减退迹象。患者头晕、耳鸣是由什么原因引起的? 在用药过程中可有不当之处?

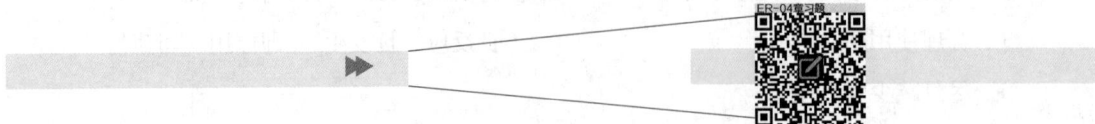

ER-04 习题

(宋　芸)

第五章

药物相互作用

导学情景 ∨

情景描述：

患者，女，75岁，慢性心力衰竭，医嘱使用呋塞米与多巴胺微量泵泵入，分开配制：0.9% NaCl 注射液 40ml+ 多巴胺注射液 100mg，4ml/h 泵入；0.9% NaCl 注射液 40ml+ 呋塞米注射液 100mg，3ml/h 泵入，分别将药物接于中心静脉不同管路，并连接 0.9% NaCl 250ml 缓慢静脉滴注维持静脉通路。约 15 分钟后微量泵报警，提示管路堵塞，排除液路打折等原因后，报警仍未解除。立即停止微量泵泵入，用 20ml 注射器连接中心静脉导管回抽，发现注射器内有白色浑浊絮状物，继续回抽未见异常后，重建静脉液路，分两个静脉通道给予输入后，未造成患者不良反应。

学前导语：

本章将带领同学们学习体外药物相互作用、药动学方面的相互作用和药效学方面的相互作用。

药物相互作用（drug-drug interaction，DDI）是指同时或序贯使用两种或两种以上药物时，其中一种药物作用的强度、持续时间甚至作用性质受到另一种药物的影响而发生明显改变的现象。理论上，DDI 对患者的影响有三种情况：有益、无关、有害。但实际上 DDI 常常只在对患者造成有害影响时才引起充分的注意。所以狭义的药物相互作用通常是指两种或两种以上药物在患者体内共同存在时产生的不良影响。两种药物（A 和 B）间发生的相互作用，有时是单向的，即 A 药单独影响 B 药的效应，B 药对 A 药无影响；也有时候是双向的，即 A 药影响 B 药，同时 B 药也会影响 A 药。其结果可能是药效降低或失效，也可能是毒性增加，总之这种影响是单用一种药物时所没有的。

第一节　体外药物相互作用

体外药物相互作用是指患者用药之前（即药物尚未进入机体之前），药物相互间发生化学或物理性相互作用，使药性发生变化，也就是一般所说的理化性配伍禁忌。体外药物相互作用多发生于液体制剂，如在静脉输液中或注射器内即可发生。向静脉输液中加入一种甚至几种药物是临床常用的治疗措施，但是必须认识到不是任何药物都可以随意加入任何静脉输液中，当它们一起加入输液中时，药物之间有可能发生相互作用，使注射液出现物理化学性质方面的变化。

一、体外药物相互作用的分类

1. 可见配伍变化　包括溶液混浊、产气、沉淀、结晶及变色。可见配伍变化,应在混合后仔细观察,大多数是可以避免的。有些可见配伍变化不是立即发生的,而是在使用过程中逐渐出现的,更应该引起足够的重视。例如,20%磺胺嘧啶钠注射液(pH 9.5~11)与10%葡萄糖注射液(pH 3.5~5.5)混合后,由于pH明显改变(pH<9.0),可使磺胺嘧啶结晶析出,这种结晶从静脉进入微血管,有可能造成栓塞。

2. 不可见配伍变化　包括水解反应、效价下降、聚合变化,肉眼不能直接观察到的直径50μm以下的微粒等,潜在影响药物对人体的安全性和有效性。例如,氨基酸注射液中不能加入任何药物,因为对酸不稳定的药物在这种营养液中容易降解;还有可能与青霉素形成变态反应性结合体,加重青霉素的变态反应。

二、常见注射剂配伍变化发生原因

1. 沉淀　在配制液体药物时,由于理化因素产生沉淀,影响疗效。产生沉淀的原因有:

(1)注射液溶媒组成改变:因改变溶媒的性质而析出沉淀,某些注射剂内含非水溶剂,目的是使药物溶解或制剂稳定,若把这类药物加入水溶液中,由于溶媒性质的改变而析出药物产生沉淀,如氯霉素注射液(含乙醇、甘油等)加入5%葡萄糖注射液或0.9%氯化钠注射液中,可析出氯霉素沉淀。

(2)电解质的盐析作用:主要是亲水胶体或蛋白质药物自液体中被脱水或因电解质的影响而凝集析出,如两性霉素B注射剂与0.9%氯化钠注射液合用可发生盐析作用而出现沉淀。

(3)pH改变:pH发生改变时,药物的溶解性也会发生改变,通常会导致药物析出,如5%硫喷妥钠10ml加入5%葡萄糖注射液500ml中产生沉淀,系由于pH下降所致。

(4)形成络合物:头孢菌素类与Ca^{2+}、Mg^{2+}等金属离子形成难溶性络合物析出沉淀。

2. 变色　由于化学反应导致新的有色物质产生而引起。酚类化合物、水杨酸及其衍生物以及含酚羟基的药物如肾上腺素与铁盐发生络合作用,或受空气氧化都能产生有色物质,维生素C与氨茶碱、多巴胺等合用均可导致颜色改变。

3. 产气　碳酸盐、碳酸氢盐与酸类药物配伍,铵盐与碱类药物配伍均可产生气体。

4. 效价下降　某些药物在水溶液中不稳定,易分解失效,如与其他药物合用,分解可能加速,药物活性有可能大幅下降。如乳酸根可加速氨苄西林的水解,氨苄西林在含乳酸根的复方氯化钠注射液中,4小时效价损失20%。

5. 聚合反应　氨苄西林1%(*W/V*)的储备液在放置期间,会发生变色、溶液变黏稠、形成沉淀,是由于形成聚合物所致。

三、注射剂配伍变化的预测

根据注射药物的理化性质,将预测变化分为七类。

AI 类为水不溶性的酸性物质制成的盐,与 pH 较低的注射液配伍时易产生沉淀。如青霉素类、头孢菌素类、苯妥英钠等。

BI 类为水不溶性的碱性物质制成的盐,与 pH 较高的注射液配伍时易产生沉淀。如红霉素乳糖酸盐、盐酸氯丙嗪、盐酸普鲁卡因等。

AS 类为水溶性的酸性物质制成的盐,其本身不因 pH 变化而析出沉淀。如维生素 C、氨茶碱、葡萄糖酸钙、甲氨蝶呤等。

BS 类为水溶性的碱性物质制成的盐,其本身不因 pH 变化而析出沉淀。如硫酸阿托品、盐酸多巴胺、硫酸庆大霉素、盐酸林可霉素、马来酸氯苯那敏等。

N 类为水溶性无机盐(如氯化钾)或水溶性不成盐的有机物(如葡萄糖),其本身不因 pH 变化而析出沉淀,但可导致 AS、BI 类药物产生沉淀。这类物质还包括碳酸氢钠、氯化钠、葡萄糖氯化钠、甘露醇等。

C 类为有机溶媒或增溶剂制成不溶性注射液(如氢化可的松),与水溶性注射剂配伍时,常由于溶解度改变而析出沉淀。该类物质还有氯霉素、维生素 K_1、地西泮等。

P 类为水溶性具有生理活性的蛋白质(如胰岛素),pH 变化、重金属盐、乙醇等都影响其活性或使产生沉淀。该类物质还包括抗利尿激素、透明质酸酶、催产素、肝素钠等。

点滴积累

1. 体外药物相互作用分为可见配伍变化和不可见配伍变化,前者包括混浊、产气、沉淀、结晶及变色,后者包括水解反应、效价下降、聚合变化。
2. 注射剂配伍产生沉淀的原因包括注射液溶媒组成改变、电解质的盐析作用、pH 改变、形成络合物。

第二节　药动学方面的相互作用

一种药物的吸收、分布、代谢和排泄速率等常受合用的其他药物的影响而有所改变,从而使体内药量或血药浓度增减导致药效增强或减弱,即药物动力学相互作用。

一、吸收过程的药物相互作用

药物在给药部位的相互作用影响到药物的吸收,多数情况下表现为妨碍吸收,但也有促进吸收的例子。药物在胃肠道吸收时相互影响的因素有:

1. **胃肠道 pH**　药物在胃肠道的吸收主要通过被动扩散方式进行,药物的脂溶性是决定这一被动扩散过程的重要因素。药物的非解离部分脂溶性较高,易扩散通过生物膜,而解离部分脂溶性较低,扩散能力较差。pH 对药物解离程度有重要影响:酸性药物在酸性环境以及碱性药物在碱性环境下解离程度低,药物非解离部分占大多数,因而脂溶性较高,较易透过生物膜被吸收;反之,酸性药物在碱性环境下或碱性药物在酸性环境下解离程度高,因而脂溶性低,扩散透过生物膜的能力差,吸收减少。因此药物与能改变胃肠道 pH 的其他药物合用,其吸收将会受到影响。例如,水杨酸类药物在酸性环境的吸收较好,若同时服用碳酸氢钠,将减少水杨酸类药物的吸收。

2. 络合作用 许多药物口服时,在胃肠道中发生相互作用而形成络合(包括螯合)物和复合物,使吸收状况发生改变。含有二、三价的阳离子(Ca^{2+}、Fe^{2+}、Mg^{2+}、Al^{3+}、Bi^{3+}、Fe^{3+})的药物,可与其他药物发生作用,产生不溶解和难以吸收的络合物。例如,四环素的吸收受磷酸钙等严重影响,铁剂可显著降低四环素吸收,氢氧化铝凝胶可影响地高辛、乙胺丁醇、氯丙嗪等的吸收。

3. 吸附作用 活性炭、矽碳银、阴离子交换树脂如考来烯胺、考来替泊有较强的吸附作用,能吸附很多有机化合物,如维生素、抗生素、激素和生物碱等,使合用的药物血药浓度降低。

4. 胃肠运动 胃肠运动能影响药物的吸收。由于大多数药物在小肠上部吸收,所以改变胃排空、肠蠕动速率等因素能明显影响药物到达小肠吸收部位的时间和在小肠滞留的时间。胃肠蠕动加快,药物很快通过胃到小肠,药物起效快,但在小肠滞留时间短,经粪便排出也快,因此可能吸收不完全;相反,胃肠蠕动减慢,药物经胃到达小肠的时间延长,药物起效慢,但药物在肠道的停留时间长,可能吸收完全。例如,抗胆碱药溴丙胺太林延缓胃排空,减慢对乙酰氨基酚在小肠的吸收;甲氧氯普胺则通过加速胃排空,使对乙酰氨基酚的吸收加快。同样原因,阿托品延缓利多卡因的吸收。泻药明显加快肠蠕动,则可减少药物吸收。

5. 食物 一般情况下,食物可减少药物吸收。利福平、异烟肼和左旋多巴等可因进食而吸收缓慢,但对药物吸收总量未有影响。螺内酯与普通早餐同服,吸收量明显高于空腹服药。某些脂溶性药物,如灰黄霉素与高脂肪的食物同服,可明显增加吸收量。

6. 肠吸收功能 一些药物如新霉素、对氨基水杨酸和环磷酰胺等能损害肠黏膜的吸收功能,引起吸收不良。新霉素与地高辛合用时,后者吸收减少,血浆浓度降低,对氨基水杨酸可使与之合用的利福平血药浓度降低一半。

7. 其他因素 消化液是某些药物重要吸收条件。硝酸甘油片舌下含服,需要充分的唾液帮助其崩解和吸收,同服抗胆碱药,则由于唾液分泌减少而使之降效。

局麻药液中加入缩血管药,用药部位的局部血管收缩,局麻药吸收减少,全身作用会减轻,同时可保持较长时间的麻醉效果。

某些药物合并用药往往影响胃肠道黏膜内外酶和其他酶系统,从而影响药物吸收。如秋水仙碱能抑制肠黏膜中多种酶系统(如蔗糖酶、麦芽糖酶、乳糖酶等)而影响肠黏膜增生,使空肠形态发生变化,维生素 B_{12} 的正常吸收减少,引起巨幼细胞贫血。

肠内细菌可通过各种生化反应使许多药物发生变化。抗生素可抑制肠道菌群,使药物正常生化不能进行,从而改变药效。长期服用四环素、氯霉素和新霉素等抗生素,可干扰肠道菌群合成维生素 K,使其来源减少,从而加强抗凝血药的作用,应适当减少抗凝血药的剂量。

二、分布过程的药物相互作用

药物在此环节的相互作用方式,可表现为相互竞争血浆蛋白结合部位,改变游离型药物的比例,或者改变药物在某些组织的分布量,从而影响它们的消除。

1. 竞争蛋白结合部位　药物被吸收进入血液循环后,有一部分与血浆蛋白发生可逆性结合,呈结合型,另一部分为游离型。结合型药物有以下特性:①不呈现药理活性;②不能通过血管壁;③不被肝代谢;④不被肾排泄。

当药物合用时,它们可能在蛋白结合部位发生竞争,结果使某一药物从蛋白结合部位被置换出来变成游离型,有更多的游离型药物作用靶位受体,这样在剂量不变的情况下,加强了该药的药理作用,甚至加大了该药的毒性。这种现象在与血浆蛋白结合率高的药物中更值得注意。常见的血浆蛋白结合率高的药物有水杨酸类、保泰松、丙磺舒、香豆素类抗凝血药、苯妥英钠、青霉素类、硫喷妥钠、磺胺类药物、磺酰脲类降糖药、吲哚美辛等。例如,阿司匹林加大甲氨蝶呤的肝脏毒性,保泰松对华法林的蛋白置换作用使后者延长凝血酶原时间的作用明显加强,水合氯醛使华法林的抗凝作用加强,磺胺类药物使甲苯磺丁脲的作用加强,引起低血糖(表5-1)。

表 5-1　药物在蛋白结合部位的置换作用

被置换药	置换药	结果
甲苯磺丁脲	水杨酸盐、保泰松、磺胺类药物	低血糖
华法林	水杨酸盐、氯贝丁酯、水合氯醛	出血
甲氨蝶呤	水杨酸盐、磺胺类药物	粒细胞缺乏
硫喷妥钠	磺胺类药物	麻醉时间延长
胆红素	磺胺类药物	新生儿核黄疸

知识链接

血浆蛋白结合的竞争置换对药效的影响

通过体外试验很容易证明,许多药物间均存在血浆蛋白结合的置换现象。过去一度认为它是临床上许多药物相互作用的一个重要机制,但近年来更仔细的研究得出结论:大多数置换性相互作用并不产生任何有临床意义的后果。因为置换使游离型药物增多,可被肾小球滤过和代谢的药物也增多。这些置换下来的药物很快离开血浆室,血中游离型药物的浓度一般只经历短暂的升高,便又重新恢复原有的平衡,所以通常并不致引起药理效应的改变。

2. 改变组织分布量

(1)改变组织血流量:一些作用于心血管系统的药物,能够改变组织的血流量。例如,去甲肾上腺素(NA)减少肝脏血流量,使利多卡因在肝脏中的代谢减慢,血中利多卡因浓度增高;反之异丙肾上腺素增加肝脏血流量,因而增加利多卡因在肝脏中的分布及代谢,使其血药浓度降低。

(2)改变组织结合位点上的竞争置换:与药物在血浆蛋白上的置换一样,类似的反应也可发生于组织结合位点上,而且置换下来的游离型药物可返回到血液中,使血药浓度升高。由于组织结合位点的容量一般都很大,这种游离型药物浓度的升高通常是短暂的,但有时也能产生有临床意义的药效变化。例如,奎尼丁能将地高辛从其骨骼肌的结合位点上置换下来,增高地高辛的血药浓度(奎尼丁也能影响地高辛的肾脏排泄),引起毒性反应。

▶ **课堂活动**

外周多巴脱羧酶可在外周将左旋多巴转变成多巴胺，从而使进入中枢的左旋多巴减少，疗效降低。卡比多巴是外周多巴脱羧酶抑制药，能够增强左旋多巴的疗效，减少其外周不良反应。

卡比多巴增强左旋多巴疗效的作用是通过哪种类型的药物相互作用来实现的？

课堂活动
解析

三、代谢过程的药物相互作用

大部分药物主要在肝脏由肝微粒体酶（肝药酶）催化而代谢，使脂溶性药物转化为极性较高的水溶性代谢物，再经肾脏排出体外；在其他组织中的酶如血浆或肾脏中的酶对药物转化也有作用，但属于次要途径。肝微粒体酶的活性高低直接影响到许多药物的代谢，因此，影响药物代谢的相互作用占药动学相互作用的 40%，是临床意义最为重要的一种药动学相互作用，其作用有以下两种：

1. **酶诱导**　一些药物能增加肝药酶的合成或者提高肝药酶的活性，称之为酶诱导。它们通过这种方式加速另一种药的代谢而干扰该药的作用。不少药物具有酶诱导作用（表 5-2）。由于大多数药物在体内经过生物转化后，其代谢产物失去药理活性，因此大多数情况下，酶诱导的结果是使受影响药物的作用减弱或缩短。例如，患者在口服抗凝血药双香豆素期间加服苯巴比妥，后者使血中双香豆素的浓度下降，抗凝作用减弱，表现为凝血酶原时间缩短，双香豆素必须应用较大剂量才能维持其治疗效应。又如，癫痫患儿长期服用苯巴比妥与苯妥英钠易出现佝偻病，因为两药均有酶诱导作用，提高维生素 D 的代谢率，影响钙的吸收，因此应注意补充维生素 D。再如，服用泼尼松已经控制哮喘发作的患者，在加服苯巴比妥之后，哮喘发作次数增加，可能是苯巴比妥增加泼尼松的代谢，降低其浓度使疗效降低。

表 5-2　常见的酶诱导剂和酶抑制剂及相互作用

	药物种类	受影响的药物
诱导剂	巴比妥类	巴比妥类、氯霉素、氯丙嗪、可的松、香豆素类、洋地黄毒苷、地高辛、多柔比星、雌二醇、保泰松、苯妥英
	灰黄霉素	华法林
	保泰松	氨基比林、可的松、地高辛
	苯妥英	可的松、地塞米松、地高辛、茶碱
	利福平	香豆素类、地高辛、糖皮质激素类、美托洛尔、口服避孕药、普萘洛尔、奎尼丁
抑制剂	氯霉素、异烟肼	安替比林、双香豆素、丙磺舒、甲苯磺丁脲
	西咪替丁	氯氮䓬、地西泮、华法林
	双香豆素	苯妥英
	去甲替林、口服避孕药	安替比林
	保泰松	苯妥英、甲苯磺丁脲

　　但是有些药物的药效是由其活性代谢物引起，则可见药效增强。还有在个别情况下，药物被代谢转化为毒性代谢物，如异烟肼产生肝毒性代谢物，若与卡马西平合用，后者酶诱导作用将加重异烟肼的肝毒性。

　　2. 酶抑制　一些药物能减少肝药酶的合成或者降低肝药酶的活性，称之为酶抑制。肝药酶被抑制的结果，将使另一药物的代谢减少，因而加强或延长其作用，具有酶抑制作用的常用药物见表5-2。例如，口服甲苯磺丁脲的患者在同服氯霉素后发生低血糖休克；氯霉素与双香豆素合用，明显加强双香豆素的抗凝血作用，这是由于氯霉素抑制肝药酶，使双香豆素的半衰期延长 2~4 倍。另外，西咪替丁抑制肝药酶，可提高华法林的浓度及增强其抗凝血作用。

　　有些药物在体内通过各自的灭活酶而被代谢，若这些酶被抑制，将加强相应药物的作用。食物中的酪胺在吸收过程中被肠壁和肝脏的单胺氧化酶所灭活，因而不呈现作用。在服用单胺氧化酶抑制剂期间若食用酪胺含量高的食物如奶酪、红葡萄酒等，由于肠壁及肝脏的单胺氧化酶已被抑制，被吸收的酪胺不经破坏大量到达去甲肾上腺素能神经末梢，引起末梢中的去甲肾上腺素大量释放出来，使动脉血压急剧升高，产生高血压危象，危及患者生命。在静脉滴注普鲁卡因进行全身麻醉期间，加用骨骼肌松弛药琥珀胆碱要特别慎重，因两者均被假性胆碱酯酶代谢灭活，大量滴注进入体内的普鲁卡因，将竞争灭活酶，影响琥珀胆碱水解，加重后者对呼吸肌的抑制作用。

四、排泄过程的药物相互作用

　　除吸入性麻醉药外，大多数药物的排泄发生在肾脏，因此，影响药物排泄的相互作用通常也在肾脏发生，主要表现在干扰药物从肾小管的分泌、改变药物从肾小管的重吸收、影响肾脏的血流量和影响体内电解质平衡。

　　1. 干扰药物从肾小管的分泌　两种或两种以上药物如果其排泄都是通过相同的主动排泄机制从肾小管排泄，那么它们在分泌部位就会出现竞争性抑制现象，易于分泌的药物会占据孔道，使那些分泌作用相对较弱的药物排泄减少，造成药物在体内蓄积，药效加强，甚至出现毒性。例如，丙磺舒和青霉素竞争肾小管上的酸性转运系统，可延缓青霉素经肾排泄，使其发挥持久的治疗作用。临床上也可见到水杨酸类和另一些非甾体抗炎药可增加甲氨蝶呤的毒性，有时甚至威胁到患者的生命，这种相互作用就与甲氨蝶呤的肾小管分泌受到抑制有关。如果临床确实需要将这些非甾体抗炎药与甲氨蝶呤合用,则甲氨蝶呤的剂量应减半,还应密切观察骨髓毒性反应。

2. 改变药物在肾小管的重吸收　与胃肠道的吸收过程一样,尿液的酸碱度与药物在肾小管内重吸收密切相关,尿液的 pH 通过影响解离型 / 非解离型药物的比例,改变进入肾小管内的药物的重吸收。在酸性尿液中,弱酸性药物如阿司匹林、苯巴比妥、双香豆素的解离度小,脂溶性大,易于从肾小管重吸收,故尿液中排出量减少。反之,弱酸性药物在碱性尿液中会加快排泄,如对苯巴比妥中毒患者输入碳酸氢钠等药物碱化尿液,促进苯巴比妥从尿液中排出,有利于患者中毒的解救,促进苏醒;同理,弱碱性药物中毒,可以输入氯化铵、氯化钙等注射液,促进弱碱性药物的排泄。强酸和强碱在尿液的生理 pH 范围内均完全解离,它们的清除不受尿液 pH 改变的影响。

3. 影响肾脏的血流量　肾血流量决定肾小球滤过率,减少肾脏血流量的药物可妨碍药物经肾排泄,但是这种情况临床上并不常见。肾脏血流量部分受到肾组织中扩血管前列腺素生成量的调控,有报道指出,如果这些前列腺素的合成被非甾体抗炎药抑制,则锂的排泄量会降低并伴有血清锂水平的升高。

点滴积累　∨

1. 药物在胃肠道吸收时相互影响的因素　①胃肠道 pH;②络合作用;③吸附作用;④胃肠运动;⑤食物;⑥肠吸收功能;⑦其他因素。
2. 分布过程的药物相互作用表现　①竞争血浆蛋白结合;②改变组织分布量。
3. 代谢过程的药物相互作用表现　①酶诱导;②酶抑制。
4. 排泄过程的药物相互作用表现　①干扰药物从肾小管的分泌;②改变药物在肾小管的重吸收;③影响肾脏的血流量。

第三节　药效学方面的相互作用

药效学方面的药物相互作用是指一种药物增强或减弱另一种药物的药理作用或药物效应,而对血药浓度没有明显影响。

在药效学方面,药物可通过对靶位的影响,作用于同一生理系统或生化代谢途径,或改变药物运送机制,或改变电解质平衡等多种方式产生作用。各种方式的作用结果可分为:药物效应的协同作用、药物效应的拮抗作用。

一、协同作用

药理效应相同或相似的药物,如同时合用可能发生协同作用,表现为联合用药的效果等于或者大于单用效果之和。

有的是药理作用之间的相加,最常见的药物协同作用类型是对同一系统、器官、组织或酶的作用。乙醇具有非特异性中枢神经系统的抑制作用,若再应用一般治疗剂量的巴比妥类药物、苯二氮草类药物、抗精神病药、镇吐药、镇静药、阿片类镇痛药、抗抑郁药及其他具有中枢神经系统抑制作用的药物时，饮少量酒即可引起昏睡。哌替啶的镇静作用可消除患者手术前紧张恐惧情绪，减少麻醉药用量，若与氯丙嗪和异丙嗪组成冬眠合剂，尤其是静脉注射速度稍快时，可以发生严重的呼吸与循环的抑制。

有的是药物的治疗作用和其他药物副作用相加。如治疗帕金森病（主要作用）的抗胆碱药物，与具有抗胆碱作用（副作用）的其他药物（如氯丙嗪、H_1 受体拮抗药、三环类抗抑郁药）合用时，都可产生性质协同的相互作用，引起胆碱能神经功能过度低下的中毒症状，表现为中毒性精神病、回肠无力症、高温环境容易中暑等。

有的只是毒性的相加，如耳毒性、肾毒性或骨髓抑制等。

▶ **课堂活动**

青霉素属于繁殖期杀菌药，庆大霉素属于静止期杀菌药，两种药物合用，可以相互补充，对杀灭细菌来说发挥协同的药效。万古霉素与青霉素同属于繁殖期杀菌药，同学们认为，万古霉素与庆大霉素合用是否合理？

ER-5-2

课堂活动
解析

还有些药物效应之间的协同作用是通过改变机体电解质平衡而引起的，如排钾利尿药、糖皮质激素等引起血钾浓度下降，增加心肌对于洋地黄毒苷毒性的敏感性。药物效应的协同作用见表 5-3。

表 5-3　药物效应的协同作用

A 药	B 药	相互作用结果
抗胆碱药	具有抗胆碱作用的药物（抗帕金森病药、氯丙嗪、三环类抗抑郁药）	抗胆碱作用增强，在湿热的环境中易中暑，麻痹性肠梗阻，中毒性精神病
抗高血压药	引起低血压的药物（硝酸甘油、血管扩张药、吩噻嗪类）	增强降压作用，甚至发生直立性低血压
中枢抑制药	其他中枢抑制药（乙醇、镇吐药、H_1 受体拮抗药、镇静催眠药）	损害精神运动技能、降低灵敏性、困倦、呼吸抑制、昏迷和死亡
甲氨蝶呤	磺胺甲噁唑	巨幼细胞贫血
肾毒性药	其他肾毒性药（氨基糖苷类、一代头孢菌素）	增加肾毒性，甚至出现肾衰竭
肌松药	有神经肌肉接头拮抗作用的药物（氨基糖苷类）	加强神经肌肉接头拮抗作用，延长呼吸抑制的时间
钾盐	升高血钾的药物（保钾利尿药、卡托普利）	高钾血症

二、拮抗作用

拮抗作用指的是两种或两种以上药物合用所产生的效应小于其中一种药物单用。在临床上，通常尽量要避免药物治疗作用的相互拮抗，但可通过药理作用的拮抗减轻甚至避免药物的不良反应。例如，长期大量使用糖皮质激素会使患者血压升高，此时可用抗高血压药来拮抗。根据作用机制，可将药物的拮抗作用分为两类。

1. **竞争性拮抗** 两种药物在共同的作用部位或受体上产生了拮抗作用。本类相互拮抗作用可发挥治疗作用,例如,在治疗虹膜炎时,交替使用毛果芸香碱和阿托品,可防止粘连。也可发挥药理性拮抗,在药物中毒时抢救患者的生命,例如,吗啡中毒引起的严重呼吸抑制,可用阿片受体拮抗药纳洛酮进行救治,能够使患者的呼吸抑制得到迅速的逆转。

2. **非竞争性拮抗** 作用物与拮抗物不是作用于同一受体或同一部位。例如,左旋多巴用于治疗帕金森病,此药能通过血脑屏障,在中枢部位被多巴脱羧酶脱去羧基转变为多巴胺而起作用。由于外周组织中亦有大量多巴脱羧酶,使一部分左旋多巴在外周组织中被脱羧变成多巴胺,多巴胺不能通过血脑屏障,故不能发挥抗帕金森病作用。维生素 B_6 是多巴脱羧酶的辅酶,因此,左旋多巴与维生素 B_6 合用,维生素 B_6 增加外周多巴脱羧酶活性,加速左旋多巴在外周部位脱羧变为多巴胺,减少左旋多巴进入中枢的量,降低左旋多巴的疗效。因此,左旋多巴不宜与维生素 B_6 合用。

点滴积累 ∨

1. 药效学方面的药物相互作用的结果包括药物效应的协同作用、药物效应的拮抗作用。

2. 协同作用可以是药理作用相加、治疗作用与副作用相加、毒性相加。

3. 拮抗作用包括竞争性拮抗和非竞争性拮抗。

执业考点 ∨

1. 体外药物相互作用。

2. 药物在吸收、分布、代谢、排泄过程的相互作用。

3. 药物的协同作用和拮抗作用。

目标检测

一、选择题

(一)单项选择题

1. 属于不可见性配伍变化的是( )

    A. 水解   B. 沉淀   C. 变色

    D. 结晶   E. 产气

2. 下列描述正确的是( )

    A. 金属阳离子有利于四环素的吸收

    B. 与强吸附性药物合用的药物的血药浓度一般较高

    C. 酸性药物在碱性环境中易于吸收

    D. 高脂肪的食物有利于脂溶性药物的吸收

    E. 抗胆碱药会加速其他药物的吸收

3. 不属于药动学相互作用的是( )

    A. 丙磺舒增强青霉素的抗菌作用

B. 铁剂降低四环素的抗菌作用

C. 华法林增强磺酰脲类降糖药的降糖作用

D. 碳酸氢钠减弱苯巴比妥的镇静催眠作用

E. 克拉维酸增强青霉素的抗菌作用

4. 长期使用苯妥英钠的患者,使用其他药物时最可能出现的情况是（　　）

A. 诱导肝药酶,使其他药物的代谢加快,血药浓度降低

B. 竞争肾小管排泄,使其他药物血药浓度降低

C. 竞争组织结合,导致血药浓度升高

D. 竞争肾小管重吸收,导致其他药物排泄加快,血药浓度降低

E. 加快其他药物的吸收,提高其他药物的血药浓度

5. 高效利尿药会加重氨基糖苷类抗生素耳毒性的原因是（　　）

A. 高效利尿药增加氨基糖苷类抗生素的排泄

B. 高效利尿药抑制肝药酶

C. 高效利尿药影响体内电解质平衡,导致听力下降

D. 高效利尿药竞争性抑制氨基糖苷类抗生素排泄

E. 高效利尿药促进氨基糖苷类抗生素的吸收

6. 关于卡比多巴增强左旋多巴疗效的原因是（　　）

A. 卡比多巴减少了左旋多巴的排泄

B. 卡比多巴也有抗帕金森的作用,可与左旋多巴发挥协同作用

C. 卡比多巴提高了机体对左旋多巴的敏感性

D. 卡比多巴增加了左旋多巴在中枢的分布

E. 卡比多巴促进了左旋多巴的吸收

（二）多项选择题

1. 下列变化有可能引起沉淀的是（　　）

A. 注射液溶媒组成改变　　　　　　B. 电解质的盐析作用

C. pH 改变　　　　　　　　　　　　D. 形成螯合物

E. 水解反应

2. 下列可减少四环素吸收的离子是（　　）

A. Al^{3+}　　　　　　　　B. Fe^{2+}　　　　　　　　C. Na^+

D. K^+　　　　　　　　　E. Ca^{2+}

3. 下列不属于药效学相互作用的是（　　）

A. 药物之间发生化学反应　　　　　B. 肝药酶抑制药增加其他药物的药效

C. 血浆蛋白结合的竞争增强药物作用　D. 竞争排泄导致药物作用增强

E. 协同作用

二、问答题

1. 简述常见注射剂配伍变化发生的原因。

2. 简述吸收过程药物相互作用的原因。

3. 简述肝药酶诱导剂对于用药的影响。

三、实例分析

1. 某糖尿病患者,使用氯磺丙脲控制血糖,因抗感染需要应用氯霉素数日,患者出现头晕、恶心、冷汗,直至晕厥。请问患者应用氯霉素之后出现的症状是由什么原因引起的,应如何处理?

2. 某患者为防止形成血栓,服用华法林,日前由于风湿发作,服用阿司匹林控制风湿症状,服用数日后,出现出血,分析其原因。

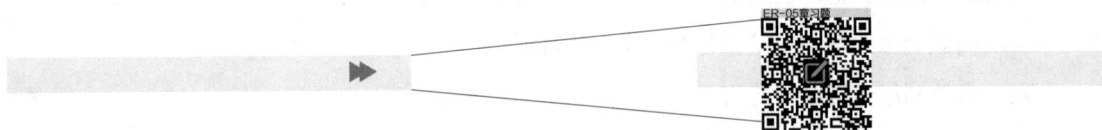

（宋　芸）

第六章

疾病对临床用药的影响

导学情景 ∨

情景描述：

患者，女，71 岁，急性肠炎，既往高血糖合并肾功能减退，给予庆大霉素静脉滴注，5 日后无尿，诊断为急性肾功能衰竭。

学前导语：

庆大霉素为氨基糖苷类抗生素，可用于敏感菌引起的呼吸道、泌尿系、肠道感染等，不良反应为听力减退、耳鸣或耳部饱满感（耳毒性）、血尿、排尿次数显著减少或尿量减少等。肾功能不全时需要减少剂量或延长给药间隔时间。人体在疾病状态下，药物在体内的药动学及药效学均受到很大影响，尤其是肝肾功能不全时，要慎重选择药物，还应减少用药剂量及用药次数。本章将带领同学们学习疾病对临床用药的影响。

疾病是影响临床用药的重要因素，它通过改变药物在体内的吸收、分布、生物转化及排泄过程，导致药动学的改变；同时也通过改变某些组织器官受体数目和功能，导致药效学的改变。因此，充分认识在治疗过程中病理状态对临床用药的影响，及时调整药物的剂量、给药途径及给药间隔，达到对患者实施合理性个体化药物治疗方案，获得最佳的治疗效果和最低的治疗风险。

案例分析

案例

患者，男，57 岁，体重 85kg，因发热、精神症状、恶心、呕吐 24 小时到医院就诊。患者同时存在有高血压性肾损害导致的慢性肾衰竭。查体：体温 39℃，颈强直，克尼格征（＋），布鲁辛斯基征（＋），巴宾斯基征（＋）。实验室检查：血象 WBC $18×10^9$/L，N 89%；血尿素氮（BUN）16mmol/L，血清肌酐浓度（Scr）388.96μmol/L；脑脊液（CSF）WBC $0.2×10^9$/L，葡萄糖 1.99mmol/L，氯化物 85mmol/L，蛋白 2.8g/L；CSF 涂片为革兰氏阴性球菌。诊断：流行性脑脊髓膜炎。治疗方案为青霉素 400 万 U，1 次/4h。4 日后，患者出现脑病症状（识别能力下降、方向感消失、嗜睡、右侧面颊肌抽搐等），考虑为青霉素剂量过大引起的神经毒性反应。经检查，患者出现的神经症状完全与血浆及 CSF 中青霉素浓度高相吻合。

哪些因素参与了这些毒性反应的发生？应如何调整用药剂量？

分析

青霉素应用恰当基本没有明显的毒性反应，在肾功能正常患者中，流行性脑脊髓膜炎可给予2 000万~2 400万U静脉滴注。青霉素几乎全部以原型经肾脏排泄，在正常人中其半衰期为0.5~1小时，而在肾功能不全患者中，其半衰期则明显延长，可达4~10小时，应调整剂量。本案例未考虑到患者的肾功能状态。

导致青霉素神经毒性反应的可能原因包括：①患者的年龄较大、肾功能衰竭，体内易出现青霉素的蓄积；②酸性药物（如青霉素）与白蛋白的结合力下降，导致游离型药物浓度增加而过多地进入CSF；③尿毒症患者血脑屏障存在缺陷，导致CSF中药物浓度过高；④血浆中青霉素浓度过高本身也会改变血脑屏障对青霉素通透性。在上述因素共同作用下，肾功能不全的患者就极易出现中枢神经系统毒性反应。

该患者全天青霉素剂量应为600万U，适宜的给药方式为每8小时给予200万U。

第一节　疾病对药动学的影响

临床上不少患者常同时并发多种疾病,这些疾病通过影响药物在胃肠道的吸收、改变药物在体内的分布、干扰药物在肝脏代谢以及肾脏的排泄,导致药动学发生改变。

一、疾病对药物吸收的影响

许多疾病如肾功能损害、肝脏疾病、充血性心力衰竭、胃肠道疾病、甲状腺疾病等,能干扰胃肠道的生理功能,影响口服药物经胃肠道吸收,增强或减弱药物的药理效应。

1. 改变胃排空时间　延长胃排空时间的疾病如胃溃疡、抑郁症、帕金森病、创伤或手术恢复期等,能减缓药物在胃肠道的吸收,药物的达峰时间延长,药峰浓度降低,药物起效慢;缩短胃排空时间的疾病如甲状腺功能亢进、疱疹样皮炎、小肠憩室、胃酸过多及处于焦虑兴奋状态下等则相反。

2. 改变小肠对药物的吸收功能　小肠是药物的主要吸收部位,能改变小肠吸收功能的疾病如节段性回肠炎,可减慢林可霉素、甲氧苄啶及磺胺甲噁唑的吸收,慢性胰腺炎或胆囊纤维化的患者,可明显减少头孢氨苄、头孢噻肟的吸收。

3. 胆汁分泌减少　胆汁分泌缺乏的患者可发生脂肪泻及并发吸收障碍综合征,对一些脂溶性高的药物如脂溶性维生素、地高辛等,一般难以吸收。

4. 慢性肝功能不全、肾功能不全、肾病综合征、心力衰竭、营养不良等伴有低蛋白血症的患者,血浆中游离型药物的浓度升高,降低药物透过肠黏膜的浓度梯度,使口服药物的吸收减少。肾功能减退患者$25\text{-}(OH)D_3$羟化不足,导致肠道Ca^{2+}吸收减少。慢性尿毒症患者常伴有胃肠功能紊乱,如腹泻、呕吐、肠黏膜水肿等,减少药物吸收,同时由于胃内氨的含量增高,使pH升高,可减少弱酸性药物在胃内的吸收。

5. 心力衰竭患者由于胃肠道淤血,影响药物吸收,药物生物利用度减少可达50%。

6. 营养不良、恶性贫血、糜烂性胃炎的患者,由于内因子分泌减少,可造成维生素B_{12}缺乏。

7. 药物的吸收量与注射部位的血流量有关。当休克状态时,由于周围循环衰竭,皮下或肌内注射药物吸收受阻,采取静脉给药的方式才能达到抢救目的。

二、疾病对药物分布的影响

药物的体内分布主要受血浆蛋白含量、体液pH、药物的脂溶性等多种因素影响。其中血浆蛋白含量及其与药物结合能力是影响药物体内分布的最重要因素之一,药物与血浆蛋白结合率稍有改变,就可能明显改变药物的药理效应。

1. 疾病对药物血浆蛋白结合率的影响 肝脏疾病时,蛋白合成减少,从而使血浆蛋白结合率降低,游离型药物增加,可使药物的组织分布范围扩大,即表观分布容积(V_d)增大。血浆蛋白含量低的患者,在按常规剂量用药时,有可能发生不良反应。低白蛋白血症患者使用地西泮、氯氮䓬、氯贝丁酯及泼尼松等药物,可出现明显毒性反应,使用苯妥英钠、甲苯磺丁脲、华法林及洋地黄毒苷等蛋白结合率高的药物也可出现此种现象。故此类患者用药时应注意减小用量,并从最小有效剂量开始应用,必要时可做血药浓度监测。

肾病患者一方面血浆白蛋白含量下降,另一方面代谢异常或排泄减少,使脂肪酸、芳香酸、肽类等物质积聚体内,与药物竞争蛋白结合点。

▶ 课堂活动

患者,男,42岁,被诊断患肝炎后肝硬化失代偿期,有腹水、双下肢水肿,口服螺内酯、氢氯噻嗪治疗,效果欠佳。后改用呋塞米治疗,并在补充人血白蛋白后静脉注射,结果患者尿量明显增多,达到2 000~3 000ml/d,水肿很快消退。

1. 如何解释这种现象?

2. 提高血浆蛋白浓度后呋塞米的利尿作用增强与蛋白结合率改变有何关系?

课堂活动
解析

2. 疾病对血液pH的影响 肾病可引起血液pH变化,影响药物解离度及药物向组织的分布,如肾病伴酸中毒时水杨酸和苯巴比妥等弱酸性药物分布到中枢组织,可能增加中枢毒性。

三、疾病对药物代谢的影响

1. 肝脏在药物的代谢中起着重要的作用,大多数药物在肝脏内经过生物转化后转变为无活性的代谢产物而排出体外。肝脏功能减退时,肝药酶数量减少、活性降低,药物在肝脏的代谢灭活减少,可使药物效应增强,甚至毒性反应增加。如肝硬化患者的地西泮半衰期可显著延长,药效也随之延长,这时普通剂量的药物有时可导致昏迷。此外,能影响肝血流量的疾病对药物代谢也有一定影响,如甲状腺功能亢进的患者交感神经兴奋,心率加快,肝血流量随心排血量增加而增加,利多卡因、维拉帕米、普萘洛尔、吗啡、喷他佐辛、哌替啶等药物在肝脏的代谢加快,半衰期缩短;而充血性心力衰竭的患者,上述药物在肝脏的代谢则减慢。有些药物须经肝脏活化才具有药理效应,如可的松、泼尼松等,故肝功能不全的患者血液中具有药理活性的氢化可的松和泼尼松龙浓度下降,因而药理作用降低。

2. 肾脏是仅次于肝脏的药物代谢器官,能代谢很多药物。近曲小管含有高浓度的葡糖醛酸转移酶,使药物大量与葡糖醛酸结合。如静脉注射呋塞米的 20% 在肾脏葡糖醛酸化,50% 胰岛素的消除是通过肾脏代谢。肾脏疾病时,药物在体内的转化速度和途径均可发生改变,如尿毒症患者对苯妥英钠的氧化代谢加快,表现为常规剂量下难以控制癫痫发作。

3. 呼吸系统疾病也可影响药物的代谢,如慢性呼吸功能不全患者对普鲁卡因的代谢减慢,慢性哮喘时甲苯磺丁脲的代谢可加快,急性肺水肿患者因肺血气交换减少,影响肝内血供,使氨茶碱代谢减慢,半衰期延长。

四、疾病对药物排泄的影响

药物有多种排泄途径,如尿液、胆汁、乳汁、肠液、唾液、汗液和泪液等,其中最重要的排泄器官是肾脏。肾功能不全患者,主要经肾排泄的药物容易在体内蓄积,药物半衰期延长,药理效应增强,甚至发生毒性反应。许多药物不良反应发生率明显高于肾功能正常者,而且与肾功能损害程度密切相关。

1. **肾小球滤过率改变**　急性肾小球肾炎及严重肾功能减退患者,肾小球滤过率下降,主要经肾小球滤过而排出体外的药物如地高辛、普鲁卡因胺、氨基糖苷类等排泄减慢,半衰期延长,药效增强,故应用上述药物时应根据肾功能调节剂量。肾病综合征时,肾小球毛细血管通透性增加,使药物排出增多,药效降低。

2. **肾小管分泌改变**　肾小管分泌是主动转运过程,需要有载体参加,一般不受血浆蛋白结合的影响。弱酸性或弱碱性药物从肾小管主动分泌,各自分泌通道并不相同,但同类分泌通道却缺乏特异性,即存在竞争性抑制现象,弱酸性分泌通道的这一现象尤为明显。如弱酸类利尿药呋塞米、依他尼酸及氢氯噻嗪一般通过有机酸转运机制分泌进入肾小管管腔达到作用部位,但在尿毒症时,体内蓄积的内源性有机酸阻止其到达作用部位,需要增大剂量才能在管腔内达到有效浓度,发挥利尿作用。

知识链接

临床联合使用经肾小管主动分泌的有机酸类药物需减量

临床常用的主要经肾小管主动分泌的有机酸类药物有头孢菌素类、青霉素类、磺胺类药物、水杨酸盐、非甾体抗炎药、呋塞米、噻嗪类利尿药、螺内酯、磺酰脲类降糖药、丙磺舒、甲氨蝶呤等,同时使用这些药物,可出现肾小管主动分泌的竞争性抑制现象,如丙磺舒和青霉素竞争肾小管上的酸性分泌通道,可延缓青霉素的排泄,使其发挥持久的治疗作用。又如水杨酸类或非甾体抗炎药与甲氨蝶呤同时使用时,甲氨蝶呤的骨髓抑制发生率增加,这也与竞争分泌通道有关。故临床治疗中上述药物联合应用时,应适当减少用药剂量,并注意监测药物不良反应。

3. **肾小管和集合管重吸收**　改变尿液 pH 能影响非解离型药物的比例,从而影响药物的被动重吸收。弱酸性药物(如巴比妥类、磺胺类药物、水杨酸类等)在碱性环境中易解离,当患者尿 pH 升高时,排泄增多;弱碱性药物(如吗啡、可待因、氨茶碱等)在碱性环境中则难解离,当尿液 pH 升高时,排泄减少。故临床上可用调节尿液 pH 的方法来治疗药物中毒,如用碳酸氢钠碱化尿液治疗苯巴比妥中毒等。

4. **肾血流量减少**　休克、心力衰竭、肾动脉病变等均可使肾血流量减少,肾小球滤过、肾小管分泌、肾小管重吸收等功能均可能发生障碍,从而影响药物经肾排泄。

5. **肝脏疾病影响**　药物经胆汁排泄某些药物以原型或其代谢产物的形式通过主动转运经胆汁排出,如红霉素、四环素、利福平等。当肾功能减退时,原经肾排泄的药物也可从胆汁排出一小部分。当肝功能减退时,由于肝血流量减少,进入肝细胞的药物减少,同时药物从肝细胞到胆汁的主动转运过程发生障碍,可使药物经胆汁排出减少,药物的肝肠循环减弱。如肝功能正常者服用地高辛后,7 日内从胆汁中的排出量为给药量的 30%,而肝功能减退者服用同等剂量后,7 日内的排出量仅为8%。任何影响肝血流量、肝细胞对药物摄取、药物在肝内代谢、药物向胆汁转运、胆汁形成速度等的因素,均可影响药物自胆汁的排泄。

点滴积累 ∨

　　人体在疾病状态下,药物在体内的吸收、分布、代谢和排泄均受到很大影响,尤其肝、肾功能不全时,药物经肝生物转化减慢,经肾排泄的药物清除减慢,血中游离型药物增多,从而影响药物的效应并增加毒性,此时应减少用药剂量及用药次数。

第二节　疾病对药效学的影响

临床疾病状态下,由于人体组织细胞上受体的数目改变、受体后效应机制改变以及机体对药物的敏感性改变,导致药效学发生改变。

一、疾病引起受体数目改变

大多数药物与靶细胞上的受体结合,激动或拮抗受体,产生药理效应,而组织细胞内受体的数目、亲和力及内在活性可因疾病的影响而发生改变。研究发现,某些疾病产生针对自身受体的抗体,可拮抗受体与药物的正常结合,某些疾病还可引起体内环腺苷酸(cAMP)、IP$_3$/DG 和 G 蛋白等细胞内信使的活性发生变化,此种状态下使用药物,药物效应必然发生变化,如甲状腺功能亢进患者的 β 受体比正常人多一倍,应用 β 受体激动剂容易引起心律失常。因此,疾病对药物靶受体的影响是改变药物效应的一个重要因素。

1. **高血压**　高血压患者体内内源性儿茶酚胺增高,交感神经活性增高,使 β 受体长期暴露于高浓度的肾上腺素和去甲肾上腺素中,致使 β 受体下调。普萘洛尔的降压作用是通过拮抗 β 受体,有利于 β 受体数目的向上调节。对于内源性儿茶酚胺水平高的患者,其减慢心率、降低血压的作用相当显著,而对体内儿茶酚胺浓度不高的患者,其治疗效果较差。

2. 支气管哮喘　哮喘患者支气管平滑肌的 β 受体数目减少,且与腺苷酸环化酶的偶联有缺陷,体内 cAMP 含量降低,使 α 受体的功能相对占优势,引起支气管收缩,诱发哮喘。治疗时应用 β 受体激动药如沙丁胺醇等舒张支气管平滑肌的同时,加用 α 受体拮抗药或糖皮质激素可出现良好治疗效果,因糖皮质激素能恢复 β 受体 - 腺苷酸环化酶 -cAMP-cAMP 依赖性蛋白激酶系统功能,使 cAMP 含量升高,哮喘得以缓解,而大剂量 β 受体激动药可拮抗机体内源性糖皮质激素的功能,对哮喘产生不利效果,故目前临床不主张大剂量使用 β 受体激动药。

▶ **课堂活动**

患者,女,36 岁,被诊断患有支气管哮喘,间歇发作,使用沙丁胺醇雾化治疗,一段时间后患者感觉平喘效果欠佳,医生建议加用倍氯米松雾化治疗。

请分析引起沙丁胺醇疗效下降的可能原因及加用倍氯米松改善疗效的机制,试从受体数目改变方面说明。

课堂活动
解析

二、疾病引起机体对药物的敏感性改变

1. 肝脏疾病　肝病患者体内氨、甲硫醇及短链脂肪酸等代谢异常,使脑功能处于非正常状态,对临床较常用的镇静催眠药、镇痛药和麻醉药的敏感性几乎都增加,甚至诱发肝性脑病。如慢性肝病患者,尤其是发生过肝性脑病的患者,在应用氯丙嗪和地西泮镇静时,使用常规剂量就会使患者产生木僵和脑电波减慢,宜选用奥沙西泮或劳拉西泮,但仍需慎重给药,宜从小剂量开始。肝硬化水肿和腹腔积液患者使用过强的利尿药治疗,由于过度丢失钾,能加重肝性脑病症状,诱发肝昏迷,宜用保钾利尿药治疗。肝病可影响维生素 K 依赖性凝血因子的合成,胆道阻塞可引起维生素 K 吸收障碍,须慎重应用口服抗凝血药。

2. 肾脏疾病　肾衰竭引起尿毒症时,引起电解质和酸碱平衡紊乱,导致机体内各种生物膜的电位及平衡机制改变,从而改变机体对药物的敏感性。由于血脑屏障有效性降低,对镇静催眠药和镇痛药的中枢神经系统抑制效应更敏感。由于凝血机制改变,使机体对抗凝血药更敏感,使用阿司匹林和其他非甾体抗炎药更易于引起胃肠出血。

3. 心脏疾病　心脏自律性紊乱常与心肌损害相伴,并会被药物所增强。地高辛的心脏毒性会被低钾血症和高钙血症所增强,低钾血症还能明显减弱许多抗心律失常药的效应,故在治疗心律失常时要注意电解质的平衡,同时药物的剂量需要进行适当调整。有严重缺氧疾患者,地高辛更易引发心律失常。对于肺源性心脏病,除非在伴有房颤须控制心室率时,一般不推荐使用地高辛。对药物敏感性的显著改变也可由治疗的终止而诱发,如冠心病患者长时间使用 β 受体拮抗药治疗停止后,会持续数日对肾上腺素有高敏性,此类患者必须缓慢减少 β 受体拮抗药的治疗剂量,以免引起反跳。

三、疾病引起受体后效应机制改变

疾病引起受体后效应机制改变可以地高辛对不同类型心力衰竭的效应为例。不同病因所致的

心力衰竭,其 Na^+-K^+-ATP 酶后效应机制受到抑制或损害的程度也不一致,使用强心苷的临床效果也不一样。对低心排血量型心力衰竭,如高血压、心瓣膜病、先天性心脏病等心脏长期负荷过重引起的心力衰竭,应用强心苷治疗效果较好,是因为强心苷受体后效应机制没有受损,它能增加心肌收缩力,降低前、后负荷,增加心排血量;而高心排血量型心力衰竭,如甲状腺功能亢进、贫血继发的心力衰竭及肺源性心脏病所致的心力衰竭,由于存在心肌缺氧和/或能量代谢障碍,使强心苷受体后效应机制受到严重影响,因而应用强心苷治疗效果较差,易引发毒性反应,应努力治疗原发病;电解质紊乱引起的低血钾症,使心肌细胞 Na^+-K^+-ATP 酶受到抑制,易促发强心苷毒性反应,尤其在心力衰竭治疗中常用噻嗪类及高效能利尿药,大量利尿可引起低血钾,从而加重强心苷对心脏的毒性作用。

点滴积累 ∨

> 受疾病的影响,人体组织细胞受体的数目可增加或减少、药物与受体的亲和力可改变、机体对药物的敏感性可增强或减弱、受体后效应机制可改变,导致药效学发生改变,用药时需慎重。

第三节 疾病状态下的临床用药

肝脏是药物代谢的主要场所,肾脏是药物排泄的主要器官,肝肾疾病或其他脏器的病变引起肝、肾功能减退时,药物代谢和排泄必然受到影响,从而影响药物的药理效应,甚至造成药物在体内蓄积,引起严重毒性反应。

一、肝脏疾病时的临床用药

1. 肝脏疾病 可引起肝血流量减少或肝药酶活性降低,使药物的肝清除率减少,药物在体内蓄积。如钙通道阻滞药非洛地平、硝苯地平、尼莫地平等在肝硬化患者的血浆清除率和首关消除明显降低,$t_{1/2}$ 显著延长,肝硬化患者口服这些药物时剂量仅为正常剂量的 25%~50%。

急性病毒性肝炎或肝硬化时,许多药物的血浆蛋白结合率降低,血浆中游离型药物浓度增高,这与肝病时血浆蛋白合成减少、血浆蛋白结合部位减少或内源性抑制物蓄积有关。为确保肝病时用药安全,肝硬化患者应从小剂量开始用药,并随时观察临床反应以便及时调整剂量及给药间隔,必要时可进行血药浓度监测。

口服给药存在首关消除,肝病患者首关消除减少,药物的生物利用度增加,血药浓度升高,故肝病患者使用普萘洛尔、美托洛尔、拉贝洛尔、阿司匹林、哌唑嗪、利多卡因、氯丙嗪、吗啡、哌替啶、喷他佐辛等具有明显首关消除效应的药物时,应减少给药剂量并延长给药间隔时间。

2. 肝功能不全时用药注意事项 肝脏疾病时,药物消除速率减慢,血药浓度升高,半衰期延长,但只要血药浓度的变化不超出 2~3 倍,且机体没有受体敏感性的改变,则该血药浓度的变化并没有太大的临床意义。但据统计,药物引起肝损害占药物不良反应的 10%~15%,且多数药物都能引起不同程度的肝损害。肝脏疾病时临床用药应注意以下几点:①禁用或慎用有肝损害作用的药物,如必须应用,应进行生化监护;②慎用经肝脏代谢且不良反应多的药物;③禁用或慎用可诱发肝性脑病的药物。

> **知识链接**
>
> 肝脏疾病对临床用药的影响
>
> 　　肝功能障碍时给药方案较为复杂,不同于肾功能障碍时可根据肌酐清除率的改变来调整。目前主要根据用药利弊并结合用药经验及血药浓度监测来调整给药方案。若患者伴有黄疸、低蛋白血症、腹水等,则首剂为常用剂量的25%。用药一般从低剂量开始,逐渐增量,严密观察,直到最满意的疗效和最少的不良反应,并多次调整剂量,慎用有肝损害的和经肝代谢且不良反应多的药物。如肝硬化合并肺结核,注意除链霉素外,大部分抗结核药容易引起肝损害,特别是利福平和异烟肼联用,容易引起肝坏死,可考虑用乙胺丁醇、环丝氨酸、卷曲霉素等肝损害较小的药物。

二、肾脏疾病时的临床用药

1. 肾脏是药物排泄的主要器官,肾功能减退时,药物的吸收、分布、生物转化、排泄以及机体对药物的敏感性均可能受到影响。肾功能不全患者,药物易在体内蓄积,半衰期延长,药效提高,甚至发生毒性反应。如肌酐清除率近似正常值的患者(Ccr 83ml/min)肌内注射卡那霉素 7mg/kg,$t_{1/2}$ 为 1.5 小时,而肾功能衰竭患者(Ccr 8ml/min)$t_{1/2}$ 可达 25 小时。

2. 肾功能不全时选药原则　肾功能不全的患者在选择治疗药物及制订用药方案时,应遵循以下几点原则:①尽可能选用肾毒性较低或无肾毒性的药物;②选择那些在较低浓度即可生效且毒副作用容易辨认的药物;③评估患者的肾功能,确定适当的给药剂量及给药间隔时间。

3. 肾功能减退时给药方案调整　肾功能减退时,如仍按照常规方案给药,可因药物在体内积蓄而引起毒性反应。肾功能不全的患者使用主要经肾排泄且毒性较大的药物时,应先评估患者的肾功能,然后根据其肾功能减退的程度调整给药方案,确定适当的给药剂量及给药间隔时间。常用方法为 Wagner 法。

肾功能减退时调整给药方案的方法有两种:

(1)维持给药剂量不变,则延长给药间隔时间:

$$\hat{\tau}=\frac{K}{\hat{K}}\cdot\tau \qquad\qquad 式(6\text{-}1)$$

(2)维持给药间隔时间不变,则减少给药剂量:

$$\hat{D}=\frac{\hat{K}}{K}\cdot D \qquad\qquad 式(6\text{-}2)$$

式(6-1)和(6-2)中,D、τ、K 分别为肾功能正常者的给药剂量、给药间隔时间、消除速率常数,有上标"^"者为肾功能减退者的有关参数。

要计算 $\hat{\tau}$ 和 $\hat{D}$ 的具体数值,需知道该药物在正常人和肾功能减退患者的消除速率常数 K 和 $\hat{K}$,其中正常人的 K 值可从药物相关文献中查到,肾功能减退患者的 $\hat{K}$ 值可直接测定,也可通过测定患者肌酐清除率或血清肌酐浓度来推算：

$$\hat{K}=K_{nr}+\alpha\cdot Ccr \qquad\qquad 式（6-3）$$

式（6-3）中，α 为比例常数；Ccr 为肌酐清除率；K_{nr} 为药物的肾外消除速率常数。α 可由表 6-1 查到，Ccr 可由下式计算：

$$Ccr=\frac{(140-A)\cdot W}{72Scr}（男）（ml/min） \qquad\qquad 式（6-4）$$

$$Ccr=\frac{(140-A)\cdot W}{72Scr}\times 0.85（女）（ml/min） \qquad\qquad 式（6-5）$$

式（6-4）和（6-5）中，A 为年龄；W 为体重（kg）；Scr 为血清肌酐浓度（mg/dl）（肌酐的单位换算：1mg/dl=88.4μmol/L）。

某些药物的 K_{nr}、α 和正常 K 值见表 6-1。

表 6-1　某些药物的 K_{nr}、α 和正常 K 值

药物	K_{nr}/h	α	正常 K 值 /h
青霉素	0.03	0.013 7	1.40
氨苄西林	0.11	0.059 0	0.70
羧苄西林	0.06	0.005 4	0.60
甲氧西林	0.17	0.012 3	1.40
苯唑西林	0.35	0.010 5	1.40
头孢噻吩	0.06	0.013 4	1.40
头孢噻啶	0.03	0.003 7	0.40
头孢氨苄	0.03	0.006 7	0.70
氯霉素	0.20	0.001 0	0.30
庆大霉素	0.02	0.002 8	0.30
卡那霉素	0.01	0.002 4	0.25
链霉素	0.01	0.002 6	0.27
四环素	0.008	0.000 72	0.08
多西环素	0.03	0.000 0	0.03
金霉素	0.08	0.000 4	0.12
地高辛	0.008	0.000 09	0.017
洋地黄毒苷	0.003	0.000 01	0.004
毒毛花苷 K	0.01	0.000 3	0.04
红霉素	0.13	0.003 7	0.50
林可霉素	0.06	0.000 9	0.15
磺胺嘧啶	0.03	0.000 5	0.08
磺胺甲噁唑	0.07	0.000 0	0.07
甲氧苄啶	0.02	0.000 4	0.06
多黏菌素 B	0.02	0.001 4	0.16
异烟肼（快）	0.34	0.001 9	0.53
异烟肼（慢）	0.12	0.001 1	0.23

点滴积累 ∨

1. 肝脏疾病可引起肝血流量减少、肝药酶活性降低、血浆蛋白结合率降低、首关消除减少，应减少给药剂量并延长给药间隔时间。

2. 肾功能不全时应评估患者的肾功能，确定适当的给药剂量及给药间隔时间，常用Wagner法。

执业考点 ∨

1. 肝脏疾病对药物作用的影响。

2. 肝功能不全患者的给药方案调整。

3. 影响药物肾脏排泄量的因素。

4. 肾功能不全患者的给药方案调整。

目标检测

一、选择题

（一）单项选择题

1. 关于肝病患者用药的叙述,错误的是（　　　）

   A. 使用肾上腺皮质激素治疗慢性活动性肝炎一般效果都不错

   B. 慢性活动性肝炎患者使用双香豆素抗凝时出血危险性增加

   C. 对肝性脑病的患者必须停用吗啡等药物

   D. 对急性期及明显肝损害的患者不宜应用苯丙酸诺龙

   E. 肝病患者使用普萘洛尔等具有明显首关消除效应的药物时,应减少给药剂量

2. 肾功能损害时用量不必更改的是（　　　）

   A. 万古霉素　　　　　　　B. 庆大霉素　　　　　　　C. 多黏菌素

   D. 林可霉素　　　　　　　E. 头孢呋辛

3. 对肝功能不全患者应用药物时应着重考虑（　　　）

   A. 对药物的分布能力　　　　　　　B. 对药物的吸收能力

   C. 对药物的排泄能力　　　　　　　D. 对药物的转化能力

   E. 对药物的转运能力

4. 强心苷对下列哪种原因所致心力衰竭治疗无效（　　　）

   A. 贫血、甲状腺功能亢进症　　　　　　　B. 肺源性心脏病

   C. 先天性心脏病　　　　　　　D. 严重二尖瓣狭窄、缩窄性心包炎

   E. 高血压

（二）多项选择题

1. 可诱发肝性脑病的药物有（　　　）

   A. 左旋多巴　　　　　　　B. 乙酰唑胺　　　　　　　C. 噻嗪类利尿药

D. 巴比妥类　　　　　　　E. 依他尼酸

2. 为肾功能不全患者选择药物时,下列叙述正确的是(　　　)

A. 药物有效成分由肾脏排出少于 20% 时为无害

B. 内生肌酐清除率是测定肾功能的可靠方法

C. 当内生肌酐清除率低于正常 25% 时,则治疗方案应改变

D. 内生肌酐清除率与药物的血浆半衰期呈正比关系

E. 药物有效成分由肾脏排出大于 50% 时,有的有害,有的无害

3. 对肾脏毒性较大、肾功能损害时需显著减量的是(　　　)

A. 多黏菌素　　　　　　B. 万古霉素　　　　　C. 阿奇霉素

D. 异烟肼　　　　　　　E. 青霉素

4. 肾衰竭时禁用的药物为(　　　)

A. 呋喃妥因　　　　　　B. 麦角胺　　　　　　C. 双香豆素

D. 二甲双胍　　　　　　E. 右旋糖酐铁

5. 长期应用须逐渐减量停药的是(　　　)

A. 糖皮质激素　　　　　B. 抗癫痫药　　　　　C. β 受体拮抗药

D. 抗生素　　　　　　　E. 维生素

二、问答题

1. 说明疾病对药物吸收的影响。

2. 举例说明疾病对药物分布的影响。

3. 说明疾病引起受体数目改变进而影响药物效应的机制。

4. 探讨肝肾功能障碍时的用药原则。

三、实例分析

1. 正常人卡那霉素常用量为 500mg,每 12 小时给药一次,现测得某肾功能减退患者肌酐清除率为 38ml/min。若给药剂量不变,给药间隔时间如何调整? 若仍按 12 小时给药一次,应给多大剂量?

2. 应用 Wagner 法计算出第一节前"案例分析"中的用药剂量。

（刘　莲）

第七章

特殊人群用药

ER-07章PPT

导学情景 ∨

情景描述：

孕妇，28岁，进食生鱼片后出现腹泻，来院就诊。诊断：孕10周+1日；弓形虫感染。给予乙酰螺旋霉素片口服，每次0.2g，一日4次。患者因担心药物对胎儿的影响，咨询"孕期服用乙酰螺旋霉素片是否影响胎儿的发育"。

学前导语：

乙酰螺旋霉素为大环内酯类抗生素，对弓形虫有抑制作用。依据FDA推荐，孕期确认弓形虫感染后首选使用螺旋霉素。尽管螺旋霉素能通过胎盘到达胎儿体内，但该药可降低60%的垂直传播，减少弓形虫感染所致流产、死胎、胎儿畸形及神经系统损伤的风险，目前没有该药引起胎儿不良结局的报告。妊娠期及哺乳期妇女、小儿及老年人等特殊人群，用药存在一定的特殊性。本章将带领同学们学习特殊人群用药。

妊娠期及哺乳期妇女、小儿及老年人等特殊人群，由于在生理、生化功能及代谢方面有一定的特殊性，在药动学和药效学上与一般人群有差异，若按常规方案给药，难以达到理想的治疗效果，甚至会出现毒性反应。高度重视特殊人群的特点，做到有针对性地合理用药，对保护特殊人群的健康尤为重要。

第一节　妊娠期及哺乳期妇女用药

妊娠期及哺乳期作为妇女的特殊生理期，对母体和胎儿、新生儿健康有着非常重要的意义，应用药物时不但要充分考虑妊娠期及哺乳期母体发生的一系列生理变化对药物作用的影响，更要注意药物对胎儿或新生儿的作用。

一、妊娠期药动学特点

妊娠期由于母体生理变化，特别是激素的影响，药物在妊娠期妇女体内的吸收、分布、消除过程，均与非妊娠时有很大不同。

（一）药物的吸收

妊娠期间，受孕、雌激素的影响，胃酸分泌减少，使弱酸性药物吸收减少，弱碱性药物吸收增多；

肠蠕动减弱,使口服药物的吸收延缓,达峰时间延长,药峰浓度降低。妊娠期由于潮气量和静息每分钟通气量明显增加,使吸入性药物吸收增加。早孕反应如呕吐可致药物吸收减少。

（二）药物的分布

妊娠期血浆容积、脂肪、体液含量均有不同程度的增加,药物的分布容积增大,药物被稀释,血药浓度低于非妊娠期。因妊娠期血浆容积增大,血浆蛋白的浓度相对较低,药物与蛋白结合减少,游离型药物增多,进入胎盘的药物增多,药效增强,且易发生不良反应。

（三）药物的消除

妊娠期间,孕激素浓度增高可增强肝药酶活性,提高肝对某些药物的代谢能力;妊娠期心排血量增加,肾血流量及肾小球滤过率均增加,肾排泄药物或其代谢产物加快,使某些药物血药浓度降低。妊娠高血压时,妊娠期妇女肾功能受影响,药物可因排泄减少而在体内蓄积。妊娠晚期仰卧位时肾血流量减少,可使肾排泄药物速度减慢。

二、药物在胎盘的转运

妊娠过程中,大多数药物都可通过胎盘屏障进入胎儿体内。药物经胎盘转运的方式有简单扩散、易化扩散和主动转运等方式。影响胎盘药物转运的因素包括药物和胎盘两方面。一般脂溶性高、解离度低、分子量小、血浆蛋白结合率低的药物,容易进入胎儿体内。胎盘的有效膜面积、厚度及血流量影响药物的转运,妊娠早期胎盘较厚,药物较难扩散,妊娠晚期胎盘变薄,药物易于扩散;大多数药物的胎盘转运是通过子宫 - 胎盘循环和胎盘 - 胎儿循环完成的,影响两种循环血流量的因素可改变药物的胎盘转运,如合并先兆子痫、糖尿病等全身性疾患的妊娠期妇女,胎盘可能发生病理组织变化,胎盘屏障被破坏,可使正常不能通过胎盘屏障的药物得以通过,影响胎儿的发育。胎盘中有多种酶,可代谢某些药物而影响其转运,如氢化可的松、泼尼松通过胎盘代谢活性降低而适用于妊娠期妇女;地塞米松通过胎盘不经代谢即可进入胎儿体内,可用于胎儿治疗;有些药物通过胎盘代谢活性增强,应注意对胎儿的毒性。

三、胎儿药动学特点

胎儿各器官及功能处于发育阶段,胎盘不能有效保护胎儿免受药物的影响,大多数药物可经胎盘进入胎儿体内,且有相当多的药物经过代谢而形成有害物质,而致胚胎死亡或致畸形。

（一）药物的吸收

大部分药物经胎盘屏障直接转运到胎儿体内,也有少量药物经羊膜转运到羊水,胎儿通过吞饮羊水,使羊水中少量药物经胃肠道吸收,而经胎儿尿排入羊水的药物或其代谢产物,又可随胎儿吞饮羊水重吸收,形成羊水肠道循环。大部分经由胎盘 - 脐静脉血转运的药物,在未进入胎儿全身循环前须经过肝脏,因此在胎儿体内也存在首关消除。

（二）药物的分布

血液循环量对胎儿体内的药物分布有较大影响,由于胎儿的肝、脑等器官相对较大,血流量多,药物经脐静脉约有 60%~80% 进入肝,故肝内药物分布较多。脐静脉血还可经门脉或静脉导管进入下腔静脉而到达右心房,减少了药物在肝内的代谢,增高了药物直接到达心脏和中枢神经系统的浓度,这一点在对母体快速静脉给药时应予足够重视。胎儿血脑屏障发育尚未完善,药物易进入中枢神经系统。胎儿血浆蛋白含量较母体低,因此进入组织中的游离型药物浓度较高,但与胎儿血浆蛋白结合的药物不能通过胎盘向母体转运,可延长药物在胎儿体内停留时间。此外,胎儿体内脂肪组织较少,可影响某些脂溶性药物的分布。

(三)药物的消除

胎儿的肝脏是药物代谢的主要器官,胎盘和肾上腺也参与某些药物的代谢。由于胎儿肝、肾功能发育尚未完善,对药物的消除能力较成人低。胎儿的肝脏活性一般为成人的30%~60%,如因缺乏葡糖醛酸转移酶而对水杨酸盐解毒差。胎儿的肾小球滤过率甚低,肾排泄药物功能极差,胎儿进行药物消除的主要方式是将药物或其代谢产物经胎盘返运回母体,由母体消除,药物经代谢脂溶性降低后,则返回母体血中的速度减慢,易引起药物在胎儿体内蓄积,如地西泮的代谢产物易蓄积于肝脏,沙利度胺的代谢物大量蓄积于胎儿体内而引起中毒。

知识链接

惨痛的历史教训

20世纪50年代后期,先后在前联邦德国、澳大利亚、加拿大、日本等28个国家发现畸形胎儿12 000余例,其症状为:新生儿形似海豹,无肢或短肢,指(趾)间有蹼,心脏发育不全,呈严重的先天性畸形,称之为"海豹婴儿"。这场灾难的罪魁祸首是前联邦德国一家制药厂生产了一种镇静药——沙利度胺(thalidomide,又称反应停),其作用是治疗妇女的妊娠反应。据说它能在妊娠期控制精神紧张,防止妊娠期妇女恶心,并且有安眠作用。

由于该药品在正式投产前未经过严格的临床药理试验,导致其不良反应被隐藏下来,种下祸根,"反应停事件"被称为"20世纪最大的药物灾难"。

四、妊娠期用药的基本原则

根据药物可能对胎儿有不良影响,1979年美国FDA根据动物实验和临床实践经验,将妊娠用药分为A、B、C、D、X五类(表7-1)。

表 7-1　妊娠期用药的分类

A 类	动物实验和临床观察未见对胎儿有损害,是最安全的一类
B 类	动物实验显示对胎畜有危害,但临床研究未能证实,或动物实验未发现有致畸作用,但无临床验证资料
C 类	动物实验对胎畜有致畸或杀胚胎作用,但在人类缺乏资料证实,使用前要权衡利弊
D 类	临床有一定资料表明对胎儿有危害,但治疗孕妇疾病的疗效肯定,又无替代的药物,其效益明显超过其危害
X 类	证实对胎儿有危害,为妊娠期禁用的药物

妊娠期用药一般应遵循以下原则：

1. 妊娠期用药必须有明确的指征,尽量避免妊娠早期(妊娠1~12周)用药。

2. 在医生指导下用药,尽量单一、小剂量用药,避免联合和大剂量用药;尽量选用老药,避免使用新药;参照FDA的药物分类,提倡使用A、B类药物,避免使用C、D类药物。

3. 应用可能对胎儿有害的药物时,要权衡利弊后再决定是否用药,若病情急需应用肯定对胎儿有危害的药物,应先终止妊娠再用药。

妊娠期常用药物FDA分类见表7-2。

表 7-2　妊娠期常用药物 FDA 分类

一、组胺受体拮抗药	克霉唑(B)	布洛芬(B/D)	4. 抗心律失常药
氯苯那敏(B)	灰黄霉素(C)	吲哚美辛(B/D)	奎尼丁(C)
西咪替丁(B)	咪康唑(B)	非诺洛芬(B/D)	普鲁卡因胺(C)
赛庚啶(B)	6. 抗病毒药	保泰松(D)	利多卡因(B)
苯海拉明(B)	阿昔洛韦(B)	3. 镇痛药	胺碘酮(D)
茶苯海明(C)	齐多夫定(C)	可待因(B/D)	维拉帕米(C)
异丙嗪(C)	利巴韦林(X)	吗啡(B/D)	七、利尿药
二、抗感染药	三、抗凝血药	阿片(B/D)	乙酰唑胺(C)
1. 抗生素	香豆素类(X)	喷他佐辛(B/D)	噻嗪类(C)
庆大霉素(C)	肝素(C)	哌替啶　(B/D)	依他尼酸(D)
新霉素(D)	四、传出神经系统药	美沙酮(B/D)	呋塞米(C)
链霉素(D)	1. 拟胆碱药	芬太尼(B/D)	甘露醇(C)
妥布霉素(C)	乙酰胆碱(C)	纳洛酮(C)	螺内酯(D)
头孢菌素类(B)	新斯的明(C)	4. 镇静催眠药	八、消化系统药
青霉素类(B)	毛果芸香碱(C)	苯巴比妥(B)	复方樟脑酊(B/C)
四环素(D)	毒扁豆碱(C)	水合氯醛(C)	九、激素类
土霉素(D)	2. 抗胆碱药	乙醇(D/X)	1. 肾上腺皮质激素
金霉素(D)	阿托品(C)	地西泮(D)	可的松(D)
氯霉素(C)	颠茄(C)	氯氮平(D)	倍他米松(C)
红霉素(B)	东莨菪碱(C)	氯硝西泮(C)	地塞米松(C)
克林霉素(B)	溴丙胺太林(C)	5. 抗精神失常药	泼尼松(B)
林可霉素(B)	苯海索(C)	氯丙嗪类(C)	泼尼松龙(B)
新生霉素(C)	3. 拟肾上腺素药	锂盐(D)	2. 雌激素
多黏菌素B(B)	肾上腺素(C)	阿米替林(D)	己烯雌酚(X)
2. 其他抗菌药	去甲肾上腺素(D)	多塞平(C)	雌二醇(D)
磺胺类药物(B/D)	异丙肾上腺素(C)	丙米嗪(D)	口服避孕药(D)
甲氧苄啶(C)	麻黄碱(C)	六、心血管系统药	3. 孕激素
呋喃唑酮(C)	间羟胺(D)	1. 强心苷	孕激素类(D)
呋喃妥因(B)	多巴胺(C)	洋地黄(B)	4. 降血糖药
3. 抗滴虫药	多巴酚丁胺(C)	地高辛(C)	胰岛素(B)
甲硝唑(C)	4. 抗肾上腺素药	洋地黄毒苷(B)	甲苯磺丁脲(D)
4. 抗结核病药	普萘洛尔(C)	2. 抗高血压药	5. 甲状腺激素
对氨基水杨酸(C)	五、中枢神经系统药	卡托普利(C)	降钙素(B)
乙胺丁醇(B)	1. 中枢兴奋药	硝普钠(D)	十、其他
异烟肼(C)	咖啡因(B)	哌唑嗪(C)	氨茶碱(C)
利福平(C)	2. 非甾体抗炎药	利血平(D)	乙肝免疫球蛋白(B)
5. 抗真菌药	对乙酰氨基酚(B)	3. 血管扩张药	破伤风免疫球蛋白(B)
两性霉素B(B)	阿司匹林(C/D)	硝酸甘油(C)	

五、妊娠期慎用的药物

着床前期如受到药物损害严重,可造成极早期的流产。受孕后的 3~12 周左右的胚胎、胎儿各器官处于高度分化、迅速发育阶段,此期对药物最敏感,应用药物易致某些系统和器官畸形。妊娠 4 个月以后,胎儿绝大多数器官已形成,药物致畸的敏感性降低,虽然造成严重致畸可能性极小,但尚未分化完全的器官(如生殖系统)仍有可能受损。神经系统在整个妊娠期间持续分化、发育,故药物的影响一直存在。妊娠中晚期,药物对胎儿的致畸可能性降低,药物对胎儿的不良影响主要表现在牙、神经系统和女性生殖系统。妊娠期间要根据用药适应证权衡利弊做出选择。

(一)抗感染药

抗感染药是妊娠期间最常用的药物,抗感染治疗的一般性原则同样适用于妊娠期。

1. 妊娠期间可安全使用的抗菌药物 青霉素类是最为安全的抗菌药,第三、四代头孢菌素也广泛用于妊娠期;红霉素是治疗妊娠期支原体感染的重要药物,因较难通过胎盘屏障对胎儿没有治疗作用;克林霉素可通过胎盘屏障,常用于治疗羊水内厌氧菌感染。

2. 妊娠期间慎用的抗菌药物 ①氨基糖苷类除庆大霉素属 C 类,其余多为 D 类,可通过胎盘,使胎儿听神经损害发生率增加;②氯霉素在胎儿体内代谢甚差,妊娠期妇女使用可引起新生儿严重中毒,出现灰婴综合征,故禁用;③四环素属 D 类,在胎儿骨和牙齿发育期间给予四环素(妊娠 4~5 个月),使骨和牙黄染、骨骼发育不全,应禁用;④氟喹诺酮类多属 C 类,妊娠期禁用;⑤磺胺类药物与甲氧苄啶均为叶酸合成抑制药,复方磺胺甲恶唑在妊娠早期应用,出生缺陷发生率明显升高,应禁用。

3. 抗病毒药 阿昔洛韦(B 类)和齐多夫定(C 类)治疗妊娠期妇女获得性免疫缺陷综合征(AIDS)效果明显。

4. 抗真菌药 妊娠期妇女易患白念珠菌性阴道炎,应用克霉唑(B 类)、咪康唑(C 类)和两性霉素 B(B 类)均未见致畸报道。

(二)神经系统药

1. 镇痛药及非甾体抗炎药 ①阿片类镇痛药:以吗啡为代表的阿片类镇痛药多属 B 类,能通过胎盘屏障,妊娠期妇女长期应用吗啡成瘾者其新生儿亦可出现戒断症状;哌替啶对新生儿的影响与药量及用药至胎儿娩出时间间隔有关,应用不当可引起新生儿呼吸抑制。②非甾体抗炎药:以阿司匹林为代表的非甾体抗炎药多属 B 类,妊娠后期为 D 类。妊娠晚期(妊娠 28 周后),因干扰血小板血栓素 A_2 合成,易引起产后出血,应慎用。

2. 麻醉药 分娩期间应用全麻药对新生儿可能产生呼吸抑制,应尽量缩短用药时间。

3. 抗癫痫药 妊娠期间癫痫发作对母亲和子代都是危险的,癫痫发作可致死产、小头畸形、智力迟钝等,应积极治疗,但大多数药物可致先天性畸形。目前认为,妊娠期间癫痫大发作,卡马西平和苯二氮䓬类是首选药,但应尽量使用小剂量;对于小发作,乙琥胺是妊娠早期的首选药。

4. 镇静催眠药 以地西泮为代表的苯二氮䓬类药物属 D 类,可能损害胎儿神经发育,可能增加唇裂或腭裂发生率。

（三）心血管及血液系统药

1. 抗高血压药　妊娠期妇女中 5%~10% 并发高血压或子痫，应进行适当治疗。β 受体拮抗药多属 C 类，普萘洛尔疗效确切，阿替洛尔半衰期较长，对血压控制稳定；早期应用噻嗪类利尿药（C 类）有致畸作用，同时可致水电解质平衡失调，应慎用；适量应用硫酸镁治疗妊娠高血压未见对胎儿有不良影响，但须严格控制剂量。

2. 抗心律失常药和强心苷　妊娠期间发生妊娠期妇女和胎儿心律失常可能危及母亲和胎儿的生命，应进行药物治疗。地高辛、奎尼丁、普鲁卡因胺、维拉帕米属 C 类，治疗剂量未见致畸作用，但应注意观察病情、实施心脏监测，及时调整用量；利多卡因属 B 类，高血药浓度可抑制新生儿中枢神经系统；胺碘酮属 D 类，对胎儿心脏及甲状腺功能有影响，在妊娠早期应避免使用，仅用于其他治疗无效而危及生命的心律失常。

3. 抗凝血药和溶栓药　妊娠是一种高凝状态，静脉血栓栓塞是一种主要并发症，肺栓塞是妊娠期妇女死亡的最常见原因，抗凝药常用于有栓塞倾向的妊娠期妇女。①香豆素类属 X 类，易致畸，应禁用；②肝素属 C 类，因不能通过胎盘屏障，对胎儿安全，但分娩时应减少剂量，同时并监测凝血酶原时间，发现出血倾向可用鱼精蛋白对抗。

（四）影响内分泌及代谢药

1. 糖皮质激素类药　妊娠期哮喘、胶原性疾病或需免疫抑制药治疗的患者，常需用糖皮质激素。氢化可的松注射可用于某些紧急状态，泼尼松龙常用于支气管哮喘和胶原病的治疗，地塞米松广泛用于早产儿呼吸窘迫综合征（RDS）。

2. 性激素类药　妊娠期间使用雄性激素和雌性激素能引起女婴男性化或男婴女性化，孕早期服用己烯雌酚，增加女婴成年后阴道腺癌的发病率，应禁用。

3. 降血糖药　胰岛素属 B 类，围生期用于控制血糖，效果良好；妊娠期妇女使用磺酰脲类口服降血糖药有致畸作用，应禁用；双胍类对妊娠期妇女及胎儿的不良反应都较重，应禁用。

案例分析

案例

患者，女，28 岁，妊娠 10 周。2 日前因受凉出现鼻塞、流清涕、打喷嚏，随后感到头痛、咽痛、全身发冷。查体：T 38.0℃，P 80 次/min，R 17 次/min，BP 120/80mmHg，咽部充血，心肺及其他未见异常。实验室检查：WBC 7×10^9/L，N 65%，L 35%，M 3%。诊断：上呼吸道感染。医生开出处方如下：

Rp.

利巴韦林注射液　　　0.5g

5% 葡萄糖注射液　　 500ml

Sig.　　　iv.gtt　　b.i.d.

复方氨酚烷胺胶囊　　10 粒

Sig.　　　1 粒　　b.i.d.　　p.o.

分析

本案例中患者妊娠 10 周。受孕后的 3~12 周左右的胚胎、胎儿各器官处于高度分化、迅速发育阶段，此期对药物最敏感，应用药物易致某些系统和器官畸形。处方中的利巴韦林和复方氨酚烷胺胶囊中含有的盐酸金刚烷胺是 D 类药，有较强的致畸作用，妊娠期或哺乳期妇女应慎用或不用。应选择 A 类或 B 类药。

（五）其他药物

1. 止吐药　恶心、呕吐是妊娠早期常见症状，常用止吐药有异丙嗪、氯丙嗪等，多属 C 类药，应慎用。

2. 组胺受体拮抗药　抗组胺药多属 B 类和 C 类，此类药物有潜在致畸可能，目前认为妊娠早期应禁用。

3. 维生素类药　①大量服用维生素 A，可引起新生儿食欲缺乏、体重减轻、骨骼异常以及脑、肾和眼畸形，还可导致颅内压升高、呕吐和昏迷；②妊娠早期大剂量服用维生素 C，可能对胎儿新陈代谢产生有害影响；③维生素 E 服用过量，可致新生儿腹泻、腹痛和乏力；④妊娠早期在医生指导下少量服用维生素 B_6 可止吐，服用剂量过大或时间过长，可造成胎儿对维生素 B_6 依赖性，胎儿出生后易出现兴奋、哭闹不安等症状。

以上五级风险分类法分类看似非常简单易行，但据 FDA 收到的反馈显示：由于该分类系统过于简单，并不能反映出有效的可用信息，未能有效地传递妊娠期、哺乳期及潜在备孕男女的用药风险，常令医疗决策者感到困惑，且会导致错误的用药处方。基于以上事实，FDA 希望妊娠/哺乳期女性及相关医务人员能够更加及时、有效地获取最新的药品信息，以指导妊娠期处方决策。为实现这一目的，2014 年 FDA 制定了新的妊娠/哺乳期用药规则（Pregnancy and Lactation Labeling Rule，PLLR），这一新规于 2015 年 6 月 30 日正式生效，新的 PLLR 规则只适用于处方药和生物制品，OTC 产品不采用此标签规则。

知识链接

FDA 妊娠/哺乳期用药新规则

2014 年 FDA 制定的新的妊娠/哺乳期用药规则（Pregnancy and Lactation Labeling Rule，PLLR）要求药品生产商在其药品说明书中提供妊娠期、哺乳期妇女药物风险及获益的详细相关信息。新修订的说明书包括以下信息：妊娠期（包括分娩）孕期暴露登记、风险摘要、临床考虑、数据；哺乳期风险摘要、临床考虑、数据，新说明书还将加入备孕的男性与女性条目，就药物对妊娠测试、避孕及生育的影响注明相关信息。修订后的说明书将会改变原有的诊疗状况，医生能获得及时更新、且归纳总结过的妊娠期/哺乳期相关药物信息。由于 FDA 要求所有制药公司在说明书中删除妊娠期字母分类，并根据更新信息及时修订说明书，这项浩大的工程可能会持续数年之久。

六、哺乳期用药

哺乳是个重要的生理过程,几乎所有的药物都能进入乳汁被婴儿吸收,故哺乳期用药应慎重。影响药物经乳汁进入婴儿体内的因素有母体的血浆药物浓度、药物从母体的乳汁中转运的能力、婴儿吸吮的乳量。

> **知识链接**
>
> 药物的乳汁分泌规律
>
> 药物从母血分泌到乳汁的药量取决于药物的理化性质、血浆蛋白结合率、母体中的药物浓度及乳汁 pH 等。
>
> 1. 脂溶性高的药物容易分泌到乳汁中。脂溶性高的药物,如苯二氮䓬类镇静催眠药地西泮、抗癫痫类药卡马西平等可通过乳汁分泌,哺乳期妇女禁用。
>
> 2. 血浆蛋白结合率高的药物不易分泌到乳汁中,只有血浆中的游离药物可进入乳汁。药物的血浆蛋白结合率越高,进入乳汁的量越少。因此,哺乳期妇女在选择药物时,应首选蛋白结合率高的药物。
>
> 3. 碱性药物容易分泌到乳汁中,酸性药物不易进入乳汁中。乳汁 pH 平均为 7.09,相比血浆 pH (7.4)低。对于碱性药物,如大环内酯类抗生素及四环素类药物容易分布到乳汁中。对于酸性药物,如青霉素类抗生素,在相对碱性的血浆中更易解离,仅极少量进入乳汁。

(一)哺乳期用药的基本原则

哺乳期用药时应权衡利弊,一般遵循以下原则:①尽可能减少药物对子代的影响;②由于人乳是持续地产生在体内而不贮留,因此哺乳期可服用较安全的药物,并应在药物的一个血浆半衰期后再喂奶;③对因乳母大剂量、长时间用药可能对婴儿造成不良影响的,应及时监测婴儿血药浓度;④若乳母所用药物对婴儿影响较大,则应停止喂奶,暂时实行人工喂养。

(二)哺乳期慎用的药物

1. 抗感染药　①青霉素类是常用的抗生素,此类药物进入乳汁少,但偶尔会造成婴儿过敏;②磺胺类药物在母乳中含量很低,理论上可致新生儿黄疸,严重时可诱发核黄疸;③氯霉素可能引起新生儿骨髓抑制,哺乳期妇女应禁用;④克林霉素对婴儿有明显毒性,应禁用;⑤四环素理论上可使婴儿牙齿黄染,但进入乳汁的药物浓度低,长期应用时应停止哺乳;⑥异烟肼可大量转运到乳汁,造成婴儿肝毒性,应禁用;⑦甲硝唑可大量进入乳汁,对婴儿产生毒性,应禁用。

2. 神经系统药　①镇痛药及非甾体抗炎药:阿片类镇痛药在乳汁中含量极低,对婴儿无明显影响,阿司匹林和对乙酰氨基酚可用于产后,保泰松毒性较大,应慎用。②抗癫痫药及镇静催眠药:巴比妥类在乳汁中含量较低,对婴儿无明显影响,长期应用时应停止哺乳;苯二氮䓬类药在乳汁中含量也很低,对婴儿无明显影响,但对早产儿乳母应慎用。③抗精神病药:锂盐可进入母乳,并经婴儿胃肠道完全吸收,引起婴儿毒性反应,应禁用;三环类抗抑郁药进入乳汁量小,对婴儿无明显影响,但连续应用对婴儿有害,应慎用。

3. 心血管及血液系统药　①治疗量地高辛、普萘洛尔经乳汁排泄,因量少对婴儿无明显影响,阿替洛尔在乳汁中含量高,应慎用;②抗凝血药:肝素因相对分子量较大,不易进入乳汁,华法林可与血浆蛋白结合,亦不会大量进入乳汁,两药均可用于哺乳期妇女。

4. 其他药物　①抗甲状腺药:丙硫氧嘧啶、甲巯咪唑可进入乳汁,会影响婴儿的甲状腺功能,应禁用;②口服避孕药:对婴儿虽无直接毒性反应,但药物会使母乳分泌减少,并影响母乳成分,不宜服用;③抗肿瘤药:甲氨蝶呤、环磷酰胺可进入乳汁被婴儿吸收,应禁用。

点滴积累　∨

1. 妊娠期母体内药动学的变化影响药效,并可能对胎儿产生不良影响。
2. 妊娠期用药原则　①有明确指征,避免妊娠早期用药;②在医生指导下用药,尽量单一、小剂量用药,尽量选用老药,提倡使用 A、B 类药物;③应用可能对胎儿有害的药物时,要权衡利弊。
3. 哺乳期用药原则　①尽可能减少药物对子代的影响;②可服用较安全的药物,并应在药物的一个血浆半衰期后再喂奶;③及时监测婴儿血药浓度;④若乳母所用药物对婴儿影响较大,则应停止喂奶,暂时实行人工喂养。

执业考点　∨

1. 妊娠期药动学特点。
2. 药物通过胎盘的影响因素。
3. 药物对妊娠期不同阶段胎儿的影响。
4. 药物妊娠毒性分级。
5. 妊娠期用药原则、孕期保健与咨询。
6. 药物的乳汁分泌。
7. 哺乳期的特点和用药对策。

第二节　小儿用药

小儿按年龄分为新生儿期、婴儿期、幼儿期、学龄前期、学龄期、青春期六个年龄阶段。小儿用药时,要重视其特有的各种生理、生化特征,特别是早产儿及新生儿、婴儿、幼儿等低年龄小儿用药有一定的独特规律,用药中必须更加重视其安全性和合理性,避免小儿用药"成人化"现象。

一、小儿的生理特点及其对药动学和药效学的影响

小儿,尤其是新生儿期,其解剖结构、生理生化功能都不断发育变化,为保证用药安全、合理,应根据小儿身体的特殊性及药物在体内的药动学和药效学特点选择用药。

(一)机体组成特点

1. 小儿,尤其是婴幼儿,机体组织中水分的比例较成人高,水在体内代谢较成人快,但调节水和

电解质代谢的功能较差,大量的体液及细胞外液使水溶性药物的血药浓度降低且消除减慢,较少的细胞内液使药物在细胞内浓度较成人高。

2. 新生儿、婴幼儿皮肤嫩、角质层薄,皮下毛细血管丰富,体表面积与体积的比例大,使外用药很容易通过皮肤黏膜吸收,且速度较成人快,易致药物吸收过量产生不良反应甚至中毒。

3. 小儿体内脂肪含量随年龄增长而变化,较低的体脂含量使脂溶性药物分布容积变小,血中游离药物浓度高而易中毒。

4. 新生儿及婴幼儿血浆蛋白浓度低,结合力较差,尤其是新生儿体内存在许多能与血浆蛋白竞争结合的内源性物质,使血中结合型药物减少,游离型药物浓度明显增加,引起药效增强或中毒。

(二)中枢神经系统发育不全

新生儿神经系统发育不健全,尤其是血脑屏障通透性高,很多药物可通过血脑屏障影响神经系统。如吗啡易使新生儿呼吸中枢受抑制,长期应用抗癫痫药,其中枢抑制作用会影响小儿智力发育及其性格成长。

(三)消化系统发育不全

新生儿胃黏膜尚未发育成熟,胃酸分泌很少,宜口服液体制剂,有利于药物溶解;胃肠蠕动慢,会使口服药物达到有效血药浓度时间延长,但对生物利用度影响不一,如对磺胺类药物生物利用度高于成人,而对苯妥英钠生物利用度低于成人;胆汁分泌减少,脂肪消化能力不足,脂溶性维生素吸收较差;肠蠕动不规则,药物吸收不稳定,个体差异大。

(四)肝、肾功能发育不全

1. 小儿肝功能尚未完善,尤其是新生儿肝药酶活性不足,肝内药物代谢能力差,药物清除率低,易造成药物在体内蓄积引起严重不良反应。

2. 新生儿肾小球滤过和肾小管分泌功能发育不全,药物消除能力较差,尿液 pH 较低,多数弱酸性药物经肾排泄慢,半衰期明显延长。

(五)其他

1. **水盐代谢** 小儿调节水和电解质代谢的功能较差,对泻药、利尿药等可能引起水盐代谢紊乱的药物特别敏感。小儿钙盐代谢旺盛,易受药物影响,如苯妥英钠、糖皮质激素影响钙盐吸收;四环素与钙盐形成络合物,使牙齿黄染、易致龋齿,并影响骨骼的发育,8 岁以下儿童禁用。

2. **内分泌与营养利用** 小儿的正常发育依赖于内分泌的协调和营养的充分供应、吸收和利用,许多激素和抗激素制剂都能干扰小儿内分泌平衡而影响生长发育;对使用影响食欲、营养物质吸收、利用和代谢的药物也应注意,较长时间使用这些药物,可使小儿的营养缺乏,影响其身体和智力发育,如抗胆碱药可引起恶心而影响食欲等。

3. **小儿遗传缺陷** 小儿遗传缺陷可致对某些药物反应异常,如葡萄糖 -6- 磷酸脱氢酶缺乏症患儿用磺胺类药物、氯丙嗪、维生素 C、阿司匹林、呋喃西林等药时可出现溶血反应。

二、小儿用药的基本原则

1. **严格把握用药指征** 只有了解小儿不同发育时期的生理生化特点、药物的特殊反应,严格掌握用药指征,才能做到合理用药,防止或降低药物不良反应。

2. 选择适宜的给药剂量与间隔时间 小儿用药剂量是一个既重要又复杂的问题,由于小儿的年龄、体重逐年增加,体质强弱各有不同,因此很难用某一统一的公式来推断准确而又具体的给药剂量,这就需要在实践中用药个体化,理想的做法是通过监测体内药物浓度来调整给药剂量与间隔时间。

3. 选择适宜的给药途径 一般来说,能吃奶的或耐受经鼻饲给药的婴幼儿,经胃肠给药较安全,应尽量采用口服给药;新生儿皮下注射药物可损害周围组织且吸收不良,一般不用;静脉给药时,要严格控制滴注速度,不可过快,同时应防止药物渗出引起组织坏死;使用外用药时,时间不宜太长,因为婴幼儿皮肤角化层薄,药物很易透皮吸收,引起中毒。

知识链接

小儿治疗药物监测

1. 需要监测的药物 ①治疗指数低、安全范围窄、容易中毒的药物,如地高辛、庆大霉素等;②具有非线性动力学特性的药物,如苯妥英钠、阿司匹林、双香豆素类等;③需长期服用而又易发生毒性反应的药物,如苯巴比妥等。

2. 需要监测的患儿 ①婴幼儿,因肝、肾功能较差,易发生药物中毒;②心、肝、肾及肠道疾病患儿,药物的体内代谢过程受到严重影响,药动学参数显著改变;③长期用药的慢性病患儿;④有遗传代谢疾病的患儿,常规药物剂量对于代谢快者可能无效,对代谢慢者可致中毒。

三、小儿慎用的药物

(一)抗感染药

儿童使用抗感染药的基本原则与成人相同。药物变态反应的首次发生通常都在幼儿及儿童中,且反应严重,应引起重视。大剂量青霉素可引起新生儿中枢神经的刺激症状,如肌肉震颤,甚至惊厥,应慎用;喹诺酮类药物可能损害幼年时期的关节软骨组织,幼儿及青少年不宜选用;氨基糖苷类、四环素及氯霉素可分别致听神经损伤、骨骼和牙齿损害及灰婴综合征,应禁用。

案例分析

案例

患儿,男,5岁,受凉感冒,流清涕2日,在家自服复方感冒冲剂未见好转,并出现剧烈咳嗽,来医院就诊,医生开出下列处方:

Rp.

氧氟沙星胶囊　　0.1g×12

Sig.　0.1g　t.i.d.　p.o.

小儿速效感冒片　2g×12

Sig.　2g　b.i.d.　p.o.

小儿止咳糖浆　　100ml×1

Sig.　　10ml　b.i.d.　p.o.

分析

上述处方不合理。氧氟沙星胶囊为氟喹诺酮类药物，可引起多种幼龄动物负重关节软骨损害和关节病变，不宜用于18岁以下的小儿及青少年、妊娠期及哺乳期妇女。可将氧氟沙星胶囊改为抗生素如头孢菌素类药物。

（二）神经系统药

1. 抗癫痫药　苯巴比妥、苯妥英钠因不良反应较多，很少应用于儿童，目前认为丙戊酸钠较安全，但2岁以下儿童在合用其他抗癫痫药时较易致肝毒性，用药期间注意监测肝功能。

2. 镇痛药　常与麻醉药合用缓解小儿疼痛，常与镇静催眠药、抗抑郁药及治疗相关性疾病的药物合用，用药过程中应注意小儿特点，密切观察病情，及时调整治疗方案，避免有危险的联合应用。

（三）糖皮质激素

糖皮质激素用于许多小儿疾病。小儿在确实需要使用糖皮质激素时应极为谨慎，应根据疾病需控制的程度、可接受不良反应的程度等方面考虑是否用药及用药剂量。小儿长期使用糖皮质激素最严重的不良反应是发育迟缓，其他不良反应与成人相似，因此用药剂量要尽可能小。

（四）铁剂

小儿贫血的主要原因是缺铁，口服铁剂疗效确切，但应注意铁剂能引起黑便，使牙齿轻微染色，婴幼儿口服1g可引起严重中毒反应，2g以上可致死。

四、小儿用药剂量的计算方法

由于小儿的体质、体重、身高、体表面积等均随年龄而变化，不同年龄的给药剂量变化很大，小儿药物剂量应个体化，较常用的计算方法有以下几种：

（一）按年龄计算

儿童剂量换算表见表7-3。

表7-3　儿童剂量换算表

年龄	按成人剂量折算	年龄	按成人剂量折算
新生儿	1/10~1/8	4岁	1/3
6个月	1/8~1/6	8岁	1/2
1岁	1/6~1/4	12岁	2/3

（二）按体重计算

为最常用的计算方法，多数药物已知每千克体重每日或每次用量，可按下列公式计算：

$$每日（次）剂量 = 每日（次）所需药量 /kg × 体重（kg）$$

需要连续应用的药物计算每日量,分次应用,临时对症治疗药物计算每次量,体重以实测体重为准,年长儿用药最大剂量以成人量为限。

▶ **课堂活动**

患儿,4岁,体重15kg,上呼吸道感染,医生开具头孢克洛,按体重一日30mg/kg,分3次给予,计算一次给药剂量是多少?

课堂活动
解析

(三)按体表面积计算

小儿剂量 = 剂量/m² × 小儿体表面积(m²)

体重<30kg,小儿体表面积(m²)=0.035 × 体重(kg)+0.1

体重>30kg,小儿体表面积(m²)=[体重(kg)−30] × 0.02+1.05

此法计算更准确、合理,但比较复杂,尚未推广使用,体表面积值也可根据小儿身高、体重查"小儿体表面积图"求得。

(四)按成人剂量折算

小儿剂量 = 成人剂量 × 小儿体重(kg)/50 或

小儿剂量 = 成人剂量 × 小儿体表面积(m²)/1.73

(五)根据药动学参数计算

根据药物已知的治疗血药浓度范围以及给药间隔时间,应用药动学参数计算给药剂量,包括单次给药的剂量以及重复多次给药的负荷剂量与维持剂量,并结合血药浓度监测,进行个体化给药方案设计,能使患者血药浓度保持在有效、安全范围以内,科学合理用药。

点滴积累 ∨

1. 小儿在解剖、生理生化方面与成人差异较大,用药应注意其生理特点及药动学变化对药物作用的影响。

2. 小儿用药原则　①严格把握用药指征;②选择适宜的给药剂量与间隔时间;③选择适宜的给药途径。

执业考点 ∨

1. 小儿药动学和药效学特点。

2. 小儿用药的一般原则。

3. 药物对小儿的不良反应。

4. 小儿用药剂量计算方法。

第三节　老年人用药

老年人一般指65岁及以上者,老年人的器官功能进入衰退期,结构和功能出现较大的变化,患病和用药机会增加,不良反应的发生率也相应较高。

一、老年人的生理特点及其对药动学和药效学的影响

老年人生理生化功能通常会发生较大变化,应根据药物在老年人体内的药效学、药动学特点合理选择用药。

（一）机体组成发生变化

1. 老年人局部循环差及肌肉萎缩、血流减少,使肌内、皮下注射的药物吸收速率下降。

2. 总体液和细胞外液与体重比例减小,体内脂肪比例增加,使脂溶性药物如地西泮等更易分布到脂肪组织中,使其分布容积增大,亲水性药物如对乙酰氨基酚等分布容积减小,血药浓度增加。

3. 血浆蛋白结合率降低,白蛋白含量降低使蛋白结合率高的药物如普萘洛尔等药物血中游离型药物浓度增高。

（二）中枢神经系统功能减退

中枢神经系统抑制药如氯丙嗪、苯二氮䓬类、中枢性降压药等作用增强,或用后不良反应较明显,因此老年人应用中枢抑制药时应减量。

（三）心血管系统功能减弱

老年人心肌对 Ca^{2+} 的摄取、储存能力明显低于正常水平,心脏舒张顺应性下降,血管弹性减弱,血管壁增厚,血管阻力上升,对体内外环境变化的反应性降低。心脏的 β 受体数量减少,对 β 受体激动药、拮抗药反应性降低,但对 α 受体拮抗药敏感性提高,应用血管扩张药易产生直立性低血压。老年人对强心苷类药物反应敏感,尤其伴有肾功能减退时易中毒,用时应减量。

（四）消化系统功能减弱

老年人胃肠活动减弱,主要表现在:①胃酸分泌减少,对弱酸性药物的吸收可能减少,对弱碱性药物则可能吸收增多;②消化道黏膜吸收面积减少,肠内液体量也相应减少,不易溶解的药物吸收减慢;③肠、肝血流量减少使地高辛等某些药物的吸收明显减少。

知识链接

老年人易患的疾病

老年人易患的疾病主要有四类:①发生在各年龄组的疾病,如感冒、胃炎及心律失常等;②中年起病,延续到老年的疾病,如慢性支气管炎、类风湿关节炎及慢性肾炎等;③老年人易患疾病,如高血压、高血脂、冠心病、痛风、糖尿病及癌症等;④老年期起病,如动脉粥样硬化、老年性痴呆及老年性白内障等。

（五）肝、肾功能减退

1. 肝血流量减少,主要经肝消除的药物的首关消除减少,易致不良反应,同时肝血流量减少,肝药酶活性降低,可提高首关消除明显的药物的生物利用度。

2. 大多数药物及其代谢物经肾排泄,肾血流量减少、调节功能和酸碱代偿能力的降低,使老年人药物排泄能力下降,是老年人易致药物蓄积中毒的主要原因之一,使用时要注意调整剂量及间隔

时间。

（六）其他

老年人的凝血功能减弱,体温调节能力、血糖调节能力降低,同化代谢小于异化代谢等特点,在用药时须注意。

▶ **课堂活动**

患者,男,71岁,前列腺肥大,应用普乐安片,又因胃病用溴丙胺太林(抗胆碱类解痉药)、因皮肤瘙痒症用氯苯那敏(抗组胺药),结果使排尿困难加重。试分析:

1. 排尿困难是否与用药有关?为什么?

2. 应如何调整用药?

EB-7-2

**课堂活动
解析**

二、老年人用药的基本原则

（一）优先治疗原则

老年人由于生理衰老、病理变化,常患有多种慢性疾病,且病情往往复杂多变,用药时应当明确治疗目标,权衡利弊,抓住主要矛盾,避免用药不当导致病情恶化或产生严重不良反应。

（二）用药简单原则

老年人用药应少而精,一般合用药物控制在3~4种以内,减少合并使用类型、作用、不良反应相似的药物,适合使用长效制剂以减少用药次数,同时应从近期和远期疗效结合上综合考虑选药。

（三）用药个体化原则

由于老年人病情复杂多变,用药时应具体分析病情变化,根据用药指征合理选择药物,决定适当的用量,寻找最佳给药剂量。老年患者的用药剂量应由小逐渐加大,一般采用成人剂量的3/4,必要时进行血药浓度监测,以合理调整剂量。对于需长期服用药物的老年人来说,应定期监测肝、肾功能及电解质、酸碱平衡状态。同时注意提高老年患者对用药的依从性,耐心细致给予指导,按医嘱用药。

（四）注意饮食调节原则

老年人大多是负氮平衡代谢,加之由于疾病,往往有消瘦、贫血、低蛋白血症等,影响药物治疗,应重视食物营养成分的选择和搭配,从而使药物发挥更好的疗效。如高脂血症患者,通过调整饮食结构、改善生活方式,可取得良好效果;老年性糖尿病患者应控制饮食以保证降血糖药物的疗效。

三、老年人慎用的药物

（一）抗感染药

1. 青霉素类 主要经肾消除,老年人肾功能减退使其血药浓度增高,易出现神经精神症状,全身应用大剂量青霉素可引起中枢神经系统反应(青霉素脑病)。当控制感染需较大剂量青霉素类时,必须考虑老年人肾功能状况而减少剂量或延长给药间隔时间,并定期监测肌酐清除率。

2. 头孢菌素类 抑制肠道菌群产生维生素 K,具有潜在的致出血作用,与阿司匹林、华法林等抗凝血药合用时,尤其需密切监测凝血酶原时间的变化,以免发生出血等严重不良反应。

3. 氨基糖苷类 老年患者应尽量避免使用该类药物,已有耳蜗前庭损害和耳聋的老人禁用,注意避免与其他耳、肾毒性药物联合应用,对确需使用氨基糖苷类药物的老年患者应考虑采用每日一次的给药方案,以减轻其耳、肾毒性,当治疗时间超过一周时,需要根据血药浓度调整剂量。

4. 喹诺酮类 此类药物在老年人脑脊液中浓度较高,肾清除能力降低,因此引起精神错乱或中枢神经系统兴奋等不良反应的发生率升高。

(二)神经系统药

1. 抗胆碱药 除一般不良反应外,可引起老年人神志障碍,同时使用两种以上抗胆碱药可能会增加不良反应。

2. 非甾体抗炎药 对于老年患者更易引起胃肠道和肾脏并发症,血容量减少的患者(如脱水、服用利尿药、限盐饮食和心力衰竭患者)可出现肾功能衰竭。与利尿药或抗高血压药合用时可减弱疗效,与血管紧张素转化酶抑制药(ACEI)合用时易出现高血钾,与抗凝血药合用极易引起出血。

3. 吗啡 老年人易产生吗啡蓄积作用,可使用口服速释吗啡制剂,首次剂量要小,以后逐渐增加,治疗癌症转移患者疼痛可以加大剂量,并辅以其他的镇痛药,当达到最佳剂量时可以改用缓释吗啡制剂,每日分 2 次服用,使用中出现便秘者应适当服用泻药。

4. 镇静催眠药 老年人感觉较为迟钝,反应性降低,应用此类药更易发生不良反应。地西泮在老年人体内的半衰期延长,应延长给药间隔时间,同时老年人对地西泮的中枢抑制作用更敏感,应用时需谨慎;巴比妥类药物中枢抑制作用时间延长,不宜常规应用。

5. 抗精神失常药 老年人常用的此类药物有吩噻嗪类、丁酰苯类、苯甲酰胺类抗精神病药及三环类抗抑郁药,应用时应合理调整剂量,并积极防止不良反应的发生。

(三)心血管及凝血系统药

1. 地高辛 是治疗充血性心力衰竭的常用药物,由于老年人肾功能减退,应减小其维持剂量,一般给予成人剂量的 1/2 或 1/4,同时监测血药浓度,避免发生中毒。

2. 中枢性降压药 易产生直立性低血压甚至晕厥,应慎用,避免同时服用可能引起直立性低血压的其他药物,在开始长期治疗前应测量卧位和立位血压,并有规律地复查。

3. 口服抗凝血药 开始使用抗凝血药时剂量要小,各药物间的相互作用使老年人出血的危险性增大,用药期间注意监测是否有出血倾向。

(四)影响内分泌及代谢药

1. 放射性碘 治疗甲状腺功能亢进疗效确切,但有可能加重老年人甲状腺功能亢进的危险,放射治疗后用抗甲状腺药能迅速降低甲状腺功能,减轻甲状腺功能亢进的多种并发症。

2. 胰岛素、口服降血糖药 是治疗 2 型糖尿病的重要药物,应从小剂量开始,逐渐递增,防止产生低血糖反应。

案例分析

案例

患者，男，70岁，诊断为原发性高血压合并肺部感染，既往肾功能较差，BUN 7.14~10.71mmol/L，青霉素加庆大霉素肌内注射。2日后，肾衰竭，BUN升至28.56~35.70mmol/L，5日后无尿，7日后死亡，尸检发现多灶性肾近曲小管坏死。

分析

本例为急性药物中毒性肾衰竭，在肾功能差的老年患者中应用有肾毒性的氨基糖苷类抗生素庆大霉素，加速了肾衰竭。老年人用药应遵循用药简单和个体化原则，选择药物时既要考虑疾病状态，又要考虑到既往疾病及各器官的功能情况，同时应避免应用有肝、肾毒性的药物。

（五）其他药物

1. **氨茶碱** 松弛支气管平滑肌，用于治疗慢性支气管炎和心源性哮喘，主要在肝脏代谢。老年人由于肝药酶活性下降，易出现中毒反应，应用时应从小剂量试用，并仔细询问氨茶碱的用药史，发现有胃部不适或兴奋失眠时，可用复方氢氧化铝、地西泮等药物缓解或停药。

2. **β受体拮抗药类滴眼剂** 用于眼压长期慢性升高的老年患者，窦性心动过缓、房室传导阻滞、慢性呼吸衰竭的患者应慎用；正在使用钙通道阻滞药（特别是维拉帕米）、强心苷、β受体拮抗药或抗心律失常药（如胺碘酮、丙吡胺、奎尼丁）的患者不宜使用β受体拮抗药类滴眼剂。

3. **利尿药** 可能的不良反应有水及电解质紊乱和急性肾功能不全，老年患者同时使用非甾体抗炎药和ACEI有引起少尿性急性肾功能不全的危险，在治疗前、治疗过程中要经常测量体重、血糖、肌酐和血电解质浓度，并及时调整剂量或暂时停止治疗。

点滴积累 ∨

1. 老年人的生理生化功能减退，导致其对药物的处置和反应性改变，用药时应注意其生理特点及药动学变化对药物作用的影响。

2. 老年人用药原则 ①优先治疗；②用药简单；③用药个体化；④注意饮食调节。

执业考点 ∨

1. 老年人药效学方面的改变。

2. 老年人药动学方面的改变。

目标检测

一、选择题

（一）单项选择题

1. 下列关于妊娠期药动学特点的叙述，不正确的是（　　　）

　　A. 口服药物的吸收延缓　　　　　　　　B. 药物分布容积明显增加

C. 药物与蛋白结合能力下降　　　　　　D. 肝药酶活性变化不大

E. 吸入性药物吸收增加

2. 妊娠期内药物致畸最敏感的时期是(　　　)

A. 妊娠半个月以内　　　　B. 妊娠 3~12 周　　　　C. 妊娠 3~6 个月

D. 妊娠 6~9 个月　　　　　E. 妊娠 9 个月以后

3. 下列哪种药不是哺乳期妇女完全避免使用的药物(　　　)

A. 磺胺类药物　　　　　　B. 对乙酰氨基酚　　　　C. 异烟肼

D. 苯妥英钠　　　　　　　E. 卡那霉素

4. 新生儿应用后可产生灰婴综合征的药物是(　　　)

A. 氯霉素　　　　　　　　B. 苯巴比妥　　　　　　C. 对乙酰氨基酚

D. 苯妥英钠　　　　　　　E. 磺胺嘧啶

5. 关于小儿使用抗生素,正确的是(　　　)

A. 儿童可安全使用四环素

B. 儿童感冒可普遍使用抗生素

C. 因庆大霉素无须皮试、方便,故儿童感染性疾病可首选

D. 目前认为丙戊酸钠用于小儿癫痫较安全

E. 儿童可大量使用青霉素

(二)多项选择题

1. 下列说法正确的是(　　　)

A. 妊娠期间,口服药物的吸收延缓,吸收峰值后推且峰值常偏低

B. 药物在胎儿体内的吸收不存在首关消除

C. 几乎所有的药物都能进入乳汁被婴儿吸收

D. 老年人由于肾血流量减少、调节功能降低,药物排泄能力下降,是老年人易致药物蓄积中
   毒的主要原因之一

E. 新生儿、婴幼儿外用药很容易通过皮肤黏膜吸收,易产生不良反应或中毒

2. 下列说法正确的是(　　　)

A. 头孢菌素类有潜在的致出血作用,与华法林合用时,应监测凝血酶原时间的变化

B. 老年人应用地西泮因半衰期延长,应延长给药间隔时间

C. 老年人应用氨茶碱时,应从小剂量试用,避免发生中毒反应

D. 老年人应避免两种以上抗胆碱药合用

E. 服用利尿药的老年人合用非甾体抗炎药更易致肾功能衰竭

二、问答题

1. 试述妊娠期和哺乳期妇女的用药基本原则。

2. 试述小儿的用药基本原则。

3. 试述老年人的用药基本原则。

4. 某药,成人剂量是每次 500mg,试计算体重为 35kg 的患儿每次服用量为多少(按体表面积计算)?

三、实例分析

1. 患者,女,2 岁,腹泻 2 日,经医生检查后诊断为轻度腹泻,并配给抗感染药、助消化药和口服补液盐。但患儿的母亲竭力要求医生给用葡萄糖输液,她认为静脉用药比口服用药治病快,试分析女孩母亲的做法是否可取,并说明原因。

2. 患者,女,68 岁,支气管哮喘,因同时患有高血压、冠心病,服用普萘洛尔后导致哮喘加剧,试分析其原因。

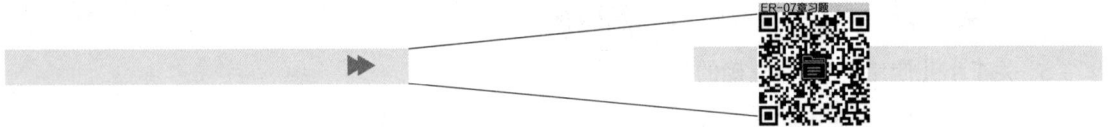

ER-07章习题

(刘 莲)

第八章

抗菌药物的合理应用

ER-08-PPT

导学情景 ∨

情景描述:

患者,男,46 岁,急性粒细胞性白血病,化疗后感染,反复发热,给予抗感染治疗。医嘱: 0.9% NaCl 注射液 100ml+ 哌拉西林 / 他唑巴坦 4.5g,iv.gtt,q8h.。用药 2 周后,患者出现腹泻,每日 6~8 次,伴高热,体温 39.5℃。大便涂片示: 革兰氏阳性菌占优势。分析: 患者长期大量使用抗菌药物后,敏感的正常菌群被抑制,而致耐药菌株大量繁殖,产生肠毒素及细胞毒素,出现较为严重的腹泻。

学前导语:

本章将带领同学们学习抗菌药物治疗性应用的基本原则、预防性应用的基本原则、防耐药突变浓度理论与防细菌耐药突变策略。

抗菌药物广泛应用于临床,有效地控制了各种感染性疾病,但同时也带来了因使用不当而引起的各种问题,尤其是细菌耐药性的产生与蔓延是导致感染性疾病治疗失败的一个重要原因。合理应用抗菌药物是提高疗效、降低不良反应发生率以及减少或延缓细菌耐药性发生的关键。

合理应用抗菌药物涉及的问题很多,包括如何根据微生物对抗菌药物的敏感性、抗菌药物的药效学和药动学特点等来决定治疗药物的种类、剂量、疗程、给药途径等问题;不良反应防治问题;延缓耐药菌株产生、避免二重感染问题;特殊情况(肝肾功能减退、老幼、妊娠、免疫缺陷、难治性感染等)下抗菌药物的应用问题;抗菌药物的联合用药和预防用药问题;如何减少卫生资源浪费等问题。

第一节 抗菌药物治疗性应用的基本原则

一、诊断为细菌性感染为应用抗菌药物的指征

根据患者的症状、体征、实验室检查等结果,诊断为细菌、真菌感染者方有指征应用抗菌药物;由结核分枝杆菌、支原体、衣原体、螺旋体、立克次体及某些原虫等病原体所致的感染也可应用相应的抗菌药物。缺乏细菌及上述病原体感染的临床或实验室证据,诊断不能成立者,以及病毒性感染者,均无应用抗菌药物指征。

二、尽早查明感染病原，根据药敏结果选用抗菌药物

抗菌药物品种的选用，原则上应根据病原菌种类及病原菌对抗菌药物敏感性，即细菌药物敏感试验的结果而定。因此，有条件的医疗机构，对临床诊断为细菌性感染的患者应在开始抗菌治疗前，及时留取相应合格标本（尤其是血液等无菌部位标本）进行病原学监测和药物敏感试验，以尽早明确病原菌和药敏结果，并据此调整抗菌药物治疗方案。

三、抗菌药物的经验治疗

对于临床诊断为细菌性感染的患者，在未获知细菌培养及药物敏感试验结果前，可根据患者的感染部位、基础疾病、发病情况、发病场所、既往抗菌药物用药史及其治疗反应等推测可能的病原体，并根据本地区、本医疗机构细菌耐药性监测数据，先给予抗菌药物经验治疗。待获得病原学检查及药物敏感试验结果后，结合目前抗感染治疗效果决定后续的治疗方案。

对于威胁生命的严重感染，或具有高死亡风险的患者（老年人、合并多脏器衰竭等），首先应采用足量的广谱抗菌药物或联合用药，以覆盖较多的病原菌，防止患者病情恶化。获知病原检查及药物敏感试验结果后，选用抗菌谱相对较窄的抗菌药物，使治疗更具有针对性。

四、根据药物的抗菌作用及其体内过程特点选择药物

（一）根据抗菌药物体内过程特点选择药物

1. 根据药物的吸收速度和程度选药　对于严重感染，宜采取静脉给药，起效快作用强，同时可避免其他给药途径时各种因素对药物吸收的影响，尽快控制病情。对于轻、中度感染，可选择口服易吸收的抗菌药物，如半合成青霉素类、头孢菌素类、大环内酯类、喹诺酮类的口服制剂。

2. 根据药物的分布特点选药　抗菌药物必须在感染部位达到有效抗菌浓度才能控制感染，因此宜选择感染部位分布浓度高的药物。一般抗菌药物在血液供应丰富的组织中浓度高，而在血液供应少的组织中浓度较低。对于抗菌药物分布较少的组织器官感染，应尽量选择在这些部位能达到有效浓度的药物。如脑膜炎可选青霉素、磺胺嘧啶、第三代头孢菌素及氟喹诺酮类等；骨髓炎可选用克林霉素、磷霉素、氟喹诺酮类等；前列腺炎可选择氟喹诺酮类、大环内酯类等。

3. 根据药物的排泄特点选药　排泄器官感染可选用经此排泄途径排泄的药物。如胆道感染可选用胆汁药物浓度高的药物，如大环内酯类、头孢曲松、头孢哌酮、氟喹诺酮类等；泌尿道感染可选择主要以原型经肾排泄的药物，如头孢菌素类、氨基糖苷类、氟喹诺酮类等，尿药浓度比血药浓度高数十倍以上。

（二）根据抗菌药物药动学／药效学原理选择抗菌药物

抗菌药物的作用靶点是致病菌，而不是机体组织细胞，因此药物、人体、致病菌是决定抗菌药物给药方案的三要素。药动学（pharmacokinetics，PK）研究抗菌药物在体内吸收、分布、代谢和排泄过程，反映抗菌药物浓度和时间关系。药效学（pharmacodynamics，PD）研究抗菌药物对机体的作用及作用机制，反映药效和药物浓度之间的关系。过去对 PK 与 PD 分别看待，而 PK/PD 的结合研究旨在研究某一药物剂量相应的时间 - 效应过程。

知识链接

抗菌药物的重要药效学参数

1. 最低抑菌浓度（minimal inhibitory concentration，MIC）　体外培养细菌 18~24 小时后能抑制培养基内病原菌生长的最低药物浓度。

2. 抗菌后效应（postantibiotic effect，PAE）　细菌与抗菌药物短暂接触，当药物清除后，细菌生长仍然受到持续抑制的效应。

3. 首次接触效应（first exposure effect，FEE）　某些药物在初次接触细菌时发挥强大的抗菌作用，但当再次接触或连续接触时，并不明显增加这种抗菌活性，须间隔一定时间才能再次起效。

1. PK/PD 相关参数　PK/PD 反映在相应药动学条件下，抗菌药物抑制或杀灭细菌的生物学效应及临床疗效，及抗菌药物血药浓度变化与杀菌效应及副作用的关系，可以更准确地反映抗菌药物在体内抗菌作用的时间过程。常用的 PK/PD 主要参数有：

（1）T>MIC（time above MIC）：指给药后血药浓度大于 MIC 的持续时间。将该抗菌药物对某特定细菌的 MIC 值叠加到血药浓度 - 时间曲线图上，高于 MIC 所对应的时间，通常以占一个给药区间的百分比表达。

（2）AUC/MIC（AUIC）：即血清抑菌浓度 - 时间曲线下面积，指血药浓度 - 时间曲线图中，MIC 以上的 AUC 部分，一般以 0~24 小时 AUC 与 MIC 的比值表示。

（3）C_{max}/MIC：即抗菌药物血药峰浓度（C_{max}）和 MIC 的比值。

2. 根据 PK/PD 参数分类抗菌药物　依据不同抗菌药物与血药浓度或作用时间的相关性，大致可将抗菌药物分为三类：

（1）时间依赖性抗菌药物：本类药物杀菌作用主要取决于血药浓度高于 MIC 的时间，与血药峰浓度关系不密切，无明显 PAE。主要评价参数为 T>MIC，只要血药浓度高于 MIC 的时间超过一定的临界值，就可获得可靠的疗效。通常认为，T>MIC 至少应为给药间隔时间的 50%~60% 以上，最好大于 80%，可达到临床细菌学治愈。故临床上可通过增加给药次数、延长静脉滴注时间或持续给药来提高疗效。代表药物有青霉素类、头孢菌素类、大环内酯类、林可霉素类等。

（2）时间依赖性且 PAE 长的抗菌药物：本来药物作用呈时间依赖性，但 PAE 较长。主要评价参数为 AUC/MIC，由于 PAE 长，并不需要血药浓度长时间维持在 MIC 之上，可适当延长给药间隔。临床上也可通过增加给药剂量来提高疗效。代表药物有阿奇霉素、四环素类、糖肽类和唑类抗真菌药等。

（3）浓度依赖性抗菌药物：本类抗菌药物杀菌作用取决于血药峰浓度（C_{max}），而与作用时间关系不密切，即血药峰浓度越高，抗菌作用越强，杀伤速度也越快，通常具有较长的 PAE 和 FEE。通常的评价指标为 C_{max}/MIC 和 AUC/MIC。一般认为，C_{max}/MIC 为 8~10 倍时，临床有效率可达 90%；AUC/MIC 为 125~250 时，不但起效快，而且能够有效杀灭细菌和抑制耐药菌株的产生。故临床上可以通过大剂量每日给药一次，并使血药 C_{max}/MIC 为 8~12 来发挥最大抗菌活性，但不能超过最低毒性剂量,对于治疗窗较窄的抗菌药物如氨基糖苷类尤应注意。代表药物有氨基糖苷类、喹诺酮类、两性霉素 B、甲硝唑等。

3. PK/PD 参数指导给药方案优化　临床上抗菌药物给药方案优化设计的目标为清除细菌并使症状痊愈,尽量降低耐药菌的出现率,同时减轻对人体的不良反应。

（1）β- 内酰胺类:青霉素类、头孢菌素类、碳青霉烯类、氨曲南等,为时间依赖性抗菌药物且 PAE 较短。评价抗菌药物疗效的主要指标是 T>MIC,当药物浓度达到较高水平后,再增加浓度并不能增加其杀菌作用,24 小时内有 50%~60% 的时间体内药物浓度超过 MIC,可达满意疗效,延长给药间隔,将无法保证 T>MIC 达到 50%~60%。碳青霉烯类抗菌药物中的亚胺培南、美罗培南等对静止期和繁殖期细菌均有强大的杀菌活性,又显示出较长的 PAE,因此临床使用该类药物时,可适当延长药物的给药间隔,采取每日给药 1~2 次的给药方案。

（2）氨基糖苷类:氨基糖苷类属于浓度依赖性抗菌药物,抗菌谱广,抗菌活性强,具有明显的 FEE 和较长的 PAE,评价的主要 PK/PD 参数是 C_{max}/MIC。在 C_{max}/MIC 之比为 8~10 倍时,临床有效率可达 90%,C_{max}/MIC 之比为 10~12 倍以上时,可获得更为满意的疗效。在日剂量相同的情况下,单次给药可获得较多次给药更大的 C_{max},使 C_{max}/MIC 比值增大,因此氨基糖苷类不论半衰期长短,每日给药一次疗效优于分次给药。另外,氨基糖苷类药物对致病菌的 PAE 也具有浓度依赖性。日剂量单次给药既提供了相对较高的药物浓度产生明显的 FEE,又减少了细菌与药物的接触时间,降低细菌产生钝化酶而耐药的可能性,同时也能降低耳毒性、肾毒性的发生率。耳蜗毛细胞和肾小管上皮细胞摄取氨基糖苷类的过程为饱和过程,若在低浓度时细胞摄取氨基糖苷类已达饱和,则增加药物浓度时摄取不会再增加。一日多次给药或持续静脉滴注时,尽管血浆药物峰浓度相对较低,但是维持时间长,因此有较高比例的药物被肾皮质所摄取,反而易造成蓄积中毒。

（3）氟喹诺酮类:氟喹诺酮类属于浓度依赖性药物,其评价主要参数是 C_{max}/MIC 和 AUC/MIC,其中 AUC/MIC 与细菌学疗效最为相关。研究表明对革兰氏阴性菌、肺炎链球菌的 AUC/MIC 比值应达到 25~300,C_{max}/MIC 达 8~10 倍可发挥良好的细菌学疗效;轻、中度感染时 AUC/MIC 比值应达到 100~300,严重感染时可超过 300。给药间隔可参考半衰期、PAE、C_{max}/MIC 和 AUC/MIC,多数为日剂量 1~2 次给药。

（4）大环内酯类:大环内酯类属于时间依赖性抗菌药物,但由于个体药物在体内药动学及药效学差异较大,难以用某一参数描述。本类药物在组织和细胞中浓度通常高于同期血药浓度,在 PK/PD 研究中须加以考虑。如阿奇霉素可蓄积于巨噬细胞并具有从细胞缓慢外排的特点,在白细胞浓度较高的感染部位可发挥药物释放作用,故作用持久,且半衰期长,可采取连续 3~5 日给药,停药 3~5 日为一疗程的特殊给药方式。克拉霉素和罗红霉素血药浓度较高时,T>MIC 与临床药效学评价有关,一般 T>MIC 的期望值应为给药间隔的 50%;当血药浓度较低时还需要考虑 AUC/MIC 比值。

（5）糖肽类:万古霉素属于时间依赖性抗菌药物,对金黄色葡萄球菌的杀菌作用在最初 4 小时内最为明显。PK/PD 参数为 AUC/MIC,因此给药剂量决定疗效。对于 MIC<1mg/L 的较敏感葡萄球菌,每日 2g 剂量能够保证大多数患者血药浓度在给药间隔内达到 4~5 倍 MIC。对于耐甲氧西林金黄色葡萄球菌（MRSA）感染或治疗骨、关节感染时,则需要更大的药物剂量才能达到最佳疗效,但

万古霉素治疗安全范围窄、肾毒性大,用药期间宜进行血药浓度监测保证其安全。

（6）抗真菌药物:多烯类、氟胞嘧啶和唑类是最为有效的抗真菌药物。两性霉素 B 属于浓度依赖性抗菌药物且 PAE 较长;氟胞嘧啶属于时间依赖性药物;咪唑类属于时间依赖性且 PAE 较长的药物。氟康唑治疗真菌感染时,应使 AUC/MIC>20,当其作用于真菌的 MIC<8mg/L 时,只需 200mg 就可达到该比值,而当其作用于真菌的 MIC 在 16~32mg/L 时,则需日剂量 400mg 和 800mg 才能达到该比值。氟胞嘧啶的评价指标为 T>MIC,宜日剂量分 2~3 次给药。

PAE 是 PK/PD 参数研究的重要相关因素,在设计给药方案时应充分考虑。对于有 PAE 的抗菌药物来说,给药间隔可为药物浓度超过 MIC 的时间加上 PAE 的持续时间,这样可以使药物在保持药物作用的前提下延长给药间隔,既保证疗效节约药物,又可减轻药物的不良反应。另外,对于严重感染、混合感染或为防止耐药而采用的联合抗菌药物方案可延长 PAE,原则上可相应减少单个药物的剂量,适当延长给药间隔。

五、综合患者病情、病原菌种类及抗菌药物特点制订治疗方案

根据病原菌、感染部位、感染严重程度及患者的生理、病理情况及抗菌药物药效学药动学特征制订抗菌药物治疗方案。

1. 品种选择 根据病原菌种类及药物敏感试验结果尽可能选择针对性强、窄谱、安全、价格适当的抗菌药物。进行经验治疗可根据可能的病原菌及当地耐药情况选用抗菌药物。

2. 给药剂量 一般按各种药物的治疗剂量范围给药。治疗重症感染（如感染性心内膜炎）和抗菌药物不易达到的部位的感染（如中枢神经系统、骨、关节感染）,抗菌药物的剂量宜较大（治疗剂量范围上限）;治疗药物浓集组织的感染（如单纯性下尿路感染）,则宜应用较小剂量（治疗范围下限）。

3. 给药次数 为保证药物在体内发挥最大药效,杀灭感染灶病原菌,应根据 PK/PD 参数给药。青霉素类、头孢菌素类和其他 β- 内酰胺类抗菌药物、红霉素、克林霉素等时间依赖性抗菌药物,应采用一日多次给药。氨基糖苷类和氟喹诺酮类等浓度依赖性抗菌药物可一日给药一次。

4. 给药途径

（1）口服:全身应用中以口服最为简单,诊治门诊患者尤为方便,大多数抗菌药物均可口服且具有较高的生物利用度。口服后约吸收给药量的 80%~90% 以上。血药峰浓度一般于 1~3 小时内即可到达,组织脏器中的浓度也可望于数小时内升达有效水平,因此轻、中度感染均可采用口服法给药。氨基糖苷类、多烯类、多黏菌素类、万古霉素等口服后极少吸收,故不能用口服法治疗全身性感染,但可用于敏感致病菌所致的肠道感染,或作为肠道手术前预防用药以杀灭肠道中的敏感菌群。

（2）肌内注射:处理中等程度感染除口服抗菌药物外,尚可采用肌内注射给药,肌内注射后血药峰浓度一般于 0.5~1 小时到达。重症感染静脉注射用药,病情改善后也可改为肌内注射。局部刺激性过强的药物不宜肌内注射给药,宜缓慢滴入静脉内。肌内注射给药时难以使用较大剂量,其吸收也受药动学等众多因素影响,因此只适用于不能口服给药的轻、中度感染患者。

（3）静脉注射和静脉滴注:对于伴毒血症或休克的严重感染如败血症、脓毒性胆管炎、化脓性

脑膜炎等患者,口服或肌内注射给药由于吸收差和血药浓度低,故均不适合。应将抗菌药物溶于适量注射用水或其他溶液中,分 1~4 次静脉注射和静脉滴注于静脉内,同时密切观察静脉炎发生的可能,并给予相应的措施,如热敷等。

（4）局部用药:抗菌药物的局部应用应当尽量避免,只限于少数情况。①全身给药后在感染部位难以达到有效治疗浓度时加用局部给药作为辅助治疗;②眼部及耳部感染;③某些皮肤表层及口腔、阴道等黏膜表面感染可采用抗菌药物局部应用或外用,但应避免将主要供全身使用的品种作为局部用药。局部用药宜选用刺激性小、不易吸收、不易导致耐药性和过敏反应的抗菌药物。

（5）气溶吸入:主要适用于呼吸道炎症或肺部感染、经痰液引流及全身用药而效果不显著者。常用的气溶吸入药物有氨基糖苷类、两性霉素 B 等,浓度以偏低为宜。庆大霉素的浓度为 0.05% ~ 0.1%,两性霉素 B 为 0.01% ~0.02%,每日以超声雾化吸入 2~3 次,每次 5~10ml。

▶ 课堂活动

讨论抗菌药物口服给药与注射给药的利弊,并讨论在什么情况下宜采用注射给药?

ER-8-1

课堂活动
解析

5. 疗程　抗菌药物的疗程因不同感染而异,一般宜用至体温降至正常、症状消退后 72~96 小时,但败血症、骨髓炎、感染性心内膜炎、化脓性脑膜炎、伤寒、布鲁氏菌病、溶血性链球菌咽峡炎、结核病等疾病需要较长的疗程才能彻底治愈,并减少或防止复发。

6. 抗菌药物的联合应用　抗菌药物联合应用的目的是协同抗菌,减少不良反应,延缓细菌耐药性的产生,因此必须掌握联合应用的指征:

（1）病原体不明的严重感染。

（2）单一药物不能有效控制的混合感染、严重感染和 / 或耐药菌株感染。

（3）长期单一使用一种药物,细菌易产生耐药性,如治疗结核病常用异烟肼 + 利福平。

（4）毒性较大的抗菌药物,联合用药可减少单一抗菌药物剂量,从而减少不良反应的发生率和危害程度。

一般宜限两种非同类抗菌药联合,三种或三种以上药物联合应用仅限于极少数情况,如结核病的治疗。此外,必须注意联合用药后药物的不良反应也可能增多或者加重。

知识链接

抗菌药物的分级管理

1. 非限制使用级　经长期临床应用证明安全、有效、对病原菌耐药性影响较小,价格相对较低的抗菌药物。

2. 限制使用级　经长期临床应用证明安全、有效、对病原菌耐药性影响较大,或者价格相对较高的抗菌药物。

3. 特殊使用级　具有明显或严重不良反应,不宜随意使用;抗菌作用强、抗菌谱广,经常或过度使用会使病原菌过快产生耐药性的;疗效、安全性方面的临床资料较少,不优于现有药物的;新上市的,在适应证、疗效或安全性方面尚须进一步考证的,价格昂贵的抗菌药物。

点滴积累 ∨

　　抗菌药物的治疗性应用原则：①诊断为细菌性感染为应用抗菌药物的指征；②尽早查明感染病原，根据药敏结果选用抗菌药物；③抗菌药物的经验治疗；④根据药物的抗菌作用及其体内过程特点选择药物；⑤综合患者病情、病原菌种类及抗菌药物特点制订治疗方案。

第二节　抗菌药物预防性应用的基本原则

　　抗菌药物的预防性用药有可能带来医疗费用增加以及耐药菌株产生，甚至诱发二重感染的严重后果，因此预防性使用抗菌药物必须严格掌握用药指征，选用抗菌谱能覆盖可能感染菌的抗菌药物，同时严格掌握使用时间。

一、非手术患者抗菌药物的预防性应用

（一）预防用药目的

预防特定致病菌所致的或特定人群可能发生的感染。

（二）预防用药原则

1. 用于尚无细菌感染征象但暴露于致病菌感染的高危人群。

2. 预防用药适应证和抗菌药物选择应给予循证医学证据。

3. 应针对一种或两种最可能的细菌感染进行预防用药，不宜盲目选用广谱抗菌药或多药联合预防多种细菌多部位感染。

4. 应限于针对某一段特定时间内可能发生的感染，而非任何时间可能发生的感染。

5. 应积极纠正导致感染风险增加的原发疾病或基础状况。可以治愈或纠正者，预防用药的意义较大；原发疾病不能治愈或纠正者，预防用药效果有限，应权衡利弊决定是否预防用药。

二、围手术期抗菌药物的预防性应用

（一）预防用药目的

　　主要是预防手术部位感染，包括浅表切口感染、深部切口感染和手术所涉及的器官/腔隙感染，但不包括与手术无直接关系的、术后可能发生的其他部位感染。

（二）预防用药原则

　　应根据手术切口类别、手术创伤程度、可能的污染细菌种类、手术持续时间、感染发生机会和后果严重程度、抗菌药物预防效果的循证医学证据、对细菌耐药性的影响和经济学评估等因素，综合考虑决定是否预防使用抗菌药物。但抗菌药物的预防性应用并不能代替严格的消毒、灭菌技术和精细的无菌操作，也不能代替术中保温和血糖控制等其他预防措施。

　　1. **清洁手术（Ⅰ类切口）**　手术脏器为人体无菌部位，局部无炎症、无损伤，也不涉及呼吸道、消化道、泌尿生殖道等人体与外界相通的器官。

2. 清洁 - 污染手术（Ⅱ类切口）　手术部位存在大量人体寄殖菌群,手术时可能污染手术部位引起感染,故此类手术通常需预防应用抗菌药物。

3. 污染手术（Ⅲ类切口）　易造成手术部位严重污染的手术。此类手术需预防应用抗菌药物。

4. 污秽 - 感染手术（Ⅳ类切口）　在手术开始前即已开始治疗性应用抗菌药物,术中、术后继续应用,不属于预防应用范畴（表 8-1）。

表 8-1　手术切口类别

切口类别	定义
Ⅰ类切口 （清洁手术）	手术不涉及炎症区,不涉及呼吸道、消化道、泌尿生殖道等人体与外界相通的器官
Ⅱ类切口 （清洁 - 污染手术）	上、下呼吸道,上、下消化道,泌尿生殖道手术,或经以上器官的手术,如经咽喉部手术、胆道手术、子宫全切术、经直肠前列腺手术,以及开放性骨折或创伤手术等
Ⅲ类切口 （污染手术）	造成手术部位严重污染的手术,包括:手术涉及急性炎症但未化脓区域;胃肠道内容物有明显溢出污染;新鲜开放性创伤但未经及时扩创;无菌技术有明显缺陷如开胸、心脏按压者
Ⅳ类切口 （污秽 - 感染手术）	有失活组织的陈旧创伤手术;已有临床感染或脏器穿孔的手术

知识链接

Ⅰ类切口手术的预防用药问题

Ⅰ类切口手术通常不需预防用抗菌药物, 仅在下列情况时可考虑预防用药: ①手术范围大、时间长、污染机会增加; ②手术涉及重要脏器, 一旦发生感染将造成严重后果者, 如头颅手术、心脏手术、眼内手术等; ③异物植入手术, 如人工心瓣膜植入、永久性心脏起搏器放置、人工关节置换等; ④高龄或免疫缺陷者等高危人群。

（三）抗菌药物品种选择

1. 根据手术切口类别、可能的污染菌种类及其对抗菌药物敏感性、药物能否在手术部位达到有效浓度等综合考虑。

2. 选用对可能的污染菌针对性强、有充分的预防有效的循证医学证据、安全、使用方便及价格适当的品种。

3. 应尽量选择单一抗菌药物预防用药,避免不必要的联合使用。预防用药应针对手术路径中可能存在的污染菌。如心血管、头颈、胸腹壁、四肢软组织手术和骨科手术等经皮肤的手术,通常选择针对金黄色葡萄球菌的抗菌药物;结肠、直肠和盆腔手术,应选用针对肠道革兰氏阴性菌和脆弱拟杆菌等厌氧菌的抗菌药物。

4. 头孢菌素过敏者,针对革兰氏阳性菌可用万古霉素、去甲万古霉素、克林霉素,针对革兰氏阴性杆菌可用氨曲南、磷霉素或氨基糖苷类。

5. 对某些手术部位感染会引起严重后果者,如心脏人工瓣膜置换术、人工关节置换术等,若术前发现有 MRSA 定植的可能或者该机构 MRSA 发生率高,可选用万古霉素、去甲万古霉素预防感染,但应严格控制用药持续时间。

6. 不应随意选用广谱抗菌药物作为围手术期预防用药。鉴于国内大肠埃希菌对氟喹诺酮类药物耐药率高,应严格控制氟喹诺酮类药物作为外科围手术期预防用药。

(四)给药方案

1. **给药方法**　给药途径大部分为静脉输注,仅有少数为口服给药。静脉输注应在皮肤、黏膜切开前 0.5~1 小时内或麻醉开始时给药,在输注完毕后开始手术,保证手术部位暴露时局部组织中抗菌药物已达到足以杀灭手术过程中沾染细菌的药物浓度。万古霉素或氟喹诺酮类等由于需输注较长时间,应在手术前 1~2 小时开始给药。

2. **预防用药维持时间**　抗菌药物的有效覆盖时间应包括整个手术过程。手术时间较短(<2 小时)的清洁手术术前给药一次即可。如手术时间超过 3 小时或超过所用药物半衰期的 2 倍以上,或成人出血量超过 1 500ml,术中应追加一次。清洁手术的预防用药时间不超过 24 小时,心脏手术可视情况延长至 48 小时。清洁 - 污染手术和污染手术的预防用药时间亦为 24 小时,污染手术必要时延长至 48 小时。过度延长用药时间并不能进一步提高预防效果,且预防用药时间超过 48 小时,耐药菌感染机会增加。

点滴积累　∨

抗菌药物的预防性应用的基本原则:①非手术患者的预防性应用;②围手术期患者的预防性应用。

第三节　细菌耐药性与防细菌耐药突变策略

一、细菌耐药性

细菌耐药性是指细菌对抗菌药物不敏感的现象,是细菌自身生存过程中的一种特殊表现形式。

目前,细菌耐药性已成为感染性疾病治疗的严重问题,是抗菌药物广泛应用,特别是无指征滥用的后果。滥用抗菌药物通过治疗选择机制加速微生物耐药基因的形成,耐药基因通过结合、转导和转化等传播方式,使得耐药微生物越来越多,耐药速度越来越快,耐药程度越来越重,甚至出现多重耐药现象。耐药造成的后果越来越棘手,耐药造成的负担越来越不堪承受。例如青霉素自从 1943 年问世到 1976 年分离出第一株耐药菌株,经历了 30 多年;1971 年美国批准用于治疗淋病的大观霉素到了 1985 年即发现耐药菌株,经历时间 15 年;现在有的药物只要几年时间就产生耐药,美国在 2000 年 4 月批准问市的"超级抗菌药"利奈唑胺(linezolid),在同年的 5~12 月已有 5 例耐药报告。

总的来说,在人类和细菌近一个世纪的竞争中,抗菌药仅保持了微弱的领先地位。越来越多的证据表明,目前细菌产生耐药速度已超过了新药开发的速度。一般新的抗菌药物从研发到上市的时间周期平均在 10 年左右,而发现对此耐药的细菌仅需 2 年左右时间。部分悲观的学者甚至认为,21 世纪人类将重新回到没有抗微生物药物的时代,大量的传染性疾病将重新危害人类的生命。

案例分析

案例

据央视 2006 年 4 月 10 日《每周质量报告》报道,北京一家知名医院曾经救治过一位年轻的患者,医生竭尽全力为这位患者试用了多种类型的抗生素,都遏制不了病情的发展,患者最终死亡了。对尸体的检查结果出人意料:发现他的体内存在着大量的耐药菌的感染,而且目前使用的这些抗生素对这些耐药菌是无效的。

分析

死者体内的致人死亡的耐药菌是何方神圣呢? 原来,这种能耐多种抗生素的多重耐药肠球菌竟然是死者自己买抗生素在自己体内"培养"的:死者生前每日在单位食堂吃饭,他特别顾虑单位食堂不干净,可能会有一些细菌在里面。所以,他每次吃完饭以后都要吃两粒抗生素。天天吃,日积月累,最后就出了问题。一年以后的一天,他突然发热、咳嗽、咳痰,然后就不治而亡了。

知识链接

多重耐药性与交叉耐药性

1. 多重耐药性(MDR) 指病原体同时对多种抗微生物药物发生的耐药性。

2. 交叉耐药性 指病原体间的耐药性互相传递,使得多种病原体同时对某种抗菌药或某种病原体对某类抗菌药敏感性降低。交叉耐药性多见于结构相似的抗菌药物之间,如目前大肠埃希菌对喹诺酮类的交叉耐药率已超过 60%。

二、防耐药突变浓度理论与防细菌耐药突变策略

(一)防耐药突变浓度理论的相关概念

1. 防耐药突变浓度 防耐药突变浓度(mutant prevention concentration,MPC)指抑制细菌耐药突变菌株被选择性富集扩增所需的最低抗菌药物浓度,是评价抗菌药物抗菌效能,反映药物抑制耐药突变菌株生长能力大小的新指标。

2. 突变选择窗 以 MPC 为上限、MIC 为下限的浓度范围被称为突变选择窗(mutant selection window,MSW)。由于 MIC_{99} 能更准确地测定,因而更适合作为突变选择窗的下限。

3. 选择指数 选择指数(selection index,SI)是 MPC 与 MIC 之比,用于比较抗菌药物诱导耐药

突变菌株产生的能力。SI 越大表明抗菌药物诱导产生耐药突变株的能力越强。

4. 选择性压力 选择性压力（selective pressure）是抗菌药物浓度 - 时间曲线上,低于 MIC 的曲线下面积。选择压力越大越易诱导产生耐药菌株。

（二）防耐药突变浓度与突变选择窗的临床意义

当血清最大药物浓度 C_{max}<MPC 时,该药单药治疗将选择出耐药突变菌,因此,单药治疗仅适合于 C_{max}>MPC 的药物。MSW 表示可产生耐药菌株的药物浓度范围,MSW 越宽越可能筛选出耐药菌株,MSW 越窄,产生耐药菌株的可能性就越小。当药物浓度低于 MIC,虽不能杀灭致病菌但也无选择压力,因此无耐药突变菌株产生。如药物浓度在 MIC 与 MPC 之间,可将敏感菌杀灭,而造成耐药菌株富集扩增,选择出一步耐药突变菌株,即使临床治疗成功,也将可能出现耐药突变。药物浓度高于 MPC,既可杀灭敏感菌也可杀灭一步耐药菌,不仅可以临床治疗成功,而且不会出现耐药突变。

（三）基于防耐药突变浓度与突变选择窗的治疗策略

1. 药物选择 应选择浓度既高于 MIC,又高于 MPC 的药物,才既能杀灭细菌,又能防止细菌耐药。凡是 MPC 低、MSW 窄的药物是最理想的抗菌药物,或者药物浓度在 MSW 上的时间越长越好。

2. 关闭或尽量缩小 MSW

（1）缩短血浆药物浓度在 MSW 内的时间:首剂宜使用大剂量抗菌药物使其浓度快速达到峰浓度迅速通过 MSW,延长其血药浓度在 MPC 上的时间。吸收和消除速度均快的抗菌药物,其血药浓度能快速达到较高浓度,越过 MSW,在治疗结束后抗菌药的浓度迅速降低穿过 MSW,药物在 MSW 内时间（T_{MSW}）会较短,降低筛选出耐药菌株的可能。吸收和消除速度较慢的药物则宜选用静脉给药的方式达到血药浓度的快速提高。

（2）联合用药关闭 MSW:联合用药一直是临床上治疗严重感染的方法,当两种不同作用机制的抗菌药物联合应用,并同时处于各自的 MIC 之上时,细菌需要同时发生两种耐药突变才能生长。因此不同作用机制的药物联合应用提供了一种缩小 MSW 的途径,即使这些药物各自都有较高的 MPC,也同样能延缓耐药发生。联合用药的关键是选择药动学（PK）相似的药物,使其在体内过程相似,同步分布于感染部位,此时细菌必须同时发生两步变异（突变频率要达到 10^{14}）才能产生耐药,故可缩小 MSW,从而减少耐药突变株的选择性富集扩增,减少耐药的形成和发展。

今后临床上抗感染的目标将是治愈疾病的同时又能抑制耐药产生,为达到这一目标,要求临床医生优化抗菌药物给药方案,结合抗菌药物的 PK/PD 特点和 MSW 理论的治疗策略将有助于延缓细菌耐药的发生。

点滴积累 ∨

1. MPC 理论的相关概念。

2. MPC 与 MSW 的临床意义。

3. 基于 MPC 与 MSW 的治疗策略包括药物选择、关闭或尽量缩小 MSW。

执业考点 ∨

1. 抗菌药物的治疗性应用的基本原则。

2. 抗菌药物的预防性应用的基本原则。

3. 细菌耐药性及防细菌耐药性突变的策略。

目标检测

一、选择题

（一）单项选择题

1. 按照抗菌药物 PK/PD 理论,下列哪类药物为浓度依赖性（　　）

　　A. 青霉素类　　　　　　　B. 头孢菌素类　　　　　　C. 糖肽类

　　D. 碳青霉烯类　　　　　　E. 氟喹诺酮类

2. 根据药物的排泄途径选药,胆道感染适宜于选用（　　）

　　A. 头孢菌素类　　　　　　B. 青霉素类　　　　　　　C. 大环内酯类

　　D. 氨基糖苷类　　　　　　E. 碳青霉烯类

3. 围手术期抗菌药物预防性应用目的不包括（　　）

　　A. 预防手术部位浅表切口感染　　　　B. 预防手术部位深部切口感染

　　C. 预防手术部位所涉及的器官 / 腔隙感染　　　D. 预防手术部位感染

　　E. 预防术后可能发生的其他部位感染

4. 经临床长期应用证明安全、有效,价格相对低的抗菌药物在抗菌药物的分级管理中属于（　　）

　　A. 非限制使用　　　　　　B. 限制使用　　　　　　　C. 特殊使用

　　D. 随意使用　　　　　　　E. 经验使用

5. 新版抗菌药物指导原则分为（　　）类

　　A. 2　　　　　　　　　　B. 3　　　　　　　　　　　C. 4

　　D. 5　　　　　　　　　　E. 6

6. 关于防止细菌耐药,下列措施不当的是（　　）

　　A. 首剂宜使用大剂量抗菌药物使其浓度快速达到峰浓度迅速通过 MSW

　　B. 吸收和消除速度均快的抗菌药物,在治疗结束后药物浓度迅速降低穿过 MSW

　　C. 应选择浓度既高于 MIC,又高于 MPC 的药物

　　D. 延长用药时间

　　E. 两种不同作用机制的抗菌药物联合应用,并同时处于各自的 MIC 之上

（二）多项选择题

1. 下列哪些情况抗菌药物可先予以注射给药（　　）

　　A. 不能口服或不能耐受口服给药的患者

　　B. 患者存在明显可能影响口服药物吸收的情况

C. 所选药物有适合抗菌谱,但无口服剂型

D. 需在感染组织或体液中迅速达到高药物浓度以达杀菌作用者

E. 体温过高者

2. 以下哪些情况原则上不应预防使用抗菌药物（　　　）

A. 普通感冒　　　　　　　　　　　B. 留置导尿管的患者

C. 手术部位存在大量人体寄殖菌群者　　D. 建立人工气道患者

E. 心力衰竭

二、问答题

1. 简述抗菌药物的治疗性应用的基本原则。

2. 简述抗菌药物的预防性应用的基本原则。

3. 简述基于 MPC 与 MSW 的治疗策略。

三、实例分析

1. 患者,女,63 岁,因尿频、尿急、尿痛一周到当地卫生室就诊。乡村医生按尿路感染给予克林霉素 0.4~0.6g,一日 4 次口服。连续服药 4 周后,原有症状未见好转,又出现恶心、呕吐、腹痛、腹泻等症状;继续给予解痉、止泻等药物对症处理,但上述症状未见缓解。患者自行转至上级医院诊治:诊断同前,但停用上述药物,改用环丙沙星 0.5g,每日 2 次口服,2 日病情明显改善,服药一周后全部症状消失。请讨论该患者的两种药物治疗方案的合理性,并说明理由。

2. 患者,女,36 岁,临床诊断:双侧乳腺纤维瘤,行双乳肿块切除术。用药:头孢呋辛 1.5g、头孢硫脒 2.0g、0.9% 氯化钠 150ml iv.gtt,术前用药 1 次,术后用药 5 日。请分析用药的合理性,并说明理由。

ER-08 复习题

（宋 芸）

各　论

第九章

临床常见症状的药物治疗

　　疾病的临床症状多样,表现形式不一。某些是只有主观才能感觉到的,如疼痛、眩晕等;某些是既有主观感觉,又能凭借客观检查发现,如发热、黄疸、心悸、呼吸困难等;某些是主观无异常感觉,通过客观检查才能发现,如黏膜出血、肝脾肿大等。许多症状不仅是机体的一种自我保护性反应,如发热、疼痛、咳嗽、呕吐和腹泻等,而且有助于临床对疾病的正确诊断。临床上拟采取对症治疗时,要格外慎重;而且在进行对症治疗的同时,应积极治疗病因。

第一节　发热

导学情景 ∨ ....

　　情景描述:

　　　　患者,男,15岁,周末与同学一起在海边玩耍时淋雨吹风,当晚先出现咽干、烧灼感,四肢乏力,半夜出现发热,体温39℃,喉咙痛,精神不济,并伴有寒战。初步诊断为"上呼吸道感染"。给予复方氨酚烷胺片口服,2日后症状渐好转。

　　学前导语:

　　　　发热是指体温升高超出正常范围的一种临床常见症状。本节将带领同学们了解发热的病因、发病机制,熟悉发热的临床表现和常用治疗药物种类,掌握发热的药物治疗原则和药物治疗方法。

　　正常人体温一般为36~37℃左右,且受机体内外因素影响稍有波动,但一般波动范围不超过1℃。正常人的体温受下丘脑调控,并通过神经、体液因素使产热和散热过程呈动态平衡,保持体温相对恒定。当机体在致热原作用下或各种原因引起体温调节中枢功能障碍时,体温升高超出正常范围,称为发热(fever)。发热根据病因分为感染性发热(infective fever)和非感染性发热(noninfective fever)两种类型。

感染类型及病因

　　发热是细菌或病毒等感染时,病原体及其毒素或其他致热原(抗原抗体反应、炎症、组织损伤和坏死肿瘤组织等)刺激中性粒细胞或其他细胞,使之产生并释放内热原,使下丘脑前列腺素E(PGE)合成与释放增多,将体温调定点提高至37℃以上,这时产热增加,散热减少,因此体温升高,产生发热。

　　发热的主要表现是体温升高、脉搏加快,突发热常为半日至1日,持续热常为3~6日。发热时多伴有头痛、咽喉痛、畏寒、乏力、鼻塞、流涕或咳嗽等症状。不同原因引起的发热其伴随症状不同。

发热的一般治疗主要是注意合理休息,适当补充营养物质、水分及维生素。对高热者用冰袋和湿毛巾冷敷,或用50%的乙醇擦拭四肢、胸背、头颈部以帮助退热。

ER-9-2

发热伴随症状

【药物治疗原则】

1. 在明确病因和进行病因治疗的前提下用药。遇发热患者时不能首先使用解热药,应尽快明确诊断,因为一次小剂量的解热药也会扰乱热型,延误诊断。解热药属对症治疗药,不能代替病因治疗,故用药前应明确病因,同时应积极治疗病因。

2. 严格掌握用药指征,只有在明确诊断和积极治疗病因的同时,或遇下列情况时才选用解热药物:①发热39℃以上,危及生命,特别是儿童高热惊厥;②热度虽不高,但伴有明显的头痛、肌肉痛、失眠、意识障碍,影响患者休息和疾病恢复时;③持续高热,影响心肺功能,或患者对高热不能耐受时;④某些未能控制的长期发热,如急性血吸虫病、丝虫病、伤寒、布鲁氏菌病、结核及癌症等;⑤采取物理降温(酒精擦浴、冰袋冷敷等)无效时。

3. 控制药物剂量(宜小剂量)和给药次数(收效即停药),并注意补充液体,谨防出汗过多致脱水,特别对年老体弱的患者更应注意。

4. 不宜同时应用两种以上的解热镇痛药,以免引起肝、肾、胃肠道的损伤。注意患者个体差异和药物过敏史,以避免各类药物的不良反应及禁忌证。使用解热药物时,不宜饮酒或饮用含有酒精的饮料。

【治疗药物的选用】

（一）治疗药物分类、作用及特点

发热常用治疗药物见表9-1。

表9-1　发热常用治疗药物

药物分类	作用机制	代表药物	主要特点
非甾体抗炎药	抑制环氧合酶(COX)活性,促进体温调定点复原,发挥解热作用	对乙酰氨基酚	解热作用缓和持久,抗炎作用极弱,无明显胃肠刺激
		阿司匹林	退热作用较强,较大剂量或长期应用时,胃肠道不良反应较明显
		布洛芬	退热速度快,效果显著,胃肠道反应发生率低于阿司匹林
		尼美舒利	较高地选择性抑制COX-2,退热作用强于布洛芬,副作用主要是对肝脏的损害
甾体抗炎药	抑制体温调节中枢对致热原的反应,稳定溶酶体膜,减少内源性致热原	糖皮质激素	有迅速良好的退热作用,可用于严重中毒性感染所致的发热
其他类	抑制下丘脑体温调节中枢	氯丙嗪	降温作用随外界温度而变化,既可降低发热者的体温,又可降低正常人体温,可与哌替啶、异丙嗪组成冬眠合剂

（二）治疗药物的选择

解热药属于对症治疗药物,一般来说,非感染性疾病或感染已被控制,患者如果热度不高(在38℃以下),通常不主张使用。患者只要注意合理休息,补充足够的营养物质、水分和维生素,就可能有效地促使体温恢复正常。只有当热度较高(39℃以上),或者发热时间过长,且采取其他适当措施未能退热时,在对因治疗的同时,及早合理使用解热药。

对乙酰氨基酚作为解热首选药,解热作用强,与阿司匹林相似;镇痛作用弱于阿司匹林,几乎无抗炎抗风湿作用。不良反应小,尤其适用于老年人和儿童。成人解热时每4小时一次,或一日4次,每日最大剂量不宜超过2g,疗程一般不超过3日;儿童每4~6小时一次,每日不超过5次,疗程不宜超过5日。

1. 儿童高热的治疗　对体温过高或高热持续不退的患儿,尤其是既往有高热惊厥史和高热伴极度烦躁的患儿,为避免引起脑细胞损伤和由于体温过高而可能造成不良影响,及时采取降温措施是很必要的。临床常用的降温措施主要有两种,一种是物理降温,另一种是药物降温。具体选用哪一种降温方法,应该根据患儿的年龄、体质和发热程度来决定。新生儿期发热不宜采用药物降温,因为新生儿体温调节功能尚未发育完善。一般感染所致的婴幼儿发热最好先采用适当的物理降温措施,可用50%乙醇擦浴、擦背部、胸部和四肢,或用冷水、冰块、冰袋置于大血管、前额处,但对麻疹等出疹性疾病的患儿不宜采用冷敷和酒精擦浴降温,以免刺激皮肤,影响皮疹透发。药物降温需注意剂量不要太大,以免使患儿出汗过多引起虚脱或电解质紊乱。儿科常用的解热药物种类很多,一般可选用对乙酰氨基酚,也可选择布洛芬等。对轻中度发热的患儿也可选用发汗解表、清热镇静解毒的中药或天然药物,可使患儿体温下降。

知识链接

小儿发热的治疗

发热是小儿常见症状,这是由于小儿中枢神经系统调节功能差,皮肤汗腺发育还不完善,以及易受病毒、细菌等微生物的感染等有关。小儿发热主要处理措施有:①物理降温,发热患儿宜衣着宽松,以便于散热;可在小儿腋窝、腹股沟等部位使用35%~45%的乙醇或温水进行擦浴;也可给小儿洗温水澡;②药物退热,当小儿体温低于38.5℃时,不宜使用退热药,当体温超过38.5℃时,可以服用退热药,目前常用的退热药有对乙酰氨基酚、布洛芬等;③一般治疗,应让患儿好好休息,鼓励多饮水,饮食宜清淡,进稀粥、豆浆等流质饮食,西瓜水、绿豆粥、生芦根粥等也利于退热。

---

2. 老年人发热的治疗　老年发热患者,当体温超过38℃时,应考虑药物降温,以防止出现其他并发症。降温药物有:①柴胡注射液4ml或复方氨林巴比妥注射液(安痛定)2ml肌内注射,临床多用于高热时的紧急退热;②吲哚美辛栓1/4~1/2枚,放入肛内;③阿司匹林0.3~0.6g,每日3次或发热时服用,哮喘患者及有出血倾向、活动性出血患者禁用;④对乙酰氨基酚0.25~0.5g,每日3次或发热时服用,肝肾功能受损者慎用。因药物是通过全身大量出汗而达到降温目的,所以应缓慢降温,不宜

太快过强,以免出汗过多引起虚脱和血压下降,尤以老年患者心功能较差时为甚。若出汗过多,轻者可自行喝淡盐水或糖水,重者应立即静脉输液,补充电解质(尤其是钾),以维持体液平衡。

3. 顽固性发热的治疗　严重感染、神经系统损伤、晚期癌症等都可引起顽固性发热,应根据引起发热的不同病因采取不同的对因治疗。细菌性感染引发的高热应通过实验室病原学检查,并进行药物敏感试验,选取最敏感的抗菌药进行治疗。一般通过合理的抗菌治疗,患者的热度会下降并恢复正常。若患者体温过高,在选用合适抗菌药的同时,可联合使用对乙酰氨基酚或阿司匹林,一旦体温低于 38℃时,可考虑停用退热药。使用一般治疗后,退热效果仍不好时,可采用冬眠疗法,即用氯丙嗪 25~50mg、哌替啶 100mg、异丙嗪 25~50mg 组成冬眠合剂,加入 5% 葡萄糖注射液或生理盐水中静脉滴注。也可短期使用糖皮质激素类药,但有感染时必须合用大剂量抗菌药,常用的有:①泼尼松龙片,每次 5~10mg,每日 3~4 次,或注射剂 10~20mg,加入葡萄糖溶液、生理盐水中静脉滴注;②氢化可的松片,每次 20mg,每日 2~3 次,或注射剂每日 100~200mg,静脉滴注;③地塞米松片,每次 0.75~1.5mg,每日 2~3 次,或注射剂每次 4~20mg,静脉滴注;④氢化可的松 100~200mg 稀释后静脉滴注。

▶▶ **课堂活动**

回顾你或家人曾经的发热经历,回想当时的处理方法是否合理,试用所学知识制订较合理的治疗方案。

【药物不良反应及防治】

1. 非甾体抗炎药　阿司匹林副作用常见,主要有胃肠道反应、凝血障碍、过敏反应、水杨酸反应和瑞夷综合征等;对乙酰氨基酚不良反应较少,但长期使用或过量中毒可导致肝肾损害;布洛芬不良反应少,偶见头晕、视物模糊等,如出现视力障碍应立即停药。

案例分析

案例

有胃溃疡病史的李先生一周前因淋雨感冒,体温 39℃,自行每日超量服用阿司匹林。今日,李先生突发胃出血,被送医院救治。

请分析李先生突发胃出血的原因是什么?采取什么措施可避免此现象的发生?

分析

阿司匹林有较好的退热作用,可以用于发热患者,但对胃黏膜有直接刺激作用,另外可抑制对胃黏膜有保护作用的 PG 生成,所以长期应用可导致胃溃疡、胃穿孔、胃出血。为避免此现象发生,可采取饭后服药、应用肠溶片、与抗酸药或胃黏膜保护药合用。胃溃疡患者应禁用。

---

2. 甾体抗炎药　糖皮质激素类药物长期使用可能导致患者出现免疫力下降、向心性肥胖、诱发或加重溃疡、诱发心脑血管疾病、诱发骨质疏松等。

3. 为避免药物对胃肠道的刺激,多数解热镇痛药(肠溶制剂除外)宜在餐后服,不宜空腹服用。

老年人、肝肾功能不全者、血小板减少症患者,以及有出血倾向、上消化道出血或穿孔病史者应慎用或禁用。

4. 解热镇痛药　用于退热时仅为对症治疗,并不能解除病因,而且由于用药后改变了患者体温,可能会掩盖病情,影响疾病的诊断,应当予以重视。

点滴积累 ∨
......
1. 发热的治疗药物主要包括非甾体抗炎药、甾体抗炎药和其他(如氯丙嗪)三类。
2. 不同年龄和类型的发热患者用药不同,临床常用的解热药是对乙酰氨基酚。
3. 发热患者在使用药物降温的同时,应合理配合物理降温。

执业考点 ∨
......
1. 发热的指标、病因、临床表现。
2. 发热治疗的非处方药和处方药。
3. 发热治疗药物的用药注意事项与患者教育。

第二节　疼痛

导学情景 ∨
......
情景描述:
　　患者,男,65 岁,烟酒史 40 年。肝癌晚期,脑转移,疼痛剧烈不能忍受,睡眠受到严重干扰。医生给予硫酸吗啡缓释片和布洛芬缓释胶囊对症处理,患者疼痛明显缓解。
学前导语:
　　疼痛是一种临床常见症状。本节将带领同学们了解疼痛的病因、发病机制,熟悉疼痛的临床表现和常用治疗药物种类,掌握疼痛的药物治疗原则和药物治疗方法。

疼痛(pain)是由实际的或潜在的组织损伤引起的一种不愉快的感觉和情感体验。它是一种复杂的生理心理活动,是临床上最常见的症状之一。疼痛可作为机体受到伤害的一种警示,可引起机体一系列防御性保护反应,也是疾病诊断的重要依据。

疼痛通常由导致组织损伤的各种伤害性刺激引起,包括物理性刺激、化学性刺激、生物性刺激等。此外,组织细胞炎症或损伤时释放到细胞外液中的钾离子、5- 羟色胺、乙酰胆碱、缓激肽、前列腺素和组胺等生物活性物质亦可引起疼痛或痛觉过敏。

关于疼痛的发生机制,早在 1965 年人们就提出了疼痛的闸门控制学说。现在认为,内源性阿片肽可激动感觉神经突触前、后膜上的阿片受体,使突触前膜递质释放减少,突触后膜超极化,最终减弱或阻滞痛觉信号的传递,产生镇痛作用。

知识链接

疼痛的类型

疼痛按性质可分为钝痛、酸痛、胀痛、闷痛、锐痛、刺痛、切割痛、灼痛和绞痛等。也可有钻顶样痛、爆裂样痛、跳动样痛、撕裂样痛、牵拉样痛和压榨样痛等。按疼痛来源可分为：①躯体疼痛，疼痛部位明确，如临床上手术后疼痛或躯体损伤后疼痛；②内脏疼痛，胸腹部脏器受肿瘤浸润、压迫或牵引引起的疼痛，定位不明确，表现为挤压痛、胀痛或牵拉痛等；③神经疼痛，肿瘤浸润或治疗引起的神经末梢或中枢神经系统受损所致，表现为烧灼样、钳夹样的阵发性疼痛，往往伴有感觉或运动功能丧失。

疼痛的表现是复杂的,这与疼痛发生部位、影响因素和体位等均有关系。一般来说,疼痛部位多为病变或损伤所在部位,如胸痛、腹痛、腰背痛或关节痛等。疼痛性质有胀痛、闷痛、刺痛、切割痛、灼痛和绞痛等;疼痛程度有轻微疼痛至剧烈疼痛;持续时间有阵发性(1~5分钟)疼痛,也有持续性(数小时或更长)疼痛;某些体位可使疼痛加剧或减轻,有可能成为诊断的线索;疼痛的伴发症状可有发热、寒战、恶心、呕吐甚至休克等。

疼痛的一般治疗除用传统局麻药封闭或阻断传入通路的细纤维活动外,推拿、按摩、热疗、电疗等物理疗法也可缓解疼痛。针灸和轻度电刺激神经等疗法,在慢性疼痛治疗上已被广泛应用。

【药物治疗原则】

应在明确病因和对因治疗的前提下使用镇痛药,本类药物属对症治疗药物,不能代替病因治疗,故用药前应明确病因,同时应积极治疗病因。原因不明的疼痛慎用镇痛药,以免掩盖症状,延误诊治。严禁滥用麻醉性镇痛药,只有在明确诊断,严格掌握指征的前提下,经授权医师开写处方才能使用。避免长期反复使用镇痛药,应尽量先使用非麻醉性镇痛药,麻醉性镇痛药易产生药物依赖性和成瘾性,连续使用数日即可发生,不可长期使用。使用中注意个体差异,呼吸功能不全或老年人、婴幼儿较敏感,应尽量避免使用。严格掌握剂量,防止过量中毒。

【治疗药物的选用】

（一）常用药物分类

镇痛药按作用机制可分为非甾体抗炎药、阿片类镇痛药、抗抑郁药、镇静催眠抗焦虑药、糖皮质激素和其他类。

1. **非甾体抗炎药**　作用部位在外周,主要是通过抑制环氧化酶（COX）,从而抑制局部前列腺素（PGs）的生成而发挥镇痛作用。主要有非选择性COX-2抑制药阿司匹林、对乙酰氨基酚、吲哚美辛等以及选择性COX-2抑制药如塞来昔布和尼美舒利等。本类药物仅有中等程度的镇痛作用,对慢性钝痛有效,对急性锐痛、严重创伤的剧痛、平滑肌绞痛无效,长期应用不产生欣快感和成瘾性。

2. **阿片类镇痛药**　作用部位在中枢,通过激动阿片受体,模拟内源性阿片肽对痛觉的调制功能而产生镇痛作用。分为强阿片类和弱阿片类药物,根据其内在活性又可以分为完全性激动剂(吗啡、氢吗啡酮、美沙酮、芬太尼、哌替啶和曲马多)、部分激动剂(丁丙诺啡、喷他佐辛和布托啡诺)或激动-拮抗药(纳布啡和纳诺啡)。本类药物镇痛作用强,对急性锐痛、严重创伤的剧痛、平滑肌绞痛等效果好,但反复应用,多数易成瘾,故又称成瘾性镇痛药或麻醉性镇痛药。

3. **抗抑郁药**　除了有抗抑郁效应外还有镇痛作用,可用于治疗各种慢性疼痛综合征。已经证明阿米替林、去甲替林和地昔帕明对带状疱疹后遗神经痛有效。

4. **镇静催眠抗焦虑药**　如地西泮、硝西泮、氯丙嗪、异丙嗪及氟哌利多等,常用于急性疼痛伴焦虑、肌痉挛或失眠患者,亦可用于慢性疼痛、癌性疼痛和神经性疼痛的治疗。疼痛患者大多伴有抑郁、焦虑、失眠等症状,适时增加抗抑郁、抗焦虑、镇静催眠药物的治疗,可改善患者的精神症状,以达到镇痛目的。

5. **糖皮质激素**　在炎症反应引起的疼痛治疗中也常应用,临床常用泼尼松、地塞米松和泼尼松龙等。

6. **其他类镇痛药**　包括阿托品、山莨菪碱和卡马西平等。

▶ **课堂活动**

说说你曾经历的疼痛,并回忆当时疼痛的处理方法,试用所学知识制订较合理的疼痛治疗方案。

(二)治疗药物的选择

1. **癌性疼痛的药物治疗**　用药品控制癌症疼痛是最常使用的治疗方式,根据《精神药品临床应用指导原则》《麻醉药品临床应用指导原则》、世界卫生组织(WHO)三阶梯止痛原则、美国国家综合癌症网络(NCCN)成人癌痛指南和癌痛治疗规范,对癌痛患者使用镇痛药时应严格遵守口服给药、按时给药、按阶梯给药、个体化给药、注意具体细节五项原则。准确评估患者病情,制订个体化治疗方案,因病施治,实现癌痛个体化治疗。临床上常用的镇痛药物分为非阿片类、阿片类及辅助性镇痛药3类(表9-2)。

表9-2　癌痛三阶梯止痛方法

疼痛程度	治疗药物
轻度疼痛	非阿片类镇痛药 + 辅助性镇痛药
中度疼痛	弱阿片类 + 非阿片类镇痛药 + 辅助性镇痛药
重度疼痛	强阿片类 + 非阿片类镇痛药 + 辅助性镇痛药

(1)非阿片类镇痛药:原则上优先使用口服剂型,若无禁忌证,如患者无出血性疾患、过敏史及血小板低下等,轻至中度疼痛患者首选阿司匹林、对乙酰氨基酚等非甾体抗炎药(WHO第1阶段)。

对乙酰氨基酚建议650mg/4h或1g/6h,最大剂量不要超过4g/d,本药对肝脏有损害,应尽量避免剂量过大导致的肝毒性;布洛芬建议最大剂量不要超过3.2g/d。若有需要可短期使用酮咯酸氨丁三醇注射 15~30mg/6h,切勿连续使用超过 5 日。使用非甾体抗炎药要小心评估可能发生的副作用,如胃肠道出血、溃疡、肾功能低下等,一旦出现应考虑停用。并且非甾体抗炎药都有天花板效应(在最大剂量的基础上继续增加剂量也不会增加止痛效果,反而增加其副作用),所以若使用至最大剂量仍无法达到良好的止痛效果,则应改用其他药物或联合其他辅助用药或阿片类制剂。

(2)阿片类镇痛药:主要分为 2 类,一类为天然的阿片生物碱,包括吗啡、可待因等,另一类为人工合成的阿片类镇痛药,包括美沙酮、哌替啶、喷他佐辛等。

非阿片类镇痛药如果镇痛效果不佳或疼痛程度加剧,可考虑加用弱阿片类药物如可待因、羟考酮、氢可酮或曲马多(WHO 第 2 阶段)。当可待因使用剂量达到 60mg/4h 或曲马多使用剂量达到 100mg/4h 时,已达到最大剂量,如仍无法理想止痛,则应该转换成吗啡(无天花板效应)。疼痛转为中度至严重程度应使用强效阿片类

曲马多

药物如吗啡或芬太尼贴片等(WHO 第 3 阶段)。对于晚期癌症患者,为改善患者的生活质量,一般可不限制吗啡的用量。多数癌痛患者经规范的三阶梯方案治疗后,疼痛可得到缓解,但约有 15% 的癌症患者表现为顽固性癌痛。顽固性癌痛是指应用 WHO 的三阶梯癌痛治疗方案不能有效控制的癌痛,如神经病理性疼痛、内脏疼痛、骨转移疼痛、交感神经参与的疼痛综合征等。当长期应用一种阿片类制剂出现了耐受性时,可考虑更换另一种制剂来增加药物的镇痛效果,减少药物的副作用。一般来说,对一种阿片类药物耐受,经过更换其他药物后,仍然会有镇痛效果。阿片类药物彼此间的效力转换是依据其相当于吗啡的效力(表 9-3)。计算患者最近 24 小时内所使用的阿片类药物有效控制总量,若患者最近的控制效果良好,则转换其他药物时可先降低 25%~30% 的剂量,以允许彼此药物之间可能存在相互干扰的耐受性,若先前的药物对疼痛的控制效果不良,转换其他药物时可直接给予 100%~125% 的剂量。

表 9-3　阿片类药物效力换算比较表

药物	注射剂量 /mg*	口服剂量 /mg*	作用期 /h
可待因	—	200	3~5
羟考酮	—	15~20	3~5
氢可酮	—	30~45	3~5
吗啡	10	30	3~4
氢吗啡酮	1.5	7.5	2~3
羟甲左吗喃	2	4	3~6
芬太尼	0.1	—	1~3
美沙酮	—	—	—
羟吗啡酮	1	10	3~6
曲马多	—	50~100	3~7

注:* 相当于注射 10mg 吗啡的效力。

(3)辅助性镇痛药:适时加上辅助性镇痛药,将有助于减轻癌症患者的痛苦,增加患者对癌症治疗的顺应性(表 9-4)。

表 9-4 常用于癌症疼痛的辅助性镇痛药

药物分类	药物名称	适应证	常见副作用
抗抑郁药	阿米替林、去甲替林、地昔帕明	神经病变性疼痛	镇静、口干、便秘、直立性低血压、尿潴留
抗惊厥药	苯妥英钠、卡马西平、丙戊酸、氯硝西泮、加巴喷丁	神经病变性疼痛、肌阵挛反射	嗜睡、晕眩、恶心、皮疹、骨髓生成抑制
精神振奋药	右旋安非他命、哌甲酯、莫达非尼	阿片类药物引起的镇静	精神紧张、易怒、失眠、晕眩、口干
皮质类固醇	地塞米松、甲泼尼龙、泼尼松	脊髓压迫、颅内压上升	胃炎、失眠、体液滞留、食欲增加
肌肉松弛剂	地西泮、氯苯氨丁酸、美索巴莫、环苯扎林	肌肉痉挛	镇静、晕眩、恶心、虚弱
苯二氮䓬类	地西泮、劳拉西泮、阿普唑仑、咪达唑仑、替马西泮	肌肉痉挛、肌阵挛、焦虑、失眠	镇静、谵妄、低血压、头痛、呼吸抑制
解痉药	苯乙哌啶、阿托品、洛哌丁胺、东莨菪碱	胃肠或膀胱痉挛	镇痛、口干、便秘
神经松弛剂	左美丙嗪、氟哌啶醇、丙氯拉嗪、氯丙嗪	谵妄、激动、恶心、呕吐	镇静、直立性低血压、意识混乱、锥体外系症状
双膦酸盐	帕米膦酸二钠、唑来膦酸	骨痛	低血钙、发热、肠胃不适、贫血

2. 其他疾病所致疼痛的药物治疗 对炎症反应所致头痛、牙痛、神经痛、肌肉痛和关节痛多选用非甾体抗炎药如阿司匹林、对乙酰氨基酚、吲哚美辛等。对胆结石、尿路结石导致内脏平滑肌痉挛引起的内脏绞痛常选用哌替啶和阿托品联合或单用阿托品治疗。对外周神经性疼痛如三叉神经痛、舌咽神经痛等多选用卡马西平或苯妥英钠等细胞膜稳定药。三环类抗抑郁药与阿片类药及抗惊厥药加巴喷丁和普瑞巴林相比,治疗周围神经病理性疼痛有较好疗效。如果只是为了单纯镇痛,推荐的药物顺序为三环类抗抑郁药 > 阿片类药 > 曲马多 > 加巴喷丁 / 普瑞巴林,如果既考虑镇痛又考虑生活质量推荐顺序为加巴喷丁 / 普瑞巴林 > 曲马多 > 阿片类药 > 三环类抗抑郁药,加巴喷丁为一线药物,曲马多和阿片类药作为二线或三线药物。偏头痛治疗的药物可分为偏头痛特异性和非特异性药物。非特异性药物如阿司匹林、对乙酰氨基酚或其他非甾体抗炎药、阿片制剂等;特异性药物包括麦角胺、二氢麦角碱和曲坦类,它们能够有效地治疗偏头痛和丛集性头痛,但不用于治疗其他类型的疼痛。

案例分析

案例

患者,女,55 岁。夜间突然感到心前区剧烈疼痛伴有胸闷来院就诊,心电图显示为前间壁心肌梗死。给予吗啡 5mg 皮下注射,疼痛没有明显缓解;2 小时后又注射 5mg,患者疼痛好转,呼吸稍减慢。

请分析给予患者吗啡的原因是什么? 为什么注射吗啡后患者呼吸频率减慢?

分析

　　心肌梗死引起的疼痛给予吗啡止痛，是因为吗啡有镇静与扩张血管作用，有利于消除患者的紧张情绪，减轻心脏负担。注射吗啡，可直接抑制呼吸中枢，小于镇痛剂量时就有明显作用，使呼吸频率、潮气量和每分钟通气量减少。随着剂量增加，呼吸抑制作用加强。急性中毒时呼吸深度抑制，呼吸频率可降至每分钟 3~4 次，严重者可引起呼吸衰竭而死亡。

【药物不良反应及防治】

　　1. 非甾体抗炎药　主要有胃肠道反应、凝血功能障碍、过敏反应、水杨酸反应、瑞夷综合征和肝肾功能损害等。阿司匹林副作用较常见，使用时应注意；对乙酰氨基酚不良反应较少，但长期使用或过量中毒可导致肝肾损害；布洛芬不良反应少，偶见头晕、视物模糊等，如出现视力障碍应立即停药。

　　2. 阿片类镇痛药　较常见的是耐受性和成瘾性，吗啡连续使用 3~5 日即可产生耐受性，应用一周以上可致成瘾，停药后出现戒断症状。吗啡用量过大可引起急性中毒，表现为昏迷、呼吸深度抑制、瞳孔极度缩小、血压下降等，除了进行人工呼吸、吸氧外，可用阿片受体拮抗药纳洛酮解救。长期使用阿片类药物可致便秘，应选用适当药物软化或促进排便，阿片类药物所致的呕吐可选用止吐药缓解。

　　3. 其他类　抗抑郁药常见不良反应有镇静、口干、便秘、直立性低血压、尿潴留等；镇静催眠抗焦虑药主要不良反应有镇静、谵妄、低血压、头痛、呼吸抑制等。一般停药后逐渐消失，无须特殊处理。

点滴积累 ∨

1. 癌痛治疗的三阶梯止痛原则包括口服给药、按时给药、按阶梯给药、个体化给药、注意具体细节。
2. 疼痛的治疗药物包括非甾体抗炎药、阿片类镇痛药、抗抑郁药、镇静催眠抗焦虑药、糖皮质激素和其他类。

执业考点 ∨

1. 常见疼痛的临床表现。
2. 疼痛治疗的非处方药和处方药。
3. 疼痛治疗药物的用药注意事项与患者教育。

第三节　咳嗽、咳痰

导学情景 ∨

情景描述：

王先生，61岁，有30年吸烟史。因上呼吸道感染出现咳痰（痰液黏稠）、呼吸困难等症状入院。医生给予头孢呋辛和氨溴索治疗，3日后患者症状明显减轻。

学前导语：

咳嗽、咳痰是一种临床常见症状。本节将带领同学们了解咳嗽、咳痰的病因、发病机制，熟悉咳嗽、咳痰的临床表现和常用治疗药物种类，掌握咳嗽、咳痰的药物治疗原则和药物治疗方法。

　　咳嗽和咳痰是呼吸道疾病最常见的一种症状，它是人体清除呼吸道分泌物和有害因子的正常生理反射。由于咳嗽、咳痰是人体的一种保护性生理功能，通过咳嗽、咳痰能有效清除呼吸道内的分泌物或进入气道的异物，因此，在对因治疗的同时，要合理使用镇咳药和祛痰药。

　　呼吸道感染是引起咳嗽、咳痰最常见的原因。其他各种原因如胸膜炎、胸膜间皮瘤、自发性气胸、胸腔穿刺、肺水肿、鼻黏膜或咽峡部黏膜受刺激、慢性支气管炎、慢性阻塞性肺疾病、肺癌、肺结核等均可引起咳嗽。

　　咳嗽是机体一种反射性防御动作，是一种保护性的呼吸反射。但是咳嗽亦可导致呼吸道内感染扩散，剧烈的咳嗽可导致呼吸道内出血，甚至诱发自发性气胸。咳痰是一种病态现象，当呼吸道反复受到感染、异物、过热过冷的空气、刺激性气体、香烟或过敏因素的刺激时，黏膜充血、水肿，黏液分泌增多，毛细血管壁通透性增加，浆液渗出。此时含血细胞和纤维蛋白等的渗出物与黏液、吸入的尘埃和某些组织坏死物等混合成痰，随咳嗽动作排出。

　　临床上咳嗽时多伴有发热、胸痛、咳痰、呼吸困难、咯血或哮鸣音等。咳嗽根据是否有痰分为干性咳嗽和湿性咳嗽；不同的疾病咳嗽发作时间和持续时间不同；不同疾病导致的咳嗽其音色亦不同；痰的性质和量也可提示疾病类型。

ER-9-4
咳嗽的时间与规律

ER-9-5
咳嗽的音色

ER-9-6
痰的性质和痰量

➡ 课堂活动

　　同学们相互讨论咳嗽时应注意什么？正确的咳嗽方法是怎么样的？

ER-9-7
课堂活动解析

　　咳嗽、咳痰是秋冬季节的常见病症，平时多进行户外活动，提高机体抗病能力；适时增减衣服，防止过冷或过热；注意适当休息，加强饮食调理，注意食补养肺等。应用祛痰药时应注意痰的排出，结合湿化气道、体位引流，鼓励患者排痰，特别是在应用反射性引起呼吸道分泌物增多的稀释性祛痰药时，更应注意有效的咳嗽以排出痰液。术后患者要注意止痛，防止因伤口疼痛而不敢咳嗽影响排痰。对痰液难以咳出者,必要时可用吸引器或纤维支气管镜吸出痰液。

【药物治疗原则】

镇咳药和祛痰药仅为对症治疗,应注重对因治疗。病因明确时,要设法去除病因;病因不明,只用镇咳药,不仅效果不好,还会延误病情;只有在病因明确的基础上,为减轻患者痛苦和防止剧咳并发症(咯血、气胸、晕厥、肺气肿和支气管扩张等)而适当应用;镇咳祛痰兼顾,痰多者慎用。多数咳嗽者同时有咳痰,有痰咳嗽时,应以祛痰为主,只用镇咳药,不仅效果不佳,反而对痰多虚弱患者易引起痰液阻塞气道,重者窒息死亡。

【治疗药物的选用】

(一)常用药物分类

1. 镇咳药分类　分为中枢性镇咳药、外周性镇咳药和具有镇咳祛痰效果的中成药。

中枢性镇咳药主要通过抑制延髓咳嗽中枢而发挥强大的镇咳作用。中枢性镇咳药又分为成瘾性和非成瘾性镇咳药。成瘾性镇咳药主要有可待因和福尔可定。可待因镇咳作用持续4~6小时,久用可成瘾,应控制使用,可用于各种原因所致的剧烈干咳和刺激性咳嗽,尤其是伴有胸痛的干咳,口服或皮下注射,每次15~30mg,每日30~90mg。福尔可定作用与可待因相似,但成瘾性较弱,口服每次5~10mg。

非成瘾性镇咳药有喷托维林、右美沙芬和福米诺苯等,本类药物共同特点是治疗量无镇痛和呼吸抑制作用,无成瘾性。右美沙芬主要用于干咳,对夜间咳嗽效果好,适用于感冒、急性或慢性支气管炎、支气管哮喘、咽喉炎、肺结核以及其他上呼吸道感染时的咳嗽,口服每次15~30mg,每日3~4次。喷托维林镇咳作用强度为可待因的1/3,同时具有抗惊厥和解痉作用,青光眼及心功能不全者应慎用,口服每次25mg,每日3次。

外周性镇咳药主要通过抑制咳嗽反射弧中的某一环节如抑制肺牵张感受器、阻断肺-迷走神经反射、抑制咳嗽冲动的传导而产生镇咳作用。常用药物有苯佐那酯、苯丙哌林和二氧丙嗪等,临床主要用于刺激性干咳和阵咳。苯丙哌林镇咳作用为可待因的2~4倍,口服每次20~40mg,每日3次。

具有镇咳祛痰效果的中成药主要有蛇胆川贝液、复方枇杷膏、鲜竹沥液和伤风止咳糖浆等。

2. 祛痰药分类　按祛痰药的作用方式可将其分为3类:①恶心性祛痰药,如氯化铵、愈创甘油醚等;②黏痰溶解药,如乙酰半胱氨酸、溴己新、氨溴索等;③黏液稀释药,如羧甲司坦等。

案例分析

案例

患者,男,51岁。因咳嗽、咳痰1周就诊。初步诊断:急性支气管炎。医生开了如下处方:

乙酰半胱氨酸片　0.2g×30

用法:0.2g　3次/d　口服

头孢氨苄胶囊　0.5g×30

用法：0.5g　3 次 /d　口服

分析该处方中各药的作用。应用时注意事项有哪些？

分析

乙酰半胱氨酸具有较强的黏痰溶解作用，头孢氨苄为抗菌药物。但是，乙酰半胱氨酸可减弱头孢氨苄的抗菌活性。其他口服头孢菌素（如头孢羟氨苄等）与乙酰半胱氨酸可发生类似相互作用。两药应间隔 2~3 小时服用。

（二）治疗药物的选择

1. 儿童咳嗽、咳痰的治疗　儿童咳嗽一般不适合使用中枢性镇咳药，如可待因、喷托维林、咳美芬等。婴幼儿的呼吸系统发育尚不成熟，咳嗽反射较差，痰液不易排出，如果一咳嗽，便给予较强的止咳药，咳嗽虽暂时得以停止，但气管黏膜上的纤毛上皮细胞的运痰功能和支气管平滑肌的收缩蠕动功能受到了抑制，痰液不能顺利排出，大量痰液蓄积在气管和支气管内，不但影响呼吸功能，还可能造成吸入性肺炎的发生。一般较剧烈的刺激性干咳才选用这类止咳药。但要在治疗原发病的基础上使用。儿童咳嗽适合选用兼有祛痰化痰作用的止咳药，糖浆优于片剂，糖浆服用后附着在咽部黏膜上，减弱了对黏膜的刺激作用。

知识链接

幼儿镇咳药的正确使用

很多镇咳药成分中含有可待因，对过敏者、多痰者、婴幼儿、新生儿禁用。禁止将抗感冒与镇咳用的非处方药用于 2 岁以下婴幼儿，对 3 岁以下的幼儿尽量不用。对支气管哮喘时的咳嗽不宜单纯使用镇咳药，适当使用平喘药有助于缓解支气管痉挛，并辅助止咳和祛痰。

2. 支气管扩张的治疗　支气管扩张的典型症状为慢性咳嗽伴大量脓痰和反复咯血，因此其治疗原则是消除病因，促进痰液排出，控制感染等内科保守治疗，必要时行外科手术。保持呼吸通畅，排除气管内分泌物，减少痰液在气道及肺支气管内的聚积，除去细菌生长繁殖的场所，并合理应用抗生素，是控制感染的主要环节。在积极控制感染的同时，进行支气管引流，首先应给予祛痰剂，使痰液变稀薄容易咳出，以减轻支气管感染和全身毒性反应。指导患者根据病变的部位使患侧向上，开口向下，作深呼吸、咳嗽，并辅助拍背，使分泌物在气管内振荡，借助重力作用排出体外，必要时还可以进行雾化吸入，效果更好。患者作体位引流时宜空腹，可每日 2~4 次，每次 15~20 分钟。作引流时要观察患者的呼吸、脉搏等变化，如患者出现呼吸困难、心慌、出汗等症状应立即停止引流，给予半卧位或平卧位吸氧。引流完毕应协助患者清洁口腔分泌物。对于咯血患者，若少量咯血经休息，应用镇静药和止血药，一般都能止住；大量咯血可行支气管动脉栓塞术。

3. 咳嗽的特异性病因治疗　对呼吸道感染引起的咳嗽应积极使用抗菌药物治疗。鼻后滴流综合征（PNDS）在成人中是引起慢性咳嗽最常见的原因,在儿童中是引起慢性咳嗽的第二常见的原因,局部使用糖皮质激素以及采用第一代抗组胺药联合减充血剂治疗有效。治疗胃食管反流病（GERD）则需要采用制酸及胃肠动力药进行药物治疗,包括甲氧氯普胺、H_2 受体拮抗药和质子泵抑制剂等。咳嗽变异性哮喘（CVA）的治疗原则与支气管哮喘相同,可吸入 β_2 受体激动剂、口服茶碱控释制剂或口服 β_2 受体激动剂。吸入或口服糖皮质激素可有效地改善 CVA 的症状,并有可能阻止其日后发展成典型哮喘。也可采用异丙托溴胺雾化吸入治疗。治疗时间不少于 6~8 周。嗜酸性粒细胞性支气管炎（EB）患者仅对糖皮质激素治疗反应良好,而对支气管扩张剂如 β 受体激动剂治疗无效,可吸入丙酸倍氯米松（500~1 000μg/d）等糖皮质激素,持续应用 4 周以上,初始治疗可联合应用泼尼松口服,每日 10~20mg,持续 3~7 日。也可应用糖皮质激素雾化吸入,每日 1~2mg,持续 7 日。

【药物不良反应及防治】

1. **中枢性镇咳药**　成瘾性镇咳药可待因可能使少数患者出现恶心、呕吐、便秘等不良反应,大剂量可致兴奋、烦躁不安、幻觉等精神症状。长期应用还可产生耐受性和依赖性,停药时可引起戒断综合征,因此不宜长期应用。非成瘾性镇咳药不良反应轻,右美沙芬偶见轻度口干、头晕、嗳气、恶心、便秘等阿托品样作用,停药后上述反应可自行消失。

2. **外周性镇咳药**　苯佐那酯不良反应轻,有嗜睡、头晕、皮疹等,服用时不可咬碎药片,以免引起口腔麻木。苯丙哌林不良反应较轻,偶有口干、恶心、眩晕、腹部不适、药疹等反应,孕妇慎用。

3. **祛痰药**　氯化铵大剂量服用易引起恶心、呕吐、胃痛等,餐后服用可减轻反应。氨溴索不良反应较少,仅少数患者出现轻微的胃肠道反应如胃部不适、胃痛、腹泻等。偶见皮疹等过敏反应,出现过敏症状应立即停药。

点滴积累 ∨

1. 镇咳药和祛痰药只是对症治疗,故要找出病因,在治疗原发病的基础上,选择恰当的镇咳药和祛痰药。

2. 小儿咳嗽适合选用兼有祛痰、化痰作用的止咳药,糖浆优于片剂;一般不适合使用中枢性镇咳药。

3. 对干性咳嗽可单用镇咳药;对痰液较多的咳嗽应以祛痰为主,不宜单纯使用镇咳药,应与祛痰药合用,以利于痰液排出和加强镇咳效果。

执业考点 ∨

1. 咳嗽的临床表现与分型。

2. 咳嗽治疗的非处方药和处方药。

3. 咳嗽治疗药物的用药注意事项与患者教育。

第四节　呕吐、腹泻

导学情景 ∨

情景描述：

　　王先生，30岁，因食用不洁食物出现恶心呕吐、腹痛腹泻等症状入院。医生给予复方小檗碱鞣酸蛋白胶囊和山莨菪碱片口服，患者症状很快缓解。

学前导语：

　　呕吐、腹泻是一种临床常见症状。本节将带领同学们了解呕吐、腹泻的病因、发病机制，熟悉呕吐、腹泻的临床表现和常用治疗药物种类，掌握呕吐、腹泻的药物治疗原则和药物治疗方法。

　　呕吐和腹泻是临床常见的消化道症状。呕吐是指胃内容物或一部分小肠内容物通过食管逆流出口腔的一种复杂的反射动作；腹泻是指排便次数明显超过平日习惯的频率，粪质稀薄，水分增加，或含未消化食物或脓血、黏液。呕吐和腹泻均有利于清除胃肠道内有害物质或异物而起保护作用，但过度的呕吐和腹泻也可引起脱水及酸碱、水电解质紊乱，因此须合理应用止吐药和止泻药。

　　呕吐一般分反射性呕吐和中枢性呕吐两种。反射性呕吐常见于咽部刺激、胃肠道疾病和肝胆胰疾病等。中枢性呕吐常见于神经系统疾病、内分泌与代谢性疾病、感染性疾病、药物中毒和神经精神因素等。一般呕吐常先有明显恶心，然后出现呕吐，多发生于餐后。消化道不同部位梗阻其呕吐物的性质不一样；不同疾病引起的呕吐伴随症状不同，如呕吐时可能伴有腹痛、头痛、眩晕等。

ER-9-9

梗阻部位为呕吐物的性质

　　急性腹泻常见于肠道感染引起的肠炎、变态反应性肠炎、急性中毒和全身性感染。急性腹泻起病急，病程短，多为感染或食物中毒所致。急性感染性腹泻每日排便次数可多达10次以上，如为细菌感染，常为黏液血便或脓血便。急性腹泻患者常有腹痛、发热、呕吐等伴随症状。慢性腹泻常见于慢性感染、非特异性炎症、吸收不良、肠道肿瘤或神经功能紊乱等。慢性腹泻起病缓慢，病程较长，排泄物可为稀便，也可带黏液或脓血。

ER-9-10

呕吐伴随症状

　　呕吐是一种极其复杂的反射过程，延髓催吐化学感受区（CTZ）、前庭器官、内脏等传入冲动作用于延髓呕吐中枢，使呕吐中枢发出传出冲动到达效应部位引起呕吐。腹泻的发生机制相当复杂，从病理生理角度可归纳为分泌性腹泻、渗透性腹泻、渗出性腹泻、动力性腹泻和吸收不良性腹泻。

ER-9-11

▶ **课堂活动**

请同学们思考急性腹泻有何特点？如何区别急性腹泻和慢性腹泻？

课堂活动解析

呕吐患者应禁食禁水 4~6 小时,以防误入气管,呕吐停止后逐渐进食。昏迷患者头侧位,及时擦净口腔内呕吐物,禁止用毛巾堵住鼻、口腔,警惕呕吐物呛入气管。

腹泻急性期须暂时禁食,使肠道完全休息,必要时由静脉输液,以防失水过多而脱水。腹泻患者应根据病情调整饮食结构和次数。胃肠道感染应根据病原体选择抗生素治疗。在进行病因治疗的同时应积极对症治疗,加强支持治疗,纠正水电解质紊乱。

【药物治疗】

(一)呕吐

1. 止吐药分类 已知 5-HT$_3$ 受体、多巴胺(D$_2$)受体、M 胆碱受体和组胺 H$_1$ 受体拮抗药均有不同程度的止吐作用。胃肠促动药是增加胃肠蠕动力和胃肠物质转运的药物。

(1)H$_1$ 受体拮抗药:如苯海拉明、茶苯海明(乘晕宁)、异丙嗪、美克洛嗪和桂利嗪等有中枢镇静作用和止吐作用,可以用于治疗晕动病、内耳眩晕症等。

(2)M 胆碱受体拮抗药:如东莨菪碱,通过降低迷路感受器的敏感性和抑制前庭小脑通路的传导,产生抗晕动病作用,用于预防和治疗恶心、呕吐。

(3)多巴胺(D$_2$)受体拮抗药:具有阻断中枢催吐化学感受区(CTZ)的多巴胺(D$_2$)受体作用,降低呕吐中枢的神经活动。有些多巴胺受体拮抗药还能阻断外周胃肠道的多巴胺受体,促进胃肠排空,常作为胃肠促动药用于临床。如甲氧氯普胺主要用于治疗胃轻瘫及慢性消化不良引起的恶心、呕吐,也可预防各种原因包括妊娠引起的呕吐。多潘立酮对胃肠运动障碍性疾病有效,对偏头痛、颅外伤、放射治疗引起的恶心、呕吐也有效,对左旋多巴、溴隐亭治疗帕金森病引起的恶心、呕吐有特效。莫沙必利为选择性 5-HT$_4$ 受体激动药,能促进乙酰胆碱的释放,刺激胃肠道发挥促动力作用,改善功能性消化不良患者的胃肠道症状,但不影响胃酸的分泌。

> **知识链接**
>
> 多潘立酮(吗丁啉)
>
> 2004 年,FDA 发布警告称,一切含多潘立酮成分的药品均为非法药品,同时拒绝相应的成品药和原料药进入美国。FDA 认为,多潘立酮的严重不良反应包括心律失常、心搏骤停、猝死。多潘立酮于 1985 年在加拿大上市,但 2002 年停止使用。2014 年 4 月,欧洲药品管理局(EMA)发布报告,认为多潘立酮与严重心脏疾病风险相关,建议在整个欧盟范围内限制其适应证,仅用于缓解恶心和呕吐症状,不再用于治疗其他适应证如胀气或胃灼热,并建议在成人和体重超过 35kg 的青少年中将剂量减小至 10mg,每日最多 3 次,使用不应超过 1 周。

(4)5-HT$_3$ 受体拮抗药:5-HT$_3$ 受体拮抗药是新型止吐药,5-HT$_3$ 受体广泛分布于脑内孤束核、CTZ 和外周组织中,5-HT$_3$ 受体拮抗药对肿瘤化疗药物治疗或放射治疗引起的呕吐具有很好的止吐作用。如昂丹司琼、阿洛司琼和格拉司琼,可选择性阻断中枢及迷走神经传入纤维 5-HT$_3$ 受体,产生明显止吐作用。昂丹司琼口服吸收迅速,对抗肿瘤药如顺铂、环磷酰胺、多柔比星等引起的呕吐,作用迅速、强大、持久,还可用于外科手术后呕吐,但对晕动病及多巴胺受体激动药如阿扑吗啡引起的呕吐无效。

2. 治疗药物的选用

（1）急性胃肠炎呕吐:急性期患者应卧床休息,呕吐、腹泻严重者暂时禁食。因失水较多,须静脉补充平衡盐液体。应积极针对病因进行治疗,如根据不同的细菌感染选用不同的抗菌药,成人可选用庆大霉素、诺氟沙星、氨苄西林、小檗碱,甚至头孢菌素类抗生素,但儿童不宜选氨基糖苷类、喹诺酮类和第一代头孢菌素类等抗菌药。适当进行对症治疗,如剧烈呕吐时可肌内注射甲氧氯普胺,每次 10mg,一日 2~3 次;腹痛时,可口服山莨菪碱,每次 10mg,一日 3 次,或口服阿托品,每次 0.3mg,一日 3 次,或口服溴丙胺太林,每次 15mg,一日 3 次。

（2）化疗呕吐:化疗药物所致恶心、呕吐不仅使患者产生对化疗的惧怕,影响疗程,更因丢失体液等而严重削弱机体自身的抵抗力,不利于预后,因此有效的止吐对化疗是必不可少的。5-HT$_3$ 受体拮抗药耐受性好,是现阶段治疗化疗呕吐最有效的药物。现在临床中广泛应用的 5-HT$_3$ 受体拮抗药主要包括昂丹司琼、格拉司琼、托烷司琼等。5-HT$_3$ 受体拮抗药对中度、重度致吐性药物所引起的恶心、呕吐均明确有效。

（3）妊娠呕吐:轻度的妊娠呕吐一般不须特殊治疗,给予安慰和支持,解除孕妇思想顾虑,保证充分的休息和睡眠,并注意进食方法,饮食宜少量多餐,忌油腻,多清淡,多数孕妇到妊娠 12 周以后,这些症状可自行消失。少数孕妇反应严重,恶心呕吐频繁,不能进食,以致影响身体健康,甚至威胁生命,可小剂量短期应用镇静止吐药物及维生素类药物进行治疗。

案例分析

案例

患者,男,34 岁。因发作性上腹痛 2 个月,且伴呕吐就诊。胃镜显示胃溃疡。初步诊断:胃溃疡。医生给予西咪替丁 0.2g,3 次/d,口服;甲氧氯普胺 10mg,3 次/d,口服,进行治疗。

该处方是否合理? 说明原因或处置办法。

分析

甲氧氯普胺促进胃肠蠕动,从而减少西咪替丁的吸收。两药同时应用,甲氧氯普胺可使西咪替丁的口服生物利用度降低 25%。其他胃肠促动药（多潘立酮、西沙必利等）均可与西咪替丁发生类似相互作用。两药不宜合用,可单用西咪替丁。如必须合用,服药时间应至少间隔 1 小时,或西咪替丁的剂量增加 1/4。

（二）腹泻

1. 止泻药分类及常用药物

（1）阿片制剂:如复方樟脑酊和阿片酊,为有效的止泻药而被广泛应用,多用于较严重的非细菌感染性腹泻。

（2）地芬诺酯:为哌替啶同类物。对胃肠道的影响类似于阿片类,具有收敛及减少肠蠕动作用,可用于急、慢性功能性腹泻。

（3）洛哌丁胺:为氧哌啶醇衍生物,除直接抑制肠蠕动,还减少肠壁神经末梢释放 ACh,也可作用于胃肠道阿片受体,减少胃肠分泌。止泻作用比吗啡强 40~50 倍,但不易进入中枢神经系统。止泻作用快、强、持久,用于治疗非细菌感染的急、慢性腹泻。

（4）鞣酸蛋白:为收敛药,在肠道中释放出鞣酸与肠黏膜表面蛋白质形成沉淀,附着在肠黏膜上,形成保护膜,减少炎性渗出物,发挥收敛止泻作用。用于急性胃肠炎及各种非细菌性腹泻、儿童消化不良等。

（5）碱式碳酸铋:能与肠道中的毒素结合,保护肠道免受刺激,达到收敛止泻作用。常用于腹泻、慢性胃炎的治疗,近年来多用于治疗幽门螺杆菌感染的胃、十二指肠溃疡。

（6）吸附药:如药用炭,因其颗粒小,总面积大,能吸附肠内液体、毒物等,起止泻和阻止毒物吸收的作用。

2. 治疗药物的选用

（1）急、慢性胃肠炎腹泻:如果患者大便次数不太多,腹痛也不太明显,则不急于应用止泻药物治疗,这样有利于引起腹泻的致病菌的排出,腹泻就会很快好转,然后逐渐食用一些易消化、清淡的食物。对于大便次数一日在 5 次以上的急性腹泻或慢性腹泻急性发作,一方面要适当补液以纠正脱水和电解质紊乱,另一方面要进行病因治疗和对症治疗。治疗药物包括控制肠道内外感染药物、胃肠黏膜保护剂和肠道微生态制剂。

根据不同的细菌感染选用不同的抗菌药,成人可选用庆大霉素、诺氟沙星、氨苄西林、小檗碱,甚至头孢菌素类抗生素,但儿童不宜选氨基糖苷类、喹诺酮类和第一代头孢菌素类等抗菌药。胃肠黏膜保护剂可选用蒙脱石散,以保护胃肠黏膜,凝固杀死肠道的细菌与病毒,起到止泻作用。微生态制剂主要以双歧杆菌和嗜酸乳杆菌为主,这类活菌对肠道起重要的保护和营养作用,抑制肠道有害细菌生长,达到止泻作用。

腹泻次数多时应及时补充生理盐水和葡萄糖,可静脉滴注碳酸氢钠和林格液纠正酸碱及水电解质平衡,同时加服抗菌药如小檗碱 0.2~0.4g,一日 3~4 次;庆大霉素 40~80mg,一日 3~4 次。24~48 小时仍未见明显改善者可服用诺氟沙星或氧氟沙星,每次 0.2g,每日 3~4 次。不能口服者可静脉给药,一般用药 3~8 日。腹痛者可服用山莨菪碱 10~20mg 或颠茄片 8~16mg,腹痛剧烈者可皮下注射阿托品 0.5mg 或山莨菪碱 10mg 缓解疼痛。可口服蒙脱石散,每次 3g,一日 3 次,首次剂量应加倍,用温开水调成糊状后口服。若发病急,腹泻次数在 10 次以上,或引起急性脱水、酸中毒者,可短期服用复方地芬诺酯,每次 1 片或洛哌丁胺 2mg,一日 1~3 次,一般不超过 1 周。

（2）肠易激综合征腹泻:肠易激综合征又称结肠功能紊乱,是一种功能性疾病,主要表现为腹痛、腹部不适、腹胀、腹泻或间歇性地出现腹泻,腹泻时可伴有腹痛,便意急,排便后腹痛减轻等表现。患者的一般情况良好,预后较好,并有自动缓解的表现。经过胃肠调理与治疗,可以好转或痊愈。轻症患者可选用吸附剂蒙脱石散,严重腹泻伴腹痛且其他药物效果不佳时选用吗啡衍生物如地芬诺酯、洛哌丁胺。部分患者可能存在菌群失调,可应用调整肠道菌群的微生态制剂等。

知识链接

微生态制剂

　　微生态制剂是利用正常微生物或促进微生物生长的物质制成的活的微生物制剂。有效成分是活菌、死菌及代谢产物，它们都能不同程度地起到调节肠道消化、吸收和运动的作用，从而治疗消化不良和急、慢性腹泻，并有一定的抗炎作用。药物有地衣芽孢杆菌制剂、双歧杆菌三联活菌制剂、乳酸菌素、嗜酸性乳杆菌制剂等。目前微生态制剂已被应用于饲料、农业、医药保健和食品等各领域。

【药物不良反应及防治】

　　1. 多巴胺（D_2）受体拮抗药如甲氧氯普胺常见不良反应有头晕、乏力，大剂量静脉或长期应用可引起明显的锥体外系症状，孕妇慎用。多潘立酮不良反应轻，可引起溢乳、男性乳房发育，不易通过血脑屏障，罕见锥体外系反应。莫沙必利不良反应少见。

　　2. $5-HT_3$受体拮抗药昂丹司琼、阿洛司琼不良反应少，仅有短时和轻度头痛、头晕、便秘、腹泻等。由于锥体外系反应少，更适用于30岁以下的年轻患者，哺乳期妇女禁用。

　　3. M胆碱受体拮抗药东莨菪碱引起的心动过速是常见的不良反应，大剂量可引起眩晕、坐立不安、震颤、疲乏和运动困难。用药期间避免驾驶或从事有危险的活动。

　　4. 地芬诺酯不良反应有食欲缺乏、恶心、呕吐、皮肤变态反应等，长期大量应用可成瘾。

　　5. 洛哌丁胺不良反应常见腹绞痛、口干、皮疹，大剂量对中枢神经系统有抑制作用。儿童更敏感，2岁以下儿童不宜应用。过量时可用纳洛酮治疗。

点滴积累

1. 止吐药甲氧氯普胺、昂丹司琼等通过拮抗D_2或$5-HT_3$受体产生止吐作用，临床用于多种原因引起的呕吐，但对前庭功能紊乱所致的呕吐无效。胃肠动力药多潘立酮阻断胃肠壁的DA受体、莫沙必利选择性兴奋$5-HT_4$受体，从而增强胃肠道平滑肌运动，用于胃排空延缓等引起的消化不良和恶心、呕吐的治疗。

2. 止泻药地芬诺酯、洛哌丁胺等通过降低胃肠蠕动，产生止泻作用；药用炭、蒙脱石散等有收敛吸附作用，使蠕动减少达到止泻目的。

3. 呕吐、腹泻患者在进行病因治疗的同时应积极对症治疗，加强支持治疗，纠正水电解质紊乱。

执业考点

1. 呕吐、腹泻的分型、临床表现。

2. 呕吐、腹泻治疗的非处方药和处方药。

3. 呕吐、腹泻治疗药物的用药注意事项与患者教育。

目标检测

一、选择题

（一）单项选择题

1. 作为首选退热药,适合儿童和老年人退热使用的是（　　）

    A. 布洛芬   B. 阿司匹林   C. 对乙酰氨基酚

    D. 贝诺酯   E. 尼美舒利

2. 解热镇痛药用于退热一般不超过（　　）

    A. 2日   B. 3日   C. 4日

    D. 5日   E. 7日

3. 夜间咳嗽宜选用的药物是（　　）

    A. 吗啡   B. 苯丙哌林   C. 氨溴索

    D. 喷托维林   E. 右美沙芬

4. 下列药物镇痛作用最强的是（　　）

    A. 阿司匹林   B. 哌替啶   C. 对乙酰氨基酚

    D. 吗啡   E. 可待因

5. 下列对发热性头痛无效的药物是（　　）

    A. 对乙酰氨基酚   B. 布洛芬

    C. 阿司匹林   D. 复方对乙酰氨基酚

    E. 茶碱

（二）多项选择题

1. 关于对乙酰氨基酚用于退热的说法,正确的是（　　）

    A. 尤其适于老人和儿童退热   B. 成人退热用量1日不宜超过2g

    C. 常作为退热的首选药物   D. 每隔4~6小时可重复用药一次

    E. 需注意常规剂量对肝肾的损害

2. 关于疼痛治疗的说法,正确的是（　　）

    A. 有效消除疼痛

    B. 彻底消除原发病

    C. 最大限度减少不良反应

    D. 全面提高患者生活质量

    E. 把疼痛及治疗带来的心理负担降至最低

3. 属于中枢性镇咳药的是（　　）

    A. 右美沙芬   B. 喷托维林   C. 苯丙哌林

    D. 羧甲司坦   E. 氨溴索

二、问答题

1. 退热药的用药指征是什么？

2. 儿童咳嗽使用中枢性镇咳药恰当吗？为什么？

三、实例分析

患者，男，56 岁。肺癌晚期，骨转移，疼痛剧烈不能忍受，睡眠受到严重干扰，伴有自主神经功能紊乱，医生予以吗啡缓释片 10mg 口服，每日 2 次，疼痛无好转。请为该患者选择治疗药物，并说明依据。

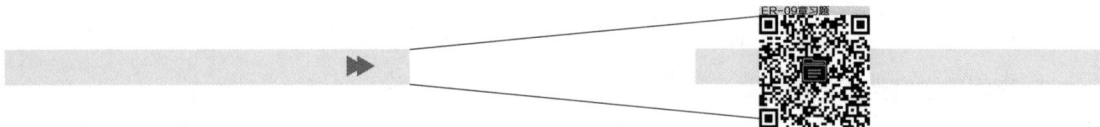

ER-09 习题

（胡清伟）

第十章

ER-10章PPT

神经系统疾病的药物治疗

神经系统疾病是指发生于中枢神经系统、周围神经系统的以感觉、运动、意识、自主神经功能障碍为主要表现的疾病。近年来随着生活水平的提高和不合理的饮食结构、生活习惯、社会压力等诸多因素导致此类疾病呈逐年上升趋势,其发病率较高、危险性大,已成为威胁人类健康和严重影响人类生活质量的重要疾患。本章主要介绍神经系统疾病中常见的脑血管病、癫痫和帕金森病的药物治疗。

第一节　脑血管病

导学情景 ∨

情景描述:

张某,女,62岁,高血压病10多年,血压控制得不好。某日晚饭后散步途中,突感头晕、头痛,很快右腿无力,走路不稳,同时右上肢上抬无力,立即坐下休息,头痛没有任何缓解,右侧肢体无力情况继续加重,并出现呕吐、看东西模糊,立即到医院急诊。经检查血压200/100mmHg,伸舌偏右,右上下肢肌力3级,肌张力高,右侧病理症(+),颈软,头部CT显示脑出血,紧急手术治疗,术后常规抗炎、止血、降颅压、营养神经等治疗,15日后好转出院,但遗留右侧肢体活动不灵。

学前导语:

脑血管病是危害老年人健康的常见病之一,也是致残、致死率较高的疾病,严重影响患者的生活质量。本节将带领同学们学习脑血管病的基本情况和药物治疗知识。

脑血管病(cerebrovascular disease,CVD)是指脑部动脉或支配脑的颈部动脉发生病变,从而引起颅内血液循环障碍,脑组织受损的一组疾病,又称脑血管意外或脑卒中,俗称脑中风。脑血管病按其性质通常分为缺血性脑血管病和出血性脑血管病两大类。

一、缺血性脑血管病

缺血性脑血管病(ischemic cerebrovascular disease,ICVD)是指在供应脑的血管壁病变或血流动力学障碍的基础上发生的脑部血液供应障碍,导致相应供血区脑组织由于缺血、缺氧而出现坏死或软化,并引起短暂或持久的局部或弥漫性脑损害,造成一系列神经功能缺损症候群。具有高发病率、高致残率、高死亡率的特点。缺血性脑血管病包括短暂性脑缺血发作（transient ischemic attack，TIA）、脑梗死（cerebral infarction，CT），又称缺血性脑卒中（ischemic stroke）。TIA 是一过性脑供血不足，导致供血区的局灶性神经功能障碍。其特点是起病急、历时短、恢复快。一次发作最长不超过 24 小时，并在 24 小时内完全恢复而无后遗症，但可反复发作。脑梗死包括脑血栓形成和脑栓塞，脑血栓形成多是由动脉粥样硬化、动脉炎、外伤、血液病等引起脑血管局部病变形成的血凝块堵塞而发病，脑栓塞是由多种疾病产生的栓子进入血液，阻塞脑部血管而诱发。

缺血性脑血管病因病变部位、范围和性质不同，临床表现也有差异。急性者呈突然起病，可能会出现偏瘫、偏身感觉障碍，若病变在优势半球常有失语，还可出现眼球震颤、构音障碍、饮水呛咳、吞咽困难等。病变范围较大时可出现昏迷及完全偏瘫。若为 TIA 上述症状和体征在 24 小时内消失。

> **知识链接**
>
> ### 缺血性脑血管病的非药物治疗
>
> 脑血管病流行病学调查显示：脑血管病已经居成人最常见死因的第三位，也是导致神经功能缺失最常见原因之一。缺血性脑卒中的病死率有明显的种族差异。
>
> 缺血性脑血管病近期治疗的目的是重建闭塞血管的血流，除采用药物治疗外，非药物干预也可用于预防治疗。多方面的外科干预能预防 TIA 或脑梗死。治疗方案是要么取出血栓，要么改善脑缺血区的血液循环。缺血性脑血管病远期治疗目标是预防血管再闭塞，减少将来 TIA 的危险，最终防止脑梗死的发生。

缺血性脑血管病治疗目标是早期治疗、早期康复、早期预防再发，降低疾病致残率，提高卒中患者的生活质量，延长患者的寿命。主要包括药物治疗、预防治疗和康复治疗三方面，基本以药物治疗为主。迅速处理识别脑卒中的临床表现并开始治疗，是处理缺血性脑卒中的关键。预防治疗和康复治疗对缺血区神经的结构和功能的维护、恢复非常重要。

【药物治疗原则】

缺血性脑血管病的治疗包括急性期治疗、进展期治疗、恢复期治疗和预防治疗。急性期和进展期比较有效的是溶栓药的应用，如组织型纤溶酶原激活剂（t-PA）联合支持疗法等，而且此法是缺血性脑血管病急性期唯一有效的治疗方法，已广泛应用于临床。恢复期主要集中在治疗抑郁、肢体痉挛状态、神经性膀胱功能障碍及自我保护等问题。抗血小板药阿司匹林、氯吡格雷、双嘧达莫等，则是预防脑卒中的基础药。

【治疗药物的选用】

1. 缺血性脑血管病治疗药物的分类和作用　缺血性脑血管病的治疗是综合治疗，药物治疗又以抗凝、溶栓治疗为主。按药物作用机制可分为①抗血小板聚集药：主要通过抑制血栓素

A_2（TXA_2）生成、抑制磷酸二酯酶（PDE）活性、促使前列环素（PGI_2）生成、选择性干扰 ADP 介导的血小板活化而抑制血小板的聚集和黏附发挥抗凝作用和预防缺血性脑血管病的作用,代表药有阿司匹林、氯吡格雷、双嘧达莫、噻氯匹定等。②抗凝血药:主要通过灭活凝血酶或对抗维生素 K 发挥抗凝作用和防治缺血性脑血管病的作用,代表药有肝素、华法林等。③促纤维蛋白溶解药（溶栓药）:主要是通过激活纤溶酶,降解纤维蛋白而发挥溶栓作用和治疗缺血性脑血管病的作用,代表药有链激酶、尿激酶和组织型纤溶酶原激活药等（表 10-1）。④抗脑水肿药:可减轻脑水肿和降低脑内压改善神经症状,常用脱水药如甘露醇,还可以用利尿药如呋塞米。⑤神经保护药:可抑制细胞死亡和阻止缺血区组织再灌注损伤,延长脑卒中发作后使用纤维蛋白溶解疗法的治疗时间窗等,目前常用的有胞磷胆碱、阿米三嗪、吡拉西坦、钙通道阻滞药和一些中药制剂等。

表 10-1　常用于治疗缺血性脑血管病抗凝、溶栓药物的用法用量

分类	药物	用法用量
抗血小板聚集药	阿司匹林（ASA）	75~300mg,1 次 /d,口服
	氯吡格雷	75mg,1 次 /d,口服
	双嘧达莫	25~100mg,3 次 /d,口服
	噻氯匹定	250mg,2 次 /d,口服
抗凝血药	低分子量肝素	5 000~10 000U,以后每 8h 8 000~10 000U 或每 12h 15 000~20 000U,深部皮下注射
	华法林	2.5~7.5mg/d,口服
溶栓药	链激酶（SK）	50 万 U,1 次 /d,静脉滴注
	尿激酶（UK）	25 万 ~100 万 U,1 次 /d,静脉滴注
	阿替普酶（t-PA）	50mg,1 次 /d,静脉滴注

2. 缺血性脑血管病的治疗分期和药物选择　缺血性脑血管病的治疗可分为超早期、急性期、恢复期、预防治疗等阶段。

（1）超早期:指发病 6 小时以内,采用溶栓治疗,尤其在发病 3 小时内根据适应证严格筛选,尽快静脉给予 t-PA 溶栓治疗。发病 6 小时内如不能使用 t-PA 考虑用尿激酶替代,但选择患者应该更严格。有经验和有条件的单位也可以考虑进行动脉内溶栓治疗研究。超过时间窗溶栓多不会增加治疗效果,且会增加再灌注损伤和出血并发症,不宜溶栓。溶栓前可静滴低分子右旋糖酐或 20% 甘露醇。

（2）急性期:指发病 48 小时内,主要采用扩容、改善微循环、神经保护等方法,防止血栓进展及减少梗死范围。大面积脑梗死应控制脑水肿和颅内压升高,防止脑疝发生。①抗凝治疗:常用肝素,治疗脑梗死一般可进行短期应用,静脉滴注或皮下注射,剂量 5 000~10 000U,但必须监测凝血酶原时间,将凝血酶原控制在安全水平（不超过正常值的 1.5 倍）。使用溶栓治疗的患者,不推荐在 24 小时内使用抗凝剂。②抗血小板治疗:无禁忌证的不溶栓患者最好在发病 48 小时内

开始使用阿司匹林,推荐剂量为 100~325mg/d,4 周后改为预防剂量。也可使用氯吡格雷 75mg/d。③神经保护治疗:缺血缺氧造成能量代谢障碍,引起兴奋性氨基酸释放、钙超载、自由基产生等,是缺血性脑损害的中心环节,神经保护药可保护脑细胞,提高神经组织对缺血、缺氧的耐受性。

（3）恢复期:可口服维生素 E、维生素 C、银杏叶制剂等抗氧化剂、活血化瘀中药制剂、低剂量阿司匹林等达到恢复期治疗的目的。

（4）预防治疗:主要针对基础疾病进行有效治疗和抗血小板药物治疗。①高血压:降压目标一般降至 140/90mmHg 以下,合并糖尿病患者最好降至 130/80mmHg 以下;②糖尿病:是缺血性卒中的独立危险因素,应选用口服降糖药或使用胰岛素治疗,将糖化血红蛋白控制在小于 7.0%;③心房颤动:选择阿司匹林或华法林治疗;④脂代谢异常:对脑内外动脉硬化患者推荐强化他汀治疗,建议高危者 LDL-C 控制在小于 2.6mmol/L,极高危者控制在小于 1.8mmol/L;⑤阿司匹林:对于高危人群推荐使用阿司匹林作为卒中的一级预防,剂量为 75~100mg/d,或隔日 100mg。

案例分析

案例

患者,男,55 岁,1 日前突然发生短暂性言语不利及右上肢无力,持续 15 分钟后缓解。既往有高血压病史,血压 165/100mmHg。神经系统检查和体格检查均正常。颈动脉多普勒超声检查提示左侧颈动脉 90% 狭窄,右侧颈动脉 40% 狭窄,临床诊断为短暂性脑缺血发作（TIA）。治疗方案:①控制危险因素预防再次发作（戒烟限酒）;②降血压和降血脂:卡托普利 75mg/d,普伐他汀 5mg/d;③规律服用抗血小板聚集药阿司匹林 75~100mg/d,饭后服。

分析

①依据患者的临床表现及辅助检查与 TIA 相一致;②药物治疗时,首先依据患者的病情,指导患者改变生活方式,如戒烟、限制饮酒、减轻体重和增强体质;③选用降压药和降血脂药等措施通过控制危险因素预防 TIA 的再次发作;④小剂量服用阿司匹林有抗血小板聚集、预防 TIA 发作的作用。由于阿司匹林胃肠道反应明显,最好改用阿司匹林肠溶片。

【药物不良反应及防治】

1. **抗凝血药和溶栓药**　最常见的不良反应为出血,如皮肤、黏膜出血,偶发颅内出血,t-PA 发生率约为 6.4%,肝素约为 7.1%,尿激酶约为 15.4%,与激活纤溶酶原和灭活凝血因子 II、VII、IX、X 等有关。故应用时严格控制剂量、滴速和时间,监测出血时间或凝血时间,做好解救准备。若使用肝素后出血,可选择碱性鱼精蛋白防治;若使用华法林出血,可选择维生素 K 对抗;若使用 t-PA,可选用氨甲苯酸防治。

2. **抗血小板聚集药**　阿司匹林常见不良反应是浅表性胃炎和胃溃疡,表现为上腹部疼痛或便血,可采用饭后服药或阿司匹林肠溶片,必要时给予抗酸药。也可用噻氯匹定替代。

▶▶ **课堂活动**

患者，男，47岁，职业司机。饮酒后出现晕厥、四肢无力，诊断为 TIA。经过急诊手术取出血栓后病情稳定，给予阿司匹林 50mg/d 规律用药，2 周后自觉左上腹隐隐作痛，胃镜检查提示胃黏膜轻度糜烂。患者希望停止用药或换药。

ER-10-1

**课堂活动
解析**

1. 如何解释患者出现的症状？

2. 如何处理这些症状？

3. 能否用噻氯匹定替代阿司匹林？

二、出血性脑血管病

出血性脑血管病（hemorrhagic cerebrovascular disease，HCVD）根据出血部位不同分为脑出血（cerebral hemorrhage，CH）和蛛网膜下腔出血（subarachnoid hemorrhage，SAH）。脑出血是指非外伤性脑实质内血管破裂引起的出血，占全部脑卒中的 20%~30%，主要病因是高血压和脑动脉粥样硬化等。出血前多无预兆，出血后血压明显升高。临床表现因出血部位及出血量不同而异，可有剧烈头痛、头晕、呕吐、口角歪斜、失语或言语含糊不清、偏瘫、偏身感觉障碍等，重症者迅速转入意识模糊或昏迷。蛛网膜下腔出血是指各种原因引起的脑血管突然破裂，血液流至蛛网膜下腔所致，最常见原因为颅内动脉瘤和脑（脊髓）血管畸形，大约占蛛网膜下腔出血的 70%。大多数患者发病前无前驱症状，起病突然，表现为剧烈头痛，可伴有或不伴有短暂的意识丧失、恶心、呕吐、神经系统功能障碍（包括脑神经麻痹）和颈项强直。

出血性脑血管病的治疗原则为安静卧床、脱水降颅压、调整血压、防止继续出血、维持生命功能、防治并发症，以挽救生命，降低死亡率、残疾率，减少复发。

【药物治疗原则】

出血性脑血管病的治疗一般以手术止血为主，辅以药物治疗，目的是防止血肿扩大、降低颅内压、控制脑水肿和促进神经功能恢复。临床上通常选用脱水药、抗纤溶药、扩血管药及神经保护药等作为辅助治疗。

案例分析

案例

患者，女，65岁，在家中的卫生间突然摔倒，被急救车送到急诊室时意识已经恢复。主诉有严重的头痛和失眠。体检发现患者颈部强直和轻微的定向障碍。CT 扫描提示蛛网膜下腔和脑室有血。脑血管造影提示后交通动脉瘤，余正常。诊断为蛛网膜下腔出血。治疗方案为：①外科修复和夹闭动脉瘤；②药物预防并发症。

分析

①患者的神经症状和头颅 CT 显示的出血灶与蛛网膜下腔出血的临床诊断相符；②目前没有药物能直接有效干预蛛网膜下腔出血，所以非药物干预和去除病因是关键；③药物治疗能直接预防和控制蛛网膜下腔出血的并发症。

【治疗药物的选用】

1. 出血性脑血管病治疗药物的分类和作用　临床常用药物大致分为①脱水药：主要用于降低颅内压，但有颅内活动性出血时禁用。其作用机制是提高血浆晶体渗透压，产生组织细胞的脱水作用，常用药物有 20% 甘露醇、10% 甘油等。②抗纤溶药：主要防止并发脑梗死，若无脑梗死发生，一般不主张用此类药物。其作用机制主要是抑制纤溶酶活性，抗纤维蛋白溶解，常用药物有氨基己酸、氨甲苯酸等。③钙通道阻滞药：解除血管痉挛，增加脑血流量减少脑损伤，常用药物有尼莫地平等，通常在原发性蛛网膜下腔出血后 96 小时开始用药。④神经保护药：常用于恢复期患者的治疗。其作用机制主要是改善脑细胞代谢，促进脑功能的恢复，常用药物有胞磷胆碱、吡拉西坦等。常用于治疗出血性脑血管病的药物见表 10-2。

表 10-2　常用于治疗出血性脑血管病药物的用法用量

分类	药物	用法用量
脱水药	20% 甘露醇	250ml，1 次 /6~8h，快速静脉滴注；也可与呋塞米合用，每次 40mg，静脉注射，2~4 次 /d
	10% 甘油	500ml，静脉滴注，1 次 /d
抗纤溶药	氨基己酸（EACA）	5g，以 1~2g/h 的速度维持静脉滴注
	氨甲苯酸（PAMBA）	100~300mg，静脉注射或静脉滴注
钙通道阻滞药	尼莫地平	60~90mg，4 次 /d，口服，持续 21 日
神经保护药	胞磷胆碱	0.25~0.5g，1 次 /d，静脉滴注
	吡拉西坦	0.8~1.2g，2~3 次 /d，口服

2. 出血性脑血管病的治疗分期和药物选择　出血性脑血管病的治疗分为急性期治疗和恢复期治疗。

（1）急性期治疗：积极控制脑水肿和降低颅内压是急性期治疗的重要环节。宜早期使用脱水药降低颅内压和控制脑水肿，多在发病后的 6 小时，若怀疑有持续性出血，则脱水药的使用宜在 24 小时后使用。常选用 20% 甘露醇，每次 250ml，每 4~8 小时 1 次，静脉快速滴注。与此同时还必须及时控制血压为 150~180/90~100mmHg，血压过高易导致再出血，过低会形成脑供血不足。若收缩压超过 200mmHg，可用 25% 硫酸镁 20ml 肌内注射，每 6~12 小时 1 次，与利尿药联合应用可取得较好效果。若血压过低应使用升压药，以保证充足脑组织血供。若发病 1~2 周后血压仍持续过高，可系统应用降压药治疗。

> **知识链接**
>
> 脱水药应用注意事项
>
> 1. 应用脱水药注意防止体液丢失过多，出现口干、口渴及尿少应立即停药。
>
> 2. 脱水药使用后易引起血栓，用药后注意观察患者意识、神经反射、肢体活动及瞳孔变化。

（2）恢复期治疗：主要是营养脑细胞，改善中枢神经功能。常用药物有胞磷胆碱、尼莫地平、辅酶 A、丹参等。

【药物不良反应及防治】

1. 脱水药常见不良反应是水和电解质紊乱，用药期间应定期查血清钾、钠、氯。快速大量静脉滴注甘露醇可引起血容量迅速大量增多，尤其是急、慢性肾功能衰竭时容易导致心力衰竭、稀释性低钠血症，偶可致高钾血症。

2. 钙通道阻滞药常见不良反应是踝部水肿和直立性低血压，使用此类药物时要观察 20~30 分钟，一旦出现直立性低血压应平卧，采用头低足高位，必要时给予去甲肾上腺素，严禁使用肾上腺素。

点滴积累 ∨

1. 缺血性脑血管病药物治疗超早期以溶栓治疗为主，急性期和恢复期包括抗凝、抗血小板、神经保护治疗等，预防治疗包括基础疾病治疗和预防血小板聚集等。

2. 出血性脑血管病宜早期使用脱水药，降低颅内压和控制脑水肿，同时还应及时控制血压为 150~180/90~100mmHg。

执业考点 ∨

1. 短暂性脑缺血发作的临床表现。
2. 缺血性脑卒中的临床表现及分期治疗原则。

第二节 癫痫

导学情景 ∨

情景描述：

　　小明刚升入初中，平时学习成绩好，又很有礼貌，深受老师和同学们的喜欢。一天在课堂上突然出现双眼发直、牙关紧闭、随即倒地、四肢抽搐、口吐白沫，把老师和同学们都吓坏了，持续约 5 分钟后好转。经询问，他自己并不清楚当时发生了什么。后来又发生过一次。诊断为癫痫，医生让他口服丙戊酸钠。目前他很少再发生癫痫，但他自己心理负担很重，一怕发作时有人身危险，二怕同学和老师笑话他，严重影响了学习。

学前导语：

　　癫痫是神经系统常见病，病因复杂、种类较多、临床表现各异，通常大多数患者经过长期、合理、正规的治疗，是可以控制的。本节将带领同学们学习癫痫的基本情况和药物治疗知识。

癫痫是以脑神经元异常放电引起的短暂性脑功能失调为特征的慢性脑部疾病。癫痫是神经系统常见疾病之一,患病率仅次于脑卒中。临床表现为突然发生、反复发作的运动、感觉、意识、自主神经、精神等方面的异常。依据临床表现分为全面性强直-阵挛发作(癫痫大发作)、失神性发作(癫痫小发作)、精神运动性发作、癫痫持续状态以及单纯或复杂性局限性发作等。其中全面性强直-阵挛发作是一种常见的发作类型,典型表现为患者突然意识丧失,继之先强直后阵挛性痉挛,常伴尖叫、面色青紫、舌咬伤、口吐白沫或血沫、瞳孔散大,持续数十秒或数分钟后痉挛发作自然停止,进入昏睡状态。

癫痫的治疗可分为控制发作、病因治疗、外科治疗、一般卫生及预防五个方面,其中最重要的是控制发作,目前以药物治疗为主,以保证患者的正常生活,避免急性的身体伤害和与癫痫反复发作有关的长期病态心理。

【药物治疗原则】

绝大多数癫痫发作需药物治疗。通常正确的抗癫痫药物应治疗能够控制60%~95%的癫痫发作。但由于许多抗癫痫药物的有效治疗谱相对较窄,因此用药时应根据癫痫发作的准确分类或癫痫综合征的诊断而选择适宜的抗癫痫药物。抗癫痫药物的治疗应遵循以下原则①小剂量开始:以既能控制发作,又不产生毒性反应的最小有效剂量为宜;②单一用药:无效时才考虑合用,一般不超过3种;③长期规律服药:坚持长期治疗,可减少复发;④不宜随便换药:确需换药时宜采取加用新药及递减旧药的原则;⑤逐渐停药:完全停止发作3~5年,脑电图检查无痫性放电,可考虑停药,一般多在1~2年内逐渐减量直至停药;⑥注意不良反应:如皮疹、皮炎等,定期查血、尿及肝功能。

【治疗药物的选用】

1. 抗癫痫药物的分类、作用方式　抗癫痫药物可按化学结构和作用方式分类。按化学结构可分为:①乙内酰脲类;②巴比妥类;③苯二氮䓬类;④其他类。按作用方式可分为:①阻止病灶异常放电的扩散,代表药有苯妥英钠、卡马西平、丙戊酸钠、乙琥胺等,此类是目前常用的抗癫痫药物;②加强 γ-氨基丁酸(GABA)的抑制功能,提高病灶的发作阈值,防止异常放电扩散,代表药有地西泮、氯硝西泮、苯巴比妥、扑米酮、托吡酯、拉莫三嗪。常用的抗癫痫药物见表10-3。

表 10-3　常用抗癫痫药物的半衰期、治疗有效浓度及用法用量

分类	药物	$t_{1/2}$/h	治疗有效浓度 /(μg/ml)	用法用量 /(mg/d)
乙内酰脲类	苯妥英钠	随剂量而不同	9~20	100~300,分3次服
苯二氮䓬类	氯硝西泮	22~38	0.015~0.05	4~8,分3~4次服
	地西泮	30~60	0.3~0.7	20~40,分2~4次服
巴比妥类	苯巴比妥	24~96	20~50	450~900,分3次服
	扑米酮	3~12	4~14	500~1 500,分3次服
其他类	卡马西平	5~25	2~10	300~1 200,分2~3次服
	乙琥胺	60	45~90	750~1 500,分2次服
	丙戊酸钠	10~16	50~100	600~1 200,分2~3次服

2. 抗癫痫药物的选择　根据癫痫发作类型和脑电图特征合理选用抗癫痫药物。通常全面性强直 - 阵挛发作的患者宜选用卡马西平、苯妥英钠、苯巴比妥、丙戊酸钠；精神运动性发作患者宜选用卡马西平；单纯或复杂性局限性发作的患者宜选用扑米酮、卡马西平、苯妥英钠、苯巴比妥；失神性发作的患者宜选用乙琥胺、丙戊酸钠、氯硝西泮；癫痫持续状态的患者则选用地西泮。

案例分析

案例

患者，女，14 岁，学生，体重 50kg。3 岁时曾发生过 3 次热性惊厥，并在第 2 次热性惊厥后 6 个月开始服用苯巴比妥预防治疗，但服药时断时续。发病当日上午，教师提问时，患者突然从座位上站起，笨拙地向门外走去，她对碰到的桌椅和教师的询问没有任何反应。大约 1 分钟后倒在地上，开始出现两眼外翻、四肢不自主抽动、面色青紫，持续约 2 分钟。发作后，患者出现明显困倦和意识混乱。诊断为癫痫复杂性部分发作继全身性强直 - 阵挛发作。患者入院后不久又发作 1 次。治疗方案：①卡马西平 100mg，每日 2 次；②积极去除病因，防止复发。

分析

①依据该患者的发作特点，与癫痫复杂性部分发作继全身性强直 - 阵挛发作相吻合。②依据临床类型，可首选苯妥英钠和卡马西平，次选丙戊酸钠；当首选药物不能完全控制癫痫发作，需要添加药物治疗时，首选氯氮䓬。③同时便于治疗可给予患者低糖、高脂肪饮食。

【药物不良反应及防治】

1. 乙内酰脲类　不良反应较多，表现为①局部刺激反应：如胃肠道反应和血栓性静脉炎，通过饭后服药和"Z"型注射可缓解；②齿龈增生：主要是久用导致胶原代谢障碍，引起结缔组织增生，可同服维生素 C、局部按摩防治；③神经系统反应：主要是小脑前庭功能障碍（眼球震颤、眩晕、共济失调等），停药 3~6 个月可消退；④其他：有过敏反应、粒细胞减少、血小板减少、再生障碍性贫血、肝功能损害以及致畸等。

2. 巴比妥类　①后遗效应：表现为服药后次晨出现头昏、困倦、精神不振等；②耐受性和依赖性：长期服用可产生耐受性和依赖性，若突然停药可出现戒断症状，包括焦虑、失眠、震颤，甚至惊厥等；③过敏反应：如皮疹、粒细胞减少、剥脱性皮炎等；④急性中毒：表现为昏迷、血压下降、呼吸抑制等，可采用呼吸兴奋药如尼可刹米等解救。

3. 其他类　苯二氮䓬类可出现中枢神经反应（头晕、乏力、嗜睡、共济失调等）、呼吸和循环抑制、耐受性和依赖性。卡马西平用药早期可出现消化道反应（恶心、呕吐、胃肠不适等）和神经系统反应（眩晕、嗜睡、眼球震颤、共济失调等），偶见皮疹、粒细胞减少及再生障碍性贫血。丙戊酸钠主要是胃肠道反应，长期服用有肝损害，要定期检查肝功能。托吡酯会有头晕、乏力、眼球震颤、肝损害等。

▶▶ **课堂活动**

患者，女，20岁，学生，体重 55kg。她在过去 2 年中学习过度疲劳后出现癫痫全面性强直 - 阵挛发作 2 次，均自行缓解。由于服用苯妥英钠（严重齿龈增生、多毛和反应"迟钝"）和丙戊酸钠（持续腹痛、震颤和体重增加）不能耐受，而且在可耐受剂量时疗效不明显。最近开始服用卡马西平 600mg，3 次 /d。在使用卡马西平治疗的 3 个月里，她出现 5 次失神性发作、1 次强直 - 阵挛发作，一旦加大剂量则出现明显的困倦、胃肠道不适和反应迟钝。患者希望停止用药。

ER-10-2

课堂活动
解析

1. 如何解释患者出现的症状？

2. 如何处理这些症状？

3. 能否在患者耐受的情况下添加氯硝西泮与目前正在应用的卡马西平同用？

【药物相互作用】

1. 苯妥英钠血浆蛋白结合率高（90%），具有肝药酶诱导作用，与其他药物可产生相互作用，如保泰松、避孕药、糖皮质激素、双香豆素等。

2. 卡马西平与红霉素（抑制肝药酶）合用，可使血药浓度急剧增高引起中毒。

3. 丙戊酸钠能显著提高苯妥英钠、苯巴比妥、氯硝西泮和乙琥胺的血药总浓度和游离浓度，苯妥英钠、苯巴比妥、扑米酮和卡马西平则能降低丙戊酸钠的血药浓度和抗癫痫作用。

点滴积累 ∨

1. 临床治疗癫痫时通常根据癫痫发作类型选用抗癫痫药物。

2. 全面性强直 - 阵挛发作宜选用卡马西平、苯妥英钠、丙戊酸钠；精神运动性发作宜选用卡马西平；单纯或复杂性局限性发作宜选用扑米酮、卡马西平、苯妥英钠、苯巴比妥；失神性发作宜选用乙琥胺、丙戊酸钠、氯硝西泮；癫痫持续状态则选用地西泮。

3. 抗癫痫药使用原则包括小剂量开始、长期规律服药、不宜随便换药、逐渐停药、注意不良反应等。

执业考点 ∨

1. 癫痫的临床表现和治疗原则。

2. 癫痫治疗药物的用药注意事项与患者教育。

第三节　帕金森病

导学情景 ∨

情景描述：

一个 50 岁的管理人员，一年前出现右手震颤、写字过小、轻度右肩疼痛和步态缓慢。

查体显示典型的静止性震颤和右侧半身运动迟缓，诊断为帕金森病，H-Y 分期为 1 期。

学前导语：

帕金森病严重影响患者的生活，使患者身心健康都受到影响，一般都需要抗帕金森病药物治疗。本节将带领同学们学习帕金森病的基本情况和药物治疗知识。

帕金森病（Parkinson's disease，PD）又称震颤麻痹，是最常见的神经退行性疾病之一。目前帕金森病的病因不明，可能是多因素共同作用的结果。病理生理学特点是中脑黑质纹状体通路中的多巴胺合成减少，乙酰胆碱的作用相对增强，导致锥体外系功能紊乱，引起小肌群不自主收缩而表现为一系列临床症状。临床表现包括①运动症状：静止性震颤、运动过缓、肌强直、姿势步态异常；②非运动症状：认知/精神异常、睡眠障碍、自主神经功能障碍、感觉障碍。

帕金森病尚无特效治疗方法，治疗主要包括4个方面，即药物治疗、手术治疗、心理治疗、锻炼和物理疗法。其中药物治疗和外科手术主要是达到缓解症状、延缓疾病发展，提高患者的生活质量的目的。心理治疗可以调节患者的情绪，使其减少恐惧感、不安感和陌生感，从而树立对疾病治疗的信心，增加患者的依从性。锻炼和物理疗法以及良好的营养供应，对早期患者增进灵活性，改善肌力、情绪以及提高适应能力有益。

知识链接

帕金森病分级标准

目前临床上常用的分级方法是"赫 - 雅（Hoehn-Yahr，H-Y）分级"，根据其严重程度可分为5级①Ⅰ级：仅单侧病变，功能减退很小或没有减退；②Ⅱ级：双侧轻度病变，但没有平衡功能障碍；③Ⅲ级：双侧病变伴早期体位稳定障碍，但患者能完全过独立生活；④Ⅳ级：严重病变需要帮助，但患者仍可自己走路和站立；⑤Ⅴ级：除非得到帮助，否则被局限在床上或轮椅上。Ⅱ、Ⅲ级是治疗的关键，患者应把握治疗时机，否则病情急剧加重。

【药物治疗原则】

药物治疗原则是以达到有效改善症状，提高生活能力和生活质量为目标。提倡早诊断、早治疗、小剂量达到治疗效果的原则。抗帕金森病药物的治疗原则是①长期服药：几乎所有患者均需终身服药；②控制剂量：坚持"剂量滴定"以最小剂量达到最佳治疗效果；③个体化用药：根据病情特点和发病年龄等选择药物；④权衡利弊、联合用药：左旋多巴制剂是最主要的抗帕金森病药物，尤其与卡比多巴、恩他卡朋等合用可增强疗效、减轻运动波动及降低左旋多巴的剂量等。

【治疗药物的选用】

1. 抗帕金森病药物的分类和作用 依据帕金森病的病因学特点，临床上将抗帕金森病药分为4类。

（1）中枢拟多巴胺药：①多巴胺替代药，其作用机制是在多巴脱羧酶的作用下生成多巴胺以及通过抑制外周多巴脱羧酶，减少左旋多巴外周脱羧作用从而增加其脑内脱羧作用，代表药是左旋多巴 - 卡比多巴普通剂和缓释剂；②多巴胺受体激动药，通过激动多巴胺受体，增强黑质 - 纹状体多巴胺功能，代表药有溴隐亭、培高利特、普拉克索、罗匹尼罗等；③COMT 抑制药和 MAO-B 抑制药，通过抑制儿茶酚氧位甲基转移酶（COMT）和单胺氧化酶 -B（MAO-B），干扰多巴胺的代谢，代表药分别是恩他卡朋、托卡朋、司来吉兰等；④多巴胺递质释放药，通过增加纹状体释放多巴胺，补充其耗竭，代表药是金刚烷胺。

（2）中枢抗胆碱药：通过拮抗 M 受体降低胆碱能神经功能，抑制腺体分泌，以及缓解肌紧张，代表药有苯扎托品、苯海索等。

（3）抗组胺药：通过拮抗 H_1 受体，减少腺体分泌和中枢抑制，改善症状，代表药有苯海拉明、奥芬那君等。

（4）胆碱酯酶抑制药：通过可逆性抑制胆碱酯酶、促进神经末梢释放乙酰胆碱、直接兴奋胆碱受体，以及促进脑组织对葡萄糖的利用而改善中枢神经的功能，适用于帕金森病伴痴呆患者，或者帕金森病合并痴呆患者，代表药有多奈哌齐、石杉碱甲、利斯的明等。

常用抗帕金森病药物见表 10-4。

表 10-4　常用抗帕金森病药物的分类及用法用量

分类		药物	用法用量
中枢拟多巴胺药	多巴胺替代药	左旋多巴	开始 0.125~0.25g，2~4 次 /d，以后每隔 3~7 日增加 0.25~0.75g，通常维持量为 3~5g/d，分 4~6 次饭后服
		卡比多巴 - 左旋多巴（1∶10）	开始 110mg，3 次 /d，以后每 3~7 日增加 110mg，维持量为 330~1 650mg/d，分 3~4 次服
		卡比多巴 - 左旋多巴（1∶4）	开始 125mg，2 次 /d，以后每 3~7 日增加剂量，维持量为 250~2 500mg/d，分 4 次服
	多巴胺受体激动药	溴隐亭	开始 1.25mg，2~3 次 /d，以后每 2~4 周增加 2.5mg，维持量为 10~40mg/d，分 3 次服
		培高利特	开始 0.05mg/d，2 日后，每日增加 0.1~0.15mg，第 12 日后可每隔 2 日增加 0.25mg，直至获得满意疗效，维持量为 1~4mg/d，分 3 次服
		普拉克索	开始 0.125mg，3 次 /d，以后每周增加 0.125~0.25mg，维持量为 1.5~4.5mg/d，分 3 次服
		罗匹尼罗	开始 0.25mg，3 次 /d，以后每周增加 0.25mg，维持量为 3~9mg/d，分 3 次服

续表

分类	药物	用法用量
COMT 抑制药	恩他卡朋	每次 200mg，3~4 次 /d，与卡比多巴 / 左旋多巴同服，维持量为 600~1 600mg/d
	托卡朋	50~200mg，3 次 /d，首次与左旋多巴同服，其后分别于 6h 和 12h 后服第 2 次、第 3 次
MAO-B 抑制药	司来吉兰	开始 5mg，1 次 /d，可增至 5mg，2 次 /d（早餐时服 5mg，午餐时服 5mg）
多巴胺递质释放药	金刚烷胺	开始 100mg，1 次 /d，每 1~2 周增加 100mg，最大剂量 400mg/d
中枢抗胆碱药	苯海索	开始 1~2mg/d，每 3~5 日增加 1~2mg，维持量为 6~15mg/d，分 2~3 次服
	苯扎托品	开始 0.5mg/d，每 3~5 日增加 0.5mg，维持量为 1~3mg，2~4 次 /d
抗组胺药	苯海拉明 奥芬那君	25~50mg，3~4 次 /d 100mg，2 次 /d

2. 抗帕金森病药物的选择 应综合考虑病变累及的神经元、患者主要临床表现、药物作用特点、药物不良反应、患者个体因素、经济因素等来选择合适的药物。①对于病变累及多巴胺能神经元而主要表现为震颤、肌肉强直等症状的患者，药物治疗可选择中枢拟多巴胺药，如多巴胺受体激动药培高利特等、多巴胺递质释放药金刚烷胺、外源性多巴胺的前体物质左旋多巴、多巴脱羧酶抑制药卡比多巴，或者 COMT 抑制药如恩他卡朋和 MAO-B 抑制药。对于主要表现为运动减少或运动不能、僵直、静止性震颤、姿势调节障碍等症状的患者，尤其在应用多巴胺受体激动药后症状出现或加重者，可直接选用左旋多巴 - 卡比多巴普通剂或缓释剂。②对于病变累及非多巴胺能神经元表现为肢体麻木、疼痛、痉挛、不安腿综合征、嗅觉障碍等症状或表现为多汗、流涎等自主神经症状的患者，药物治疗可选择中枢抗胆碱药如苯扎托品等。③对于帕金森病伴有抑郁、焦虑、认知障碍、幻觉、淡漠、睡眠紊乱等精神症状的患者，药物治疗时还可加入抗组胺药或酌情加入抗精神病药，但帕金森病晚期或治疗后以痴呆为主要表现的患者，则应避免使用抗胆碱药、抗焦虑药等，可选用新型中枢拟多巴胺药普拉克索或直接进行心理治疗。

案例分析

案例

患者，男，55 岁，艺术家，右利手。因右手持笔不稳、起立困难、四肢发紧、进行性健忘等前来神经科就诊。入院时查体：发育正常，营养良好，面部表情缺乏，讲话声低而单调，体味强烈，四肢呈"齿轮"样肌强直以及右手轻度静止性震颤，步态较缓慢，轻度躯干前屈，其余体格检查和实验室检查均正常。诊断为帕金森病Ⅱ级。治疗方案①起始治疗：口服普拉克索 0.125mg，3 次 /d，服用 5~7 日。第 2 周起，剂量应增加至 0.25mg，3 次 /d。以后如果耐受，可采用每周增加 0.25mg（0.75mg/d）直至达到最大治疗剂量，最高不超过 1.5mg，3 次 /d。②晚期治疗：卡比多巴 / 左旋多巴（25mg/100mg），3 次 /d。

分析

①患者的症状为典型的帕金森病，依据患者的症状和帕金森病分级标准，可确定为帕金森病Ⅱ级；②处于Ⅰ级和Ⅱ级的帕金森病患者病情较轻，若日常生活或工作不受影响，一般不需要治疗。该患者由于职业是艺术家，明显影响了工作，所以确定治疗方案时，采用了新型中枢拟多巴胺药普拉克索迅速缓解症状，病情稳定后由于患者没有其他并发症的出现，因此选用卡比多巴 / 左旋多巴巩固治疗。

3. 帕金森病的治疗分期和药物选择

（1）早期治疗：帕金森病是进行性加重的疾病，一旦早期诊断，应尽早开始治疗。一般初期多是单药治疗，也可采用优化的小剂量多药联合应用，力求达到疗效最佳、不良反应发生率最低的目标。

早发型不伴有智能减退者可有如下选择：①复方左旋多巴；②MAO-B 抑制药；③金刚烷胺；④复方左旋多巴 +COMT 抑制药。对于震颤明显而其他抗帕金森病药疗效欠佳者，可选用抗胆碱药，如苯海索。

晚发型或伴有智能减退者一般首选复方左旋多巴治疗。疗效减退时可添加 MAO-B 抑制药或 COMT 抑制药治疗。尽可能不应用抗胆碱药物，尤其是老年男性患者。

（2）中、晚期治疗：力求改善患者的运动症状，还要处理并发症和运动症状，其中左旋多巴仍占主要地位。

（3）其他症状治疗：随着帕金森病病程的进展，患者可能在治疗同时出现痴呆、抑郁、精神性激越、自主神经系统功能障碍、跌倒和睡眠障碍等症状，可考虑使用非典型抗精神病药如氯氮平等，目的是选择性地作用于边缘系统和大脑皮层的 D_3、D_4、D_5 受体，能在不影响帕金森病症状的前提下控制精神症状。

【药物不良反应及防治】

1. 左旋多巴 ①胃肠道反应：较常见，饭后服用或缓增剂量可以减轻；②心血管反应：主要表现为直立性低血压；③精神行为异常：常见激动、不安、焦虑、失眠和噩梦等，可能与多巴胺兴奋大脑边缘系统的多巴胺受体有关，停药或减量可缓解；④不自主异常运动：患者可出现张口、咬牙、伸舌、点头等异动症，减少剂量可缓解；⑤长期用药还可出现"开关现象"，即患者的症状在突然缓解（开）与加重（关）之间波动现象，可反复迅速交替出现多次。

2. **溴隐亭** 常见不良反应有胃肠道反应、心血管反应和精神障碍等。

3. **金刚烷胺** 直立性低血压、失眠、抑郁、幻觉、口干等。

4. **恩他卡朋** 腹痛、腹泻、口干、多汗，可能导致肝功能损害，用药前及使用中应监测肝功能。

5. **苯海索** 抗胆碱反应，表现为口干、皮肤干燥、便秘、吞咽困难等。

▶▶ **课堂活动**

患者，女，70 岁，3 年前无明显原因出现右手抖，后来发展至右下肢，逐渐出现四肢僵硬，行动迟缓，诊断为帕金森病，给予复方左旋多巴片口服，每次 1 片，每日 3 次。1 个月前出现服药 1 小时后发生比较严重的颤抖现象，1 小时左右后有所缓解，交替多次发生。

1. 为什么该患者出现此症状？是否有好的治疗方法？

2. 复方左旋多巴的成分是什么，组成复方的目的是什么？

ER-10-3

课堂活动
解析

【**药物相互作用**】

1. **左旋多巴** 左旋多巴与维生素 B_6 不宜合用，因为维生素 B_6 作为多巴脱羧酶的辅酶，可以增加左旋多巴的外周代谢，使左旋多巴疗效降低、不良反应增多；左旋多巴与抗精神病药物氯丙嗪、奋乃静等合用，后者具有中枢多巴胺阻滞作用，干扰左旋多巴的效果。

2. **溴隐亭** 使用溴隐亭时慎用下列药物：①大环内酯类抗生素，可能提高溴隐亭的血浆浓度，从而可能增加其毒性；②多巴胺拮抗药，如苯丙甲酮和吩噻嗪可能降低溴隐亭的效应；③平滑肌解痉药异美汀，能增加溴隐亭的毒性。

点滴积累 ∨

1. 抗帕金森病药包括中枢拟多巴胺药、中枢抗胆碱药、抗组胺药和胆碱酯酶抑制药等。

2. 帕金森病的药物治疗包括早期治疗、中晚期治疗及辅助治疗等。

执业考点 ∨

1. 帕金森病的临床表现。

2. 帕金森病治疗药物的合理使用。

目标检测

一、选择题

（一）单项选择题

1. 缺血性脑血管病超早期最佳治疗方案是（   ）

　　A. 介入治疗　　　　B. 抗血小板治疗　　　C. 溶栓治疗

　　D. 神经保护治疗　　E. 抗凝治疗

2. 预防脑卒中首选的抗血小板药物是（   ）

　　A. 阿司匹林　　　　B. 氯吡格雷　　　　　C. 噻氯吡啶

D. 华法林　　　　　E. 肝素

3. 缺血性脑血管病最常用的溶栓药是（　　）

   A. t-PA　　　　　　　B. 链激酶　　　　　　C. 尿激酶

   D. 肝素　　　　　　　E. 华法林

4. 出血性脑血管病治疗时血压控制范围较合适的是（　　）

   A. 150~180/90~100mmHg　　　　　　B. 120~140/60~80mmHg

   C. 180~200/100~110mmHg　　　　　　D. 100~130/60~80mmHg

   E. 130~160/90~110mmHg

5. 苯妥英钠治疗癫痫病时有效血药浓度宜控制在（　　）

   A. 1~8μg/ml　　　　　B. ≤8μg/ml　　　　　C. 9~20μg/ml

   D. ≥21μg/ml　　　　　E. 3~6μg/ml

6. 治疗帕金森病时常用治疗方法是（　　）

   A. 滴定法　　　　　　B. 介入法　　　　　　C. 手术

   D. 营养支持　　　　　E. 心理治疗

（二）多项选择题

1. 帕金森病典型临床表现包括（　　）

   A. 震颤　　　　　　　　　　　　B. 肌肉强直

   C. 运动减少或主动运动减少　　　D. 姿势调节障碍

   E. 流涎

2. 可用于治疗癫痫大发作的药物包括（　　）

   A. 丙戊酸钠　　　　　B. 苯妥英钠　　　　　C. 地西泮

   D. 乙琥胺　　　　　　E. 苯巴比妥

二、问答题

1. 试述帕金森病的治疗原则。

2. 治疗帕金森病的药物主要分为几类？

3. 简述缺血性脑血管病和出血性脑血管病的治疗要点。

三、实例分析

1. 患者，男，65岁，因跌倒后出现短暂意识丧失经急诊入院，1小时后恢复意识。检查结果显示：右侧肢体无力，不能说话但可以理解指令（运动性失语）。眼科检查提示右侧偏盲，血压175/105mmHg，其他生命体征正常，实验室检查均在正常范围内。次日，其神经功能障碍仍未缓解，被诊断为缺血性脑卒中。请为此患者选择治疗药物，并说明其依据。

2. 患者，女，22岁，4日前与人争吵中，突然倒地，并全身痉挛，牙关紧闭，神志不清，持续约50秒后自行缓解。无发热、呕吐、腹泻等。今晨无明显诱因再次发作，伴口吐白沫，口唇发绀，双手紧握，持续约2分钟，故来就诊。入院时查体：体温37℃，脉搏85次/min，呼吸22次/min，心率85次/min，心律齐。神志清楚,面色红润。颈软,四肢活动自如,肌张力正常,无病理反射。肺部未闻及干湿啰音。余未见异常。请为此患者选择治疗药物,并说明其依据。

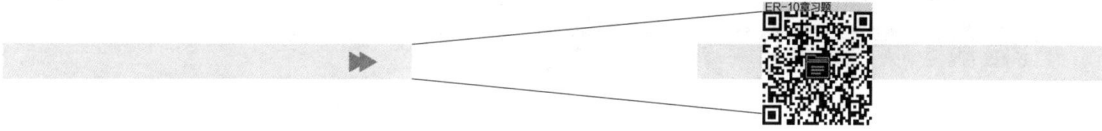

ER-10 复习题

（王　静）

第十一章

精神疾病的药物治疗

ER-11章PPT

精神疾病（mental illness）又称精神障碍（mental disorder），是指在各种因素的作用下（包括各种生物学因素、心理因素和社会因素等）造成大脑功能失调，出现感知、思维、情感、行为、意志、智力等精神活动的异常，需要用医学方法进行治疗的一类疾病。本章主要介绍精神分裂症、心境障碍、焦虑症的药物治疗。

第一节　精神分裂症

导学情景 ∨ ⋯⋯⋯

情景描述：

患者，女，25岁，因言行怪异半年入院。患者半年前无明显诱因多疑，自感他人在背后议论自己，有人要害自己；经常感觉到身体不适，觉得是有人给她下毒；说自己家里的电话被监听了，不敢在家居住，经常到亲戚家居住；走在街上发觉处处有人跟踪。因其言行明显异常，单位领导劝其休息，便认为领导在变相整她。近2个月来病情加重，出现自言自语，听见有人在耳边说话，不愿上班，不愿与人沟通，整日躲在屋内。诊断为妄想型精神分裂症，给予利培酮治疗。

学前导语：

利培酮为第二代抗精神病药物，对精神分裂症的阳性症状和阴性症状均有良效，且有效剂量小、用药方便、见效快、锥体外系反应轻，患者耐受性和依从性好，有利于长期治疗。本节将带领同学们学习精神分裂症的药物治疗。

ER-11-1

精神分裂症（schizophrenia）是一组病因未明的精神疾病，具有思维、情感、行为等多方面的障碍，以精神活动和环境不协调为特征。患者一般意识清楚，智能基本正常，但部分患者在疾病过程中可出现认知功能损害。该组疾病多在青壮年发病，起病往往较为缓慢，病程迁延，呈反复加重或恶化，部分患者最终出现衰退和精神残疾，而部分患者经治疗后可保持痊愈或基本痊愈的状态。

精神分裂症的病因和发病机制

精神分裂症的病因和发病机制尚未完全阐明。临床主要表现为精神功能亢进的阳性症状如幻觉、妄想、明显的思维形式障碍、反复的行为紊乱及失控等和精神功能减退或缺失的阴性症状如思维贫乏、情感淡漠、意志活动减退等。根据临床现象学特

精神分裂症的临床表现

征,可分为偏执型、青春型、紧张型、单纯型、未分化型、其他型;根据临床症状,可分为Ⅰ型和Ⅱ型,Ⅰ型以阳性症状为主要临床表现,Ⅱ型以阴性症状为主要临床表现。

精神分裂症的治疗主要包括三方面,即药物治疗、心理治疗和社会康复治疗。另外,还可采取其他躯体治疗方式,如电休克疗法和胰岛素昏迷疗法等。以药物治疗为主,特别是在疾病的急性期;心理治疗必须成为精神分裂症治疗的一部分,可以帮助患者改善精神症状、提高自知力、增强治疗的依从性、改善人际关系,特别是在恢复期给予心理解释,可改变其病态认知,提高重返社会的能力;社会康复治疗应尽量采用各种条件和措施使患者的精神活动,特别是行为得到最大限度的调整和恢复,能良好地回归社会。

【药物治疗原则】

精神分裂症的治疗以抗精神病药物治疗为主,对出现的抑郁情绪、躁狂状态、睡眠障碍可合并使用抗抑郁药、心境稳定剂、镇静催眠药作为辅助治疗。抗精神病药物治疗的原则是:

1. **药物选择原则**　根据临床症状特点、药物作用特点、药物不良反应、患者个体特征等选用第一代或第二代抗精神病药物。根据国内外治疗指南的建议,一般推荐第二代抗精神病药物作为一线药物使用,第一代及第二代的氯氮平作为二线药物使用。根据我国目前的实际用药情况,第一代抗精神病药物氯丙嗪、奋乃静、氟哌啶醇和舒必利也可作为首选药物使用。氯氮平在国内应用比较广泛,有一定的临床用药经验,但引起的粒细胞缺乏及痉挛发作较其他抗精神病药多见,建议谨慎使用。

2. **单一药物足量、足疗程治疗原则**　一般主张采用单一药物治疗,如疗效不满意且无严重不良反应,则在治疗量范围内适当增加剂量,可加至治疗量的上限,应用充足的疗程。高剂量时应密切注意药物不良反应。

3. **缓慢加减药物剂量与安全原则**　一般从小剂量开始,缓慢加量,加量速度视药物特性及患者体质而定,一般2周左右加至治疗量,待病情缓解后,逐步减少剂量至维持量,一般情况下不能突然停药;加减剂量应缓慢,须密切观察,正确评价疗效,注意药物不良反应并及时处理,保证安全。

4. **定期评价药物疗效和不良反应原则**　定期评价药物疗效,指导治疗方案;定期评定药物不良反应,及时处理。

5. **换药原则**　以下情况可考虑换药:①现用药物剂量充分、疗程充足但疗效仍不满意时,如急性病例经治疗量系统治疗6~8周、慢性病例充分治疗3~4个月仍无效;②患者遵医嘱用药,在无明显应激情况下仍复发时;③出现难以克服的、无法耐受的不良反应时;④给药途径不为患者接受时;⑤患者没有经济承受能力时。换药应遵循以下原则:①换用与原用药物作用机制不同的药物;②换用与原用药物化学结构不同的药物;③换用与原用药物主要不良反应不同的药物,尤其因不良反应严重而换药时;④换用与原用药物给药途径不同的药物或长效制剂,这适用于依从性差的患者。换药方法:①骤停原药换药法,适用于出现严重不良反应时,建议住院换药,但氯氮平不宜骤停,因可能出现疗效空档致复发或撤药综合征;②骤停原药加新药,适用于出现较严重的锥体外系反应者,两药重叠时间短,氯氮平不宜骤减;③缓减原药、缓加新药,可减少撤药反应及症状复燃,但可能增加两药合用引发的不良反应。

6. 合并用药原则 合并用药的指征:①单一药物治疗无效者,同类药物联用时,疗效可能增强,不良反应则因每种药物的剂量减小而可能减轻;②合用作用机制不同的药物,疗效可能互补,作用机制相同的药物原则上不宜合用;③合用的药物对于不同的目标症状,各有特殊作用,合并用药可兼顾全面。合并用药时应选择作用机制、不良反应不同的药物,适当减小合用药物的剂量,注意药物间的相互作用。常见的合并用药有两种吩噻嗪类药物联用、吩噻嗪类药物和其他抗精神病药物联用、长效制剂和短效制剂联用等。

7. 个体化用药原则 药物种类、剂量和用法均应注意个体化。

8. 早发现、早诊断、早治疗原则 首次治疗时患病时间的长短与疗效及远期预后密切相关,发现越早,治疗的针对性越强,预后越好,故一旦明确诊断,应及早开始用药。第1次发病是治疗的关键,此时对抗精神病药物的治疗反应最好,所需剂量也少,复原的机会最大,长期预后也最好。影响预后的关键时期是在前驱期至发病后的头5年,精神功能的损害至此保持在一个平台期,若处理得当,通常不再进一步恶化。"三早"是预后良好的关键。

9. 全程治疗原则 包括急性期治疗、巩固期治疗和维持期治疗。

案例分析

案例

患者,男,60岁。29岁时无明显诱因首次发病,认为有人在他的自行车上安装了窃听器,到处有暗探在监视他,周围人都故意与他作对,要加害他,把铝质瓶盖放在头顶上认为可以隐身,用手势与别人交流思想,诊断为偏执型精神分裂症,开始用药物治疗。口服氯丙嗪300mg/d,半年后患者的症状有所减轻,后听说氯丙嗪对记忆力有影响,自行停药,不久病情复发;口服奋乃静6~10mg/d,用药10年后再次自行停药,2个月后病情复发,第一次住院治疗;开始口服舒必利300mg/d,逐渐增至1200mg/d,2个半月后以临床治愈的疗效出院,3年后,患者自行减药至每晚服400mg,1年后病情复发,第二次住院治疗;口服舒必利1200mg/d,医生考虑到患者已达临床治愈水平,将舒必利减至800mg/d,10个月后病情复发,将舒必利的用量恢复至1200mg/d,治疗一余月后,又达临床痊愈水平,经试出院观察,以临床治愈的疗效出院,半年后,患者又自行减药,4年后减至400mg/d,5年后减至300mg/d,病情复发,第三次住院治疗;给予氟哌啶醇5mg肌内注射,敌对症状改善后改为口服舒必利1200mg/d,半年后以临床治愈的疗效出院。

分析

①本例患者的症状以阳性症状为主,治疗可选用第一代或第二代抗精神病药;②本例患者多次复发,在药物选择上可参考既往用药史,前两次住院均应用舒必利治疗而使病情缓解出院,故第三次住院仍选用舒必利;但由于舒必利无镇静作用,针对患者对医护人员采取对立态度,对治疗不合作,故先给予氟哌啶醇肌内注射,后改为口服舒必利;③通过本例患者每次减药、停药后病情均复发的现象,可以认识到要维持已取得的药物疗效,必须坚持服用适宜剂量药物作为维持治疗,所以第三次出院后应对患者及其家属进行耐心的用药指导,争取他们的合作。

【治疗药物的选用】

1. 抗精神病药物的分类、作用和特点 抗精神病药物可按化学结构和作用机制分类。按化学结构可分为：①吩噻嗪类；②硫杂蒽类；③丁酰苯类；④苯甲酰胺类；⑤二苯二氮䓬类；⑥其他类。根据作用机制可分为第一代和第二代抗精神病药物。第一代抗精神病药物又称典型抗精神病药物、传统抗精神病药物，主要通过拮抗中脑 - 边缘系统通路和中脑 - 皮层通路多巴胺 D_2 受体而发挥抗精神病作用，以改善阳性症状和控制兴奋、躁动为主，对阴性症状及伴发的抑郁症状疗效不确切，不良反应较明显，尤其是锥体外系反应和催乳素水平升高等，使用中存在患者耐受性和依从性差等问题，代表药物有氯丙嗪、氟哌啶醇等；第二代抗精神病药物又称非典型抗精神病药物、非传统抗精神病药物，主要拮抗脑内 5-HT$_2$ 受体和 D_2 受体，除对阳性症状有效外，对阴性症状、伴发的抑郁症状等情感障碍、认知障碍等也有明显改善作用，较少引起锥体外系反应和催乳素水平升高等不良反应，患者耐受性和依从性好，有利于长期治疗，故更适用于首发患者、阴性症状明显患者、伴有明显抑郁症状的患者、对药物耐受性差的老年患者、儿童以及青少年患者、身体状况差或伴有躯体疾病的患者，代表药物有氯氮平、利培酮、奥氮平、喹硫平等，目前已将第二代抗精神病药物作为治疗精神分裂症的一线药物。第一代抗精神病药物可进一步按作用强弱分为低效价和高效价两类。低效价者以氯丙嗪为代表，镇静作用强、抗胆碱作用明显、对心血管和肝脏毒性较大、锥体外系不良反应较小、治疗剂量较大；高效价者以氟哌啶醇为代表，抗幻觉妄想作用突出、镇静作用较弱、对心血管和肝脏毒性小、锥体外系不良反应较大、治疗剂量较小。

常用抗精神病药物的分类、作用特点及用法用量见表 11-1。

表 11-1 常用抗精神病药物的分类、作用特点及用法用量

分类	药物	效价	镇静	降压	抗胆碱	锥体外系反应	用法用量
第一代							
吩噻嗪类	氯丙嗪	1	高	高	中	中	200~600mg/d，分 3 次服
	奋乃静	10	低	低	低	中	8~50mg/d，分 2~3 次服
	氟奋乃静	50	低	低	低	高	2~20mg/d，分 2~3 次服
	三氟拉嗪	10	低	低	低	高	5~40mg/d，分 2~3 次服
	硫利达嗪	0.7	高	高	高	低	200~600mg/d，分 3 次服
	癸氟奋乃静	50	低	低	低	高	12.5~50mg/2 周
硫杂蒽类	氯普噻吨	1	高	高	中	中	50~600mg/d，分 2~3 次服
	氟哌噻吨	50	低	低	低	高	5~40mg/d，1 次/d
丁酰苯类	氟哌啶醇	50	低	低	低	高	6~40mg/d，分 3 次服
	癸酸氟哌啶醇	50	低	低	低	高	50~200mg/2 周
	五氟利多	20	低	低	低	高	20~120mg/ 周
苯甲酰胺类	舒必利	1	低	低	低	低	200~800mg/d，分 2~3 次服

续表

分类	药物	效价	镇静	降压	抗胆碱	锥体外系反应	用法用量
第二代							
二苯二氮䓬类	氯氮平	1	高	高	高	低	100~450mg/d,分2~3次服
	奥氮平	30	中	中	中	低	5~20mg/d,1次/d
二苯硫氮䓬类	喹硫平	1	高	高	低	低	300~800mg/d,分2~3次服
苯丙异噁唑类	利培酮	100	低	中	低	中	2~6mg/d,分2次服
	帕利哌酮	50	低	中	低	中	3~12mg/d,1次/d
苯异硫唑类	阿立哌唑	20	低	低	低	低	10~30mg/d,1次/d
	齐拉西酮	1.7	中	低	低	低	80~160mg/d,分2次服
苯甲酰胺类	氨磺必利	1	低	中	低	中	50~1 200mg/d,分1~2次服

2. 抗精神病药物的选择　应综合考虑临床症状特点、药物作用特点、药物不良反应、患者个体因素、经济因素等来选择合适的抗精神病药物。

（1）以幻觉、妄想等阳性症状为主要表现的患者：可选择第一代抗精神病药物如氯丙嗪、奋乃静、氟奋乃静、氟哌啶醇、三氟拉嗪等，也可选择第二代抗精神病药物如利培酮、奥氮平、氯氮平、喹硫平等，两类药物对阳性症状的疗效相当。

（2）以淡漠退缩、主动性缺乏等阴性症状为主要表现的患者：首选第二代抗精神病药物或谨慎使用氯氮平，也可选择第一代抗精神病药物的舒必利、氟奋乃静、三氟拉嗪等，大量临床研究证实第二代抗精神病药物对阴性症状的疗效优于第一代抗精神病药物，阴性症状为主患者的治疗量相对较低。

（3）以兴奋、激越为主要表现的患者：宜选用镇静作用较强的药物，首选第一代抗精神病药物如氟哌啶醇、氯丙嗪肌内注射或第二代抗精神病药物口服合并苯二氮䓬类药物注射，若治疗无效可换用氯氮平或合并使用心境稳定剂如丙戊酸钠。

（4）伴有抑郁症状的患者：首选第二代抗精神病药物如利培酮、奥氮平、氯氮平、喹硫平或第一代抗精神病药物如舒必利、硫利达嗪，有证据显示第二代抗精神病药物对伴发的抑郁症状的疗效优于第一代抗精神病药物，若单用抗精神病药物不能完全改善抑郁症状时可合并使用抗抑郁药物，舍曲林50mg/d作为首选是安全有效的，米氮平30mg/d有改善作用。

（5）以突出的自杀或自伤行为为主要临床相的患者：首选效价高、剂量滴定迅速、起效相对较快、对心境症状相对更好的第二代抗精神病药或谨慎使用氯氮平。

（6）伴有躁狂症状的患者：首选第二代抗精神病药物或第一代抗精神病药物，若治疗无效可合并使用心境稳定剂如碳酸锂、丙戊酸钠或卡马西平。

（7）以紧张症状群（木僵状态）为主的患者：首选舒必利50~100mg/d静脉滴注或肌内注射，3~5日内用至治疗剂量200~600mg/d，持续1~2周，若治疗有效则继续口服舒必利或第二代抗精神病药物。

（8）不合作的患者：选用第一代抗精神病药物氯丙嗪或与等量异丙嗪混合注射或氟哌啶醇肌内注射，每 4~6 小时 1 次，疗程 1~2 周。若治疗有效可选用相应的药物继续口服治疗。

（9）精神分裂症首发患者：对药物不良反应较敏感，药物不良反应的大小直接影响患者对治疗的合作程度和依从性，故首发患者应尽量选择不良反应小的药物如第二代抗精神病药物或第一代抗精神病药物中的奋乃静、硫利达嗪等；复发患者在药物选择上可参考既往用药史，一般情况下，患者既往应用有效的药物，复发时再用仍然有效，故首选既往治疗反应最好的药物和有效剂量，也可适当增加药物剂量，若治疗有效则继续治疗，若治疗无效则可换用其他抗精神病药物。

（10）特殊人群患者：老人、小儿或伴有心、肝、肾等躯体疾病的患者宜选用疗效肯定、不良反应小、与躯体疾病治疗药物之间相互作用小的第二代抗精神病药物，并且起始剂量宜低，增加剂量应缓慢，尽量做到用药个体化；对妊娠或哺乳的患者，应权衡利弊，若必须使用抗精神病药物时，建议选用最小有效剂量的第二代抗精神病药物或高效价第一代抗精神病药物如氟哌啶醇；对拒药或有藏药企图者，最好选用长效制剂。

知识链接

难治性精神分裂症的治疗

《中国精神分裂症防治指南》（第 2 版）中建议，难治性精神分裂症首选第二代抗精神病药物氯氮平（也可试选用利培酮、奥氮平、喹硫平或注射第一代长效抗精神病药物如氟奋乃静癸酸酯等）；或者合并使用抗精神病药和增效剂，如苯二氮䓬类药物、心境稳定剂或抗抑郁药；若上述治疗无效，采用电休克疗法。

氯氮平是目前公认的治疗难治性精神分裂症最有效的药物，还可有效改善患者的自杀风险和攻击性行为。常规治疗剂量为 200~600mg/d，特殊情况下可用至 900mg/d，疗程一般在 3 个月以上。氯氮平治疗时需特别关注白细胞减少的问题，治疗初期应每周复查白细胞，4 周后可适当延长复查间隔时间。

3. 给药方法的选择 主要根据患者合作程度和疾病严重程度选择不同的给药方法。一般情况下，对于合作的患者可选择口服给药，对病情严重、不合作或拒绝接受治疗的患者宜采用深部肌内注射，但不宜长期注射，病情稍加控制后改为口服。尽量不要静脉给药，如若必需，应严格限定剂量和疗程。不宜皮下注射。

4. 药物治疗分期 通常分为急性期治疗、巩固期治疗和维持期治疗。

（1）急性期治疗：目的是尽快缓解阳性症状、阴性症状、激越兴奋、抑郁焦虑和认知功能减退，争取最佳预后，并预防自杀及防止危害自身或他人的冲动行为的发生。该期药物剂量应充分，重点强调疗效，不能因为不能耐受的药物不良反应而减小剂量或缩短疗程。根据各种药物的特点和常规推荐剂量，以获取最大疗效和最小不良反应为适宜剂量，争取最大限度地缓解精神症状，防止病情波动。抗精神病药物的起效时间一般为 2~4 周，不应在短于 4 周时终止已开始的治疗，除非出现严重的、无法耐受的不良反应时，否则应避免频繁换药。急性期一般不建议使用长效制剂，因长效制剂起效慢,常需 2~3 个月,且不适合缓慢加量,同时在体内释放缓慢,不利于控制不良反应,造成患者对治疗的抵触。急性期疗程一般为 6~8 周。

(2)巩固期治疗:目的是巩固疗效,防止已缓解的症状复燃或波动,控制和预防精神分裂症后抑郁和强迫症状,预防自杀,促进社会功能恢复,为回归社会做准备。该期用药原则上仍是应用急性期治疗有效的药物及其剂量。巩固期疗程至少 3~6 个月,慢性患者疗程可适当延长至 6 个月 ~1 年。难治性精神分裂症患者以最有效药物的有效剂量继续治疗,疗程 1~2 年。

(3)维持期治疗:目的是预防和延缓精神症状复发,恢复社会功能,回归社会。该期在患者精神症状消失 3 个月(慢性复发性患者为 6 个月)以上、自知力恢复的基础上,可适当减少药量,以减轻不良反应,提高服药依从性,有利于长期维持治疗,但减量须缓慢,可每 6 个月减少原剂量的20%,直至最小有效维持剂量。维持剂量约是巩固剂量的 1/3~1/2。因给药剂量的减少,为长期服药的方便,在能够耐受不良反应的前提下,可将给药次数改为每日 1~2 次,以提高治疗的依从性。若患者服药依从性差,监护困难,不能口服或口服用药肠道吸收差时,可使用长效制剂维持治疗,包括长效口服制剂,如五氟利多和长效注射制剂如癸氟奋乃静、癸酸氟哌啶醇、哌普噻嗪棕榈酸酯、氟哌噻吨癸酸酯。长效制剂一般需 3 个月左右才能达到稳态血药浓度,故换用长效制剂后的几周内原用抗精神病药物应继续使用,并逐渐撤除。应用长效制剂时,通常首次剂量减半,以避免不良反应发生。维持期疗程的长短,因患者的不同情况而异。对于首发的、起病缓慢的患者,维持治疗时间至少需要 2~3 年;急性发作、缓解迅速彻底的患者,维持治疗时间可相应较短;1 次复发的患者,维持治疗时间至少需要 3~5 年;反复发作、经常波动或缓解不完全的患者,维持治疗时间需要 5 年以上,常需终身用药。

知识链接

精神病患者合理用药指导

1. 药物管理(避免藏药)　药物一定要由他人保管,不能交给发作期间或无自知力的患者,须按时按量给患者服药,看着患者服下后方可离去。应警惕患者将药藏于舌下、两颊、手指缝等地方,还应警惕患者将每次药量藏起来集中一次服下,以免发生意外。

2. 遵医嘱服药(避免增药、减药、断药)　正确掌握用药剂量与疗程,不能随意增减或不规则用药及擅自停药。很多患者症状控制出院后往往服药一段时间就自行停药,也有家属擅自同意患者停药,甚至还有家属反对患者继续服药,其结果是导致疾病复发。精神分裂症患者发病时往往没有自知力,一旦停药便不肯再重新服用,且病情越重越不肯服药,而精神分裂症发作多一次,其治疗后缓解不彻底、残留症状的可能性就大一点。

3. 注意药物不良反应(避免拒药)　有些患者因为服药后出现不良反应而不愿服药,这一点有必要予以解释。服药后仅有较轻微的不良反应,不需治疗处理;如出现较重的不良反应,就必须在医生的指导下减少服药剂量,经药物治疗会好转。因此在恢复期维持治疗期间,应定期复查,以便医生根据病情调整药物,同时也提高了患者服药的依从性。

【药物不良反应及防治】

1. 锥体外系反应（EPS）　为最常见的不良反应，与抗精神病药物拮抗黑质 - 纹状体通路的 DA 受体有关，主要有四种表现形式：

（1）帕金森综合征：表现为肌张力增高、面容呆板（面具脸）、动作迟缓、肌肉震颤、流涎等。一般在用药后数周或数月发生，女性比男性更常见。可加服中枢性抗胆碱药如苯海索 2~12mg/d，使用数月后应逐渐停用。

▶ **课堂活动**

> 患者，女，46 岁，被诊断患有未分化型精神分裂症，口服氟哌啶醇治疗，上午 5mg、睡前 10mg。一周后患者说她总感到迟钝，端水杯时出现双手震颤。体检发现双侧上肢齿轮样肌强直，右侧症状稍重。患者希望停止用药。
>
> 1. 如何解释患者出现的症状？
>
> 2. 如何处理这些症状？
>
> 3. 是否需要停用氟哌啶醇？

ER-11-4

课堂活动
解析

（2）急性肌张力障碍：表现为局部肌群的持续强直性收缩，继而出现各种奇怪动作和姿势如张口、伸舌、斜颈、眼上翻、头后仰、面部怪相和扭曲、呼吸运动障碍、吞咽困难、脊柱侧弯等。多出现在用药的第 1~5 日，男性和儿童比女性更常见。可肌内注射东莨菪碱 0.3mg 或地西泮 10mg 或异丙嗪 25~50mg，缓解后加服苯海索。对反复发作者，可减量或换药。

（3）静坐不能：患者自觉心神不宁，主观感觉必须来回运动，表现为坐立不安、反复徘徊或原地踏步，显得烦躁不安。在治疗 1~2 周后最为常见。可加服 β 受体拮抗药如普萘洛尔 10mg 或苯二氮䓬类药如地西泮 2.5~5mg，每日 2~3 次。也可口服抗胆碱药，但效果较差。必要时可减量或换药。

（4）迟发性运动障碍：多见于持续用药几年后。表现为不自主的、有节律的刻板式运动，出现吸吮、舐舌、咀嚼等口 - 舌 - 颊三联征，严重时构音不清、影响进食，也可出现手指、手臂、腿和躯干的广泛性舞蹈样动作。女性稍高于男性，老年和脑器质性病变患者多见。若早期发现、及时停药，部分患者可恢复，但仍有部分患者停药后仍持久存在甚至恶化。尚无有效治疗药物，关键在于预防。用抗胆碱药治疗反使之加重，抗 DA 药可使之减轻。可对症治疗，利血平 0.25mg 口服，每日 1~3 次；异丙嗪 25~50mg 肌内注射，每日 1 次，连续注射 2 周；地西泮 2.5~5mg 口服，每日 2~3 次。必要时可减量或换用锥体外系反应轻的药物。

2. 过度镇静和嗜睡　许多抗精神病药物产生过度镇静，通常很快因耐受而消失。一般不必处理，但精神反应较迟钝，表情也较呆板，可通过安排有规律的生活、增加户外活动或体育锻炼来减轻。

3. 恶性综合征　是一种少见的、严重的不良反应。临床特点是严重的肌强直，自主神经功能紊乱包括高热、心动过速、血压升高、出汗等，意识障碍。常有血清肌酸磷酸激酶升高。也可能发生急性肾衰竭，病死率约 20%~30%，用长效制剂者病死率较高。用氟哌啶醇类高效价药、大剂量或加量过快、男性及年轻患者较易发生。处理：一旦发现，应立即停药，并给予对症治疗和支持治疗，包括使用肌肉松弛药丹曲林 100~400mg/d 和中枢拟多巴胺药溴隐亭 7.5~20mg/d，分次口服或 5~60mg/d 肌内注射（不宜用抗胆碱药），大剂量胞磷胆碱增加 DA 受体活性，以及补液、降温、预防感染、吸氧等。患者恢复后可重新开始抗精神病药物治疗。

4. 内分泌与代谢不良反应 ①催乳素分泌增加：是最常见和最主要的内分泌系统反应，与抗精神病药拮抗结节 - 漏斗通路的 DA 受体有关。女性患者常表现为乳房肿大、泌乳、月经紊乱、闭经、不排卵和不育，男性常见性欲丧失、勃起困难和射精障碍。低效价药物较多见，常与剂量有关。乳腺增生症、乳腺癌患者禁用。②糖代谢障碍：抗精神病药物可引起糖耐量异常、血糖升高和尿糖阳性，导致糖尿病的发生，可能与抑制胰岛素分泌有关。第二代抗精神病药物较第一代多见。治疗过程中应检测血糖，若发生糖代谢障碍可换药。③脂代谢障碍与体重增加：有相当一部分患者用药一段时间后出现体重增加，可能与拮抗组胺 H_1 受体以及通过下丘脑机制中介的糖耐量和胰岛素释放改变有关。第二代抗精神病药物（尤其氯氮平）和低效价第一代抗精神病药物较常见。无相应治疗措施，可鼓励患者适当节食、多活动，治疗过程中检测体重及血脂，若发生脂代谢障碍与体重增加可换药。

知识链接

第二代抗精神病药物与 2 型糖尿病

近年来，第二代抗精神病药物氯氮平、奥氮平等引起高血糖、2 型糖尿病及酮症酸中毒的报道引起了广泛关注，其发生与体重增加有关，内在机制可能是产生了胰岛素抵抗。体重增加以氯氮平和奥氮平最明显，利培酮和喹硫平居中，齐拉西酮和阿立哌唑较少引起。目前看来，临床使用二甲双胍联合行为干预治疗对减轻体重增加和改善胰岛素抵抗的疗效是较好的方法。

---

5. 自主神经系统反应 ①抗胆碱能不良反应：因抗精神病药拮抗 M 受体所致，表现为口干、便秘、视力模糊、排尿困难，严重者可引起尿潴留、麻痹性肠梗阻，尤其是合用治疗锥体外系反应的抗胆碱药或三环类抗抑郁药时更易发生。一般无须特殊处理，宜注意患者的两便情况，及时润肠通便，尿潴留经诱导仍不能排出时可用新斯的明 1mg 肌内注射。②抗肾上腺素能不良反应：表现为直立性低血压、反射性窦性心动过速。直立性低血压是因抗精神病药拮抗 α 受体所致，在治疗的头几日最为常见。此时立即平卧，即可好转；严重者应使用去甲肾上腺素、间羟胺等升压，但禁用肾上腺素。预防主要是增加药物剂量要缓慢，大剂量口服或注射后要让患者卧床 1~2 小时，嘱咐患者起床或起立时动作要缓慢。窦性心动过速则不必作特殊处理，必要时可口服普萘洛尔 10mg，每日 2~3 次。

6. 惊厥与癫痫 抗精神病药能降低惊厥阈值而诱发癫痫，表现为少数患者用药过程中出现局部或全身抽搐，脑电有癫痫样放电，多见于氯氮平、氯丙嗪等抗胆碱作用强的药物治疗时。有惊厥或癫痫史者更易发生，应慎用。必要时加用抗癫痫药。

7. 过量中毒 精神分裂症患者常常企图服用过量抗精神病药物自杀，意外过量见于儿童。中毒症状多表现为嗜睡、进行性意识障碍，直至昏迷，同时血压下降、心动过速、体温降低，如不及时抢救,可致呼吸循环器官功能衰竭。处理:首先反复洗胃、大量输液、利尿,同时用去甲肾上腺素升压、吸氧、抗感染、维持水电解质及酸碱平衡。

8. 其他 ①粒细胞减少与缺乏:氯氮平发生率较高,约 0.1%~0.7%,严重者可有生命危险,故用药前和用药期间应定期做白细胞计数检查,一旦发现,立即停用,并用抗生素预防感染和使用升白细胞药;②肝损害:主要为谷丙转氨酶升高,多为一过性、可自行恢复,一般无自觉症状,轻者不必停药,重者或出现黄疸者应立即停药,并采取保肝治疗;③过敏反应:常见皮疹、接触性皮炎,严重者可发生剥脱性皮炎,应立即停药并积极处理。

【药物相互作用】

1. 抗精神病药物与抗抑郁药 ①抗精神病药物可增加三环类抗抑郁药的血药浓度,诱发癫痫、加剧抗胆碱能不良反应,并增强中枢神经系统抑制作用;②吩噻嗪类药物与单胺氧化酶抑制剂合用可增加药源性恶性综合征发生的危险、增加抗胆碱能和锥体外系不良反应;③某些选择性 5- 羟色胺再摄取抑制剂如氟西汀、帕罗西汀和氟伏沙明可抑制肝药酶,增加抗精神病药物的血药浓度,导致不良反应发生或加剧,西酞普兰和舍曲林抑制肝药酶的作用较弱,与抗精神病药物的相互作用较轻,可供选用。

2. 抗精神病药物与锂盐 锂盐可明显降低氯丙嗪和氯氮平的血药维度,并增加氯氮平等发生药源性恶性综合征的危险。锂盐与氟奋乃静、硫利达嗪等合并用药时可能增加锥体外系反应。

3. 抗精神病药物与卡马西平 ①抗精神病药物可减低惊厥阈值,影响卡马西平抗痉挛效果;②卡马西平是肝药酶诱导剂,会降低抗精神病药物的血药浓度;③卡马西平可增加利培酮的清除率。

4. 抗精神病药物与中枢抑制药 抗精神病药物与其他中枢抑制药如镇静催眠药、抗组胺药、镇痛药、乙醇合用时可增强中枢抑制作用,用量应减少。

5. 抗精神病药物与 β 受体拮抗药及钙通道阻滞药 合用时可导致低血压。

6. 抗精神病药物与抗胆碱药物 合用时使抗胆碱作用相互加强,可能增加药源性恶性综合征的危险,可降低阳性症状的改善程度。

7. 其他 抗精神病药物可逆转肾上腺素的升压作用,可对抗左旋多巴的抗帕金森病作用;抗酸药可以影响抗精神病药物的吸收;吸烟可降低某些抗精神病药如氯氮平的血药浓度。

点滴积累 ∨

1. 精神分裂症的治疗以抗精神病药物治疗为主,第一代和第二代抗精神病药物均可作为一线药物使用;对出现的抑郁情绪、躁狂状态、睡眠障碍可合并使用抗抑郁药、心境稳定剂、镇静催眠药作为辅助治疗。

2. 精神分裂症的药物治疗采用包括急性期治疗、巩固期治疗和维持期治疗的全程治疗,一般单一药物从小剂量开始,缓慢加量,待病情缓解后,逐步减少剂量至维持量,不宜骤停。对于合作的患者可选择口服给药,对病情严重、不合作或拒绝接受治疗的患者宜采用深部肌内注射,病情稍加控制后改为口服。

1. 精神分裂症药物治疗机制。

2. 精神分裂症治疗药物的选择。

3. 精神分裂症治疗药物常见副作用及处理。

第二节　心境障碍

导学情景　∨

情景描述：

患者，男，55 岁，因情绪低落、悲观焦躁 6 个月，加重 2 个月伴自杀行为首次入院。患者在 6 个月前陪护儿子在医院治疗精神分裂症期间，出现紧张不安、情绪低落，经常与医生哭诉，失眠。近 2 个月来病情加重，整日忧心忡忡，高兴不起来；不愿参加原来一直喜欢的活动；不愿料理家务；话少，每日只在吃饭时与家人简单说几句话；活动少，动作缓慢，总爱躺在床上，感觉没有精力。担心家里没有钱，因此戒烟戒酒，不看电视怕费电，不让家人吃肉要省钱。对以前做过的事情感到自责，认为替别人做担保太草率。感到绝望，多次说不想活了，曾试图自缢，被家人发现制止。进食速度变慢，半年内体重下降 5kg。诊断为抑郁症。给予帕罗西汀 20mg/d 口服治疗。

学前导语：

抑郁症是心境障碍的主要类型，临床上以心境低落、思维迟缓、认知功能损害、意志活动减退和躯体症状为主。帕罗西汀属选择性 5-HT 再摄取抑制药（SSRIs），是目前临床广泛应用的抗抑郁药，适用于各种类型和不同严重程度的抑郁症，同时有抗焦虑作用；其靶症状是抑郁情绪、焦虑、睡眠障碍等，失眠和焦虑在治疗的早期就可缓解，抗抑郁作用需 2~4 周出现。本节将带领同学们学习心境障碍的药物治疗。

心境障碍（mood disorders）又称情感性精神障碍（affective disorders），是指由各种原因引起的以显著而持久的心境或情感改变为主要特征的一组疾病，临床主要表现为情感高涨或低落，伴有相应的认知和行为改变，可有精神病性症状如幻觉、妄想。心境障碍包括躁狂症（mania）、抑郁症（depressive disorder）和双相障碍（bipolardisorder）等几个类型。躁狂症或抑郁症是指仅有躁狂或抑郁发作而无相反相位者，称为单相障碍；双相障碍具有躁狂和抑郁交替发作的临床特征。心境障碍病因和发病机制尚未完全阐明，大多认为与遗传、神经生物学及心理社会因素等有关。

ER-11-5

心境障碍
的病因和
发病机制

心境障碍的治疗包括药物治疗、电休克疗法和心理治疗。以药物治疗为主，根据不同临床类型选用抗抑郁药物和心境稳定剂治疗；对有严重消极自杀企图或抗抑郁药物治疗无效的抑郁发作患者、急性重症躁狂发作或对锂盐治疗无效的躁狂发作患者，可采用电休克疗法；心理治疗应贯穿治疗的全过程,以提高疗效和治疗依从性,预防复发。

一、抑郁症

抑郁症的
临床表现

【药物治疗原则】

抑郁症的药物治疗以抗抑郁药物为主。药物治疗中应遵循以下原则:

1. **药物选择原则** 根据临床症状特点、药物作用特点、患者躯体状况和耐受性、既往用药史等合理选用抗抑郁药物。国外抑郁症治疗规范一般推荐选择性 5- 羟色胺(5-HT)再摄取抑制药(SSRIs)、5-HT 和去甲肾上腺素(NA)再摄取抑制药(SNRIs)、NA 能和特异性 5-HT 能抗抑郁药(NaSSAs)作为一线药物选用,我国目前临床用药情况调查表明,三环类抗抑郁药(TCAs)如阿米替林、氯米帕明等在不少地区仍作为治疗抑郁症的首选药物。

2. **单一药物足量、足疗程治疗原则** 尽可能单一用药,应足量、足疗程治疗,大部分患者可取得疗效,一般不主张联合应用抗抑郁药。

3. **小剂量开始用药、剂量逐步递增的原则** 尽可能使用最低有效剂量,可使不良反应减至最少,从而提高患者服药依从性,因此在小剂量治疗的过程中,若临床症状不断改善,则剂量不必增加;小剂量疗效不佳时,可根据不良反应和患者耐受情况逐渐增至足量(有效药物剂量上限)和足够长的疗程(4~6 周以上)。

4. **换药原则** 如单药足量和足疗程治疗仍无效,可考虑换用同类药物中的另一种药或作用机制不同的另一类药。应注意 SSRIs 中的氟西汀需停药 5 周后、其他 SSRIs 需停药 2 周后才能换用单胺氧化酶抑制药(MAOIs),MAOIs 停用 2 周后才能换用 SSRIs。

5. **合并用药原则** 当换药治疗无效时,可考虑 2 种抗抑郁药联合使用,一般不主张联合应用 2 种以上的抗抑郁药。

6. **缓慢减量原则** 在停药时应逐渐缓慢减量,不宜骤停,避免出现"撤药综合征"和复发。

7. **个体化用药原则** 药物种类、剂量和用法均应注意个体化。

8. **早发现、早诊断、早治疗原则** 抑郁症的发展通常是由轻度到重度,若在轻度抑郁时及早发现并及早治疗,预后通常会较好,且治疗时间可缩短。

9. **全程治疗原则** 即急性期、巩固期和维持期治疗,因其高复发性,应坚持长期维持性治疗。

10. 在抗抑郁药治疗过程中应密切关注诱发躁狂或快速循环的可能,对双相障碍的抑郁发作应联合使用心境稳定剂。

案例分析

案例

患者,女,49 岁,退休工人。8 个月前搬入新居,地处使馆区,物价较贵,患者总觉得钱不够花,担心自己退休后没有经济能力供孩子读书,觉得日子要过不下去了,后悔当初不该搬家。患者自从搬家后总觉得活着太累、没意思，见什么都烦，有时在家自己打自己，时常想跳楼，认为自己过去做的事都不对。食欲明显下降，夜间入睡时间明显延迟。4个月前住院治疗，诊断为抑郁症，给予阿米替林75mg/d，病情稍有好转，家属即将患者接出院。出院后继续服药，病情逐渐稳定，患者自行停药。近1个月来病情加重，情绪更加低落，睡眠更差，有时整夜不能入睡，即使睡着清晨很早便醒来。自责，认为自己什么都干不了，一家人全让她给拖累了。烦躁、着急，有时坐立不安、心慌、口干。觉得活着没意思，企图上吊自杀而未遂。期间曾服用氯米帕明75mg/d，但自觉服药后头痛，故自行停药；后改服马普替林75mg/d，疗效欠佳。患者主动要求住院治疗。

分析

患者临床诊断较明确，治疗上应系统使用抗抑郁药；患者临床表现以抑郁和焦虑为主，用药上宜选择兼有抗焦虑作用的抗抑郁药，如帕罗西汀等SSRIs及阿米替林等TCAs；用药治疗过程中应注意足量、足疗程，并在病情稳定后坚持巩固治疗，防止复发，本次患者病情加重即是因自行停药所致。

【治疗药物的选用】

1. 抗抑郁药物的分类和作用　抗抑郁药物可按化学结构和作用机制分类。按化学结构可分为三环类抗抑郁药（TCAs）、四环类抗抑郁药和其他类抗抑郁药，根据作用机制可分为5-HT和NA再摄取抑制药（SNRIs，非选择性单胺再摄取抑制药）、选择性NA再摄取抑制药（NRIs）、选择性5-HT再摄取抑制药（SSRIs）、单胺氧化酶抑制药（MAOIs）、NA能和特异性5-HT能抗抑郁药（NaSSAs）、5-HT受体拮抗药/再摄取抑制药（SARIs）、NA和DA再摄取抑制药（NDRIs）、选择性5-HT再摄取激活药（SSRAs）等。抗抑郁药物能有效缓解抑郁心境及伴随的焦虑、紧张和躯体症状，作用机制可能是通过不同的途径增强中枢5-HT能神经和/或NA能神经的功能。常用抗抑郁药物的分类和用法用量见表11-2。

表 11-2　常用抗抑郁药物的分类、作用和用法用量

分类	药物	用法用量
三环类抗抑郁药（TCAs）	丙米嗪（米帕明）	50~250mg/d，分3次服
	氯米帕明（氯丙米嗪）	50~250mg/d，分3次服
	曲米帕明（三甲丙米嗪）	75~150mg/d，分2次服
	地昔帕明（去甲丙米嗪）	75~150mg/d，分3次服
	阿米替林	50~250mg/d，分3次服
	去甲替林	30~75mg/d，分3次服
	多塞平（多虑平）	50~250mg/d，分3次服
四环类抗抑郁药	马普替林（麦普替林）	50~200mg/d，分2~3次服
单胺氧化酶抑制药（MAOIs）	吗氯贝胺	100~600mg/d，分2~3次饭后服

续表

分类	药物	用法用量
选择性 5-HT 再摄取抑制药（SSRIs）	氟西汀	20~80mg/d,早餐时顿服
	帕罗西汀	20~50mg/d,早餐时顿服
	氟伏沙明	50~300mg/d,分 1~2 次饭时或饭后服
	舍曲林	50~200mg/d,分 1~2 次与食物同服
	西酞普兰	20~60mg/d,1 次 /d
	艾司西酞普兰	10~20mg/d,1 次 /d
选择性 NA 再摄取抑制药（NRIs）	瑞波西汀	4~12mg/d,分 1~3 次服
	阿莫沙平	50~400mg/d,分 3 次服
NA 能和特异性 5-HT 能抗抑郁药（NaSSAs）	米安色林	30~90mg/d,1 次 /d,睡前服
	米氮平	15~45mg/d,1 次 /d,睡前服
5-HT 和 NA 再摄取抑制药（SNRIs）	文拉法辛	75~375mg/d,分 2~3 次饭时服
	度洛西汀	40~60mg/d,分 2 次服
	米那普仑	30~200mg/d,分 2 次服
5-HT 受体拮抗药 / 再摄取抑制药（SARIs）	曲唑酮	50~400mg/d,分 2~3 次服
	萘法唑酮	300~500mg/d,分 2 次服
NA 和 DA 再摄取抑制药（NDRIs）	安非他酮	225~450mg/d,分 3 次服
选择性 5-HT 再摄取激活药（SSRAs）	噻奈普汀	50~400mg/d,分 3 次饭前服

2. 抗抑郁药物的选择 各种抗抑郁药物的疗效大体相当,有效率约为 60% ~80%,应综合考虑临床症状特点、药物作用特点、患者躯体状况和耐受性、既往用药史等选择合适的药物。

（1）伴有明显激越者:可优先选用有镇静作用的抗抑郁药,如 SSRIs 中的帕罗西汀、氟伏沙明,NaSSAs 中的米氮平,SARIs 中的曲唑酮,SNRIs 中的文拉法辛,TCAs 中的阿米替林、氯米帕明,治疗初期可考虑合用苯二氮䓬类药物如劳拉西泮 1~4mg/d 或氯硝西泮 2~4mg/d,当激越焦虑症状缓解后逐渐停用苯二氮䓬类药物。

（2）伴有强迫症状者:可优先选用 SSRIs 和 TCAs 中的氯米帕明,治疗剂量通常较大。

（3）伴有精神病性症状者:可优先选用阿莫沙平,不宜使用安非他酮,且往往需要在抗抑郁药的基础上合用第二代或第一代抗精神病药物,如利培酮、奥氮平、奋乃静、舒必利等,当精神病症状消失后继续治疗 1~2 个月。

（4）伴有明显失眠和焦虑症状者:宜选用 TCAs,也可合用苯二氮䓬类。

（5）伴有明显精神运动性迟滞者:选用丙米嗪、吗氯贝胺为佳。

（6）非典型抑郁者:可选用 MAOIs、SSRIs。

（7）伴有躯体疾病者和老年患者:可优先选用安全性高、不良反应少、耐受性好和药物相互作用少的抗抑郁药如 SSRIs（但氟伏沙明的药物相互作用较多）、文拉法辛、吗氯贝胺。

（8）既往用药史对复发患者:选药尤其重要。治疗曾经有效、后因减量或停药而导致复发者,用原药大多仍有效;曾经足量、足疗程应用仍无效,或充分的维持治疗仍不能阻止复发者,应更换药物。

> **知识链接**
>
> 难治性抑郁症的治疗
>
> 　　难治性抑郁症约占抑郁症的 10%~20%，可采取如下治疗策略：①增加抗抑郁药物剂量至最大治疗剂量的上限；②抗抑郁药物合用锂盐、甲状腺激素、丁螺环酮、苯二氮䓬类药、第二代抗精神病药、抗癫痫药等增效剂，其中与锂盐合用是目前公认的较好的办法；③两种不同类型或不同药理作用机制的抗抑郁药物联合使用。

　　3. 药物治疗分期　可分为急性期治疗、巩固期治疗和维持期治疗。

　　（1）急性期治疗：主要目的是控制症状，通常需 6~8 周足量抗抑郁药治疗。一般抗抑郁药物奏效较慢，需连续用药 2~4 周才逐渐开始起效，治疗有效率与时间呈线性关系。若用治疗剂量 4~6 周仍无效，应考虑换药，改用其他作用机制的药物可能有效。

　　（2）巩固期治疗：主要目的是预防症状复燃。在急性期治疗达到症状缓解后，应继续巩固治疗4~6 个月。药物剂量与急性期治疗剂量相同，否则预防症状复燃的效果较差。

　　（3）维持期治疗：主要目的是预防复发。药物剂量可适当减少，维持治疗的时间因人而异。一般来说，发作次数越多，维持治疗的时间应越长。首次抑郁发作至少应维持治疗 6~8 个月；发作2 次，特别是近 5 年有 2 次发作者至少应维持治疗 2~3 年；多次复发者主张长期甚至终生维持治疗。以急性期治疗剂量作为维持治疗剂量能更有效地预防复发。

> **知识链接**
>
> 抑郁症患者用药教育
>
> 　　1. 所有的抗抑郁药物都同样有效　任何一种抗抑郁药物的有效率均可达到 60%。
>
> 　　2. 多数接受抗抑郁药物治疗的患者在用药初期都会感受到药物的某些不良反应　医务人员可为患者解答这方面的问题。
>
> 　　3. 抗抑郁药物必须在每日的同一时间服用　这种方法可避免药物漏服，并减少药物的不良反应。
>
> 　　4. 抗抑郁药物的疗效不会立即出现　患者感到症状有所减轻可能需要 2~4 周，4~6 周后方能出现明显疗效。
>
> 　　5. 抗抑郁药物至少需要服用 6~9 个月　研究显示，尽管患者已经感到症状完全缓解，在治疗开始的 6 个月内停药更容易导致抑郁症的复发。
>
> 　　6. 抗抑郁药物不是成瘾性物质　虽然抗抑郁药物可提高抑郁症患者的心境，但并不会导致患者对药物的渴求感，也无成瘾性物质的作用。

【药物不良反应及防治】

　　1. TCAs　不良反应较多，主要由于对多种神经递质的广泛作用而引起。发生的频度及严重程度与剂量和血药浓度呈正相关，严重时可影响治疗。①抗胆碱能反应：最常见且突出，表现为口干、便秘、视物模糊、尿潴留、窦性心动过速、眼压升高等。出现的时间早于药物发挥抗抑郁作用的时间,一般随治疗的继续患者可逐渐耐受。原则上应减小抗抑郁药物剂量,但抗胆碱能反应常在药物不到有效治疗浓度时已非常明显,减小剂量将无治疗意义,必要时用拟胆碱药对抗。前列腺肥大、青光眼患者禁用。②心血管系统反应:是主要的不良反应。表现为直立性低血压、心动过速、心律失常、P-R间期和QRS时间延长、房室传导阻滞等,其中最危险的是奎尼丁样作用所致的房室传导阻滞。用药期间应加强全面与针对性的体格检查及心电图检查,一旦发生较严重的反应,应立即停药,并对症处理。禁用于严重心血管病患者。③中枢神经系统反应:本类药物可引起过度镇静,采取每日1次睡前服或以睡前剂量为主的给药方式可避免。出现震颤时可减少剂量或换用抗抑郁药物或合用β受体拮抗药。可引起精神兴奋、躁狂、癫痫发作,特别是在开始用药、加量过快或剂量过大时,故本类药物只适用于单相型抑郁症,禁用于双相障碍,癫痫患者慎用。老年患者易出现药源性意识模糊或谵妄。④体重增加:停药后会有继发的体重减轻,无特殊处理。⑤过敏反应:极少数患者可出现皮疹、粒细胞缺乏、黄疸。轻度皮疹,经对症治疗可继续用药,较严重的皮疹和粒细胞缺乏应立即停药,并在以后的治疗中禁用。长期用药应定期查血常规和肝功能。⑥过量中毒:抑郁症患者常有自杀倾向,过量服用可发生严重的毒性反应,服用剂量为常规日剂量的10倍时可致死。表现为中毒早期的激动、躁动、幻觉、精神错乱和继而出现的嗜睡、昏迷、休克等中枢症状,瞳孔扩大、血压升高或降低、尿潴留或尿失禁、肌肉震颤、癫痫发作等躯体症状,心律失常、心力衰竭等心血管症状。最常发生的死亡原因是心脏毒性,其次是惊厥和中枢神经系统抑制。处理:及时催吐、洗胃、导泻、输液、纠正心律失常和心力衰竭、控制癫痫发作等,用毒扁豆碱缓解抗胆碱能症状,每0.5~1小时重复给药1~2mg。

知识链接

抑郁症自杀患者抗抑郁药物的选择

　　对于抑郁症患者预防自杀是首要原则。很多具有自杀观念或行为的抑郁症患者可能会选择过量服用药物来实施自杀,故治疗应选择安全性良好的抗抑郁药物。通常TCAs应尽可能避免使用,大多数第二代和第三代抗抑郁药物即使过量使用也是相当安全的,但安非他酮超过治疗剂量的1/3可能会引起癫痫发作。

---

　　2. SSRIs　因对其他神经递质的影响较小,故安全性好,不良反应较少而轻微,且许多不良反应是一过性的,继续治疗便减轻或消失,患者易于耐受。本类药物的不良反应与用药剂量和用药时间呈正相关,而抗抑郁疗效随剂量增加并无显著差异。①胃肠道反应:常见,最多见恶心,也可见食欲缺乏、呕吐、口干、便秘、味觉改变、胃痉挛、体重下降等,饭后服可减轻;②中枢神经系统反应:表现为激惹、头晕、头痛、焦虑、紧张、失眠、乏力、震颤、惊厥等,可用苯二氮䓬类药物对抗;③5-HT综合征:罕见但可危及生命的特殊不良反应,主要发生在与MAOIs同时或先后应用时。最初主要表现为不安、激越、恶心、呕吐、腹泻,继之高热、强直、肌阵挛或震颤、自主神经功能紊乱、心动过速、高血压、意识障碍,最后惊厥、昏迷,严重者可致死。一旦出现5-HT综合征,应立即停药,

需用 5-HT 拮抗药赛庚啶、肌松药、氯丙嗪配合物理降温、抗惊厥等措施治疗。SSRIs 禁止与 MAOIs 合用。

▶ 课堂活动

患者，男，52 岁，现为重度抑郁首次发作。既往有 8 年充血性心力衰竭病史，目前正在服用地高辛 0.25mg，每日 1 次，依那普利 10mg，每日 2 次。在选用抗抑郁药治疗时，TCAs 与 SSRIs 相比，哪一类更适合？为什么？

课堂活动
解析

3. MAOIs　吗氯贝胺作为选择性可逆性 MAOIs，克服了非选择性、非可逆性 MAOIs 的高血压危象、肝毒性等严重不良反应，耐受性好，唯一明显的是恶心，宜饭后服用。但剂量加大时可出现口干、头晕、头痛、失眠、便秘、焦虑等。主要经肝代谢，肝功能不良者应减量。服药期间不宜进食大量富含酪胺的食品，高血压患者应特别注意，以免发生高血压危象。甲状腺功能亢进、嗜铬细胞瘤、急性精神错乱、精神分裂症患者禁用。

4. SNRIs　文拉法辛的安全性和耐受性较好。常见不良反应有恶心、呕吐、口干、食欲缺乏、腹泻、便秘、乏力、嗜睡、失眠、头痛、头晕、紧张、焦虑、震颤、出汗、性功能障碍等，发生率与剂量有关。可有血压升高，但不严重，一般不需停药。剂量过高可致持续性高血压，需减量甚至停药。用药期间应定期查血压，高血压患者慎用。

【药物相互作用】

1. TCAs　①苯巴比妥、苯妥英钠、卡马西平、口服避孕药、酒精、吸烟等可诱导肝药酶，加速 TCAs 代谢，使其血药浓度降低。②西咪替丁、哌甲酯、氯丙嗪、氟哌啶醇、甲状腺素、雌激素、奎尼丁等可抑制 TCAs 的代谢，使其血药浓度升高。③与 SSRIs（特别是氟西汀、帕罗西汀和氟伏沙明）合用，可增加 TCAs 的血药浓度，可能诱发中毒，因此原则上应单独应用；但若减小 TCAs 的剂量，必要时还是可以合用的。④与 MAOIs 同时或先后应用，可引起高血压危象等严重不良反应，如两药需换用时，间隔应超过 2 周。⑤与抗惊厥药合用，可降低惊厥阈值，降低抗惊厥药作用，故需调整抗惊厥药剂量。⑥与肾上腺素受体激动药合用，可引起严重高血压和高热。⑦与抗组胺药或抗胆碱药合用，药效相互加强。⑧与甲状腺制剂合用，可互相增效，导致心律失常。⑨与乙醇、镇静催眠药合用，使中枢抑制作用增强。

2. SSRIs　①SSRIs 类蛋白结合率高，如与其他蛋白结合率高的药物合用，可能出现置换作用，使血浆中游离型药物浓度升高，药物作用增强，特别是治疗指数低的药物如华法林、洋地黄毒苷，应特别注意。②SSRIs 对肝药酶有不同程度的抑制作用，可使经肝药酶代谢的其他药物血药浓度升高，导致不良反应，故氟西汀与苯妥英钠、舍曲林与甲苯磺丁脲、氟伏沙明与华法林合用时，必须慎重。

3. MAOIs　吗氯贝胺不宜与拟交感药如甲基多巴、左旋多巴、多巴胺合用；不宜与其他抗抑郁药合用，一般需间隔 2 周以上；禁止与哌替啶、可待因、麻黄碱、伪麻黄碱合用；与西咪替丁合用时剂量减半。

二、躁狂症

【药物治疗原则】

躁狂症的药物治疗以心境稳定剂为主,必要时可合用抗精神病药或苯二氮䓬类药。遵循个体化用药、小剂量开始用药、剂量逐步递增及全程治疗等原则。

【治疗药物的选用】

1. 治疗药物的分类和作用　心境稳定剂又称抗躁狂药物,是治疗躁狂以及预防双相情感障碍的躁狂或抑郁发作,且不引起躁狂与抑郁互相转相或导致频繁快速循环发作的一类药物。目前疗效比较肯定、临床广泛应用的心境稳定剂有锂盐(碳酸锂)和某些抗癫痫药(卡马西平、丙戊酸盐)。其他一些抗癫痫药(拉莫三嗪、托吡酯、加巴喷丁)和某些第二代抗精神病药物(氯氮平、奥氮平、利培酮、喹硫平)也具有一定的心境稳定作用。

锂盐的作用机制目前尚未完全阐明,可能是通过影响 Na^+、K^+、Ca^{2+}、Mg^{2+} 在神经细胞内外的分布、抑制脑内 NA 和 DA 的释放并促进其再摄取、促进 5-HT 的释放、抑制腺苷酸环化酶和磷脂酶 C 所介导的反应等发挥作用。

抗癫痫药作为心境稳定剂的作用机制目前尚未阐明。卡马西平可能通过阻滞电压门控性 Na^+ 和 L 型 Ca^{2+} 通道、增强 GABA 和 5-HT 能神经传导、拮抗谷氨酸等发挥作用。丙戊酸盐可能与抑制脑内 GABA 代谢、增加 GABA 合成、提高突触后膜对 GABA 的反应性、阻滞电压门控性 Na^+ 和 T 型 Ca^{2+} 通道等发挥作用。

2. 治疗药物的选择

(1)锂盐:锂盐是治疗躁狂症的首选药,既可用于躁狂的急性发作,也可用于缓解期的维持治疗,有效率约为 80%。临床常用碳酸锂。碳酸锂起效较慢,需连续用药 2~3 周才能显效。急性躁狂发作时碳酸锂的治疗剂量为 600~2 000mg/d,一般从小剂量开始,3~5 日内逐渐增加至治疗剂量,分 2~3 次饭后服,最长治疗时间不宜超过 2~3 周;维持治疗剂量为 500~1 500mg/d,对首次发作患者应维持治疗至少 6 个月,多次发作患者应长期维持治疗。老年及体弱者剂量适当减少,与抗抑郁药或抗精神病药合用时剂量也应减少。

锂盐的治疗剂量与中毒剂量比较接近,且个体差异大,在治疗中除密切观察病情变化、疗效和不良反应外,应对血锂浓度进行监测,以便调整剂量。急性期治疗血锂浓度应维持在 0.8~1.2mmol/L,维持期治疗时为 0.4~0.8mmol/L,上限不宜超过 1.4mmol/L,以防中毒;老年患者的治疗血锂浓度不宜超过 1.0mmol/L。

(2)抗癫痫药:当碳酸锂疗效不佳或不能耐受时可选用此类药物。目前临床主要使用卡马西平和丙戊酸盐(钠盐、镁盐),治疗急性躁狂的起效时间约数日至 2 周,短期疗效与锂盐和抗精神病药相当,且耐受性好。与其他心境稳定剂和抗精神病药合用,可增强疗效,剂量应适当减小。

　　卡马西平和丙戊酸盐均从小剂量开始、分2~3次服用。卡马西平通常开始400mg/d,缓增至1 000mg/d,最高1 600mg/d,治疗躁狂时血药浓度为4~12μg/ml;维持剂量为200~600mg/d,血药浓度为6μg/ml。丙戊酸盐开始200~400mg/d,缓增至800~1 200mg/d,高量不超过1 800mg/d,推荐治疗躁狂时血药浓度为50~120μg/ml;维持剂量为400~600mg/d。

　　（3）抗精神病药:对具有严重兴奋、激惹、攻击或伴有精神病性症状的急性严重躁狂或混合性发作患者,在治疗的早期阶段可短期联合应用抗精神病药。

　　第一代抗精神病药对躁狂发作有效,对运动性激越的疗效优于锂盐。氯丙嗪和氟哌啶醇能较快地控制躁狂发作的精神运动性兴奋和精神病性症状,且效果较好。联合应用第一代抗精神病药可能影响认知功能,诱发抑郁,因此不宜长期使用。

　　第二代抗精神病药中的氯氮平、奥氮平、利培酮、喹硫平等具有稳定情感的作用,均能有效地控制躁狂发作,且疗效较好。单用或与心境稳定剂合用对急性躁狂均有效,与心境稳定剂合用疗效更明显。

　　（4）苯二氮䓬类药:临床上在躁狂发作治疗的早期阶段,常联合使用苯二氮䓬类药,以控制兴奋、激惹、攻击等急性症状,并改善失眠。其中劳拉西泮和氯硝西泮具有抗躁狂作用,起效快,作用时间较短,可注射给药,可供选用。在心境稳定剂产生疗效后即可停止使用本类药物,因其不能预防复发,长期使用可能出现药物依赖。

【药物不良反应及防治】

　　碳酸锂①胃肠道反应:常见胃部不适、恶心等,与锂的强刺激性有关,饭后服可减轻,无须特殊处理。如出现呕吐、腹泻,应考虑中毒可能。②神经系统反应:常见困倦、乏力、记忆力和理解力减退、手部细微震颤等。出现震颤时可加用普萘洛尔,以减轻震颤,起始剂量为10mg,每日2次,其他症状不需特殊处理。如有粗大震颤、腱反射亢进,应考虑中毒可能。③内分泌系统反应:锂有抗甲状腺作用,长期服用可致甲状腺功能减退、甲状腺肿大,为可逆性,停药后即恢复。可口服小剂量的甲状腺片。④肾脏反应:口干、烦渴、多饮、多尿是长期服药者的常见症状,主要是肾脏的尿浓缩功能减退所致。不必特殊处理,停药后可消失。⑤其他:常见体重增加,少数患者出现可逆性白细胞升高、心电图改变。⑥急性中毒:锂中毒与血锂浓度密切相关,血锂浓度超过1.4mmol/L可以中毒,1.5~2.0mmol/L为轻度中毒,2.0~2.5mmol/L为中度中毒,2.5~3.0mmol/L为重度中毒,超过3.0mmol/L可危及生命。轻度中毒表现为呕吐、腹泻、思睡、明显的细震颤、腱反射亢进,较严重者出现精神错乱、粗大震颤、共济失调、肌阵挛、惊厥、嗜睡、意识模糊、昏迷甚至死亡。防治:因锂在肾脏与钠竞争重吸收,缺钠或肾脏疾病易导致体内锂的蓄积中毒,用药期间应保持正常的食盐摄入量。锂盐中毒无特效拮抗药,主要采取对症治疗及支持疗法。一旦发现中重度锂中毒,应立即停药,给予大量生理盐水或高渗钠盐减少锂的重吸收、氨茶碱碱化尿液、甘露醇渗透性利尿,以加速锂的排泄,不宜使用排钠利尿药。严重病例必要时可进行血液透析。

知识链接

患者锂盐用药教育

1. 告知脱水、发热、呕吐、突然节食及低钠饮食都会造成体内锂水平的增高，因此需要大量饮水并食用一定含钠量的食物。

2. 告知当开始出现锂盐中毒症状，包括震颤加重、言语不清、肌无力及抽搐、行走困难时，及时与医生取得联系。

3. 告知在选择非处方药时要小心，避免服用布洛芬、萘普生等药物；注意短期服用咖啡因能加剧锂盐造成的震颤，长期服用可降低血锂水平。

4. 告知进行血药浓度监测的时间，如果患者是在早晨和晚上服药，可在第二日早晨服药前取血监测，因为血锂水平一般在服药大约 12 小时后有所下降。

【药物相互作用】

碳酸锂：①与钠盐合用，可促进锂的排泄；②与氨茶碱、咖啡因或碳酸氢钠合用时，可增加锂的排泄，降低血锂浓度；③与非甾体抗炎药（如布洛芬、吲哚美辛、吡罗昔康、萘普生）、利尿药、泻药、抗菌药（红霉素、甲硝唑、四环素）合用，可减少锂的排泄，使血锂浓度升高，易致中毒，应尽量避免合用；④与卡马西平、苯妥英钠、博来霉素和 ACEI（如卡托普利）合用，可使血锂浓度升高；⑤与 MAOIs、SSRIs 等抗抑郁药合用可导致 5-HT 综合征；⑥与碘化物合用易引起甲状腺功能降低；⑦与氯丙嗪合用，可降低氯丙嗪的血药浓度；⑧与地高辛、奎尼丁合用，可增加后两者的毒性。

三、双相情感障碍

【药物治疗原则】

双相情感障碍的药物治疗应遵循以下原则：

1. **心境稳定剂基础性使用原则**　不论双相情感障碍为何种临床类型，都必须以心境稳定剂为主要治疗药物。

2. **联合用药治疗原则**　根据病情需要可及时联合用药。联合用药方式有两种心境稳定剂联合使用，心境稳定剂与抗精神病药、苯二氮䓬类药物或抗抑郁药联合使用。

3. **长期治疗原则**　双相情感障碍几乎终生以循环方式反复发作，且其发作频率远较抑郁障碍高，尤以快速循环病程者为甚，采用包括急性期治疗、巩固期治疗和维持期治疗的全程治疗，应坚持长期治疗以阻止反复发作。

4. **定期监测血药浓度原则**　定期监测锂盐、丙戊酸盐、卡马西平的血药浓度。

案例分析

案例

　　患者，男，41岁，因"反复兴奋、抑郁20年，行为紊乱3日"入院。患者无明显诱因出现兴奋和心情差交替20年。3个月前凭空听到声音说要害他，认为单位同事对其不好，给其下毒，紧张恐惧，但尚能坚持上班。3日前突然出现情绪低落、消极意念，自语自笑，称被人控制，有人要杀他。2日前因头颈部皮疹入住皮肤科，期间无故殴打一病友，称病友是小偷，后被转入精神科。诊断为双相情感障碍——抑郁相（伴精神病性症状）。给予碳酸锂初始剂量250mg b.i.d. 口服，第7日加至750mg（250mg q.d.+500mg q.n.），第13日患者双手出现轻微震颤，遂减至250mg b.i.d.；奥氮平首日5mg q.d. 口服，第2日加至10mg q.d.，之后对患者的精神状况进行评估，仍有幻听及被害妄想，第7日加至15mg q.d.，第15日患者情绪平稳，无幻听及被害妄想；予以出院。出院后继续口服碳酸锂250mg b.i.d.、奥氮平10mg b.i.d.，控制病情。

分析

　　患者临床诊断为双相情感障碍——抑郁相（伴精神病性症状），需长期综合治疗。双相情感障碍的治疗以心境稳定剂为主，若伴有精神症状，可联合应用抗精神病药物。心境稳定剂推荐的一线药物为锂盐，一般从低剂量开始，分次服用，以减少副作用，且根据疗效和副作用逐渐增加剂量。本例患者碳酸锂初始剂量250mg b.i.d.，对疗效和副作用进行评价后加量至750mg（250mg q.d.+500mg q.n.），后因出现双手细颤而减至250mg b.i.d.。心境稳定剂与抗精神病药物合用时，应特别注意药物对代谢酶的诱导或抑制所产生的药物相互作用，因此应用碳酸锂治疗的同时，选用与锂盐无相互作用的奥氮平，也需要从小剂量5mg q.d. 开始，经临床评估后逐渐加至治疗量10mg b.i.d.。双相情感障碍几乎终生以循环方式反复发作，其治疗目标除缓解急性期症状外，应坚持长期治疗以阻止反复发作。

【治疗药物的选用】

　　1. 对双相情感障碍目前为躁狂发作的治疗一般首选锂盐。若既往锂盐缺乏疗效，则选用丙戊酸盐或卡马西平，或在锂盐的基础上加用丙戊酸盐或卡马西平；若不能耐受锂盐治疗，则选用丙戊酸盐或卡马西平。鉴于上述药物起效均较慢，开始可合用苯二氮䓬类药物或抗精神病药，以迅速控制症状。

　　2. 对双相情感障碍目前为抑郁发作的治疗锂盐和拉莫三嗪可作为一线药物。对单用心境稳定剂疗效不佳的患者可考虑联合应用抗抑郁药。但在双相情感障碍抑郁发作的治疗中，应用抗抑郁药可能诱发躁狂发作、循环频率增加或快速循环发作，因此应慎用抗抑郁药。如抑郁症状十分严重且持续时间超过4周、既往发作以抑郁为主要临床相，则可在充分使用心境稳定剂的前提下，合用抗抑郁药。一般可首选几乎无转躁作用的安非他酮，其次选用SSRIs，而尽量不选转躁作用强的TCAs。

　　3. 对双相情感障碍目前为混合发作或快速循环发作的治疗锂盐疗效较差。应首选丙戊酸盐或卡马西平，也可与拉莫三嗪等抗癫痫药或氯氮平、奥氮平、利培酮、喹硫平等第二代抗精神病药合用。快速循环型目前为抑郁发作时，应单用或合用心境稳定剂治疗，不宜合用抗抑郁药。

点滴积累 ∨

1. 抑郁症的药物治疗以抗抑郁药物为主，国外抑郁症治疗规范一般推荐 SSRIs、SNRIs、NaSSAs 作为一线药物选用，我国目前临床上 TCAs 在不少地区仍作为治疗抑郁症的首选药物。

2. 抑郁症的药物治疗采用包括急性期治疗、巩固期治疗和维持期治疗的全程治疗，一般单一药物从小剂量开始，缓慢加量，停药时应逐渐缓慢减量，不宜骤停。巩固期药物剂量与急性期治疗剂量相同，维持期药物剂量可适当减少，以急性期治疗剂量作为维持治疗剂量能更有效地预防复发。

3. 躁狂症的药物治疗以心境稳定剂为主，必要时可合用抗精神病药或苯二氮䓬类药。目前疗效比较肯定、临床广泛应用的心境稳定剂有锂盐和某些抗癫痫药，其中锂盐是治疗躁狂症的首选药。

4. 双相情感障碍的药物治疗须基础性使用心境稳定剂。

执业考点 ∨

1. 抑郁症的临床表现。

2. 抑郁症药物治疗机制。

3. 抑郁症治疗药物的选择。

4. 抑郁症治疗药物的用药注意事项与患者教育。

第三节　焦虑症

导学情景 ∨

情景描述：

患者，男，62 岁。查体时发现尿糖阳性，为此非常紧张，并出现失眠，每日仅睡 3~4 小时；白天昏昏沉沉，烦躁不安；有时无故出汗，手颤抖，心慌。尽管后来多次复查尿糖均为阴性，但患者仍过分担心，且症状进一步加重。因心慌查心电图未见异常。诊断为焦虑症。给予氯硝西泮 3mg/d、米安色林 30mg/d，结合心理治疗，38 日后症状消失。

学前导语：

氯硝西泮为苯二氮䓬类药物，抗焦虑作用起效快、作用强、毒性低；米安色林为抗抑郁药物，具有与苯二氮䓬类药物相似的抗焦虑作用，对精神性焦虑和躯体性焦虑均有较好疗效，且无依赖性。本节将带领同学们学习焦虑症的药物治疗。

焦虑症（anxiety disorder）以广泛和持续性焦虑或反复发作的惊恐不安为主要特征，常伴有自主神经功能紊乱、肌肉紧张与运动性不安。临床症状分为精神性焦虑和躯体性焦虑两大核心症状群，临床类型分为广泛性焦虑障碍（generalized anxiety disorder, GAD）与惊恐障碍（panic disorder, PD）两种主要形式。

焦虑症的治疗应采取药物治疗、心理治疗以及其他治疗方法相结合的全程综合性治疗。药物治疗可选用抗焦虑药、抗抑郁药等药物,心理治疗最常采用认知治疗、行为治疗或认知-行为治疗等。一般来讲,药物治疗侧重于对症,心理治疗侧重于对因。治疗方法可因不同临床类型而有所侧重,如广泛性焦虑障碍应在心理咨询后若仍存在明显焦虑症状时采用药物治疗,惊恐发作应在药物控制惊恐发作和焦虑的基础上适当配合心理治疗。

【药物治疗原则】

焦虑症的药物治疗应遵循以下原则:

1. 以抗焦虑药物和抗抑郁药物治疗为主　广泛性焦虑侧重于前者,惊恐发作侧重于后者。

2. 个体化用药原则　依据疾病临床特征、个体情况、治疗阶段、药物作用特点及不良反应等选择抗焦虑药和抗抑郁药,如在焦虑症的早期,症状处于不稳定阶段,应首选起效快的苯二氮䓬类药物;进入迁延期后,应首选 TCAs。

3. 小剂量开始用药、剂量逐步递增的原则　尽可能使用最低有效剂量,可使不良反应减至最少,从而提高患者服药依从性;小剂量疗效不佳时,可根据不良反应和患者耐受情况逐渐增至足量(有效药物剂量上限)和足够长的疗程(10~12 周)。

4. 换药原则　如足量治疗 4~6 周仍无效,可考虑换用同类药物中的另一种药或作用机制不同的另一类药。

5. 合并用药原则　一种抗焦虑药物疗效不佳时,可合用抗抑郁药或抗精神病药等。

6. 缓慢减量原则　在停药时应逐渐缓慢减量,不宜骤停,以防症状反跳。

7. 全程治疗原则　包括急性期治疗、巩固期治疗和维持期治疗。

【治疗药物的选用】

1. 治疗药物的分类和作用　抗焦虑药物是用于减轻或消除恐惧、紧张、忧虑等焦虑症状的药物。主要包括苯二氮䓬类、阿扎哌隆类、具有抗焦虑作用的抗抑郁药、β 受体拮抗药、具有抗焦虑作用的非典型抗精神病药。常用抗焦虑药物的分类和剂量范围见表 11-3。

苯二氮䓬类的主要药理作用是抗焦虑、镇静催眠、抗惊厥、中枢性肌松作用,其中枢抑制作用是通过与中枢神经系统苯二氮䓬受体结合,从而增强中枢 GABA 能神经的功能而产生的。阿扎哌隆类药物的代表药是丁螺环酮,具有与苯二氮䓬类相似的抗焦虑作用,且有抗抑郁作用,但没有镇静催眠、抗惊厥和中枢性肌松作用,其抗焦虑作用是通过影响突触前膜和突触后膜的 5-HT$_{1A}$ 受体,从而使 5-HT 功能降低而产生的。

2. 治疗药物的选择

(1)苯二氮䓬类药物:苯二氮䓬类为目前临床应用最广泛的抗焦虑药,起效快、作用强、毒性低、安全范围大。选药原则为①根据焦虑特征和药物作用时间长短选药:发作性焦虑选用短、中效药物,持续性焦虑则多选用中、长效药物;入睡困难者选用短、中效药物,易惊醒或早醒者,选用中、长效药物。②根据临床症状和药物作用特点选药:抗焦虑作用以氯硝西泮、阿普唑仑、艾司唑仑为

表 11-3　常用抗焦虑药物的分类和用法用量

分类	药物	$t_{1/2}$/h	用法用量
苯二氮䓬类			
长效类	地西泮	30~60	5~15mg/d,分 2~3 次服
	氟西泮	50~100	15~30mg/d,睡前服
中效类	硝西泮	8~36	5~10mg/d,分 1~2 次服
	氯硝西泮	22~38	2~8mg/d,分 2~3 次服
	阿普唑仑	12~18	0.8~2.4mg/d,分 3 次服
	艾司唑仑	10~24	2~6mg/d,分 3 次服
	劳拉西泮	10~18	1~6mg/d,分 2~4 次服
短效类	奥沙西泮	5	30~90mg/d,分 3 次服
	咪达唑仑	2~5	15~30mg/d,分 2 次服
	三唑仑	1.5~5.5	0.25~0.5mg/d,睡前服
阿扎哌隆类	丁螺环酮	2~3	15~30mg/d,分 3 次服
	坦度螺酮	1.2~1.4	30~60mg/d,分 3 次服
β 受体拮抗药	普萘洛尔	2~5	30~60mg/d,分 3 次服
	倍他洛尔	16~20	20~40mg/d,1 次 /d

佳,抗惊恐作用以阿普唑仑、硝西泮、地西泮、劳拉西泮为佳,镇静催眠作用以氟西泮、硝西泮、地西泮和艾司唑仑为佳,肌肉松弛作用以地西泮、氯硝西泮为佳。③根据患者个体情况和药物的药动学特点选药:肝病或老年患者常选用不需在肝脏代谢的劳拉西泮和奥沙西泮。

苯二氮䓬类应从小剂量开始用药,逐渐增加至焦虑得到良好控制为止。治疗广泛性焦虑的剂量一般小于治疗惊恐障碍的剂量。一般采用口服给药,疗程一般不宜超过 6 周。停药时应缓慢减量,停药过程不应短于 2 周,否则可出现停药综合征。苯二氮䓬类长期应用的最大缺点是产生耐受性和依赖性,且各药物之间有交叉耐受性和交叉依赖性,目前很少单独应用作为一种长期治疗手段,宜短期或间断性用药。对有药物依赖的患者,最好不选用苯二氮䓬类,应首先考虑选用其他种类的抗焦虑药。严重心血管疾病、肾脏疾病、青光眼、重症肌无力、使用中枢抑制剂、老年、儿童患者慎用,孕妇和哺乳期妇女禁用。

（2）丁螺环酮:主要用于广泛性焦虑障碍,能缓解同时存在的抑郁症状。起效较慢,需用药 2~4 周才显效,治疗初期一般合用苯二氮䓬类药物。至少连续应用 6 周以上才能决定是否有效。无镇静作用,对焦虑伴严重失眠者,需合用速效镇静催眠药。对惊恐障碍无效。无耐受性、无依赖性、无戒断症状、不引起记忆障碍、不影响精神运动功能。老年人、儿童用药较安全。起始剂量为 5mg,一日 3 次口服,一周后根据病情和耐受情况每 2~3 日增加 5mg,最高剂量不超过 60mg/d。严重肝肾疾病、青光眼、重症肌无力、孕妇禁用。

（3）抗抑郁药物:SSRIs、SNRIs、SARIs、NaSSAs、TCAs、MAOIs 类抗抑郁药物具有与苯二氮䓬类相似的抗焦虑作用。对精神性焦虑和躯体性焦虑均有较好疗效,且无依赖性,目前有取代苯二氮䓬类的趋势。惊恐障碍患者常伴抑郁症状,治疗时常首先使用抗抑郁药物。SSRIs 是惊恐障碍的一线治疗药物,文拉法辛和帕罗西汀是广泛性焦虑症的一线治疗药物。抗抑郁药物起效常需 1~2 周,故常在治疗初期合用苯二氮䓬类药物。

知识链接

抗焦虑药的发展

　　回顾焦虑症的药物治疗史，发现抗焦虑药经历了漫长的发展过程。最初曾用酒精和阿片改善焦虑，随后取而代之的是溴化物和巴比妥类药物，20 世纪 50 年代问世的甲丙氨酯、甲喹酮，抗焦虑疗效令人满意，同样因其成瘾性而被停用。20 世纪 60 年代，第一个苯二氮䓬类药物氯氮䓬上市，由于本类药物在治疗焦虑症方面的优势，曾一度垄断了焦虑症的治疗，且目前仍然是临床应用最广泛、处方量最大的抗焦虑药，目前在全世界的市场上广泛使用的约有 35 种。丁螺环酮作为第一种非苯二氮䓬类抗焦虑药于 1986 年在美国上市，但多年临床应用经验，尚未看到能够取代苯二氮䓬类药物抗焦虑的位置。20 世纪 70 年代末，首次发现抗抑郁药也可治疗焦虑症，当时观察到某些 TCAs 和 MAOIs 治疗惊恐障碍有效。随后人们的注意力又转向了更加安全、耐受性更好的 SSRIs，如帕罗西汀、氟西汀、氟伏沙明、舍曲林、西酞普兰、艾司西酞普兰，其中对帕罗西汀的研究最广泛。SNRIs 的文拉法辛缓释剂成为第一个被美国 FDA 批准用于治疗广泛性焦虑障碍的抗抑郁药。NaSSAs 的米氮平和 SARIs 的萘法唑酮在对抑郁症的治疗中有明显的抗焦虑作用，很有发展前景。由于 60% 的焦虑障碍与抑郁症状共存，而抗抑郁药具有抗抑郁和抗焦虑双重作用，故被广泛用于焦虑障碍的治疗。

　　（4）β 受体拮抗药：对减轻焦虑症伴有的躯体症状如心悸、震颤等有较好疗效，但对减轻精神焦虑和防止惊恐发作效果不大。能减轻苯二氮䓬类的撤药反应。常用普萘洛尔，常用量 10~20mg，一日 3 次，但个体差异大，须严密观察调整剂量。禁用于窦性心动过缓、严重心功能不全、重度房室传导阻滞、支气管哮喘患者。

案例分析

案例

　　患者，女，32 岁。近一年来经常出现入睡困难，且易疲劳，自觉不能胜任工作；常莫名其妙地感到紧张、恐惧，担心自己会生病、孩子会出事、不幸将要来临；常心烦意乱，容易发火，无论怎样努力都不能克制；经常胃部不适、腹泻。近半月来症状明显加重，经常通宵难眠、坐立不安、心慌心悸、口干、出汗。诊断为广泛性焦虑症。给予帕罗西汀 10mg，每日 1 次，阿普唑仑 0.25mg，每日 3 次，同时配合心理治疗。

分析

　　①广泛性焦虑症的治疗包括非药物治疗和药物治疗，目前患者的焦虑症状已非常明显，需要立即给予药物治疗。苯二氮䓬类药物（本例患者应用阿普唑仑）抗焦虑作用起效快、疗效确实，能在数小时内迅速控制症状，但因有依赖性，不宜长期应用；广泛性焦虑症是一种慢性病，需要较长时间的药物治疗，SSRIs 类药物（本例患者应用帕罗西汀）无依赖性，更适合长期应用，但起效较慢；故在治疗初期上述两类药物合用，待 SSRIs 类起效后，再逐步停用苯二氮䓬类。在治疗过程中可根据症状的改善情况和患者的耐受情况逐步增加两种药物的剂量。②虽然药物治疗能很快控制焦虑症状，但心理治疗必不可少，尤其在焦虑症状控制之后，即应将治疗的重点逐步转到心理治疗方面。

【药物不良反应及防治】

1. 苯二氮䓬类药物

（1）中枢神经系统反应：治疗量连续应用可出现头昏、嗜睡、乏力和记忆力下降，长效类尤易发生。大剂量偶致共济失调，可影响精细运动的协调性。用药期间不宜驾车、高空作业、操作机械。

（2）耐受性和依赖性：长期应用可产生耐受性，需增加剂量。久用可产生依赖性，突然停药出现反跳现象和戒断症状。药物半衰期短，则撤药反应出现快且重、消失早。一般半衰期短或中等者停药后 2~3 日出现，半衰期长者停药后 10~20 日出现。应避免长期用药，宜短期或间断性用药，尽可能应用能控制症状的最低剂量，停药时应逐渐减量。

（3）急性中毒：静脉注射速度过快或剂量过大可致急性中毒，表现为昏迷、呼吸及循环抑制，可采用催吐、洗胃、导泻、利尿、静脉注射苯二氮䓬受体拮抗药氟马西尼和阿片受体拮抗药纳洛酮解救。氟马西尼起效快、作用强，小剂量即可快速逆转苯二氮䓬类的作用，但作用维持时间短，应多次重复应用。

▶▶ **课堂活动**

患者，男，17岁，清晨被送至医院时神志完全不清，呼吸表浅缓慢，其母说在他的房间里发现了一个空的地西泮瓶。患者的症状是否符合地西泮过量的表现？应如何处理？

**课堂活动
解析**

2. 丁螺环酮 不良反应很少且轻微，主要为头晕、头痛、恶心、神经紧张、失眠、感觉异常等，均不严重，不需特殊处理。

【药物相互作用】

1. 苯二氮䓬类药物 ①与乙醇或其他中枢抑制药如镇静催眠药、抗抑郁药、镇痛药、H_1 受体拮抗药、全身麻醉药合用，可使中枢抑制作用增强；②与易成瘾的药物合用，成瘾的危险性增加；③与 MAOIs 和 TCAs 合用时，可相互增效；④与钙通道阻滞药或利尿降压药合用时，可增强降压效果。

2. 丁螺环酮 ①与乙醇或其他中枢抑制药合用，可使中枢抑制作用增强；②与 SSRIs 和大剂量曲唑酮合用，可能引起 5-HT 综合征；③与 MAOIs 合用可使血压升高；④与氟哌啶醇合用可使后者血药浓度升高，引起锥体外系反应；⑤与氯氮平合用可增加胃肠道出血和高血糖症的危险。

点滴积累 ╲╱

1. 焦虑症的治疗药物包括苯二氮䓬类、阿扎哌隆类、具有抗焦虑作用的抗抑郁药、β 受体拮抗药、具有抗焦虑作用的非典型抗精神病药，以苯二氮䓬类和抗抑郁药物治疗为主。

2. 广泛性焦虑侧重于应用苯二氮䓬类，惊恐发作则重于应用抗抑郁药物。

3. 在焦虑症的早期，应首选起效快的苯二氮䓬类药物；进入迁延期后，应首选 TCAs。

执业考点 ∨

1. 焦虑症药物治疗机制。

2. 焦虑症治疗药物的选择。

3. 焦虑症治疗药物的合理使用。

4. 焦虑症治疗药物的用药注意事项与患者教育。

目标检测

一、选择题

（一）单项选择题

1. 对于合作的精神分裂症患者一般选择的给药途径是（　　）

A. 口服　　　　　　　　B. 肌内注射　　　　　　C. 皮下注射

D. 静脉注射　　　　　　E. 静脉滴注

2. 精神分裂症患者服用氯丙嗪400mg/d，2周后疗效不明显，也无明显不良反应，下一步治疗应（　　）

A. 加大氯丙嗪的剂量　　B. 维持原剂量，继续观察　C. 改用利培酮

D. 改用奥氮平　　　　　E. 加用氯氮平

3.《中国精神分裂症防治指南》建议谨慎使用（　　）

A. 利培酮　　　　　　　B. 喹硫平　　　　　　　C. 氯氮平

D. 奥氮平　　　　　　　E. 阿立哌唑

4. 躁狂发作急性期治疗血锂浓度应维持在（　　）

A. 0.4~0.8mmol/L　　　B. 0.8~1.2mmol/L　　　C. 1.2~1.6mmol/L

D. 1.6~2.0mmol/L　　　E. 2.0~2.4mmol/L

5. 抑郁症患者若换用单胺氧化酶抑制药，氟西汀需停药（　　）

A. 2周　　　　　　　　B. 3周　　　　　　　　C. 4周

D. 5周　　　　　　　　E. 6周

6. 合用时可降低三环类抗抑郁药血药浓度的药物是（　　）

A. 氟西汀　　　　　　　B. 帕罗西汀　　　　　　C. 卡马西平

D. 氟伏沙明　　　　　　E. 氟哌啶醇

7. 焦虑症的早期药物治疗，应首选（　　）

A. 苯二氮䓬类药物　　　B. 阿扎哌隆类药物　　　C. 抗抑郁药物

D. β受体拮抗药　　　　E. 非典型抗精神病药

8. 焦虑症患者停用苯二氮䓬类药物的过程不应短于（　　）

A. 1周　　　　　　　　B. 2周　　　　　　　　C. 3周

D. 4周　　　　　　　　E. 5周

9. 双相情感障碍基础性使用的治疗药物为（　　）

    A. 抗精神病药　　　　　　　B. 抗焦虑药　　　　　　　　C. 抗抑郁药

    D. 心境稳定剂　　　　　　　E. 抗强迫药

10. 对双相情感障碍快速循环型目前为抑郁发作的药物治疗,错误的是（　　）

    A. 单用心境稳定剂

    B. 合用心境稳定剂

    C. 合用抗抑郁药

    D. 首选丙戊酸盐或卡马西平

    E. 丙戊酸盐或卡马西平可合用拉莫三嗪

（二）多项选择题

1. 第二代抗精神病药能明显改善精神分裂症患者的（　　）

    A. 阳性症状　　　　　　　　B. 阴性症状　　　　　　　　C. 伴发的抑郁症状

    D. 认知障碍　　　　　　　　E. 情感障碍

2. 对以淡漠退缩、主动性缺乏等阴性症状为主要表现的精神分裂症患者,可选择的治疗药物包括（　　）

    A. 利培酮　　　　　　　　　B. 奥氮平　　　　　　　　　C. 氯氮平

    D. 喹硫平　　　　　　　　　E. 舒必利

3. 可与抗精神病药合用的 5-羟色胺再摄取抑制剂包括（　　）

    A. 氟西汀　　　　　　　　　B. 帕罗西汀　　　　　　　　C. 氟伏沙明

    D. 西酞普兰　　　　　　　　E. 舍曲林

4. 禁止与吗氯贝胺合用的药物包括（　　）

    A. 哌替啶　　　　　　　　　B. 可待因　　　　　　　　　C. 西咪替丁

    D. 麻黄碱　　　　　　　　　E. 伪麻黄碱

二、问答题

1. 试述精神分裂症的药物治疗原则和治疗药物的选择、药物不良反应的临床表现及防治措施。

2. 试述抑郁症的药物治疗原则和治疗药物的选择、药物不良反应的临床表现及防治措施。

3. 试述焦虑症的药物治疗原则和治疗药物的选择、药物不良反应的临床表现及防治措施。

三、实例分析

1. 患者,男,30 岁。近半年来觉得有人跟踪自己,有人在屋里放了窃听器而不敢大声说话,街上的陌生人对他也心怀恶意,常听见有人在议论如何对付自己但又看不到人。因而闷闷不乐,闭门不出,写信到公安局请求保护。请为此患者选择治疗药物,并说明其依据。

2. 患者,女,25 岁。一个月前因工作失误受到领导当众批评,感到委屈、脸上无光,出现失眠、早醒,觉得自己前途全完了,整天闷闷不乐,少与人交往,认为人心难测,怀疑同事会看不起她、在背后议论她。近一周来,患者一反常态,出现兴奋话多,说终于战胜了自己。自我感觉好,自我评价高,说自己能力强,购买多种复习资料说要考北京大学,通宵看书,说要把失去的时间补回来。说领导批评她是因为嫉妒她的才能,说单位送她住院是让她来疗养,不认为自己有病。请为此患者制订药物治疗方案,并说明其依据。

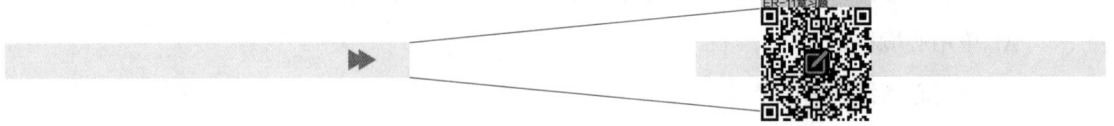

ER-11 复习题

（曹　红）

第十二章

心血管系统疾病的药物治疗

　　根据我国流行病学调查,近50年来不论在农村或城市,心脑血管疾病的发病率和病死率均呈上升趋势。我国因心脑血管疾病死亡者占总死亡人口的百分比已接近50%。推测到2020年,人类疾病死因排列顺序将有重大变化,但冠心病和脑卒中仍将是人类死因的第一位和第二位。尽管近年来介入治疗和外科手术治疗取得了很大的发展,但药物治疗仍然为心血管疾病治疗的基石。本章重点介绍几种常见心血管疾病,包括冠心病、高血压、高脂血症、心力衰竭和心律失常的药物治疗。

第一节　冠心病

导学情景 ∨

　　情景描述:

　　　　患者张某,男,56岁,1个月前出现胸闷,双侧手臂酸胀,心悸气短,双下肢水肿,伴有阵发性心前区疼痛,休息2~3分钟可缓解。近半个月来上述症状反复发生,多于轻微活动后出现,自服利尿剂、阿司匹林肠溶片及丹参滴丸,稍有好转。昨晚再次出现阵发性心前区疼痛,不能平卧,并逐渐加重,入院诊断为冠心病,心功能Ⅳ级。予以扩冠、护心及对症支持治疗,病情稳定。

　　学前导语:

　　　　本节将带领同学们学习冠心病及其药物治疗的知识。

　　冠心病是指冠状动脉粥样硬化和/或痉挛,使血管腔狭窄或阻塞,导致心肌缺血缺氧或坏死而引起的心脏病,统称冠状动脉性心脏病,简称冠心病,亦称缺血性心脏病。临床主要表现为心绞痛、心律失常、心力衰竭,严重时发生急性心肌梗死或猝死。冠心病的治疗主要包括药物治疗、介入治疗及外科手术治疗三种方式。但由于冠心病的形成是个相当漫长的过程,其病变甚至可以从幼儿期开始,故消除冠心病的危险因素是防止冠心病发生的重要措施。

　　本节主要介绍心绞痛与心肌梗死的药物治疗。

冠心病的一级预防

冠心病的一级预防是指对尚未发生冠心病的人群，采取预防性措施以预防冠心病的发生，即对危险因素的干预。公认的冠心病危险因素包括：男性、年龄、有过早患冠心病的家族史、吸烟、高血压、高脂血症或低高密度脂蛋白（HDL-C）、糖尿病、有明确的脑血管或周围血管阻塞的既往史、重度肥胖。除性别、年龄与家族史外，其他危险因素都可以治疗或预防。其措施包括：①降低血压；②降低血清胆固醇，应在医生指导下采取药物和非药物两种降脂措施；③戒烟；④减肥。此外，因为冠状动脉粥样硬化始于儿童及青少年时期，故冠心病的预防应从儿童开始。重点应注意不使儿童过胖、预防血压升高及阻止儿童吸烟。

【药物治疗原则】

1. 通过减轻心脏前、后负荷，减慢心率，减轻心肌收缩力，以降低心肌耗氧量。
2. 扩张冠状血管，增加冠脉供血，从而增加血氧供应。
3. 调节血脂，及时给予抗血小板聚集及抗凝药物，稳定斑块，减轻炎症，防止血栓形成。
4. 积极控制冠心病危险因素，防止动脉粥样硬化进展。

冠心病一般治疗原则

治疗的最终目的有两个：一是预防心肌梗死和猝死的发生，改善预后，延长患者的生存期；二是减少缺血发作，缓解症状，提高生活质量。

【治疗药物的选用】

（一）药物的分类、作用及特点

1. 抗心绞痛和抗心肌缺血药物

（1）硝酸酯类：可扩张冠状动脉，增加冠脉血流量；扩张全身血管，减轻心脏前后负荷，降低心脏的耗氧量，从而缓解心绞痛。如硝酸甘油、硝酸异山梨酯、单硝酸异山梨酯。

（2）β受体拮抗药：可拮抗或干扰肾上腺素和去甲肾上腺素对心脏的作用。能降低静息时的心率，能限制运动时心率增加，因而可降低心肌耗氧量。常用药物有美托洛尔、普萘洛尔、阿替洛尔。

（3）钙通道阻滞药（CCB）：抑制钙离子进入细胞内，减慢心率、降低心肌收缩力、降低心肌耗氧量；扩张冠状动脉，解除冠脉痉挛，增加冠脉血流；扩张外周血管，降低血压，减轻心脏负荷，降低心肌耗氧量。常用维拉帕米、硝苯地平、尼卡地平、非洛地平、氨氯地平、地尔硫草。

（4）代谢类药物：曲美他嗪通过抑制脂肪酸氧化、增加葡萄糖代谢而增加缺氧状态下 ATP 的合成，治疗心肌缺血，无血流动力学影响。

（5）其他药物：窦房结抑制药伊伐雷定、钾通道开放药尼可地尔等可作为补充治疗。

2. 预防心肌梗死药物

（1）抗血小板及其他抗血栓药物：阿司匹林可与血小板不可逆结合，阻止血小板在动脉壁上积聚形成血栓。因此,阿司匹林能够降低冠状动脉疾病的死亡危险。对大多数的冠状动脉疾病患者推荐使用小儿剂量或半成人剂量或成人剂量阿司匹林。对阿司匹林过敏者,可选用其他替代品如噻氯匹定、氯吡格雷、替格雷诺等。链激酶和尿激酶等纤维蛋白溶解药,能促进纤溶酶原转变成纤溶酶,溶解血栓,可使急性心肌梗死面积缩小,恢复梗死区血液供应。肝素、华法林等抗凝血药,能降低血液凝固性,可用于防止血栓形成和梗死范围的扩大。

（2）他汀类药物:胆固醇尤其是 LDL-C 的降低与冠心病病死率和总病死率的降低有明显关系。他汀类药物可以降低 LDL-C,改善内皮细胞功能,抑制炎症、稳定斑块、使部分动脉粥样硬化斑块消退,显著延缓病变进展。常用的他汀类药物有辛伐他汀、阿托伐他汀、瑞舒伐他汀等。

（3）血管紧张素转化酶抑制药（ACEI）:如卡托普利、依那普利等,通过抑制肾素 - 血管紧张素 - 醛固酮系统而扩张血管,改善心室重塑及心功能,减少心绞痛的发作。

知识链接

冠心病的预防与治疗 ABCDE 方案

A——aspirin 阿司匹林　　　　　　　antianginal therapy 抗心绞痛治疗

B——beta blocker β 受体拮抗药　　　blood pressure control 控制血压

C——cholesterol-lowering 降胆固醇治疗　　cigarette quitting 戒烟

D——diabetes control 控制糖尿病　　　diet 合理饮食

E——exercise 运动　　　　　　　　education 健康教育

（二）治疗药物的选择

1. 治疗心绞痛药物选择

（1）稳定型心绞痛:指反复发作劳累型心绞痛,且疼痛的性质、次数、部位等在 1~3 个月内无明显变化,疼痛时限相近,用硝酸甘油后缓解时间相近。①在心绞痛急性发作时,可使用作用较快的硝酸酯类。如硝酸甘油 0.3~0.6mg 舌下含化,能在 1~3 分钟内缓解心绞痛,作用持续约 30 分钟左右,必要时可间隔 5 分钟再用,重复 3~5 次;硝酸异山梨酯 5~10mg 舌下含化,2~3 分钟见效,作用维持 2~3 小时。②对慢性稳定型心绞痛患者的维持治疗可选择长效硝酸酯类、β 受体拮抗药和钙通道阻滞药,可单用、交替应用或联合应用。如硝酸异山梨酯 5~20mg,3 次 /d;5- 单硝酸异山梨酯 20~40mg,2 次 /d;戊四硝酯片口服半小时后起作用,持续 8~12 小时,可每 8 小时服用 1 次,每次 2.5mg。患者应随身携带硝酸甘油片剂或喷雾剂,在进行可诱发心绞痛发作的活动前含服一片硝酸甘油有一定的预防作用。用 1% 的硝酸甘油油膏或贴剂涂或贴在胸前或上臂皮肤而缓慢吸收,适于预防夜间心绞痛的发作。β 受体拮抗药常选用美托洛尔 25~100mg,2 次 /d;阿替洛尔 12.5~25mg,1 次 /d。钙通道阻滞药常选用维拉帕米 80mg,3 次 /d;硝苯地平 5~10mg,3 次 /d;地尔硫䓬 30~90mg,3 次 /d。抗血小板药物常用阿司匹林 75~150mg/d;氯吡格雷 50~75mg/d。

（2）不稳定型心绞痛:这类患者常因动脉粥样硬化形成冠脉血栓栓塞,因此多数患者可选用肝素静脉注射或阿司匹林口服,抑制血栓形成。也可用 β 受体拮抗药和静脉使用硝酸甘油降低心脏的负荷。对病情顽固者也可加用钙通道阻滞药。

▶ **课堂活动**

　　患者，男，50岁，干部，患冠心病3年。因情绪激动突然发作心前区压榨性闷痛，伴面色苍白，冷汗出，该用什么药物急救？

课堂活动
解析

　　2. 治疗心肌梗死药物选择　　急性心肌梗死是由于供给某部分心肌的血管突然闭塞,使血流急剧减少或完全中断,导致心肌细胞发生缺血、缺氧而坏死。基本治疗原则是镇痛、减轻心脏负荷、降低心肌耗氧量、抗凝、溶栓。可选用哌替啶、吗啡镇痛,硝酸甘油静脉滴注降低心肌耗氧量。ST段抬高心肌梗死,在发病1~2小时内溶栓,可降低病死率50%,发病6小时内可以溶栓,6~12小时可以视情况进溶栓,12小时以上溶栓效果较差。但下述情况不宜药物溶栓:①发病12小时,尤其24小时以上。②存在禁忌证。脑出血或者未控制的出血;6个月内颅内病变;未得到控制的高血压(血压≥180/110mmHg);10日内做过手术或有严重创伤;活动性胃肠道出血等。③不稳定型心绞痛和非Q波型急性心肌梗死亦不推荐溶栓疗法。溶栓疗法根据用药途径可分为冠状动脉内溶栓及静脉内溶栓两种。冠状动脉内溶栓是先用导管经动脉插入冠状动脉再注射尿激酶或链激酶,使冠状动脉内的血栓溶解,其成功率为68%~89%。静脉内溶栓治疗不需插管,而且可在一般医院内进行,因此使用更为广泛。一般在30分钟内将50万~150万U链激酶;或尿激酶150万U(少数患者为200万U)由静脉滴入;或重组组织型纤溶酶原激活剂(r-tPA)先静脉注射15mg,再在30分钟内静脉滴注50mg,余35mg在60分钟内滴完;有效率为50%~90%。所有患者于溶栓药静脉滴注之前嚼服阿司匹林0.3g,以后100mg/d。溶栓疗法的主要缺点是剂量掌握不准可造成出血,此外可能会出现冠状动脉再通后的心律失常,但这种心律失常发生时间较短,只要及时处理,不会危及生命。

案例分析

　　案例

　　40多岁的陈先生是位私企老板，业务繁忙，应酬也很多，虽曾诊断出患有糖尿病，血压也偏高，但他自认年轻，疾病不会找上来，并没当回事，还经常陪客人喝酒、打麻将。偶尔出现心前区疼痛，他以为是玩麻将累的，也没引起警觉。可前不久，他突然心前区疼痛难忍，被家人送到了医院，经冠脉造影检查，医生发现他冠状动脉局限性狭窄约80%，TIMI血流3级，建议先予药物治疗观察，给予静脉滴注硝酸甘油，缓解后给予下列药物治疗：①单硝酸异山梨醇酯40mg, q.d.；②美托洛尔缓释片47.5mg, q.d.；③阿司匹林100mg, q.d.；④阿托伐他汀20mg, q.n.。

　　分析

　　该患者诊断明确，属于稳定型冠心病，根据症状、功能和解剖情况，稳定型冠状动脉疾病（CAD）可行优化药物治疗（OMT）。如药物治疗后仍有明显缺血症状，可考虑行经皮冠状动脉介入（PCI），如随病情发展经冠脉造影证实为多支病变，可进行冠状动脉旁路移植（CABG）血管重建。血管重建的主要指征是OMT下症状持续、或发展为急性冠脉综合征、或因缺血引起心功能下降等。

【药物不良反应及防治】

1. 硝酸酯类　由于血管扩张，可引起头痛、眩晕、晕厥、面颈潮红，严重时可出现恶心、呕吐、心动过速、视力模糊、皮疹等。过量时可出现口唇指甲青紫、气短、头胀、脉速而弱、发热、虚脱、抽搐。防治：减量或停药观察，重者应及时入院治疗。初次用药可先含半片以避免或减轻副作用。

2. β受体拮抗药　①停药反应：患者长期服药后突然终止服药后会加剧心绞痛的发作，甚至引起心肌梗死或突然死亡；②血脂增高；③大量易引起中枢神经系统反应，如失眠、噩梦和疲劳感；④急性左心力衰竭、窦房或房室传导阻滞；⑤支气管痉挛；⑥掩盖糖尿病的低血糖反应；⑦末梢循环障碍、阳痿和皮疹。防治：头痛、头晕等不良反应，症状持续1~3周后可自行缓解，一般不必停药。久用停药时，应逐渐减量，以防止停药反应出现。用药过程中应监测血脂、心电图等，如出现异常应更换其他药物。当出现支气管痉挛时应停止服用该类药物，并及时给予β受体激动药进行治疗。糖尿病患者服用β受体拮抗药时应注意维持血糖浓度，以防低血糖反应出现。

3. 钙通道阻滞药　二氢吡啶类可引起眩晕、头痛、外周水肿（主要是踝水肿，女性更易发生）、潮红、心悸、皮疹和齿龈增生。非二氢吡啶类可出现眩晕、头痛、水肿（较二氢吡啶类少见）、房室传导阻滞、心动过缓、心力衰竭和便秘（维拉帕米更易发生），地尔硫䓬还可引起狼疮样综合征。另外，钙通道阻滞药用于糖尿病患者时比ACEI更易发生心肌梗死。防治：水肿一旦发生，可减少剂量、停用药物或联合应用其他药物，若与ACEI或与利尿药联合应用，不仅可减轻水肿，还能增强降压效果。β受体拮抗药可防止二氢吡啶类引起的心动过速。

4. 抗血小板药　阿司匹林常见的不良反应主要有恶心、呕吐等胃肠道反应，甚至可引起消化道出血。特异体质者服用阿司匹林可引起荨麻疹、血管神经性水肿、哮喘等过敏反应。阿司匹林还可影响尿酸代谢，而引发痛风。有出血性疾病和胃肠疾病（胃、十二指肠溃疡等）、哮喘病患者，应慎用或禁用阿司匹林。防治：餐后服药、服用阿司匹林肠溶片，如用西咪替丁或抗酸药可能减少胃肠道反应。

【药物相互作用】

1. 硝酸酯类　①与普萘洛尔合用，有协同作用，并互相抵消各自的缺点，但剂量不可过大；②与抗高血压药或扩血管药合用时，加重直立性低血压。

2. β受体拮抗药　①与口服降血糖药同时服用时可增加降血糖作用，低血糖征象容易被β受体拮抗药掩盖；②普萘洛尔与维拉帕米同时应用可导致心搏骤停；③与噻嗪类利尿剂合用可增强降压作用；④与强心苷合用可发生房室传导阻滞、心动过缓。

3. 钙通道阻滞药　①维拉帕米与阿司匹林合用，出血时间较单独使用阿司匹林时延长；②与β受体拮抗药合用，可增强对房室传导的抑制作用；③长期服用维拉帕米，使地高辛血药浓度增加50%~75%，因此服用维拉帕米时，须减少地高辛和洋地黄的剂量；④与血管扩张药、血管紧张素转化酶抑制药、利尿药等抗高血压药合用时，降压作用叠加，应适当监测联合降压治疗的患者；⑤与胺碘酮合用可能增加心脏毒性。

4. 阿司匹林　与其他抗凝药（如双香豆素）联合使用时易诱发出血；与肾上腺皮质激素联合使用时更易诱发溃疡及出血；与磺酰脲类口服降糖药合用易引起低血糖反应。

点滴积累　∨

1. 冠心病治疗的最终目的有两个：一是预防心肌梗死和猝死的发生，改善预后，延长患者的生存期；二是减少缺血发作，缓解症状，提高生活质量。
2. 抗心绞痛和抗心肌缺血药物包括硝酸酯类、β 受体拮抗药、CCB、代谢类药物和其他药物，预防心肌梗死的药物包括抗血小板及其他抗血栓药物、他汀类药物和 ACEI。

执业考点　∨

1. 冠心病的治疗原则。
2. 冠心病治疗药物的合理选用。
3. 冠心病用药注意事项与患者教育。

第二节　高血压

导学情景　∨

情景描述：

患者，男，67 岁，5 年前单位体检时测血压 150/90mmHg，当时无不适症状，未用药。2 年前无诱因出现头晕、头痛，诊断为高血压病。先后给予口服硝苯地平、美托洛尔及依那普利治疗，均因药物副作用未坚持用药。近半月来不适症状加重且伴恶心，自测血压 190/110mmHg，诊断为 3 级高血压、高脂血症。给予阿司匹林、拉西地平、缬沙坦、瑞舒伐他汀治疗。治疗期间血压平稳下降，无低血压发生。

学前导语：

本节将带领同学们学习高血压及其药物治疗的知识。

高血压是最常见的心血管疾病之一，是以血压升高（收缩压≥140mmHg 和 / 或舒张压≥90mmHg）为主要临床表现伴有或不伴有多种心血管危险因素的综合征。动脉压持续升高可导致靶器官如心脏、肾脏、脑和血管等器官的功能性或器质性病变，不仅严重影响患者的生活质量，还直接威胁着患者的生命。高血压分为原发性高血压（高血压病）和继发性高血压（症状性高血压）两大类，前者占高血压的 95% 以上，后者占高血压不到 5%。原发性高血压早期多无症状，多在体检时偶然发现，有些人可有头痛、头晕、眼花、耳鸣、失眠、乏力，有时还伴有心悸、心前区不适、手脚麻木、鼻出血等表现。

知识链接

原发性高血压的病因

原发性高血压的病因尚不明确，一般认为至少与遗传和环境因素有关，是遗传易感性与环境因素长期相互作用的结果。

1. 遗传因素　父母均有高血压者，子女患病率约为 46%。

2. 环境因素　高盐饮食与血压升高明显相关；饮酒量与血压升高呈线性相关，乙醇日摄入量超过 50g 者的高血压发病率明显增加；体重超重是血压升高的危险因素，体重指数（BMI）≥24kg/m² 者发生高血压的风险是体重正常者的 3~4 倍；长期精神紧张也是高血压发病的危险因素；其他危险因素包括缺乏体力活动、使用避孕药物、睡眠呼吸暂停低通气综合征等。

【药物治疗原则】

1. **小剂量开始**　初始治疗时通常应采用较小的有效治疗量，并根据需要，逐步增加剂量，达到血压控制目标水平则尽可能选用小而有效的维持量。

2. **优先选择长效制剂**　尽可能使用具有 24 小时持续降压作用，一日只需给药 1 次的长效制剂，以有效控制夜间血压与巅峰血压，更有效预防猝死、脑卒中和心肌梗死等心脑血管并发症的发生。

3. **联合用药**　约有 70% 的患者需要联合应用 2 种或 2 种以上作用机制不同的降压药才能降压达标。降压药物小剂量联合，具有降压机制互补、降压疗效叠加、互相抵消或减轻不良反应的优点。

4. **个体化治疗**　患者体质各有差别，高血压发病原因不同，因此，应根据患者的具体情况制订适宜的个体化降压方案。

▶ **课堂活动**

一位年仅 36 岁的警察，有高血压病史 5 年多，平时测血压多波动于 150~160/90~100mmHg 左右，最高时达 200/120mmHg，时有头昏脑胀，因工作繁忙，服药不规律。一次在执行紧急任务中，突然感到胸部撕裂样剧痛，全身冷汗淋漓。同事们慌忙把他送到医院，测血压为 220/120mmHg，经胸部 CT 检查，确诊为主动脉夹层动脉瘤。后经多方抢救并进行了紧急手术，但最终还是未能挽回这位年轻警察的生命。

请结合这个病例说明高血压治疗的必要性。

【治疗药物的选用】

1. **药物的分类、作用及特点**　抗高血压药一般分为六类，详见表 12-1。

2. **治疗药物的选择**　抗高血压药的选择应根据患者的个体状况，药物的作用、代谢、不良反应和药物相互作用，并参考下列因素做出决定：①是否有心血管危险因素；②是否有靶器官损害、心血管疾病、肾病、糖尿病；③是否有受抗高血压药影响的其他疾病；④与治疗其他并存疾病的药物之间

表 12-1　常用抗高血压药的作用、特点及用法用量

药物分类	常用药物	作用及特点	用法用量
利尿降压药	氢氯噻嗪	通过排钠,减少细胞外液容量,降低外周血管阻力。起效平稳、缓慢、作用持久	12.5mg, 1~2 次 /d
	吲达帕胺	具有利尿作用和钙阻滞作用	1.25~2.5mg, 1 次 /d
血管紧张素转化酶抑制药(ACEI)	卡托普利	通过抑制中枢和周围的肾素 - 血管紧张素 - 醛固酮系统(RAAS),以及血流动力学自动调节机制而发挥降压作用。起效迅速、强大,持续时间各药有差异	25~50mg, 2~3 次 /d
	依那普利		10~20mg, 2 次 /d
	贝那普利		10~20mg, 1 次 /d
	赖诺普利		10~20mg, 1 次 /d
	西拉普利		2.5~5mg, 1 次 /d
	雷米普利		2.5~5mg, 1 次 /d
	福辛普利		10~20mg, 1 次 /d
	培哚普利		4~8mg, 1 次 /d
血管紧张素 II 受体拮抗药(ARB)	氯沙坦	能充分地抑制血管紧张素 II 引起的水钠潴留,血管收缩与重构作用。起效缓慢,但持久而平稳	50~100mg, 1 次 /d
	缬沙坦		80~160mg, 1 次 /d
	厄贝沙坦		150~300mg, 1 次 /d
	替米沙坦		40~80mg, 1 次 /d
	奥美沙坦		20~40mg, 1 次 /d
	坎地沙坦		8~32mg, 1 次 /d
钙通道阻滞药(CCB)	硝苯地平	阻滞细胞外钙离子进入血管平滑肌细胞内,降低阻力血管的收缩反应性。减轻血管紧张素 II 和 α_1 受体的缩血管效应。降压作用起效迅速,降压幅度和降压疗效相对较强。疗效个体差异较小	5~10mg, 3 次 /d
	尼群地平		10mg, 3 次 /d
	非洛地平		20mg,分次服
	氨氯地平		5~10mg, 1 次 /d
	拉西地平		4~6mg, 1 次 /d
	维拉帕米		240mg, 1 次 /d
	地尔硫䓬		30~60mg, 3 次 /d
β 受体拮抗药	普萘洛尔	降压作用起效缓慢,作用逐渐增强,3~4 周时达最大作用,限制钠盐摄入或联合使用利尿药可使起效迅速、作用增强	10~20mg, 2~3 次 /d
	美托洛尔		25~50mg, 2 次 /d
	阿替洛尔		50~100mg, 1~2 次 /d
	倍他洛尔		10~20mg, 1 次 /d
	比索洛尔		5~10mg, 1 次 /d
	卡维地洛		1.25~25mg, 1~2 次 /d
	拉贝洛尔		100mg, 2~3 次 /d
α_1 受体拮抗药	哌唑嗪	通过拮抗血管平滑肌 α_1 受体而扩张血管、降低血压	0.5~1mg, 2~3 次 /d
	特拉唑嗪		1mg, 1 次 /d
交感神经抑制药	利血平 可乐定	利血平降压作用缓慢、温和、持久;可乐定作用较快	临床不主张单用
血管扩张药	双肼屈嗪	作用快而强	一般不单独使用

有无相互作用;⑤选用的药物是否有减少心血管病发病率和病死率的证据及其力度;⑥药物的价格及患者的经济能力。

（1）无并发症患者的抗高血压药物选择:可以单独或者联合使用噻嗪类利尿药、β 受体拮抗药、CCB、ACEI 和 ARB,治疗应从小剂量开始,逐步递增。当足量的单药治疗不能使血压达标时,须加用另外一种降压药。现在认为,2 级高血压(≥160/100mmHg)患者在开始时就可以采用两种抗高血压药物联合治疗。联合治疗有利于血压在相对较短时期内达到目标值,也有利于减少不良反应。

联合治疗应采取不同降压机制的药物,常用方案:利尿药+β受体拮抗药、利尿药+ACEI或ARB、CCB+利尿药或ACEI或ARB。三种抗高血压药联合的方案必须包含利尿药。

（2）有并发症患者的抗高血压药物选择:①心力衰竭。心力衰竭表现为心室收缩或舒张功能不全,主要由收缩性高血压和缺血性心脏病引起。严格控制血压和胆固醇是高危心力衰竭患者的主要预防措施。心室功能不全而无症状的患者,推荐使用ACEI和β受体拮抗药,有症状的心功能不全患者或终末期心脏病患者推荐使用ACEI、β受体拮抗药、ARB以及醛固酮拮抗药并合用高效能利尿药。②糖尿病高血压。通常需联合应用两种或以上药物以达到<130/80mmHg的目标血压。噻嗪类利尿药、β受体拮抗药、ACEI、ARB、CCB有利于降低糖尿病患者冠心病和脑卒中的发生率。ACEI、ARB治疗能延缓糖尿病肾病的进展,减少蛋白尿,ARB还能延缓大量白蛋白尿的产生。③慢性肾脏疾病。应严格控制血压,且通常需用三种或更多的药物来达到血压<130/80mmHg的目标。已证实ACEI、ARB有利于控制糖尿病和非糖尿病性肾病的进展。使用ACEI或ARB仅可使血肌酐水平较基线值升高35%,但除非有高钾血症出现,否则不是停药的指征。伴有严重肾病时须增加高效能利尿药的剂量并联合应用其他类药物。④脑血管病。在急性脑卒中时,迅速降压的风险和益处尚不清楚。在患者情况稳定或好转前,应把血压控制在中间水平(大约160/100mmHg)。ACEI和噻嗪类利尿药联合应用可降低脑卒中复发率。⑤高血压急症。高血压急症首先应使血压迅速降低,同时也应对靶器官的损害及相应的功能障碍进行处理。但是过急的降压会造成失明及心、脑、肾等重要脏器梗死或严重缺血。可供选择的给药方案有:开始以硝普钠10~25μg/min静脉滴注,然后可根据需要每隔5~15分钟增加剂量,硝普钠起效迅速、作用强、维持时间短,故可通过调整滴数,使血压控制在满意的水平;硝酸甘油开始时可5~10μg/min静脉滴注,以后逐渐增加剂量,停药后数分钟作用消失,硝酸甘油可扩张冠状动脉,扩张全身动静脉血管,减轻心脏前、后负荷,故特别适合伴有急性左心力衰竭、急性冠脉功能不全及术后高血压患者;硝苯地平可口服或舌下给药10~20mg。⑥高血压伴左心室肥厚。最有效的药物为ACEI,其次为CCB和β受体拮抗药。⑦对伴有冠心病者,宜选用具有抗心绞痛作用的β受体拮抗药和CCB。⑧对胰岛素抵抗者,宜选用ACEI。常用抗高血压药物的用法用量详见表12-1。

案例分析

案例

患者,女,65岁,患有糖尿病、高血压、肾功能不全,平时使用氯沙坦与氨氯地平降压,仅此两药每日药费就为十几元,患者不堪重负。考虑到患者的病情和经济能力,临床药师建议其换用贝那普利与吲达帕胺。经过药物调整后,患者血压控制良好,每日药费减少十元。

分析

药师在指导患者用药时,不但应考虑到药物的有效性和安全性,还应兼顾经济性,才能做到指导用药的合理性。本例中,氯沙坦与氨氯地平搭配降压效果虽好,但患者难以承担其费用,要求药师更换治疗药物。糖尿病患者可以服用ACEI类药物,其降压效果与ARB相似;患者肾功能不全,而贝那普利对肾脏具有保护作用;老年患者对利尿药较为敏感,吲达帕胺虽可引起患者失钾,但贝那普利有保钾作用,两者合用可抵消不良反应。

【药物不良反应及防治】

1. 血管紧张素转化酶抑制药 常见不良反应有持续性干咳（妇女和老年人更易发生）、低血压（特别是使用利尿药者）、皮疹等，出现时停药即可自行缓解；另外患有双侧肾动脉狭窄者易发生急性肾衰竭、血管神经性水肿；同时服用含钾补充剂或留钾利尿药则易发生高钾血症，故应避免两者同时使用；味觉异常、肝毒性、胰腺炎和锂的清除减少等不良反应也有报道。对服药后咳嗽者可换用血管紧张素Ⅱ受体拮抗药。

2. 血管紧张素Ⅱ受体拮抗药 不良反应与ACEI相似，但不发生咳嗽并很少引起血管神经性水肿、味觉异常和肝功能损害；可发生高钾血症、肾损害和低血压。

3. β受体拮抗药 见第一节"冠心病"。

4. 利尿药 噻嗪类利尿药和高效能利尿药可引起血钾、血钠降低、血尿酸升高，长期应用者应适量补钾（1~3g/d），鼓励多吃富含钾的水果、绿色蔬菜及其他食物。伴糖尿病或糖耐量降低、痛风或高尿酸血症以及肾功能不全者不宜使用利尿药，伴高血脂者应慎用。

5. 钙通道阻滞药 见第一节"冠心病"。

6. α_1受体拮抗药 主要不良反应是首剂现象，表现为严重的直立性低血压、眩晕、晕厥、心悸等，多见于首次给药后30~90分钟。防治方法是首剂量减半，临睡前服用，服用后平卧或半卧休息60~90分钟，并在给药前至少1日停用利尿药。其他不良反应有头痛、嗜睡、口干、心悸、困倦、性功能障碍等，在连续用药过程中自行减轻或缓解。

知识链接

药源性高血压

由于药物的毒副作用或药物间的相互作用，以及用药不当引起的血压升高称为药源性高血压。可引起药源性高血压的药物常见有以下几类：

1. 非甾体抗炎药 长期或大量服用布洛芬、吲哚美辛等非甾体抗炎药，可引起血压升高或加重高血压的危险。

2. 口服避孕药 在长期服用避孕药的妇女中，发现有些人的血压呈不同程度的升高。这是由于口服避孕药的主要成分雌激素可提高交感神经系统的兴奋性，增强肾素－血管紧张素－醛固酮系统的活性。长期大剂量使用时能升高血清甘油三酯和磷脂浓度，引起水钠潴留，促使外周阻力增大，血压升高。

3. 其他 肾上腺素、去甲肾上腺素、哌甲酯、多塞平及中药甘草等。特别值得注意的是，在服用降压药物帕吉林时，如果进食含有酪胺的食物，如干酪、动物肝脏、巧克力、牛奶、红葡萄等，血压不但不降，反而会升高，甚至发生高血压危象、脑出血；而突然停用某些降压药物，如普萘洛尔、可乐定、甲基多巴等，也可引起同样严重后果。

【药物相互作用】

1. 血管紧张素转化酶抑制药 ①老年患者常有肾功能损害并因伴随关节炎而服用非甾体抗炎

药,若与 ACEI 合用可发生高钾血症加剧肾功能衰竭;②与保钾利尿药合用,可产生高钾血症;③与他汀类降血脂药(洛伐他汀、辛伐他汀)合用,可产生严重的高钾血症;④与二甲双胍及磺酰脲类降糖药(格列齐特、格列喹酮、格列吡嗪)合用,可致低血糖症状;⑤与利尿降压药吲达帕胺、氢氯噻嗪合用时,较单独使用更易导致肾衰竭;⑥与钙通道阻滞药、利尿药、β 受体拮抗药合用,降压效果增强。

2. 血管紧张素 Ⅱ 受体拮抗药　与留钾利尿药、钾制剂合用可致血钾升高。

3. 利尿药　①排钾利尿药与洋地黄类合用易发生洋地黄中毒,其原因是排钾利尿药易致低钾血症;②氢氯噻嗪能直接抑制胰岛 B 细胞的功能,使血浆胰岛素水平降低,血糖升高。依他尼酸能使葡萄糖耐量降低,与降血糖药合用可产生药理性拮抗作用。

4. α_1 受体拮抗药　①与胍乙啶合用,易发生直立性低血压;②可拮抗左旋去甲肾上腺素引起的体温升高作用,也能拮抗利血平引起的体温降低;③与二氮嗪合用,可拮抗后者抑制胰岛素释放的作用。

点滴积累　∨

1. 高血压应尽早进行药物干预使血压达标,目前目标值为 140/90mmHg,降压药物应用应小剂量、单药或联合用药和优先选择长效制剂,一线降压药有五类:利尿药、CCB、ACEI、ARB、β 受体拮抗药。

2. 高血压优选联合用药方案有 CCB+ACEI 或 ARB、利尿药 +ACEI 或 ARB、利尿药 +CCB。

执业考点　∨

1. 高血压的治疗原则。
2. 高血压治疗药物的合理选用。
3. 高血压用药注意事项与患者教育。

第三节　高脂血症

导学情景　∨

情境描述:

患者,男,55 岁。发现血脂增高 1 个月。1 个月前查血清胆固醇 6.25mmol/L,甘油三酯 4.8mmol/L,低密度脂蛋白胆固醇 4.53mmol/L,门诊诊断"混合高脂血症"。给予考来烯胺散口服,一次 24g,每晚 1 次,苯扎贝特缓释片口服,一次 400mg,每日 1 次,联合治疗,患者血脂降低明显。

学前导语:

高脂血症是临床一类较常见的疾病,是指血清总胆固醇(TC)升高、低密度脂蛋白胆固醇(LDL-C)升高、甘油三酯(TG)升高,其实质是血清脂蛋白水平升高,故也称为高脂蛋白血症。本节将带领同学们学习高脂血症的临床表现、常用治疗药物、药物治疗原则和药物治疗方法。

血脂是以总胆固醇（TC）和甘油三酯（TG）为核心，外包胆固醇（CH）和磷脂（PL）构成的球形颗粒，再与载脂蛋白（apo）结合成为亲水性脂蛋白溶于血浆中进行代谢与转运。脂蛋白为大分子物质，根据其密度和电流迁移性不同，将血浆脂蛋白分为五类，即乳糜微粒（CM）、极低密度脂蛋白（VLDL）、低密度脂蛋白（LDL）、中间密度脂蛋白（IDL）和高密度脂蛋白（HDL）。血浆中 VLDL、LDL、IDL 和 apo B 浓度高于正常值为高脂血症。同时，现已认定血清高密度脂蛋白胆固醇（HDL-C）低下也是一种血脂代谢异常，因此在临床上有人建议采用"脂质异常血症"，但是由于高脂血症使用时间长且简明通俗，所以仍然广泛沿用。

高脂血症按发病原因可分成原发性与继发性，后者是继发于其他疾病如糖尿病、肾病综合征、甲状腺功能减退、慢性阻塞性肝病、肥胖症、酒精中毒、胰腺炎及痛风等。轻、中度血脂异常多是由于环境因素所致，最常见的原因是高饱和脂肪及高胆固醇饮食。明显的血脂异常多数是遗传因素所致。

高脂血症的治疗原则以饮食治疗为基础，根据病情、危险因素、血脂水平决定是否或何时开始药物治疗。高脂血症治疗用于冠心病的预防时，若对象为临床上未发现冠心病或其他部位动脉粥样硬化性疾病患者，属于一级预防，重点是改善生活方式，减少饱和脂肪酸和胆固醇的摄入，增加体力活动，控制体重。对象为已发生冠心病或其他部位动脉粥样硬化性疾病者属于二级预防，应将 LDL-C 降至 2.6mmol/L，并根据血脂测定值指导是否开始药物降脂及调整药物治疗方案。

知识链接

成人血脂水平正常值

①TC 2.9~6.0mmol/L；②TG 0.56~1.7mmol/L；③HDL M：1.14~1.76mmol/L　F：1.22~1.91mmol/L；④LDL 0~3.1mmol/L；⑤apo AM：0.96~1.76g/L　F：1.03~2.03g/L

【药物治疗原则】

血脂异常治疗的最主要目的是为了防治冠心病，所以应根据是否已有冠心病或冠心病等危症以及有无心血管危险因素，结合血脂水平，进行全面评价，以决定治疗措施及血脂的目标水平。

无论是否进行药物调脂治疗都必须坚持控制饮食和改善生活方式。根据血脂异常的类型及其治疗需要达到的目的，选择合适的调脂药物。需要定期地进行调脂疗效和药物不良反应的监测。

在决定采用药物进行调脂治疗时，需要全面了解患者患冠心病及伴随的危险因素情况。在进行调脂治疗时，应将降低 LDL-C 作为首要目标。分析冠心病的主要危险因素将有助判断罹患冠心病的危险程度，由此决定降低 LDL-C 的目标值。不同的危险人群，开始药物治疗的 LDL-C 水平以及需达到的 LDL-C 目标值有很大的不同，冠心病等高危患者 LDL-C<100mg/L，中危患者

LDL-C<130mg/L,低危患者 LDL-C<160mg/L。

血清 TG 的理想水平是 <1.70mmol/L（150mg/dl），HDL-C≥1.04mmol/L（40mg/dl）。对于特殊的血脂异常类型,如轻、中度 TG 水平升高［2.26~5.64mmol/L（200~499mg/dl）］,LDL-C 水平达标仍为主要目标;而重度高甘油三酯血症［≥5.65mmol/（500mg/dl）］,为防止急性胰腺炎的发生,首先应积极降低 TG 水平。

知识链接

高脂血症患者应严格控制脂肪的摄入量

高脂血症治疗期间应严格控制脂肪的摄取量,患者每日油脂的摄入量不应多于 25g,并减少食用动物油（猪油、牛油等）及以动物油为原料制成的食品,饮食烹调用油宜选用富含不饱和脂肪酸的植物油（玉米油、葵花籽油、橄榄油等）。

【治疗药物的选用】

1. 药物的分类、作用及特点

（1）羟甲基戊二酰辅酶 A（HMG-CoA）还原酶抑制药（他汀类）:主要降低血浆 TC 和 LDL-C,也在一定程度上降低 TG 和极低密度脂蛋白（VLDL）,轻度升高 HDL-C 水平。临床常用药物有洛伐他汀、辛伐他汀、普伐他汀、氟伐他汀、阿托伐他汀及主要成分为洛伐他汀的血脂康。

（2）苯氧芳酸类（贝特类）:主要降低血浆 TG、VLDL-C,也可在一定程度上降低 TC 和 LDL-C,升高 HDL-C。主要药物有非诺贝特、苯扎贝特、氯贝丁酯（已少用）。

（3）烟酸类:属 B 族维生素,其用量超过作为维生素作用的剂量时,有调脂作用。能使血浆 TG、VLDL-C、TC 和 LDL-C 降低,HDL-C 轻度升高。主要药物有烟酸、阿昔莫司。

（4）胆汁酸螯合剂:能降低 TC 和 LDL-C。主要药物有考来烯胺、考来替泊。

（5）多烯脂肪酸类:多烯脂肪酸（PUFA）种类很多,分为 n-3 型及 n-6 型。其中 n-3 PUFA 二十碳五烯酸（EPA）和二十二碳六烯酸（DHA）等,是海鱼油的主要成分,可降低 TG 和轻度升高 HDL-C。n-6 PUFA 主要来源于植物油,能降低血浆 TC,对防治心脑血管病有一定的作用。

（6）其他:如弹性酶、普罗布考、泛硫乙胺等。

2. 治疗药物的选择
对于具体的患者,应根据其血脂异常的类型及其冠心病危险性的高低而选择合适的调血脂药物。目前尚没有确定合适调血脂药物的公认标准,从冠心病防治的角度来说,一般认为合适的调血脂药物应具备以下特点:①降血脂效果尤其降胆固醇效果确切,应用常规剂量 4~6 周内能使 TC 降低 20%（LDL-C 降低 25%）以上,并具有降低 TG 和升高 HDL-C 的作用;②患者耐受性好,不良反应少,不产生严重的毒副作用;③已被证实能明显地降低心血管病死率和致残率,不增加非心血管病病死率;④具有良好的成本效益比。现有的大量临床证据表明,为了防治冠心病,应首选他汀类调血脂药。

血脂异常的治疗一般需要长期坚持,方可获得明显的临床益处。服药期间应定期随诊,在开始药物治疗后 4~6 周内,应复查血浆胆固醇、TG 和 HDL-C,根据血脂改变而调整用药。如果血脂未能达标,则应增加药物的剂量或改用其他调血脂药物,也可考虑联合用药。若经治疗后血脂已降至正常或已达到目标值,则继续按原剂量用药,除非血脂已降至很低时,一般不要减少药物的剂量。长期连续用药时,应每 3~6 个月复查血脂,并同时复查肝肾功能和检测肌酸磷酸激酶(CPK)。

(1)单纯性高胆固醇血症:可选用胆汁酸螯合剂、HMG-CoA 还原酶抑制药、普罗布考、弹性酶和烟酸,其中以 HMG-CoA 还原酶抑制药为最佳选择,如洛伐他汀 10~80mg/d,睡前顿服;辛伐他汀 5~40mg/d;普伐他汀 5~40mg/d。

(2)单纯性高甘油三酯血症:轻度不必进行药物治疗,中度以上可选用鱼油制剂和苯氧芳酸类调脂药物,如吉非贝齐 300mg, 3 次 /d 或 600mg, 2 次 /d 或 900mg, 1 次 /d(缓释片);非诺贝特 300mg/d 或 200mg/d(微粒型);苯扎贝特 200mg, 3 次 /d 或 400mg, 1 次 /d(缓释片)。

(3)混合型高脂血症:分为两种亚型,以胆固醇升高为主或是以甘油三酯升高为主。若以胆固醇升高为主,则首选 HMG-CoA 还原酶抑制药;如果以甘油三酯升高为主,可先试用苯氧芳酸类。烟酸类对于这种类型血脂异常也较为适合,如烟酸可从 100mg, 3 次 /d,逐渐增至 1~3g/d。

(4)严重高脂血症:单用一种调血脂药可能难以达到理想的调脂效果,这时可考虑采用联合用药。简单说来,只要不是同一类调脂药物,均可考虑联合用药。临床上常采用的联合用药方案是:①对于严重高胆固醇血症,可采用 HMG-CoA 还原酶抑制药 + 胆汁酸螯合剂或 + 烟酸或 + 苯氧芳酸类;②对于重度高甘油三酯血症,可采用鱼油 + 苯氧芳酸类。

▶▶ 课堂活动

　　一位 50 多岁男性顾客,体胖。到药店欲购降血脂药,无高血压、糖尿病等,自述在医院化验血脂高,检验结果 TC 7.28mmol/L, TG 3.05mmol/L, LDL-C 4.73mmol/L, HDL-C 1.06mmol/L。药店销售员应如何指导他选择合适的药物?

ER-12-5

课堂活动
解析

【药物不良反应及防治】

1. **他汀类**　①一般不良反应为消化系统和神经系统症状;②肌肉毒性:肌病、横纹肌溶解症、肌红蛋白尿、急性肾衰竭、肌酸磷酸激酶升高;③肝毒性:转氨酶升高;④其他:阳痿。

2. **贝特类**　不良反应发生率不高,胃肠道反应最常见,还可发生胆结石、皮疹、肌痛、脱发等。这些不良反应通常能被患者耐受而无须停药,肝功能不全者、妊娠及哺乳期妇女禁用。

3. **烟酸类**　常见面部及上半身皮肤潮红和瘙痒,可刺激胃肠道引起恶心、呕吐、腹泻甚至溃疡,大剂量可出现黄疸、血清转氨酶升高、血中尿酸增加、血糖升高和糖耐量降低,诱发痛风、关节炎等。糖尿病、痛风、肝功能不全及消化性溃疡患者禁用。

4. **胆汁酸螯合剂**　主要有胃肠道反应,如恶心、上腹部不适、腹胀、腹痛、便秘,继续用药常可逐渐消失,但便秘不易消失,偶可出现肠梗阻,故便秘过久应停药。亦可出现暂时性轻度血清碱性磷酸酶及转氨酶增高。长期服用可出现高氯酸血症。

5. 鱼油类　一般无不良反应,有时出现血小板暂时性减少,出血时间延长,但不严重。

6. 普罗布考　常见的不良反应为胃肠道反应,如恶心、呕吐、消化不良、腹胀、腹痛、稀便,还可引起头晕、头痛、血管神经性水肿等,发生率达 10%,有 3%~8% 患者因不能耐受而停药。可使心电图 Q-T 间期延长但尚无严重心律失常报道。对低脂肪饮食、Q-T 间期延长、心肌梗死和服用 I 类与 IV 类抗心律失常药、三环类抗抑郁药、吩噻嗪类药的患者禁用,儿童、孕妇禁用。

案例分析

案例

患者,男,42 岁,因血脂偏高、四肢发麻而就诊。医生处方:多烯康片,每次 1.2g,3 次 /d;阿司匹林片,每次 0.1g,1 次 /d;复方丹参片,每次 1 片,3 次 /d。患者晚上自己加服卵磷脂、深海鱼油。向药师咨询:这些药物能否同时服用? 生化检验单:TC 3.1mmol/L,TG 5.6mmol/L,血黏度 + +。药师向患者建议:调血脂是个漫长的过程,贵在坚持。深海鱼油与多烯康药效、药物结构基本相同,只需服一种即可,可避免产生胃肠道不适或诱发出血。阿司匹林每次 50mg,1 次 /d,复方丹参片也可减量,同时要注意牙龈或全身其他部位有无出血现象,如有出血要及时停药。

分析

多烯康有抑制血小板聚集、扩张血管和抗血栓形成作用,并可降低血黏度。复方丹参片和小剂量阿司匹林均有抑制血小板聚集的作用。深海鱼油与多烯康同为不饱和脂肪酸类药物,药效相似,四药联用作用相加,不良反应也增加,有诱发出血的可能。

【 药物相互作用 】

1. 他汀类　与胆汁酸螯合剂调血脂药合用,可产生良好的协同作用而提高降血脂疗效;与免疫抑制药如环孢素、咪唑类抗真菌药如伊曲康唑、大环内酯类抗生素如红霉素或克拉霉素、调血脂药如贝特类或烟酸类合用较易出现肌痛、肌乏力、横纹肌溶解症,因此不宜与上述各类药物合用;与抗凝血药香豆素类合用可使凝血酶原时间延长,甚至引起出血,应注意检测凝血酶原时间,及时调整抗凝血药用量。

2. 贝特类　由于在体内水解生成相应的游离酸,对血浆蛋白的结合力强,能将香豆素类抗凝血药、甲苯磺丁脲、苯妥英钠、呋塞米等药物从蛋白结合部位置换下来,提高游离型药物的血药浓度,从而增强这些药物的作用及毒性,合用时上述药物应当减量。

3. 胆汁酸螯合剂　可与各类阴离子药物结合,能减少苯巴比妥、保泰松、对乙酰氨基酚等酸性药物、甲状腺素、洋地黄毒苷、口服抗凝血药、普萘洛尔、四环素、呋塞米、噻嗪类利尿药及调血脂药苯氧芳酸类、普罗布考、他汀类药物的吸收,应尽量避免合用,必要时应延长与这些药物同时服用的时间间隔,一般在服本类药 1 小时前或 4 小时后服用上述药物。大剂量应用可影响脂溶性维生素 A、D、E、K 及叶酸、钙、铁的吸收,需及时补充;由于影响维生素 K 的吸收,可出现出血倾向,若合用抗凝血药则出血加剧。

4. 烟酸类　烟酸与胆汁酸螯合剂合用,降 LDL-C 作用增强。

点滴积累　∨

1. 调脂治疗是预防和治疗动脉粥样硬化性疾病的重要措施,尤其是降低 LDL-C,目前以他汀类药物为主,根据患者危险分层将 LDL-C 降至目标值,一般需长期服用,注意监测肝功能和肌酶。
2. 他汀类和贝特类合用剂量要小,大剂量易致横纹肌溶解。

执业考点　∨

1. 血脂异常分型及治疗原则。
2. 血脂异常治疗药物的选择和用药注意事项与患者教育。

第四节　心力衰竭

导学情景　∨

情境描述:

　　患者,男,70 岁,1 周前受凉后出现咳嗽、咳黄色黏痰,伴轻度胸闷、心悸和气短。4 日前突然出现喘憋、夜间不能平卧,自觉尿量减少,伴双下肢水肿就诊。曾因急性前壁心肌梗死住院,好转后出院。查体:脉搏 100 次 /min,血压 120/90mmHg;呼吸急促,口唇轻度发绀,颈静脉无怒张;双肺呼吸音粗,双肺散在干湿啰音;心律齐,心音低钝,双下肢水肿 (+)。心电图:窦性心律,陈旧性前壁心肌梗死。胸片:心影增大,呈靴形,肺门影增大。超声心动图显示左心室后壁厚度增加,左心室射血分数(LVEF)36%。诊断为心力衰竭。入院后给予正性肌力药、血管扩张药等处理,病情得以缓解。

学前导语:

　　我国有超过 1 000 万的心力衰竭患者,在 65 岁以上老年人中发病率甚至高达 6%,尤其本身有冠心病、高血压、扩张型心肌病、糖尿病等的患者,都是心力衰竭的高危“候选人”。本节将带领同学们学习心力衰竭的临床表现、常用治疗药物、药物治疗原则和药物治疗方法。

　　心力衰竭是各种心脏疾病导致心功能不全的一种综合征,因心肌收缩力下降使心排出量不能满足机体代谢的需要,器官、组织血液供应不足,同时可致血容量和组织间液异常增多,引起肺循环和 / 或体循环淤血,表现为胃肠淤血、肝脾大、颈静脉怒张等,故又可称为充血性心力衰竭。

心力衰竭
诊断

　　心力衰竭的临床表现与心室或心房受累有密切关系。左心力衰竭的临床特点主要是由于左心房和 / 或左心室衰竭引起肺淤血、肺水肿以及体循环供血不足所导致的相应临床症状;而右心力衰竭的临床特点是由于右心房和 / 或右心室衰竭引起体循环静脉淤血和水钠潴留。在发生左心力衰竭后,右心也常相继发生功能损害,最终导致全心力衰竭。出现右心力衰竭时,左心力衰竭症状可有所减轻。

心力衰竭的治疗目的是缓解症状,防止或逆转心肌肥厚,提高生活质量,延长寿命,降低病死率。包括一般治疗和药物治疗。一般治疗原则主要是合理休息、控制水钠摄入量、积极防治心力衰竭的诱因和改善营养。

【药物治疗原则】

心力衰竭的药物治疗目的主要有两个:一是改善血流动力学的治疗,以改善心力衰竭症状,包括利尿药、血管扩张药、强心药等;二是延缓心室重塑的治疗,以改善远期预后,包括 ACEI、β 受体拮抗药、醛固酮受体拮抗药、ARB、窦房结抑制剂等。有些患者还需要抗凝和抗血小板治疗。ACEI 被公认是治疗心力衰竭的基石和首选药物,其次为 β 受体拮抗药、醛固酮受体拮抗药、ARB 类药物,将窦房结抑制剂伊伐雷定单独列为心力衰竭推荐用药,上述 5 类药物均可改善心力衰竭预后,而地高辛和利尿剂作为能够改善心力衰竭症状的药物则推荐强度整体较前下降。要加强引起心力衰竭的基础病因的药物治疗。

ACEI 与 ARB 的比较

【治疗药物的选用】

1. 常用药物的分类、作用及特点

(1)利尿药:可使体内潴留过多的液体排出,减轻全身各组织和器官的水肿,使过多的血容量减少,减轻心脏的前负荷。包括①中效能利尿药:常用噻嗪类如氢氯噻嗪,也可用非噻嗪类如氯噻酮;②高效能利尿药:呋塞米、依他尼酸、布美他尼;③保钾利尿药:螺内酯、氨苯蝶啶、阿米洛利。

抗心力衰竭药物的分类与常用药物

(2)血管扩张药:根据其主要作用机制可分为①静脉扩张药,如硝酸甘油、硝酸异山梨酯等硝酸酯类,能直接作用于血管平滑肌,扩张外周静脉、肺小动脉及冠状动脉,对外周小动脉的扩张作用较弱。②小动脉扩张药,如硝苯地平等钙通道阻滞药、肼屈嗪等。③小动脉和静脉扩张药,如硝普钠、酚妥拉明、哌唑嗪、卡托普利、贝那普利、氯沙坦、坎地沙坦、缬沙坦等。ACEI 和 ARB 均可同时抑制肾素 - 血管紧张素 - 醛固酮系统(RAAS)和交感 - 肾上腺素能系统(SAS),抑制醛固酮生成,促进水钠排出和利尿,减轻心脏负荷,抑制心脏的 RAAS,逆转心室肥厚,防止和延缓心室重构。

(3)强心药:通过正性肌力作用,增加心排血量。①强心苷:地高辛、洋地黄毒苷、去乙酰毛花苷、毒毛花苷 K;②非苷类正性肌力药:如 β 受体激动药多巴胺、多巴酚丁胺,磷酸二酯酶抑制药氨力农、米力农,钙离子增敏剂左西孟旦等。

(4)β 受体拮抗药:可减轻儿茶酚胺对心肌的毒性作用,使 β 受体上调,增加心肌收缩反应性,改善舒张功能;减少心肌细胞 Ca^{2+} 内流,减少心肌耗氧量;减慢心率和控制心律失常;防止和减缓心肌细胞重塑和内源性心肌细胞收缩功能的异常。常用美托洛尔、比索洛尔、卡维地洛。

(5)醛固酮受体拮抗药:醛固酮在心肌细胞外基质重塑中起重要作用,特别是对心力衰竭心脏

中心室醛固酮生成及活性增加起重要作用,且与心力衰竭严重程度成正比。目前国内只有螺内酯,依普利酮尚未在国内应用。

（6）窦房结抑制剂:临床试验证实单纯减慢心率也可以改善心力衰竭预后,如伊伐雷定。

▶ **课堂活动**

　　女性,65 岁,风湿性心脏病患者,近日因感冒夜间突然出现心慌气促,不能平卧,咳嗽、吐白色浆液泡沫痰,偶有痰中带血。考虑"风湿性心脏病左心功能不全"。医生给予吗啡肌内注射、硝酸甘油舌下含服、地高辛口服,是否恰当? 为什么?

ER-12-9

课堂活动
解析

2. 治疗药物的选择

（1）利尿药的选择:轻度心力衰竭首选噻嗪类利尿药,常可获满意疗效。中度一般多需加用保钾利尿药,无效时应用高效能利尿药;重度心力衰竭选用高效能利尿药与留钾利尿药合用,效果不佳时加用噻嗪类,或间断给予呋塞米肌内或静脉注射,或布美他尼口服;顽固性水肿可用大量呋塞米,或噻嗪类和 ACEI 联合应用。常用利尿药的用法为:氢氯噻嗪 25~50mg,3 次 /d;氯噻酮 100~200mg,隔日服一次;呋塞米 20~40mg,口服,2~3 次 /d,肌内或静脉注射,1~2 次 /d;依他尼酸 25~50mg,静脉注射,1 次 /d;布美他尼作用部位与副作用同呋塞米,对呋塞米有耐受性者可用,每次 1mg,2 次 /d,口服;螺内酯 20~40mg,3~4 次 /d,口服;氨苯蝶啶 50mg,3 次 /d,口服。

（2）血管扩张药的选择:对于心力衰竭已不主张常规用肼屈嗪和硝酸异山梨酯,更不能用以替代 ACEI。而 ACEI 除了发挥扩血管作用改善心力衰竭时的血流动力学、减轻淤血症状外,更重要的是降低心力衰竭患者代偿性神经 - 体液的不利影响,限制心肌、小血管的重塑,以达到维护心肌功能、推迟心力衰竭的进展、降低远期病死率的目的。用法:卡托普利 12.5~25mg,口服,2 次 /d;贝那普利 5~10mg,口服,1 次 /d。当心力衰竭患者出现干咳不能耐受时可改用 ARB,如氯沙坦、坎地沙坦、缬沙坦等。

（3）强心药的选择:①强心苷。速效类适用于慢性心力衰竭急性加重,常用去乙酰毛花苷 0.2~0.4mg,稀释后静脉注射,如病情需要 24 小时总量可达 0.8~1.2mg,维持量 0.2~0.4mg/d;毒毛花苷 K 0.125~0.25mg,稀释后静脉注射,如病情需要 24 小时总量可达 0.5mg,维持量 0.125~0.25mg/d。中效类和慢效类适用于中度心力衰竭或维持治疗,最常用地高辛 0.125~0.25mg/d。②非苷类正性肌力药。多巴胺开始以每分钟 2~5μg/kg 滴注为宜,以后根据病情调整。如剂量过大可使心率增快、周围血管收缩而增加心脏负荷。多巴酚丁胺开始以每分钟 2.5μg/kg,逐渐增量 10μg/kg 静脉滴注,正性肌力作用较强,副作用少,可与强心苷或血管扩张药合用。氨力农主要用于其他药物治疗效果不佳的难治性心力衰竭。③其他强心苷类药物。黄夹苷（强心灵）为夹竹桃制剂,片剂与地高辛作用相似,口服有效治疗量为 0.5~1.5mg,维持量为 0.125~0.75mg/d。

（4）β 受体拮抗药的选择:比索洛尔起始剂量为 2.5mg,1 次 /d,目标剂量为 10mg,1 次 /d;酒石酸美托洛尔起始剂量 6.25mg,2~3 次 /d,目标剂量 50mg,2~3 次 /d;缓释琥珀酸美托洛尔起始剂量 12.5~25mg,1 次 /d,目标剂量 200mg,1 次 /d。

【药物不良反应及防治】

1. **强心苷** 强心苷用量的个体差异很大,且治疗量与中毒量较接近,出现中毒时已为致死量的 40%~50%,故用药期间需密切观察,根据具体情况用药。

(1)胃肠道反应:恶心、呕吐、食欲缺乏等。

(2)中枢神经系统反应:头痛、眩晕及视觉障碍(黄视、绿视、视物模糊)。

(3)心脏反应:是最严重的毒性反应,是强心苷中毒致死的主要原因。可表现为各种心律失常或再现原有心力衰竭的症状。

防治:在心肌情况不佳(心肌炎、肺心病、急性心肌梗死)、肾功能不全、低血钾、低血镁、贫血、甲状腺功能减退等情况下,患者对强心苷较敏感而易中毒,此时用药要特别谨慎,一般可选用速效类制剂,用量宜偏小。一旦发生不良反应,应立即处理:①停用强心苷和排钾利尿药;②补充钾盐及镁盐;③快速型心律失常可选用利多卡因或苯妥英钠。利多卡因 50~100mg 溶于葡萄糖盐水 20ml 中,每 5~10 分钟静脉缓慢静脉注射 1 次,总量不超过 300mg,然后以 1~4mg/min 速度静脉滴注维持。

案例分析

案例

患者,男,57岁。因口服地高辛 20 片 8 小时后出现恶心、呕吐就诊。查体:心率 51 次/min,血压 150/80mmHg,呼吸 20 次/min。听诊心音低钝,心率缓慢,心律不齐。心电图提示有频发室性期前收缩、传导阻滞。医护人员立即予以吸氧、在血钾监测下补充门冬氨酸钾镁、给予苯妥英钠 0.1g 口服,并以 250mg 苯妥英钠加入 5% 葡萄糖液 50ml 缓慢静脉注射,同时予以阿托品 1mg 口服、静脉滴注白蛋白 100ml。

分析

根据该患者口服过量地高辛后出现了消化道及心脏症状,可以诊断为地高辛中毒。由于中毒剂量地高辛严重抑制 Na^+-K^+-ATP 酶,使细胞内 Na^+、Ca^{2+} 大量增加,也使细胞内 K^+ 明显减少,后者导致心肌细胞自律性增高,传导减慢,引起心律失常,因此应该及时补钾补镁;苯妥英钠为强心苷中毒引起各种快速型心律失常最安全和最有效的首选药物,作用迅速,对室性期前收缩和快速型心律失常有效,也可用于伴传导阻滞的室上性和室性心律失常。针对地高辛高血浆蛋白结合的特点,可以静脉滴注白蛋白,以促进血浆中游离的地高辛与血浆蛋白结合,降低地高辛血药浓度,减轻不良反应。阿托品用于强心苷中毒引起的房室传导阻滞。

知识链接

心力衰竭患者服用强心苷期间用药教育

心力衰竭患者服用强心苷期间要学会观察其不良反应,每日早晨清醒起床前测定自己的脉搏,如小于 60 次/min、不规则或骤然增快,应考虑有强心苷中毒的可能;同时注意有无胃肠道不适、视物模糊或出现黄绿视等症状。若有上述症状应及时到医院检查,并说明所患疾病、所服药物的名称和剂量、目前有哪些症状等,以便医生能准确及时地判断。

2. 利尿药 请见本章第二节。

【药物相互作用】

1. 地高辛与维拉帕米、普罗帕酮、胺碘酮、奎尼丁合用时,地高辛血药浓度增高,中毒危险性增加,应减少地高辛剂量。

2. 强心苷与拟交感药、利血平、胍乙啶合用,可增加心律失常的发生率。

3. 考来烯胺可与肠肝循环中的洋地黄毒苷结合使之排出体外而降低其血药浓度,氢氧化铝、氧化镁、三硅酸镁、果胶等可影响洋地黄的吸收而降低其血药浓度。

4. 强心苷与钙剂合用可导致迟后除极性的心律失常,如室性期前收缩,甚至心室颤动。

5. 地高辛和 β 受体拮抗药常在心力衰竭患者中合用,使用时需监测心率,避免严重心动过缓。

点滴积累 ∨

1. 改善心力衰竭预后的治疗药物可以简单概括为"四阻一利":"四阻"即 RAAS 拮抗药(ACEI 或 ARB)、β 受体拮抗药、醛固酮受体拮抗药、窦房结抑制剂;"一利"即利尿剂。

2. 洋地黄及其他正性肌力药物只能缓解症状,对长期预后没有明显效果。

执业考点 ∨

1. 不同类型心力衰竭临床表现与治疗原则。
2. 心力衰竭治疗药物的合理使用与患者教育。

第五节 心律失常

导学情景 ∨

情境描述:

患者,男,1 个月前无明显诱因出现心前区胸闷,伴心悸出汗,四肢乏力,持续约 10 分钟,休息后自行缓解。近半月来发作更加频繁,约 2 日发作一次,无明显诱因,持续约十几分钟,休息后均可缓解,曾于发作时查 24 小时动态心电图示窦性心律,频发室上性早搏,偶发室性早搏。临床诊断:心律失常,频发室性早搏,室性早搏二、三联律,偶发房性早搏,成对房性早搏。就诊后给予盐酸胺碘酮片口服,开始每次 0.2g,一日 3 次,逐渐改为一日 1~2 次,患者病情缓解。

学前导语:

心律失常可单独发病,也可与其他心血管病伴发;可突然发作而致猝死,也可持续累及心脏而衰竭。严重心律失常如心室纤颤等可危及生命,必须立即进行治疗。本节将带领同学们学习心律失常的临床表现、常用治疗药物、药物治疗原则和药物治疗方法。

心律失常是指心脏激动起源部位、激动的频率和节律、激动传导的速度与顺序中任何一项的异常。一般心律失常患者会有心悸,当心律失常影响到心脏血流动力学时,患者可能会伴有胸痛、气促或头晕、头痛和晕厥。心律失常的类型较多,须根据心电图及相关心脏电生理检查明确诊断。临床上按心动频率将其分为快速型和缓慢型两大类。快速型心律失常常见的有窦性心动过速、阵发性心动过速(室上性、室性)、期前收缩、快速心房颤动等,缓慢型心律失常常见的有窦性心动过缓、房室传导阻滞等。

心律失常的治疗原则包括去除病因、恢复正常心律、预防发作。常用方法有药物治疗和非药物治疗,后者包括机械方法兴奋迷走神经、心脏起搏器、电复律、电除颤、消融术以及手术治疗。

【药物治疗原则】

1. 明确用药目的　预防和逆转心律失常引起的不良后果。

2. 针对心律失常性质选药　要先分清心律失常的类型,根据其发生机制选择针对性较强的药物治疗。

3. 重视消除病因和诱因　在使用抗心律失常药物前,应首先除去心律失常的诱因和病因。

4. 正确掌握用药的剂量　由于该类药具有二重性,既能抗心律失常,又可诱发心律失常,如强心苷过量会引发心律失常,普萘洛尔过量也可引起心动过缓。因此,要充分考虑每位患者的具体情况,给予适当的治疗药物量。

5. 联合用药须谨慎　联合用药时应考虑药物间的协同与拮抗作用,以便增强疗效,避免毒副作用的加剧。

【治疗药物的选用】

1. 药物的分类及作用　常用抗心律失常药物有四类,见表 12-2。

表 12-2　常用抗心律失常药物的分类及作用

药物分类		作用机制	常用药物
Ⅰ类	钠通道阻滞药		
	Ⅰ$_a$ 类	适度阻滞钠通道,降低动作电位 0 相上升速率,不同程度抑制心肌细胞膜 K^+、Ca^{2+} 通透性,延长复极过程,且以延长有效不应期更为显著	奎尼丁、普鲁卡因胺、丙吡胺
	Ⅰ$_b$ 类	轻度阻滞钠通道,轻度降低动作电位 0 相上升速率,降低自律性,促进 K^+ 外流,缩短或不影响动作电位时程,相对延长有效不应期	利多卡因、苯妥英钠、美西律
	Ⅰ$_c$ 类	明显阻滞钠通道,显著降低动作电位 0 相上升速率和幅度,减慢传导性的作用最为明显	普罗帕酮、氟卡尼
Ⅱ类	β受体拮抗药	拮抗去甲肾上腺素能神经对心肌 β 受体的效应,表现为减慢 4 相舒张期除极速率而降低自律性,降低动作电位 0 相上升速率而减慢传导性	普萘洛尔、美托洛尔、阿替洛尔
Ⅲ类	钾通道阻滞药	抑制多种钾电流,延长动作电位时程和有效不应期,对动作电位幅度和去极化速率影响很小	胺碘酮、索他洛尔
Ⅳ类	钙通道阻滞药	阻滞钙通道,降低窦房结自律性,减慢房室结传导性	维拉帕米、地尔硫草

2. 治疗药物的选择　抗心律失常药物本身可能引起心律失常和其他不良反应,所以应该严格把握心律失常的药物治疗适应证。只有出现不能耐受的症状或可能存在危险的心律失常时,才给予适当心律失常的药物治疗。应注意,没有一种药物能治疗所有的心律失常,有时为了获得满意疗效需试用多种药物。以下主要讨论几种常见心律失常的药物治疗。

(1)窦性心动过速:窦性心动过速是一种十分常见的心律失常,一般不必药物治疗。必要时可选用β受体拮抗药,如美托洛尔25mg,2次/d,口服。

(2)窦性心动过缓:一般选用增强心肌自律性和/或加速传导的药物,如拟交感神经药异丙肾上腺素等、迷走神经抑制药阿托品0.3~0.6mg,3次/d,口服。

(3)心房纤颤:对快速房颤首先应使心室率降低,使之安静时保持在60~80次/min。可首选强心苷,如去乙酰毛花苷0.2~0.4mg稀释后静脉注射,可以再追加0.2~0.4mg,24小时内不应超过1.2mg;或地高辛0.125~0.25mg,1次/d,口服,用于控制房颤患者的心室率。多数患者经上述药物治疗后可在24小时内自行恢复。对仍未恢复窦性心律的患者,可应用药物或电击复律。Ⅰ$_a$类(奎尼丁)、Ⅰ$_c$类(普罗帕酮)或Ⅲ类(胺碘酮)抗心律失常药物均可转复房颤。奎尼丁虽有效,但可诱发致命性心律失常,因此目前已少用。胺碘酮导致心律失常的发生率最低,故常选用。用法:口服200mg,2~3次/d,维持量100~200mg/d;静脉应用2.5~5mg/kg,稀释后缓慢静脉注射(5分钟以上),有效后0.5~1.0mg/min静脉滴注维持。药物复律无效时改用电复律或射频消融术。

知识链接

射频消融术治疗心律失常

　　射频电流是一种能够转换为电能量的许多电流形式之一,在机体局部组织产生阻抗性热效应,使组织细胞局限性坏死。心导管射频消融术是通过心脏电生理检查,明确心律失常发生机制,在心脏内对发生心律失常的病变部位进行标测定位后,将导管电极置于引起心律失常的病灶处或异常传导路径区域,发放射频电流,使病变区域心肌坏死或损伤,达到治疗顽固性心律失常的方法。目前,射频消融术主要适于治疗大多数的室上性心动过速,包括房室结折返性心动过速、显性或隐匿性预激综合征合并的房室折返性心动过速或心房颤动,特发性或束支折返性室性心动过速,部分阵发性快速性心房扑动和心房颤动等。

(4)室性期前收缩:几乎所有的抗心律失常药对室性期前收缩都有效。其药物治疗目的不是为消除期前收缩,而在于减轻症状,改善血流动力学障碍;对有猝死危险性者应长期用药以预防猝死。因此是否选用药物治疗室性期前收缩应根据有无器质性心脏病、心功能状态、心律失常的类型、心律失常所产生的症状、血流动力学变化等因素考虑。同时在用药前慎重考虑药物本身对患者可能产生的危害,只有当药效明显大于可能发生的危害时才能进行治疗。对无器质性心脏病、无明显症状者,不必药物治疗。症状明显者可选用β受体拮抗药以消除症状。对有急性心肌缺血的室性期前收缩患者可静脉注射利多卡因50~100mg,无效时可加用50~100mg,负荷量<300mg,有效后1~4mg/min静脉维持。低剂量胺碘酮0.2g/d对心肌梗死后合并心力衰竭,伴有室性期前收缩的患者,能有效降低病死率。

▶▶ **课堂活动**

　　患者，男，1 周前出现阵发性心悸气短，乏力，发作时自服速效救心丸，但症状未见缓解并逐渐加重，今晨来院就诊，查心电图：窦性心律，频发室性期前收缩。临床诊断：心律失常，频发室性期前收缩。请同学们讨论，这个患者的治疗方案如何制订？为什么？

ER-12-10

课堂活动
解析

　　（5）房性期前收缩：房性期前收缩如不及时处理，容易发展为室上性心动过速，甚至并发心房颤动。故频发房性期前收缩的患者，应在医生的指导下，合理选用下列药物治疗。

　　维拉帕米：适用于心率偏快、血压偏高、心功能良好的频发房性期前收缩患者。口服 40mg，3 次 /d；或服缓释片 120~240mg，1 次 /d。服药期间要注意心率和血压，如心率慢于 55 次 /min 则停用。

　　美托洛尔：适用于交感神经张力亢进、血压偏高、心率偏快的频发房性期前收缩患者，且心功能良好者。口服 12.5mg，2 次 /d。

　　普罗帕酮：适用于心率偏快的频发房性期前收缩患者。口服 150mg，3 次 /d，有效后改为 100mg，3 次 /d 维持。

　　胺碘酮：适用于心率偏快、心功能较差的频发房性期前收缩患者。口服 0.2g，3 次 /d，1 周后改为 0.2g，2 次 /d，以后再改为 0.2g，1 次 /d 维持，最后可以 0.1g，1 次 /d 维持。

　　地高辛加维拉帕米：适用于较难治、心率较快的频发房性期前收缩患者。口服地高辛 0.125mg，1 次 /d。合用维拉帕米 40mg，3 次 /d 或口服缓释维拉帕米 120~240mg，1 次 /d。服药期间如心率小于 55 次 /min 则停用。

　　（6）房室传导阻滞：对第一度及第二度房室传导阻滞如心室率在 50 次 /min 以上，又无症状，一般不需针对心率进行特殊治疗；第二度和第三度房室传导阻滞心室率明显减慢，伴有血流动力学障碍患者，应给予适当治疗，可用异丙肾上腺素 1~4μg/min，静脉滴注，或阿托品 0.5~2mg，静脉注射。对药物治疗无效或不能维持者，应安装心脏起搏器。

　　（7）室性心动过速：首先应中止室速发作，可首先静脉注射利多卡因 100mg，5 分钟后如未能纠正，再静脉注射 50~100mg，负荷量 <300mg，以 1~4mg/min 维持。胺碘酮 150~300mg 静脉注射，再以 1mg/min 维持 6 小时，以后再以 0.5mg/min 维持 24~48 小时。预防复发因用药时间长，故应选择疗效好、毒性反应较少的药物，如 β 受体拮抗药、胺碘酮。

　　（8）阵发性室上性心动过速：①腺苷和钙通道阻滞药。腺苷为首选药物（6~12mg 静脉注射），起效快，半衰期短（<6 秒）；维拉帕米 5mg 静脉注射，无效时间隔 10 分钟再注射 5mg。上述药物疗效可达 90% 以上。②强心苷和 β 受体拮抗药。去乙酰毛花苷 0.2~0.4mg 稀释后静脉注射，可以再追加 0.2~0.4mg，24 小时内不应超过 1.2mg；短效 β 受体拮抗药如艾司洛尔以 500μg/（kg·min）的负荷剂量静脉滴注 1 分钟，然后以 50~200μg/（kg·min）的剂量维持。③普罗帕酮 1~2mg/kg 静脉注射。

【药物不良反应及防治】

　　1. 药源性心律失常　Ⅰ类抗心律失常药如奎尼丁、普鲁卡因胺、普罗帕酮等在使用过程中均可引起或加重心律失常，出现室性、室上性心律失常，房室传导阻滞，窦性心动过缓等。Ⅱ类和Ⅲ类药则较少引起,但胺碘酮大剂量时可引起心血管抑制、室性心动过速、室性期前收缩。因此,用药期间应严格监测心电、血压变化,一旦发生,均需停药,并对症处理。

2. 消化道反应 部分抗心律失常药可出现恶心、呕吐等消化道反应,如胺碘酮、奎尼丁、普鲁卡因胺、普罗帕酮、普萘洛尔、维拉帕米等。

3. 特殊不良反应 奎尼丁晕厥多发生在奎尼丁治疗后的 1~5 日,表现为 Q-T 间期延长、室性心律失常、晕厥和猝死,需立即抢救;奎尼丁还可引起金鸡纳反应,表现为头痛、头晕、耳鸣、精神失常等症状。长期使用普鲁卡因胺可引起白细胞减少和狼疮样综合征。胺碘酮可少量沉积在角膜及皮下,出现角膜褐色微粒沉着,偶尔会影响视力,但不造成永久性损害,皮肤呈灰色或蓝色;因含碘,可出现甲状腺功能异常,对碘过敏者禁用;少数有肝功能损害;极少数患者可出现肺纤维化。

案例分析

案例

一老年男性患者,因室性心动过速、心源性晕厥在医院接受治疗。查房时护士发现患者注射盐酸胺碘酮的手臂皮肤发红,开始呈一条线,后整个手臂发红、发硬、胀痛,护士请求帮助。临床药师查看病历发现患者 24 小时共静脉滴注了 870mg 盐酸胺碘酮,药物浓度为 6g/L,高于规定浓度 3g/L。建议:①用热毛巾湿敷注射部位,勤换注射部位;②盐酸胺碘酮用 5% 葡萄糖溶液稀释至 2g/L。医师、护士采纳,最后患者静脉炎好转。

分析

任何药物都有一定的不良反应,因此临床用药时除了考虑药物的治疗作用外,还应严密注意其不良反应,并严格按照药品说明书给药,以减少患者不必要的痛苦和经济负担。本例患者出现的静脉炎就是药物浓度过高引起的,盐酸胺碘酮注射液对血管有一定的刺激性,如果静脉滴注超过 1 小时,其浓度不应超过 2g/L。

【药物相互作用】

1. 奎尼丁 奎尼丁与其他抗心律失常药合用时可致作用相加,维拉帕米、胺碘酮可使奎尼丁血药浓度上升,故联合用药时应减少奎尼丁的剂量,以防中毒和心动过速;奎尼丁可使地高辛血药浓度增高以致达中毒水平,也可使洋地黄毒苷血药浓度升高,故应监测血药浓度及调整剂量,在洋地黄过量时本品可加重心律失常;与抗高血压药、扩血管药及 β 受体拮抗药合用,可加剧降压及扩血管作用;与 β 受体拮抗药合用时还可加重对窦房结及房室结的抑制作用。

2. 普鲁卡因胺 胺碘酮可使普鲁卡因胺血药浓度升高,一般避免两药联合。两药用于治疗顽固性室性心动过速时,应减少普鲁卡因胺用量,以防中毒。

3. 普罗帕酮 地尔硫䓬可使普罗帕酮在肝脏的代谢受到抑制,两药联合也影响地尔硫䓬的体内吸收和处置,故应监测血药浓度,以免发生不良反应;普罗帕酮与奎尼丁合用可减慢代谢过程,使普罗帕酮血药浓度升高 2 倍,两药联用时普罗帕酮可减量 50%。

4. 胺碘酮　胺碘酮与利多卡因、普萘洛尔、维拉帕米联合应用时易发生心律失常；可增加苯妥英钠的血药浓度，易发生中毒，故应减量。

点滴积累 V
1. 心律失常的治疗应首先除去心律失常的诱因和病因，对血流动力学有明显影响的心律失常需紧急处理，并使用代谢快、副作用少的药物。
2. 抗心律失常药具有二重性，既能抗心律失常，又可诱发心律失常，要充分考虑患者的具体情况，严格把握适应证，选用适当的治疗药物。

执业考点 V
1. 不同类型心律失常临床表现与治疗原则。
2. 心律失常治疗药物的合理使用与患者教育。

目标检测

一、选择题

（一）单项选择题

1. 哪类药物与口服降糖药同时服用可增加降血糖作用,低血糖征象容易被掩盖（　　）
   A. 硝酸酯类　　　　　　B. α 受体拮抗药　　　　　C. ACEI
   D. β 受体拮抗药　　　　E. 利尿药

2. 患者心绞痛急性发作时,选用下列哪种药物最恰当（　　）
   A. 戊四硝酯制剂口服　　B. 硝酸甘油舌下含化　　　C. 美托洛尔口服
   D. 维拉帕米口服　　　　E. 硝普钠静脉滴注

3. 下列可用于治疗急性心肌梗死的药物,不包括（　　）
   A. 肝素　　　　　　　　B. 尿激酶　　　　　　　　C. 阿司匹林
   D. 链激酶　　　　　　　E. 维生素 K

4. 下列哪一项不是治疗高血压时选择药物的基本原则（　　）
   A. 长效制剂　　　　　　B. 短效制剂　　　　　　　C. 高效平稳降压
   D. 对靶器官保护作用　　E. 个体化给药方案

5. 45 岁男性患者,高血压病史 3 年余,血压最高达 180/100mmHg,合并 2 型糖尿病 1 年,首选下列哪种药物治疗（　　）
   A. 美托洛尔　　　　　　B. 氨氯地平　　　　　　　C. 缬沙坦
   D. 氢氯噻嗪　　　　　　E. 硝普钠

6. 患者检验结果提示高脂血症, TC 8.24mmol/L, TG 2.06mmol/L, LDL-C 5.98mmol/L, HDL-C 1.62mmol/L,选择哪种降脂药物最合适（　　）
   A. 深海鱼油　　　　　　B. 苯扎贝特　　　　　　　C. 阿托伐他汀

D. 烟酸 　　　　　　　　　E. 考来烯胺

7. 伴心力衰竭的高血压患者不宜选用的降压药是（　　　）

    A. 利尿药 　　　　　　B. ACEI 　　　　　　　C. β受体拮抗药

    D. 钙通道阻滞药 　　　E. ARB

8. 65岁男性患者,突发胸痛3小时到医院就诊,心电图提示急性ST段抬高性前壁心肌梗死、频发室性期前收缩二联律,可以选择下列哪种药物治疗室性期前收缩（　　　）

    A. 去乙酰毛花苷 　　　B. 维拉帕米 　　　　　C. 地尔硫草

    D. 普罗帕酮 　　　　　E. 利多卡因

9. 风湿性心脏病患者,平时常有心悸气促,下肢水肿,服药治疗,最近出现食欲减退、恶心呕吐、视物绿色,可能由哪种药物引起（　　　）

    A. 美托洛尔 　　　　　B. 华法林 　　　　　　C. 卡托普利

    D. 地高辛 　　　　　　E. 缬沙坦

10. 对于严重的高脂血症患者常采用联合用药,下列不恰当的是（　　　）

    A. 洛伐他汀+非诺贝特　　B. 洛伐他汀+烟酸　　C. 洛伐他汀+辛伐他汀

    D. 鱼油+非诺贝特　　　　E. 阿托伐他汀+考来替泊

（二）多项选择题

1. 硝酸甘油可用于治疗（　　　）

    A. 稳定型心绞痛　　　　B. 不稳定型心绞痛　　C. 变异型心绞痛

    D. 顽固性心力衰竭　　　E. 急性心肌梗死

2. 下列哪些药物合用是正确的（　　　）

    A. 硝酸甘油与普萘洛尔治疗稳定型心绞痛

    B. 硝苯地平与普萘洛尔治疗不稳定型心绞痛

    C. 维拉帕米与地尔硫草治疗变异型心绞痛

    D. 洋地黄与普萘洛尔治疗心房纤颤

    E. 普萘洛尔与噻吗洛尔治疗不稳定型心绞痛

3. 糖尿病高血压患者,下列可供选择的药物有（　　　）

    A. 氢氯噻嗪　　　　　　B. ACEI　　　　　　　C. 缬沙坦

    D. 吲达帕胺　　　　　　E. 普萘洛尔

4. 无并发症的2级高血压患者,可采用下列哪些联合用药方案（　　　）

    A. 吲达帕胺+美托洛尔　　B. 氢氯噻嗪+ACEI　　C. 氢氯噻嗪+ARB

    D. 硝苯地平+氢氯噻嗪　　E. 硝苯地平+ACEI

5. 65岁阵发性心房颤动患者,因心悸发作频繁,予胺碘酮口服后改善,但停药后又复发,因此需长期服药,在服药期间应注意患者哪些事项（　　　）

    A. 甲状腺功能　　　　　B. 肝功能　　　　　　C. 心率

    D. 肺部改变　　　　　　E. 血脂

6. 治疗慢性心功能不全,下列用药正确的是(　　　)

    A. 氢氯噻嗪 25mg,3 次 /d

    B. 卡托普利 25mg,2 次 /d

    C. 地高辛 0.125~0.25mg/d

    D. 美托洛尔 6.25mg,2~3 次 /d

    E. 常规应用肼屈嗪

7. 苯扎贝特降血脂的作用是(　　　)

    A. 能明显降低血浆 TG、LDL、VLDL 含量

    B. 升高 HDL 的浓度

    C. 抗血小板聚集

    D. 增加脂蛋白脂肪酶的活性,促进 TG 代谢

    E. 降低血浆纤维蛋白原的浓度,增加抗凝作用

8. 治疗频发房性期前收缩,下列选药正确的是(　　　)

    A. 维拉帕米适用于心率偏快、血压偏高、心功能良好的患者

    B. 美托洛尔适用于交感神经张力亢进、血压偏高、心率偏快的患者

    C. 普罗帕酮适用于心率偏快的患者

    D. 胺碘酮适用于心率偏快、心功能较差的患者

    E. 对难治性、心率小于 55 次 /min 的患者,宜选用地高辛 + 维拉帕米

9. 治疗心房纤颤可选用(　　　)

    A. 奎尼丁　　　　　　　B. 维拉帕米　　　　　　　C. 硝苯地平

    D. 胺碘酮　　　　　　　E. 普萘洛尔

10. 关于他汀类调血脂药的叙述,错误的有(　　　)

    A. 临床常用药物有洛伐他汀、辛伐他汀、普伐他汀、氟伐他汀、阿托伐他汀

    B. 最严重的不良反应是粒细胞减少

    C. 孕妇、肝病者禁用

    D. 他汀类降脂药是单纯性高胆固醇血症的最佳选择

    E. 与胆汁酸螯合剂合用,可产生拮抗作用

二、问答题

1. 试述高血压的药物治疗原则及治疗药物分类。

2. 简述急性心肌梗死溶栓治疗方案。

3. 治疗心力衰竭的药物有哪些?

三、实例分析

1. 患者,男,66 岁,因活动后心前区疼痛 2 年。患者 2 年前开始上 4 层楼时出现心前区疼痛,呈闷痛,放射至左上肢酸痛,每次持续几十秒至 1 分钟,休息约 1 分钟可缓解,每个月发作 1~2 次。

入院经医生全面检查,诊断为冠状动脉硬化性心脏病、劳力性心绞痛、原发性高血压。请为患者拟定合理的药物治疗方案。

2. 患者,男,65 岁,有高血压 8 年,一周前开始用卡托普利口服治疗,近日出现头痛、头晕,刺激性咳嗽。检查:血压 160/100mmHg。多次血糖检查均高于正常。诊断为高血压伴糖尿病。请指导该患者合理选用降压药,并详细交代药物的用法用量和注意事项。

3. 患者,男,73 岁,高血压、冠心病、心力衰竭。用地高辛 0.25mg/d,同时给予阿替洛尔 25mg,2 次 /d。2 周后,患者心率减慢,心电图示Ⅱ度房室传导阻滞。请分析患者的用药是否合理。

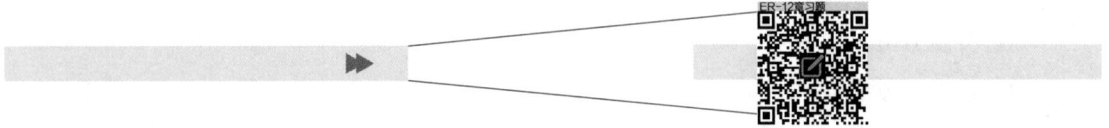

（宋　芸　邓元荣）

第十三章

呼吸系统疾病的药物治疗

呼吸系统由鼻、咽、喉、气管、支气管和肺构成。由于呼吸系统与外界相通,肺又是体内唯一接受全部心排血量的器官,所以环境中各种有害气体、粉尘、病原微生物及某些致敏原易侵入支气管和肺内而引起相应疾病。常见的呼吸系统疾病包括感染性疾病、阻塞性肺疾病、限制性肺疾病和肿瘤。本章主要介绍常见的上呼吸道感染、肺炎、支气管哮喘和肺结核的药物治疗。

第一节 急性上呼吸道感染

导学情景 ∨

情境描述

患者,女,32岁,某日淋雨,当晚先出现鼻塞、流涕、喷嚏、干咳等,次日早上出现发热,体温 38.5℃,咽部疼痛、鼻涕变稠、头痛、全身不适、乏力等,查体可见咽部充血,扁桃体肿大,肺部听诊正常。初步诊断为"急性病毒性上呼吸道感染"。给予复方氨酚烷胺片口服,2 日后症状渐好转。

学前导语

急性上呼吸道感染是常见的呼吸道感染性疾病,各种病毒和细菌均可引起,发生率较高,全年皆可发病,冬春季较多,多呈自限性。本节将带领同学们学习急性上呼吸道感染的临床表现、常用治疗药物、药物治疗原则和药物治疗方法。

急性上呼吸道感染(acute upper respiratory tract infection,AURTI)是鼻、鼻咽部和咽喉部急性炎症的总称。感染常见病原体为病毒,少数为细菌。临床表现主要有鼻咽部卡他症状如喷嚏、鼻塞、流清水样鼻涕、咽痛、声嘶、轻度干咳、发热、全身酸痛、不适、畏光、流泪等以及咽喉部充血、水肿,甚至腭扁桃体肿大、咽后壁淋巴滤泡增生等。依据临床症状特征将其分为:①普通感冒(俗称"伤风",又称急性鼻炎或上呼吸道卡他);②病毒性咽炎、喉炎;③疱疹性咽峡炎;④咽-结膜热;⑤细菌性咽-腭扁桃体炎等类型。

急性上呼吸道感染的治疗主要采用对症治疗、病因治疗和中医中药治疗。治疗时为避免并发症,应积极预防、及时治疗。对于发热患者应适当休息,多饮开水,进半流质,同时应锻炼身体,增强体质,防止感冒,改善环境卫生,做好个人防护,避免发病之诱因。病毒感染者注意呼吸道隔离,防止交叉感染。

【药物治疗原则】

急性上呼吸道感染药物治疗原则①药物选择原则：根据临床类型、药物作用特点、药物不良反应、患者个体特征等选用适宜的复方制剂；②单一药物治疗原则：一般主张采用单一药物治疗，如疱疹性咽峡炎最好选用一种有效的抗病毒药物；③换药与合并用药原则：治疗中不可随便更换药物，必要时可以考虑同类药物替代，若患者合并细菌感染且较严重者，可以酌情加入有效的抗菌药；④个体化用药原则：复方制剂的种类、剂量和用法均应注意个体化；⑤全程、规律治疗原则：按疗程持续规律服药，避免产生耐药性，尤其是使用抗菌药患者。

【治疗药物的选用】

1. 治疗上呼吸道感染药物的分类和作用　治疗上呼吸道感染的药物依据其药理作用可分为四类。①中药：主要呈现辛凉解表、清热解毒、镇静安神等作用；②抗病毒药：主要干扰核酸的生成，阻止病毒的复制和释放；③解热镇痛药：通过抑制前列腺素合成酶（环氧合酶，COX），减少前列腺素（PG）的合成、释放而发挥解热、镇痛、抗炎作用；④中西药结合复方制剂：兼有中药和解热镇痛药，在治疗疾病的同时具有提高机体免疫力的作用。治疗上呼吸道感染的药物主要是复方制剂，常用的复方制剂见表13-1。

表 13-1　常用于治疗上呼吸道感染的复方制剂的成分、用法用量及用药注意事项

分类	药物	主要成分	用法用量	用药注意事项
中药类	清开灵胶囊	胆酸、珍珠母、黄芩、栀子、金银花、板蓝根、水牛角、猪去氧胆酸等	2~4 粒/次，3 次/d，口服	久病体弱者如出现腹泻时慎用
	双黄连口服液	金银花、黄芩、连翘等	20ml/次，3 次/d，口服	小儿酌减或遵医嘱
	感冒清热颗粒	荆芥穗、薄荷、防风、柴胡、紫苏叶、葛根、桔梗、苦杏仁、白芷、苦地丁、芦根等	6g/次，2 次/d，口服	开水冲服
	连花清瘟胶囊	连翘、金银花、炙麻黄、炒苦杏仁、石膏、板蓝根、绵马贯众、鱼腥草、广藿香、大黄、红景天、薄荷脑、甘草	4 粒/次，3 次/d，口服	风寒感冒者不适用
中西药结合类	维 C 银翘片	金银花、连翘、荆芥、淡豆豉、淡竹叶、牛蒡子、芦根、桔梗、甘草、氯苯那敏、对乙酰氨基酚、维生素 C、薄荷油等	2 片/次，3 次/d，口服	（1）忌烟酒、辛辣、生冷食物 （2）服药期不宜同服滋补性中成药
	感冒灵颗粒	三叉苦、金盏银盘、野菊花、岗梅、对乙酰氨基酚、咖啡因、氯苯那敏、薄荷油等	10g/次，3 次/d，口服	开水冲服

续表

分类	药物	主要成分	用法用量	用药注意事项
解热镇痛药类	中联强效片	对乙酰氨基酚、伪麻黄碱等	2 片 / 次，2~3 次 /d，口服	在药师指导下购买和使用
	氨酚伪麻片	对乙酰氨基酚、金刚烷胺、氯苯那敏、伪麻黄碱、咖啡因等	1~2 片 / 次，3 次 /d，口服	（1）疗程不超过 7 日（2）高血压、甲状腺功能亢进、青光眼、肺气肿等不宜服用（3）在药师指导下购买和使用
	复方氨酚烷胺片	对乙酰氨基酚、金刚烷胺、牛黄等	1 片 / 次，2 次 /d，口服	在药师指导下购买和使用
	复方氨酚烷胺胶囊	对乙酰氨基酚、金刚烷胺等	1 粒 / 次，2 次 /d，口服	（1）预防用药（2）连续用药不能超过 10 日
	美息伪麻片	对乙酰氨基酚、伪麻黄碱、氢溴酸右美沙芬、苯海拉明（夜片）等	1 片 / 次，3 次 /d，口服	在药师指导下购买和使用
抗病毒药类	抗病毒感冒片	盐酸吗啉胍等	2 片 / 次，3 次 /d，口服	（1）严禁超量（2）在药师指导下购买和使用
	板蓝根颗粒	板蓝根等	5~10g/ 次，3~4 次 /d，口服	开水冲服

知识链接

复方氨酚烷胺组方分析

1. 复方氨酚烷胺成分 金刚烷胺 100mg、对乙酰氨基酚 250mg、人工牛黄 10mg、咖啡因 15mg、氯苯那敏 2mg。

2. 组方分析

（1）金刚烷胺：抗病毒作用，特别是抗亚洲 A-Ⅱ型。能阻止病毒进入细胞，故有预防作用；能抑制病毒的复制，对病毒有明显抵抗作用。

（2）对乙酰氨基酚：解热镇痛，作用出现快，副作用少。

（3）人工牛黄：解热解痉，特别是小儿高热、神昏、抽搐，有退热、解毒、消炎、祛痰作用。

（4）咖啡因：解除感冒造成的昏沉不舒服，并可对抗金刚烷胺嗜睡、眩晕的副作用。

（5）氯苯那敏：抗组胺，减轻鼻黏膜充血水肿，改善鼻塞流涕等症状。用量小，副作用少。

3. 制剂特点 兼有解热、镇痛、抗炎、抗过敏、抗病毒作用，治标也治本，作用全面。

2. 急性上呼吸道感染治疗分期和药物选择 药物治疗时通常为预防性治疗和对症治疗阶段。

（1）预防性治疗：在流行性感冒流行期，未传染者可以服用板蓝根颗粒加以预防。

（2）对症治疗：应综合考虑患者的临床症状特点、药物的主要成分等选择合适的复方制剂，可依据患者的临床表现参照表13-1选择合适的复方制剂。建议给药有：①急性上呼吸道感染初期患者，多以病毒感染为主，可选择抗病毒类的复方制剂如抗病毒感冒片等。②对于临床表现主要有咽痛、咽干、四肢酸痛、鼻塞、流涕等症状的患者可选用解热镇痛药类或中西药结合类的复方制剂如复方氨酚烷胺片、感冒灵颗粒等；若患者伴有咳嗽、咳痰，还可加入止咳化痰药如鲜竹沥口服液或急支糖浆等；对于伴有高热的患者，还可加入中药类如清开灵胶囊、双黄连口服液等；对于伴有细菌感染者，还应适当加入抗生素如阿莫西林、头孢菌素类、罗红霉素等。③流行性感冒的患者可选用中药类、解热镇痛药类、抗病毒药类及中西药结合类等中的1~2种。

3. 给药方法的选择 一般为口服。

案例分析

案例

患者，男，23岁，建筑工人。于3日前熬夜受凉后出现咳嗽，随后咳黄色痰，较黏稠，并且伴有吞咽痛。1日前再次着凉，症状加重，并伴有恶寒、发热，故来就诊。查体：神志清楚，体形中等，面色较红，声音嘶哑，咽部充血，扁桃体1度肿大。体温38℃，脉搏85次/min，呼吸22次/min，血压100/70mmHg，心率85次/min，律齐。肺部未闻及干湿啰音，余未见异常。诊断为急性上呼吸道感染。治疗方案①一般处理：适当休息，多饮开水，进半流质。②药物治疗：选用复方制剂，如感冒灵颗粒，一次1袋，3次/d，开水冲服；板蓝根颗粒，一次1袋，3次/d，开水冲服；鲜竹沥口服液，一次20ml，3次/d，口服；阿莫西林胶囊，一次0.5g，3~4次/d，口服。

分析

①依据患者的临床表现及发病特点与急性上呼吸道感染相符；②由于上呼吸道感染多见于病毒感染，目前尚无特效抗病毒药物，所以治疗药物以复方制剂为主，主要发挥辛凉解表、清热解毒、镇静安神、解热镇痛、抗病毒作用和提高机体免疫力，同时辅以止咳化痰；③患者出现咳黄色痰，较黏稠，伴随发热，适当加用抗生素。

【药物不良反应及防治】

1. 胃肠道反应 偶见轻度恶心、呕吐、食欲减退、上腹部不适等，饭后服用可以减轻。

2. 神经系统症状 偶见困倦、嗜睡、头晕、失眠等，严格控制剂量、疗程可降低发生率。

▶ 课堂活动

患者，女，30岁，打字员。2日前夜间着凉，次日晨起出现鼻塞，伴流涕，色清，无异味，打喷嚏时流涕加重，无咳嗽、咳痰，表情倦怠，说话带鼻音。未治疗，也无好转，遂来药店买药。经检查：咽无红肿，体温38.9℃，脉搏78次/min，呼吸20次/min，血压94/67mmHg，心率85次/min，心律齐。肺部未闻及干湿啰音，余未见异常。考虑是普通感冒。

课堂活动
解析

1. 诊断为普通感冒的依据有哪些？

2. 依据患者的临床表现，建议推荐哪些复方制剂？

【药物相互作用】

1. 酚麻美敏片　避免与其他含对乙酰氨基酚的药物同时服用；避免与镇静药、催眠药同时服用；避免与降压药同时服用。

2. 复方盐酸伪麻黄碱缓释胶囊　不宜与氯霉素、巴比妥类、酚妥拉明、洋地黄毒苷类药物并用。

点滴积累　V

1. 治疗上呼吸道感染的药物主要是复方制剂，以解热镇痛药、抗病毒药、抗过敏药等为主。

2. 治疗上呼吸道感染时，初期患者可选择抗病毒类的复方制剂，如复方氨酚烷胺胶囊等；风热型感冒可选择清热解毒类的复方制剂，如维 C 银翘片等；风寒型感冒可选择辛凉解表、祛风散寒类复方制剂，如美息伪麻片等。

执业考点　V

1. 临床基础　①上呼吸道感染与流感病原体的区别；②上呼吸道感染和流感的临床表现。

2. 药物治疗　①感冒药的处方组成；②非处方药和处方药；③用药注意事项与患者教育。

第二节　肺炎

导学情景　V

情景描述：

患者，男，15 岁，畏寒，发热伴咳嗽、咳痰 10 日。患者于 10 日前受凉后出现畏寒、发热，体温 38.0℃左右，伴咳嗽、咳痰，为阵发性咳嗽，痰为黄色脓性痰，量中，且感乏力、全身肌肉酸痛不适。体温 39℃。血常规：白细胞 $14.6×10^9$/L、中性粒细胞 0.632、淋巴细胞 0.648、血小板 $175×10^9$/L。X 线胸片：右中、下肺叶感染、支气管炎。初步诊断为"右中、下肺叶感染，支气管炎"。给予对症和抗感染处理，3 日后症状渐好转。

学前导语：

据估计我国肺炎发病率每年大概每千人 2~10 例，是常见的呼吸道感染性疾病，是儿童和老年人最主要的杀手，也是中青年人最常见的一种感染性疾病。本节将带领同学们学习肺炎的临床表现、常用治疗药物、药物治疗原则和药物治疗方法。

肺炎（pneumonia）是指终末气道、肺泡和肺间质的炎症。肺炎病因很多，主要是细菌，还包括病毒、真菌、非典型病原体、理化因素等。临床表现主要有突然寒战、高热，体温高达 39~40℃，呈稽留热型，伴有头痛、全身肌肉酸软、食欲缺乏、咳嗽、咳痰、呼吸困难、鼻翼扇动、发绀、胸痛等，呼吸运动减弱，语颤增强，肺部可闻及病理性支气管呼吸音或湿啰音，甚至神志模糊、烦躁、呼吸困难、嗜睡、谵妄、昏迷等。依据微生物学特性和流

EB-13-4

**肺炎常见
病因**

行病学特征,将肺炎分为两类。①典型肺炎:肺炎球菌肺炎、葡萄球菌肺炎、克雷伯菌肺炎、军团菌肺炎;②非典型肺炎:肺炎支原体肺炎。

肺炎的治疗包括药物治疗、对症处理、支持疗法和并发症治疗,除卧床休息、大量饮水、吸氧、积极排痰外,抗感染是最主要的治疗环节。

【药物治疗原则】

肺炎是由多种病原体感染所致,故药物治疗以抗感染为主。抗微生物药的用药原则是①首选药物对致病菌敏感原则:这是选用抗菌药的基本原则,要及早确立病原学诊断,确立正确的病原为合理选用抗感染药的先决条件。②非细菌感染引起的疾病不用抗菌药物原则:临床上有许多疾病并非细菌感染所致,判断疾病是否由细菌感染引起则至关重要,非细菌感染性疾病一般不应使用抗菌药。③用药剂量和疗程适当原则:给药时间、给药方法应合理,不用低剂量,疗程不宜过长。④防止延缓耐药性产生原则:尽量缩小可诱导产生耐药菌株的血药浓度范围(MSW),限制菌株的耐药突变,如药物浓度仅仅大于最低抑菌浓度(MIC),容易选择耐药菌株。⑤联合用药原则:首先,必须有明确指征,合理用药;其次,一般宜限2种抗菌药,最多也不应超过3种。一般而言,同类抗菌药由于作用部位相近,不一定产生协同作用,且可使不良反应相加。⑥个体化用药原则:根据患者体质及病史选择药物,并密切注意药物不良反应。

【治疗药物的选用】

1. 肺炎治疗药物的分类和作用　治疗肺炎的抗微生物药依据化学结构、抗菌谱、抗菌活性等有不同分类,临床上主要按化学结构分类。

(1)按化学结构分类:①β- 内酰胺类抗生素。通过与细菌细胞壁上的青霉素结合蛋白(PBPs)结合,抑制黏肽合成,从而造成细菌细胞壁的缺损,导致菌体破裂死亡,包括青霉素类、头孢菌素类和β- 内酰胺酶抑制剂。②大环内酯类抗生素。通过抑制 tRNA 肽酰酶,阻止肽链的延伸,从而影响细菌蛋白质的合成,代表药有阿奇霉素等。③氨基糖苷类抗生素。通过抑制 tRNA 肽酰酶和移位酶,影响始动复合物的生成,阻止肽链的延伸,从而影响细菌蛋白质的合成,代表药有阿米卡星、西索米星等。④喹诺酮类抗菌药。抑制细菌 DNA 回旋酶(Ⅱ型拓扑异构酶),拮抗 DNA 的复制,代表药有左氧氟沙星等。⑤磺胺类抗菌药。通过干扰叶酸代谢,拮抗目的蛋白质的合成,代表药有磺胺甲噁唑等。

(2)按抗菌谱分类:①主要作用于革兰氏阳性菌的药物,包括青霉素类、头孢菌素类、大环内酯类、万古霉素类抗生素等和喹诺酮类、磺胺类抗菌药等;②主要作用于革兰氏阴性菌的药物,包括氨基糖苷类抗生素和喹诺酮类、磺胺类抗菌药等;③主要作用于支原体的药物,包括大环内酯类抗生素和喹诺酮类、磺胺类抗菌药等。

(3)按抗菌活性分类:①繁殖期杀菌药,包括青霉素类、头孢菌素类抗生素等;②静止期杀菌药,如氨基糖苷类抗生素等;③速效抑菌药,如大环内酯类抗生素等;④慢效抑菌药,如磺胺类抗菌药等。

常用于治疗肺炎的抗生素见表 13-2。

表 13-2　常用于治疗肺炎的抗生素的分类、剂量用法

分类	药物	剂量用法
β- 内酰胺类		
青霉素类	青霉素钠	轻症：80 万 U，2 次 /d，肌内注射 重症：1 000 万 ~3 000 万 U，1 次 /d，静脉滴注
	青霉素 V 钾	成人：1~2g/d，小儿：25~50mg/（kg·d），分 4 次口服
	氨苄西林	成人：2g/d，小儿：50mg/（kg·d），1 次 /d，静脉滴注
头孢菌素类	头孢唑林	成人：0.5~1g/d，1 次 /d，静脉滴注 小儿：20~40mg/（kg·d），分 3~4 次静脉滴注
	头孢拉定	成人：1~4g/d，儿童：25~50mg/（kg·d），分 4 次口服
	头孢呋辛	成人：4.5~6g/d，1 次 /d，静脉滴注 小儿：50~100mg/（kg·d），分 2~4 次，静脉滴注
	头孢克洛	成人：2~4g/d，分 4 次口服 儿童：20mg/（kg·d），分 3 次口服
	头孢曲松	0.5~2g/d，1 次 /d，静脉滴注
	头孢他啶	成人：1.5~6g/d，小儿：50~100mg/（kg·d），分 3 次静脉滴注或肌内注射
	头孢哌酮	成人：2~4g/d，小儿：50~150mg/（kg·d），分 2~3 次静脉滴注、静脉注射或肌内注射
	头孢吡肟	1~2g/ 次，2 次 /d，静脉滴注或肌内注射
大环内酯类	阿奇霉素	成人：500mg/d，儿童：10mg/（kg·d），1 次 /d，口服，连用 3 日
氨基糖苷类	西索米星	3mg/（kg·d），分 3 次肌内注射

2. 肺炎治疗分期和治疗药物的选择　肺炎的药物治疗主要是抗感染、对症、抗休克以及并发症的处理。

（1）对症治疗：对于肺炎伴有高热的患者通常以物理降温为主或口服阿司匹林等解热镇痛药，若出现毒血症则可在给予足量有效抗菌药物的前提下适当给予少量的糖皮质激素如地塞米松，咳嗽剧烈者可用镇咳祛痰药。

（2）抗菌药物治疗：细菌性肺炎的治疗包括针对病原体治疗和经验性治疗。前者根据痰培养和药物敏感试验结果，选择体外试验敏感的抗菌药物；后者主要根据本地区肺炎病原体流行病学资料，选择可能覆盖病原体的抗菌药物。通常是：①对于肺炎球菌肺炎可选择 β- 内酰胺类抗生素如青霉素类的青霉素 V 钾或氨苄西林等；②对于葡萄球菌肺炎依据病情可选择 β- 内酰胺类抗生素如头孢菌素类的头孢唑林、头孢呋辛或头孢哌酮等，必要时直接选用万古霉素等；③对于克雷伯菌肺炎最好选用氨基糖苷类抗生素如西索米星等；④对于军团菌肺炎和肺炎支原体肺炎，最好选用大环内酯类抗生素如阿奇霉素。对于上述不论是典型肺炎还是非典型肺炎，若患者为过敏体质，通常都选用大环内酯类抗生素，对于严重感染者也可在上述选药的同时，合用喹诺酮类抗菌药如左氧氟沙星或磺胺类抗菌药如磺胺甲噁唑等，总之最好依据临床适应证或药敏试验选择适宜的抗菌药。通常抗

菌药物疗程至少 5 日,多数患者需要 7~10 日或更长疗程,应持续用至体温正常、症状消退后 48~72 小时。

（3）并发症处理:心功能不全时应使用作用快的强心苷和利尿药。有脑水肿时,在镇静吸氧的同时加用脱水药、利尿药。有脓胸时采取反复抽液、生理盐水灌洗、青霉素胸腔内注射等。

（4）感染性休克的解救:应及时有效,以挽救患者的生命。①补充血容量,一般先注射低分子右旋糖酐或平衡盐液以维持血容量,有条件者根据测得的中心静脉压指导补液;②血管活性药物的使用,在补充有效血容量的情况下,应用多巴胺等血管扩张药;③积极控制感染,严重感染患者可根据经验选用抗生素;④糖皮质激素具有抗炎、抗毒、抗休克、提高机体应激能力的作用,可根据病情静脉滴注氢化可的松 100~200mg 或地塞米松 5~10mg;⑤纠正水、电解质和酸碱平衡失调。

3. 给药方法的选择　轻症可口服,较重者可肌内注射和 / 或静脉滴注。

案例分析

案例

患者,男,32 岁,工程师。因着凉感冒,发热、咳嗽、咳痰近 1 个月,期间自行服用感冒药和阿莫西林,未见好转。近日出现寒战高热,咳铁锈色痰,量多黏稠,伴胸闷、胸痛、气短,于是来院就诊。查体:急性病容,唇绀,咽充血;叩诊:左肺下叶呈浊音;听诊:左肺可闻及胸膜摩擦音和支气管呼吸音;体温 39.1℃,血压 110/80mmHg,呼吸 28 次 /min,心率 96 次 /min,律齐;X 线片提示:左肺可见大片致密阴影,余未见异常。诊断为大叶性肺炎。治疗方案①一般处理:卧床休息,多饮开水,进半流质食物;②药物治疗:给予头孢唑林钠 1.0g 加入 0.9% 氯化钠注射液 200ml,静脉滴注,每日 1 次;左氧氟沙星 0.4g 加入 5% 葡萄糖注射液 200ml,静脉滴注,每日 1 次;地塞米松 2.5mg 加入 5% 葡萄糖氯化钠注射液 500ml,静脉滴注,1 次 /d,共 6 次;清开灵胶囊,4 粒 / 次,3 次 /d,口服;化痰口服液,10ml/ 次,2 次 /d,口服。

分析

①依据患者的发病特点、临床表现和 X 线片提示符合大叶性肺炎的诊断标准。②药物治疗:由于大叶性肺炎的病原体主要是肺炎链球菌,敏感药物有 β- 内酰胺类抗生素、大环内酯类抗生素、喹诺酮类抗菌药等,患者自行服用阿莫西林无效说明青霉素类抗生素已产生耐药,而患者的病情较重,因此依据药物治疗原则入院后采取了抗菌药联合用药,并控制了液体出入量。患者出现了毒血症如高热和肺渗出性病变,所以在配合足量有效抗菌药的前提下,短期小剂量应用糖皮质激素不仅可以控制体温,而且可以减少渗出,发挥抗炎、抗毒作用。清开灵胶囊和化痰口服液,主要是对症处理。

【药物不良反应及防治】

1. **青霉素类**　过敏反应多见,轻者表现为皮疹、药热等,停药后症状可消失。严重者可出现过敏性休克,表现为:①呼吸衰竭症状,如胸闷、憋气、呼吸困难、唇绀等;②循环衰竭症状,如面色苍白、血压下降、四肢冰冷、尿量减少等;③中枢神经系统症状,如眩晕、烦躁不安,甚至意识丧失、二便失禁等。过敏性休克重在预防,防治措施是:①掌握适应证,避免局部用药;②详细询问用药过敏史,有青霉素过敏史者禁用,有其他药物过敏史者慎用;③注射前必须做皮试(初次注射、停药 3 日及换批号的患者);④必须临用前配制;⑤避免饥饿时注射;⑥做好抢救准备,一旦出现过敏性休克症状,则立即皮下注射或肌内注射肾上腺素 0.5~1mg,严重者应稀释后缓慢静脉注射或静脉滴注,症状无改善者可重复使用。心搏骤停者可心内注射肾上腺素。必要时静脉滴注糖皮质激素。血压持久不升者可给予多巴胺等血管活性药物。

2. **头孢菌素类**　肾功能损伤,要注意避免与其他肾毒性药物如呋塞米、氨基糖苷类抗生素等合用。

3. **大环内酯类**　胃肠刺激,表现为恶心、呕吐、腹痛等,饭后服用可减轻。也可出现肝损害、血栓性静脉炎。

4. **氨基糖苷类**　耳、肾毒性多见,用药期必须定期检查听力、肾功能。

▶▶ **课堂活动**

患者,女,40 岁,因患大叶性肺炎医生给予如下处理:①头孢唑林钠 1.0g 加入 0.9% 氯化钠 200ml 静脉滴注;②清开灵 40ml 加入 5% 葡萄糖氯化钠 100ml 静脉滴注;③氧氟沙星 100ml 静脉滴注。当静脉滴注氧氟沙星 5 分钟左右患者自觉胸闷、憋气,随即自行停药。

1. 该患者治疗方案是否合理?

2. 如何解释患者应用氧氟沙星时出现的症状? 如何防治?

3. 患者自行处理是否得当? 为什么?

ER-13-6

**课堂活动
解析**

【药物相互作用】

1. **β- 内酰胺类抗生素**　不能与大环内酯类抗生素合用,前者为繁殖期杀菌剂,后者为速效抑菌剂,大环内酯类可降低 β- 内酰胺类的抗菌活性。

2. **大环内酯类抗生素**　药液稀释时不能应用盐水,属于药物体外配伍禁忌。

3. **β- 内酰胺类抗生素和氨基糖苷类抗生素**　联合用药时,避免混用产生拮抗作用。

点滴积累 ∨

1. 肺炎抗菌治疗主要是依据抗菌谱选择适当药物,如肺炎球菌肺炎可选择 β- 内酰胺类抗生素;葡萄球菌肺炎根据病情可选择头孢菌素类,必要时直接选用万古霉素;克雷伯菌肺炎最好选用氨基糖苷类抗生素;军团菌肺炎和肺炎支原体肺炎,最好选用大环内酯类抗生素。

2. 肺炎药物治疗应依据病情选择恰当的给药途径,轻症可口服,较重者可肌内注射和 / 或静脉滴注。

执业考点 ∨

1. 临床基础　肺炎的临床表现与分类。

2. 药物治疗　①抗菌药物的合理应用原则;②用药注意事项与患者教育。

第三节　支气管哮喘

导学情景　∨

情景描述：

患者，女，32 岁。喘息、气促、胸闷 2 年，再发 1 周。2 年前患者无明显诱因出现喘息、气促、胸闷，呈阵发性发作，进行性加重，伴咳嗽、咳痰、心悸、呼吸困难不适，双肺闻及哮鸣音，经解除支气管平滑肌痉挛等治疗后症状可改善。近 1 周病情反复发作，频率增加，程度加重，到院就诊，诊断为"支气管哮喘"。经扩张支气管药物、激素类药物治疗，症状得以缓解。

学前导语：

支气管哮喘是影响人们身心健康的重要疾病，若治疗不及时、不规范，则可能致命，当今规范化治疗手段可使近 80% 的哮喘患者得到良好控制。本节将带领同学们学习支气管哮喘的临床表现、常用治疗药物、药物治疗原则和药物治疗方法。

支气管哮喘（bronchial asthma）是由嗜酸性粒细胞、肥大细胞和 T 淋巴细胞等多种炎症细胞参与的气道慢性炎症。哮喘危险因素包括宿主因素（遗传因素）和环境因素两个方面。临床表现主要为反复性、间歇性发作的伴有哮鸣音的呼气性喘息、咳嗽、发绀、胸闷和呼吸困难等。临床上根据病因学特点分为外源性支气管哮喘（过敏性支气管哮喘）和内源性支气管哮喘。

哮喘常见病因

支气管哮喘治疗应采取综合治疗手段，包括规范化的药物治疗、避免接触变应原及其他哮喘触发因素、特异性免疫治疗及患者教育。药物治疗是主要手段，通过药物治疗可以迅速消除病因，缓解症状，提高患者的生活质量。由于支气管哮喘大多数是变应原引起，因此寻找和避免接触变应原是关键。

哮喘诊断

【药物治疗原则】

支气管哮喘的药物治疗主要体现在平喘、抗炎、对症处理等综合治疗。①药物选择原则：根据支气管哮喘类型、药物作用特点、药物不良反应、患者个体特征等选用茶碱类、β_2 受体激动药、肥大细胞膜稳定药等；②单一药物和合并用药的原则：一般主张采用单一药物治疗，如不明原因哮喘可以直接选用氨茶碱，不必合用其他平喘药，若病情严重也可考虑合并用药；③急症处理原则：对于支气管哮喘急性发作或哮喘持续状态患者，应该立即静脉给药，迅速控制症状；④预防治疗原则：积极寻找、避免接触变应原和预防性用药，可以防止支气管哮喘的发作。

案例分析

案例

患者，男，31 岁，教师。于 1 小时前进入正在刷油漆的房间后，出现呼吸困难伴胸闷、出汗，无胸痛，休息后无缓解，出房间后稍缓解，于是来就诊。查体：神志清楚，体型中等，面色较白，唇略发绀，呼气时间延长，体温 36.4℃，脉搏 93 次/min，呼吸 22 次/min，血压 95/70mmHg，心率 93 次/min，律齐。双肺闻及哮鸣音，余未见异常。诊断为支气管哮喘急性发作。治疗方案：①休息，避免接触油漆类刺激性物质；②药物治疗，沙丁胺醇气雾剂，每次喷吸 1~2 揿，必要时每 4 小时重复一次，然后按需每日 1~4 次。

分析

①该患者的临床表现与支气管哮喘相符。②药物治疗：由于该患者的哮喘发作与接触油漆有关，所以发作时可以选用任何类型的气雾剂吸入，便于缓解呼吸困难。预防用药可选择肥大细胞膜稳定药色甘酸钠或酮替芬，提前 1~2 周用药。

【治疗药物的选用】

1. 治疗支气管哮喘的药物分类和作用 支气管哮喘的治疗包括平喘、抗炎和对症处理，其中以平喘为主。平喘药按作用机制分为①β_2 受体激动药：通过激动支气管平滑肌细胞膜上 β_2 受体，激活腺苷酸环化酶，增加 cAMP 的合成，提高细胞内 cAMP 的浓度而解除支气管平滑肌痉挛，代表药有沙丁胺醇、特布他林、丙卡特罗等；②茶碱类：通过抑制磷酸二酯酶（PDE）减少 cAMP 的水解而松弛支气管平滑肌，代表药有氨茶碱；③抗胆碱药：通过拮抗支气管平滑肌细胞膜上 M 受体，抑制鸟苷酸环化酶，降低细胞内环磷酸鸟苷（cGMP）的浓度而发挥平喘作用，代表药有异丙托溴铵等；④肥大细胞膜稳定药：通过稳定肥大细胞膜，减少过敏介质的释放，代表药有色甘酸钠、酮替芬；⑤抗白三烯药物：减少哮喘发病的重要炎症介质白三烯，代表药有扎鲁司特、孟鲁司特；⑥肾上腺糖皮质激素类药：是目前最有效的药物，可以预防和抑制炎症反应，降低气道反应性，代表药有氢化可的松、倍氯米松、地塞米松等。

哮喘发作期急诊和住院治疗的药物用法用量见表 13-3。

表 13-3 哮喘发作期急诊和住院治疗的药物用法用量

分类	药物	成人用法用量	儿童用法用量
β_2 受体激动药	肾上腺素	每 20 分钟 0.3~0.5mg，共 3 次，皮下注射	每 20 分钟从 0.01mg/kg 起可至 0.3~0.5mg，共 3 次，皮下注射
	克仑特罗	每 20 分钟 2.5~5mg，共 3 次，吸入给药。必要时每 1~4 小时 2.5~10mg 或 10~15mg/h 持续用药	每 20 分钟 0.075mg/kg（最小剂量 1.25mg），共 3 次。必要时 1~4 小时 0.075~0.15mg/kg，最大可至 5mg 或 0.15~0.25 mg/（kg·h）持续雾化
	特布他林	每 20 分钟 0.25mg，共 3 次，皮下注射	每 20 分钟 0.01mg/kg，共 3 次，皮下注射

续表

分类	药物	成人用法用量	儿童用法用量
	沙丁胺醇	每 20 分钟 2.5~5mg,共 3 次,吸入给药。必要时每 1~4 小时 2.5~10mg 或 10~15mg/h 持续用药	每 20 分钟 0.15mg/kg(最小剂量 2.5mg),共 3 次。必要时 1~4 小时 0.15~0.30mg/kg,最大可至 10mg 或 0.3~0.5 mg/(kg·h)持续雾化
茶碱类	氨茶碱	0.25g 加于 10% 葡萄糖 20~40ml 缓慢静脉注射	酌情减量
抗胆碱药	异丙托溴铵	每 30 分钟 0.5mg,共 3 次,以后按需每 2~4 小时间歇雾化吸入	每 30 分钟 0.25mg,共 3 次,以后每 2~4 小时间歇雾化吸入
糖皮质激素类	倍氯米松	50~200μg,3~4 次 /d,吸入给药	酌情减量
	泼尼松 甲泼尼龙 泼尼松龙	48 小时之内,激素用量 120~180mg/d,分 3~4 次静脉滴注,然后 60~80mg/d 直至最大呼气流量(PEF)达预计值或个人最好水平的 70%	48 小时之内,激素用量控制在 1mg/kg(最大 60mg/d),分 2 次静脉滴注,直至 PEF 达预计值或个人最好水平的 70%

2. 支气管哮喘治疗分期、药物选择和治疗措施　治疗支气管哮喘,一般根据患者的临床症状、病情以及药物的作用特点,采用单用或联合用药。

(1)急性期治疗:尽快解除支气管痉挛,缓解呼吸困难。重复吸入速效 β₂ 受体激动药,随后根据治疗反应增加剂量,如果治疗反应不完全,尤其是在控制性治疗的基础上发生的急性发作,应尽早口服激素,但要严格掌握适应证、剂量和疗程,密切监测不良反应。

(2)重度哮喘的处理:对于病情危重、病情复杂者,必须及时合理抢救。①补液:根据失水及心脏情况,静脉给予等渗液体,每日用量 2 500~3 000ml,纠正失水,使痰液稀薄。②给予糖皮质激素:适量的激素是缓解支气管哮喘严重发作的有力措施。一般用氢化可的松琥珀酸钠静脉滴注,每日用量 100~300mg,病情缓解后改口服。③氨茶碱静脉注射或静脉滴注:如果患者 8~12 小时内未用过茶碱类药,可用氨茶碱 0.25g 加入生理盐水 40ml 静脉缓慢注射,15 分钟以上注射完毕。若 1~2 小时后仍不缓解,氨茶碱可按 0.75mg/(kg·h)静脉滴注,或作血浆茶碱浓度监测,调整至血药浓度 10~20mg/L。每日总量不超过 1.5g。如果近 6 小时内已用过茶碱类者,则按维持量静脉滴注。④β₂ 受体激动药雾化吸入。⑤应用抗生素:患者多伴有呼吸道感染,应选用抗生素。⑥纠正酸中毒:因缺氧、进液量少等原因可并发代谢性酸中毒,可用 5% 碳酸氢钠静脉滴注或静脉注射。⑦氧疗:一般给予鼻导管吸氧,如果严重缺氧,而 $PaO_2<35mmHg$ 则应面罩或鼻罩给氧,使 $PaO_2>60mmHg$。如果仍不能改善严重缺氧可用压力支持机械通气。适应证为全身情况进行性恶化,神志改变,意识模糊,$PaO_2<60mmHg$,$PaCO_2>50mmHg$。⑧注意纠正电解质紊乱:部分患者可因反复应用 β₂ 受体激动药和大量出汗出现低钾低钠,不利呼吸肌发挥正常功能,必须及时补充电解质。

(3)缓解期治疗:目的是巩固疗效,防止或减少复发。常用方法:①脱敏疗法;②预防性治疗,可选用色甘酸钠雾化剂吸入或酮替芬口服,与此同时还要给予抗菌药物抗感染,以及镇咳祛痰药解除诱因。

3. 给药方法的选择　根据病情选择不同的给药方法。一般情况下,可选择口服给药,对病情急症、重症患者宜采用吸入、雾化和静脉注射,但不宜长期注射,病情稍加控制后改为口服。

知识链接

指导哮喘患者正确使用吸入器

1. 吸药前先缓慢呼气至最大量。

2. 将喷口放入口内，双唇含住喷口，经口慢慢吸气，在深吸气的过程中按压驱动装置，继续吸气至最大量。

3. 屏气 10 秒，使较小的雾粒在更远的外周气道沉降。

4. 缓慢呼气。

5. 若需要再次吸入，应等待至少数分钟后再吸入药物。

【药物不良反应及防治】

1. **β_2 受体激动药**　少数患者应用 β_2 受体激动药时可出现：①头痛、头晕、心悸、手指颤抖等副作用，停药或坚持用药一段时间后可消失；②耐受性，停药 1~2 周后可恢复敏感性。

2. **茶碱类**　①局部刺激，口服可出现胃肠道反应，表现为恶心、呕吐、腹痛等，餐后服或服用肠溶片可减轻；若注射则出现疼痛，甚至血栓性静脉炎，采用无痛注射及局部热敷可缓解。②急性中毒，安全范围窄，静脉注射过快可引起心律失常、血压骤降、惊厥，甚至猝死，须稀释后缓慢静脉注射。

3. **肥大细胞稳定药**　主要表现为嗜睡、倦怠等症状，停药后可以恢复。

4. **糖皮质激素类**　①长期应用出现医源性肾上腺皮质功能亢进症，表现为满月脸、水牛背、多毛、痤疮、向心性肥胖等。防治措施：给予低盐低糖高蛋白饮食，以及补充氯化钾。②突然停药出现撤药反应，表现为四肢酸痛、心悸、乏力及原有疾病加重等。防治措施：逐渐减量停药（一般视病情每 10 日减 1/3~1/2）或停药前加用促肾上腺皮质激素（ACTH）或采用隔日疗法。

5. **抗胆碱药**　主要出现口干、便秘等副作用。

【药物相互作用】

1. 氨茶碱、糖皮质激素、利尿药与氯化钾合用，可以防止低钾血症。

2. 氨茶碱与 β 受体激动药如沙丁胺醇合用有协同作用，易引起心律失常。

▶ **课堂活动**

患者，男，50 岁，患支气管哮喘，正在服用氨茶碱，由于心动过速，医生加用普萘洛尔，处方如下：

Rp.

氨茶碱片　　　0.1g×20

Sig.　0.1g　t.i.d.　p.o.

普萘洛尔片　　　10mg×20

Sig.　10mg　t.i.d.　p.o.

该患者治疗方案是否合理？为什么？

课堂活动
解析

点滴积累 ▽

1. 支气管哮喘急性期的治疗，对于不明原因者可首选氨茶碱，必要时氨茶碱或肾上腺素或糖皮质激素常规用药，但要严格掌握适应证、剂量和疗程，密切监测不良反应。

2. 支气管哮喘的给药，一般情况下可选择口服，对急症、重症患者宜采用吸入、雾化和静脉注射，但不宜长期注射，病情稍加控制后改为口服。

执业考点 ▽

1. 临床基础　①哮喘的临床表现与分期；②治疗原则。
2. 药物治疗　①急性发作期用药和合理使用；②慢性持续期治疗和合理用药；③用药注意事项与患者教育。

第四节　肺结核

导学情景 ▽

情景描述：

患者，男，35岁。咳嗽胸闷，伴右胸痛，午后发热、盗汗2个月。查体：体温37.2℃，脉搏86次/min，呼吸20次/min，血压110/60mmHg，浅表淋巴结未及肿大，右侧胸廓饱满，右下肺触诊语颤减弱，叩诊呈实音，呼吸音减低，双肺未闻及干湿性啰音、病理性呼吸音及胸膜摩擦音。门诊胸部CT：右侧胸腔积液。诊断为"右侧结核性渗出性胸膜炎"。经规范抗结核治疗，症状缓解。

学前导语：

肺结核在21世纪仍然是严重危害人类健康的主要传染病，是全球关注的公共卫生和社会问题，也是我国重点控制的主要传染性疾病之一。本节将带领同学们学习肺结核的临床表现、常用治疗药物、药物治疗原则和药物治疗方法。

　　肺结核（pulmonary tuberculosis）是由结核分枝杆菌引起的慢性呼吸道传染病。有较密切的结核病接触史，起病可急可缓，临床表现为低热（午后为著）、盗汗、乏力、食欲缺乏、消瘦、女性月经失调等全身症状以及咳嗽、咳痰、咯血、胸痛、不同程度胸闷或呼吸困难等呼吸道症状。临床上依据病理学特征将肺结核分为原发性肺结核（Ⅰ型），血行播散型肺结核（Ⅱ型）包括急性粟粒性肺结核、慢性或亚急性血行播散型肺结核，继发型肺结核（Ⅲ型）包括浸润型肺结核、慢性纤维空洞型肺结核，结核性胸膜炎（Ⅳ型）。病理分期分为进展期、好转期和稳定期。

　　肺结核的治疗包括药物治疗、对症治疗、支持疗法和心理疗法，抗结核病药物治疗（简称化疗）是当前治疗结核病的主要手段。心理疗法主要解除患者的自卑情绪，唤起信心，增强体质，防止复发和加重。

【药物治疗原则】

肺结核的治疗以抗结核病药物治疗为主,应依据肺结核的病理学分型、病情等选择适宜的抗结核病药物。抗结核病药物的治疗原则①早期:一旦确诊应立即用药,此时结核菌生长旺盛,对药物敏感,同时患者抵抗力强,病灶部位血供丰富,药物易于渗入,达到高浓度,可获良好疗效;②联合:根据疾病严重程度、以往用药情况以及结核分枝杆菌对药物的敏感性,选取两种以上药物联合应用,可提高疗效、降低毒性、延缓耐药性,并可交叉消灭耐药菌株,使不致成为优势菌造成治疗失败或复发;③全程:由于结核分枝杆菌可以长期处于静止状态,故需要长期用药;一般分为两个阶段,开始治疗为 3~6 个月,第二阶段为巩固治疗期,约 1~1.5 年;④规律:结核病是一种极易复发的慢性传染病,不规则治疗、随意改变药量或过早停药会使已被抑制的结核分枝杆菌再度繁殖和产生耐药菌,是导致治疗失败的主要原因,故不过早停药、不随意改变药物和药量、全程规律使用敏感药物是化疗成功的关键;⑤适量:根据不同病情及不同个体规定不同给药剂量,注意用药个体化。

【治疗药物的选用】

1. 抗结核病药物的分类、作用和特点 抗结核病药物按疗效、毒性及临床应用可分为两大类:①一线抗结核病药,包括异烟肼、利福平、乙胺丁醇、链霉素、吡嗪酰胺等,其疗效高、毒性较小,是适于常规应用的首选药;②二线抗结核病药,包括对氨基水杨酸、卡那霉素、乙硫异烟胺、卷曲霉素等,主要用于对一线抗结核病药产生耐药性或不能耐受的患者。抗结核病药物的作用机制主要是通过抑制结核分枝杆菌细胞壁分枝菌酸的生物合成,使其丧失细胞壁的完整性和抗酸性或特异性抑制结核分枝杆菌 DNA 依赖性的 RNA 多聚酶,阻碍 mRNA 合成。常用抗结核病药物见表 13-4。

表 13-4 常用抗结核病药物的剂量、作用特点

分类	药名	每日剂量 /(g/d)	间隔疗法 /(g/d)	抗菌作用
一线抗结核病药	异烟肼(H,INH)	0.1~0.3	0.6~0.8	杀菌剂
	利福平(R,RFP)	0.45~0.6	0.6~0.9	杀菌剂
	吡嗪酰胺(Z,PZA)	1.5~2.0	2.0~3.0	半杀菌剂
	链霉素(S,SM)	0.75~1.0	0.75~1.0	半杀菌剂
	乙胺丁醇(E,EMB)	0.75~1.0	1.5~2.0	抑菌剂
二线抗结核病药	对氨基水杨酸钠(P,PAS)	8~12	10~12	抑菌剂

2. 肺结核治疗分期和药物选择 肺结核的治疗包括抗结核病药物治疗、对症治疗和心理治疗阶段。

(1)抗结核病药物治疗:应根据肺结核的类型及病情采取适当药物治疗及其他治疗方法。①常规化疗与短程化疗:通常采用异烟肼、链霉素和对氨基水杨酸钠,疗程 12~24 个月的给药方案为常规疗法;联合异烟肼、链霉素等 2 个以上杀菌剂,使疗程缩短至 6~9 个月,称短程化疗。现多推荐使用短程化疗。②两阶段用药和间歇用药:一般采取两个阶段治疗,在治疗开始的 1~3 个月内为强化阶段,其后为巩固阶段。临床上有规律地每周 3 次用药,能够达到每日用药同样的效果,此为间歇用药,可降低药物的毒性反应,便于督导,保证全程化疗。③督导用药:医护人员按时督促用药,加强访视宣教,取得患者合作是做好全程管理的主要环节。④化疗方案:视病情轻重、痰菌有无和细菌耐药情况选择。对于初治病例,对涂阳病例无论培养是否阳性,可以用异烟肼、利福平和吡嗪酰胺组合为基础的6个月短程化疗方案,痰菌常较快转阴,疗程短,便于随访管理。如2S(E)HRZ/4HR,即开始2个月联合应用链霉素(或乙胺丁醇)、异烟肼、利福平和吡嗪酰胺,1次/d,后4个月继续用异烟肼和利福平,1次/d,也可间歇给药。对涂阴、培阴的病例,除血行播散型肺结核外,可用2SHRZ/2HR等。对于复治病例,因复治病例的结核分枝杆菌常耐药,痰菌阳性,病变迁延反复,故应注意选择联用敏感药物。常用方法是根据患者既往用药情况,选择过去未用或很少用过的,或曾规则联合使用过的两种或两种以上敏感药物制订方案。

（2）对症治疗:①毒性症状。常在有效抗结核治疗后1~2周消退,不需特殊处理。症状严重或结核性胸膜炎大量胸水不易吸收,可在应用有效抗结核病药的同时加用糖皮质激素。常用泼尼松15~20mg/d,分3~4次口服,6~8周可停药。②咯血。小量咯血时嘱患者安静休息、镇静,必要时可用小剂量镇静药、止咳药。大量咯血时应采取患侧卧位,轻轻将气管内存留的血咳出。可选用垂体后叶素5U加入50%葡萄糖40ml中缓慢静脉注射,也可将10U加入葡萄糖500ml中静脉滴注。药物疗效差者,可经纤支镜确定出血部位,局部应用止血措施。抢救大咯血时应特别注意保持呼吸道通畅。发生窒息时应取头低脚高位,轻拍背部,并尽快清除口咽、喉、鼻部的血块。必要时作气管插管或气管切开。

3. 给药方法的选择　一般为口服,根据病情及病变部位可以选择注射或局部给药。

案例分析

案例

患者,女,20岁。反复感冒发热半年余,咳嗽伴胸痛2个月余,自行服用感冒药、消炎药和止咳药未见好转,连日上网后咳嗽加剧,并咳出鲜血,于是来院就诊。自诉日渐消瘦、疲乏无力、食欲减退。查体:患者精神萎靡,面红润,体温38.8℃;肺部:右侧胸廓下陷,肋间隙变窄,呼吸运动受限,气管向右侧移位,呼吸减弱。余正常。血常规检查血沉增快,痰结核分枝杆菌培养为阳性。X线片显示:右侧肺上叶有一2cm×4.3cm形状不规则的厚壁空洞,壁厚约1.2cm。诊断为慢性纤维空洞性肺结核。治疗方案:

（1）卧床休息,给予高热量、高蛋白饮食。

（2）药物治疗:①对氨基水杨酸钠6g加入生理盐水500ml,静脉滴注,1次/d;②异烟肼0.1g,口服,3次/d;③头孢唑林钠2.0g加入生理盐水500ml,静脉滴注,1次/d;④垂体后叶素5U加入5%葡萄糖注射液40ml,缓慢静脉注射,2次/d。

分析

①患者的临床表现与慢性纤维空洞性肺结核相符。②药物治疗:该患者处于肺结核活动期,所以采取了抗结核病药物联合用药,不仅提高疗效,还可延缓耐药性的产生。由于肺结核伴咯血,容易引起感染,所以选用头孢菌素类抗生素控制感染。垂体后叶素临时给药主要治疗咯血。

【药物不良反应及防治】

1. 异烟肼、利福平、对氨基水杨酸等有一定的肝毒性,表现为食欲减退、腹胀、疲乏、恶心及黄疸等,与年龄、剂量及合并用药等因素有关。用药期间应定期检查肝功能,老年人、有肝病史者慎用。

2. 异烟肼可引起四肢麻木感、烧灼感及针刺样疼痛,重者腱反射迟钝和肌轻瘫等。大剂量异烟肼对中枢有兴奋作用,表现为失眠、记忆力减退,甚至诱发精神病和癫痫发作。发生原因可能是异烟肼与维生素 B_6 结合,由尿排出,造成维生素 B_6 缺乏,引起氨基酸代谢障碍所致,故大剂量服用异烟肼时必须加服维生素 B_6。

3. 乙胺丁醇可引起球后视神经炎,表现为视力减退、视觉模糊、视野缩小、红绿色盲、弱视等。大剂量连续应用乙胺丁醇时应定期检查视力,如有异常,立即停药。

4. 长期应用链霉素、卡那霉素有一定的耳毒性,表现为前庭功能失调及永久性耳聋,故长期用药应定期检查听力。

▶▶ 课堂活动

　　患者,女,20 岁,体重 43kg,因患原发性肺结核,医生给予异烟肼 0.1g,口服,3 次/d。服药约 2 周后,结核病症状明显好转,但是出现激动、失眠、右手指麻木等不适感,遂要求停药。

ER-13-10

课堂活动
解析

　　1. 如何解释患者用药期间出现的症状?

　　2. 如何处理这些症状?

　　3. 此时能否停药? 为什么?

【药物相互作用】

1. 异烟肼与利福平合用可加重肝损害。

2. 利福平为肝药酶诱导剂,可降低合用的氢化可的松、双香豆素、甲苯磺丁脲和口服避孕药等的作用,还能缩短洋地黄毒苷、奎尼丁、普萘洛尔、氯贝丁酯等的半衰期。

知识链接

抗结核病用药教育

1. 用法

（1）异烟肼空腹服药利于吸收,常采用清晨顿服法,胃肠反应较重时可改为饭后服。

（2）利福平不能与牛奶、米汤同服,常采用清晨空腹顿服。

2. 用药注意事项

（1）异烟肼应用时要严格按时按量服药,不可自行随意调整。

（2）利福平服药后要告知患者可能出现肝损害等不良反应;服药期间应禁酒,定期检查肝功能;如出现食欲缺乏、乏力、手足麻木等应及时就诊。

（3）对氨基水杨酸能延缓利福平吸收，合用时应间隔6~12小时；与乙胺丁醇合用可加重视力损害。

（4）利福平可促进雌激素代谢，降低口服避孕药作用，应告知应用利福平的育龄妇女，此时最好不用口服避孕药，而改用其他方法避孕。

点滴积累 ∨

1. 肺结核的常规化疗通常采用异烟肼、链霉素和对氨基水杨酸钠，疗程12~24个月的给药方案。在治疗开始的1~3个月内为强化阶段，其后为巩固阶段。每周3次用药的间歇疗法，可降低药物的毒性反应，便于监测，保证全程化疗。

2. 肺结核的治疗药物一般为口服，也可根据病情及病变部位来选择注射或局部给药。

执业考点 ∨

1. 临床基础 ①临床表现与分型；②治疗原则。

2. 药物治疗 用药注意事项与患者教育。

目标检测

一、选择题

（一）单项选择题

1. 抗感冒药中伪麻黄碱的作用是（　　　）

   A. 抗病毒

   B. 退热、缓解头痛

   C. 使鼻黏膜血管收缩、解除鼻塞症状

   D. 改善体液局部循环、促进药物对病灶的渗透

   E. 加强解热镇痛药效果、拮抗组胺药嗜睡作用

2. 治疗肺炎的抗菌药物疗程一般为（　　　）

   A. 3日　　　　　　　　B. 5日　　　　　　　　C. 7~10日

   D. 15日　　　　　　　E. 30日

3. 支气管哮喘患者连续用药4周才能出现疗效的药品是（　　　）

   A. 吸入型糖皮质激素　　　B. 非甾体抗炎药　　　C. β受体拮抗药

   D. 短效 β_2 受体激动剂　　　E. 白三烯受体拮抗药

4. 患者，男，48岁，患有青光眼3年，今日因支气管哮喘急性发作，给予舒张支气管、抗炎等治疗，应告知患者用药后需漱口的药物是（　　　）

   A. 多索茶碱注射液

   B. 吸入用布地奈德混悬液

C. 孟鲁司特钠咀嚼片

D. 沙丁胺醇气雾剂

E. 异丙托溴铵气雾剂

5. 患者,男,40岁,因肺结核使用抗结核药后,四肢出现针刺样感,导致这种症状的药物是（　　）

A. 异烟肼　　　　　　B. 利福平　　　　　　C. 乙胺丁醇

D. 吡嗪酰胺　　　　　E. 对氨基水杨酸

6. 患者平日佩戴隐形眼镜,使用抗结核药后,导致隐形眼镜染色的药物是（　　）

A. 异烟肼　　　　　　B. 利福平　　　　　　C. 乙胺丁醇

D. 吡嗪酰胺　　　　　E. 链霉素

（二）多项选择题

1. 临床上依据症状学特征,将急性上呼吸道感染分为（　　）

A. 普通感冒　　　　　　　　　　B. 病毒性咽炎、喉炎

C. 疱疹性咽峡炎　　　　　　　　D. 咽 - 结膜热

E. 细菌性咽 - 腭扁桃体炎

2. 可用于治疗哮喘的药物种类有（　　）

A. 糖皮质激素　　　　　　　　　B. β_2受体激动剂

C. 白三烯受体拮抗药　　　　　　D. 磷酸二酯酶抑制剂

E. 抗胆碱药

3. 严重肝功能不全患者应避免选用的抗菌药物有（　　）

A. 米诺环素　　　　　　B. 头孢唑林　　　　　　C. 阿奇霉素

D. 庆大霉素　　　　　　E. 头孢他啶

4. 患者,男,54岁,因出现午后低热、乏力、盗汗就诊,诊断为肺结核,给予抗结核治疗。对患者正确的用药指导有（　　）

A. 症状缓解后即可停药

B. 应规律、全程用药

C. 限制高蛋白和维生素的摄入

D. 注意消毒与隔离

E. 告知用药注意事项及不良反应

二、问答题

1. 试述急性上呼吸道感染的药物治疗原则。

2. 常用于治疗支气管哮喘的药物种类有哪些?

3. 一线抗结核病药包括哪些? 其优点是什么?

三、实例分析

患者,女,65 岁。患者二十余日前外出受凉后出现发热,体温最高 38.5℃,伴咳嗽、咳痰,为少量黄脓痰,不易咳出。患者无胸痛和呼吸困难。查体:听诊右下肺湿啰音。胸部 X 线:右肺下叶少许斑片影。根据患者基础疾病及药物过敏史,诊断为社区获得性肺炎。试为患者推荐合适的治疗药物并拟订给药方案(即剂型、用法与用量)。

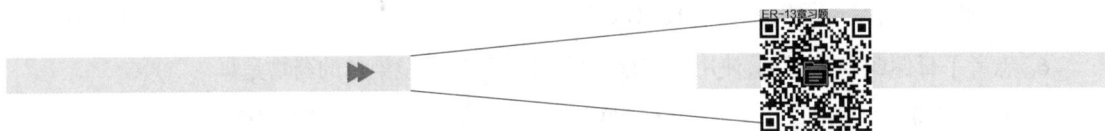

（邓元荣）

第十四章

消化系统疾病的药物治疗

消化系统疾病包括食管、胃、肠、肝、胆、胰等器官的器质性和功能性疾病,在临床十分常见。随着社会发展,疾病谱也在发生变化。以往在我国并未引起重视的胃食管反流病近年来已引起我国消化病学界的高度重视。消化性溃疡是最常见的消化道疾病之一,近年来由于根除幽门螺杆菌治疗方法的普及,复发率明显降低。本章主要介绍消化性溃疡、胃食管反流病和急性胃肠炎的药物治疗。

第一节　消化性溃疡

导学情景 ∨

情景描述:

　　王先生,45 岁,近 3 个月出现上腹部疼痛,剑突下最明显,强度不定,在餐前和午夜加剧。摄食或用抗酸药后疼痛缓解。胃镜检查发现十二指肠球部有一个 5cm 的溃疡,活检 Hp 阳性。医生给予阿莫西林、克拉霉素、雷贝拉唑和枸橼酸铋钾的四联疗法,4 周后患者痊愈。

学前导语:

　　消化性溃疡主要指发生在胃和十二指肠的慢性溃疡,分别为胃溃疡(GU)和十二指肠溃疡(DU),是消化系统的常见病。本节将带领同学们了解消化性溃疡的病因、发病机制和临床表现,熟悉消化性溃疡的常用治疗药物,掌握药物治疗原则和药物治疗方法。

　　消化性溃疡(peptic ulcer)是一种常见的消化系统疾病,是指发生在胃和十二指肠的溃疡,即胃溃疡(GU)和十二指肠溃疡(DU)。本病是一种多因素疾病,其发生是胃、十二指肠黏膜侵袭因素和防御因素失去平衡的结果。胃酸和 / 或胃蛋白酶的消化作用、幽门螺杆菌(Hp)感染、非甾体抗炎药(NSAIDs)等是已知的主要病因。病程多有慢性且反复发作的特点,好发于秋冬及冬春之交,青壮年多见,男性多于女性。

　　消化性溃疡的主要症状为中上腹疼痛和反酸,并有以下特点:①慢性过程,病史长达几年、十几年,甚至几十年;②周期性发作,病程中发作与缓解交替出现,发作有季节性,多在秋冬和冬春之交发病,亦可因情绪不良或服用非甾体抗炎药诱发;③节律性疼痛,为本病特异典型症状,是诊断的重要依据。DU 疼痛约在餐后 2~3 小时出现,持续至下次进餐,又称空腹痛,进餐后可缓解,呈疼痛 - 进食 - 缓解的规律;半数患者有夜间痛,常被痛醒。GU 患者多在餐后 1/2~1 小时出现疼痛,下次餐前消失,夜间痛不如 DU 多见,进食不缓解反而加重,形成进食 - 疼痛 - 缓解的规律。其他症状有上腹饱胀、恶心、呕吐、反酸、嗳气等,溃疡发作期中、上腹部可有局限性压痛,其压痛部位多与溃疡的位置基本相符。并发症有上消化道出血、消化性溃疡穿孔、幽门梗阻及溃疡癌变等。

> **知识链接**
>
> ### 幽门螺杆菌与消化性溃疡
>
> Hp 是胃 - 十二指肠疾病的主要致病因子,根除 Hp 治疗后,胃 - 十二指肠疾病得到缓解或痊愈。Hp 的发现革命性地改变了世人对胃病的认识、治疗理念和治疗方法,造福了全世界数以亿计的胃 - 十二指肠疾病患者,是胃肠病发展史上的一个里程碑。因此,2005 年度诺贝尔医学或生理学奖授予发现并阐明 Hp 在胃炎及消化性溃疡疾病中作用的两位科学家——巴里·马歇(Barry Marshall)和罗宾·沃伦(Robin Warren),不仅奖励他们在科学上的贡献,还奖励他们对真理的坚持和为科学献身的崇高精神。

消化性溃疡治疗的目的是缓解症状、促进溃疡愈合、预防复发和防治并发症。治疗方法包括三方面,即药物治疗、一般治疗和外科手术治疗,以药物治疗为主。一般治疗包括指导患者保持乐观态度,生活要有规律,工作宜劳逸结合,避免过度劳累和精神紧张。饮食原则是强调进餐要定时,避免辛辣、浓茶等刺激性食物和饮料。服用非甾体药物、糖皮质激素药物者,应立即停用,以消除病因。当消化性溃疡大量出血经内科紧急处理无效、伴急性穿孔、瘢痕性幽门梗阻或胃溃疡疑有癌变则采取外科手术治疗。

【药物治疗原则】

消化性溃疡活动期的治疗首选质子泵抑制剂(PPI)或组胺 H_2 受体拮抗药(H_2RA)等抑制胃酸分泌的药物。合并出血等并发症以及其他治疗失败的病例应优先使用 PPI 治疗。胃溃疡患者可考虑抑酸剂和胃黏膜保护剂(铋剂、硫糖铝、铝碳酸镁)联合应用。对腹痛症状明显的患者,在治疗开始阶段加用抗酸药,有助于迅速缓解疼痛。消化性溃疡合并十二指肠胃反流或腹胀症状明显时可联合使用促胃肠动力药。为预防溃疡复发,对部分反复发作或必须长期服用 NSAIDs 的患者可采用维持治疗。前列腺素衍生物对防治 NSAIDs 导致的溃疡有一定疗效,可作为长期服用 NSAIDs 患者的二线用药。消化性溃疡伴有 Hp 感染时必须用抗菌药物根治 Hp。

> **案例分析**
>
> 案例
>
> 患者,男,30 岁。反复上腹疼痛、反酸、嗳气 3 年,加重 1 周。诉 3 年前无明显诱因,始自入秋以来,常感上腹烧灼样疼痛伴反酸。疼痛发生于上午 10 点及下午 4 点左右,延续至进餐,饭后疼痛

缓解。凌晨 1 点左右往往从睡眠中痛醒，如能进少许食物，疼痛可暂时缓解。每次发作持续 5~10 日不等，自服法莫替丁症状可缓解。1 周前因过劳及饮食不规则疼痛加重，伴有腹胀、反酸，自服"胃药"症状无缓解而就诊。自发病以来体重无下降，既往无特殊服药史，有烟酒嗜好。查体：生命体征平稳，脐右上有局限性压痛。

1. 考虑患者患有什么病？

2. 治疗方案哪项最合适？

分析

患者为青年男性，慢性病程，以上腹痛为主诉，其疼痛特点：节律性（餐前 1~3 小时痛、夜间痛），进食或服抑酸药可缓解，周期性（秋季）发作，具有消化性溃疡典型的疼痛特点。查体上腹轻压痛，故考虑为十二指肠溃疡。但其确诊几乎完全靠胃镜检查。该患者行胃镜检查结果示：①十二指肠球部溃疡（A_1 期），幽门螺杆菌 Hp（+++）；②慢性非萎缩性胃炎。故诊断"十二指肠球部溃疡伴 Hp 感染"明确。

治疗方案：

1. 以质子泵抑制剂（PPI）为中心的三联根除 Hp 治疗：奥美拉唑 20mg+ 阿莫西林 1.0g+ 甲硝唑 0.4g，2 次 /d，共 7 日。

2. 辅以促胃肠动力药多潘立酮 10mg，3 次 /d，缓解患者的腹胀、反酸症状。

治疗结果：上述治疗结束后，患者自觉疼痛症状缓解，要求做胃镜复查溃疡是否愈合及 Hp 是否被根除。而医生建议患者继续服奥美拉唑 10mg，1 次 /d，行 4 周维持治疗。停药 4 周后行 ^{13}C- 尿素呼气试验，结果证实 Hp 已得到根除。

【治疗药物的选用】

1. 抗消化性溃疡药物的分类、作用及特点

（1）抑酸药：是目前消化性溃疡治疗最主要的药物，常用质子泵抑制药、H_2 受体拮抗药。

1）质子泵抑制药（PPI）：通过抑制胃壁细胞 H^+-K^+-ATP 酶从而抑制胃酸的分泌，其抑制胃酸的作用较 H_2 受体拮抗药更强、更持久。常用药物有奥美拉唑、兰索拉唑、泮托拉唑、雷贝拉唑和埃索美拉唑等。由于奥美拉唑、兰索拉唑、泮托拉唑等第一代 PPI 起效慢，不能迅速缓解症状，药动学个体差异大，与其他药物相互作用多，近年来雷贝拉唑、埃索美拉唑等新一代 PPI 在临床的使用越来越广泛。几种常见 PPI 的比较见表 14-1。

表 14-1 常用质子泵抑制药的比较

药名	生物利用度 /%	达峰时间 /h	半衰期 /h	食物与生物利用度的关系	肾清除 /%
奥美拉唑	60	0.5~7	0.5~1	延迟吸收，无影响	70~81
泮托拉唑	77	2.5	1.0	无影响	80
雷贝拉唑	52	3.1	1~2	无影响	90

2）H₂ 受体拮抗药（H₂RA）：能选择性地竞争结合胃壁细胞膜上的 H₂ 受体，使组胺不能与受体结合，从而抑制食物、组胺及促胃液素引起的胃酸分泌。目前在临床广泛应用的有第一代产品西咪替丁（cimetidine），第二代的雷尼替丁（ranitidine），第三代的法莫替丁（famotidine）、尼扎替丁（nizatidine）、罗沙替丁（roxatidine）等。常用 H₂ 受体拮抗药的比较见表 14-2。

表 14-2　常用 H₂ 受体拮抗药的比较

药名	生物利用度/%	达峰时间/h	半衰期/h	有效血药浓度维持时间/h	相对抑酸活力	对肝药酶抑制
西咪替丁	60~70	0.75~1.5	2	5	1.0	+
雷尼替丁	60~70	1~2	2~3	8~12	5.0	+/-
法莫替丁	60~70	1~3.5	2.5~4	12	40.0	-
尼扎替丁	90	1~3	2	8	5.0	-
罗扎替丁	85	1~3	4	8~12	6.0	-

（2）抗酸药：主要是一些无机弱碱，可中和胃酸，抑制胃蛋白酶活性，降低胃液 pH。此类药物起效快，能迅速缓解溃疡疼痛，促进溃疡愈合。常用药物有铝碳酸镁、氧化镁、氢氧化铝和碳酸钙等。疗效以液体（如凝胶溶液）最好，粉剂次之，片剂较差。

（3）胃黏膜保护药：主要通过增加碳酸氢盐分泌、改善黏膜血流或在黏膜表面形成保护层增强黏膜抵抗力。常用药物有铋剂、硫糖铝和前列腺素衍生物等。

（4）治疗 Hp 感染的药物：常用药物包括抗菌药、质子泵抑制药、铋剂等，单一药物治疗效果较差，目前提倡联合治疗。

1）抗菌药：用于抗 Hp 感染的抗菌药主要有阿莫西林、克拉霉素、甲硝唑、四环素、呋喃唑酮和左氧氟沙星等，它们多在酸性环境中较稳定。①阿莫西林在体内外均有良好的抗 Hp 效果；在胃内酸性环境中较为稳定，在 pH 接近中性时疗效最佳。②克拉霉素属大环内酯类抗生素，易于吸收，抗 Hp 效果较好，但单用易耐药。③甲硝唑对非耐药菌株非常敏感，但耐药菌株多见；一旦耐药，感染治愈率明显下降；与铋剂和其他抗生素合用，可减少耐药机会。④四环素对 Hp 也比较敏感，耐药菌株少。随着 Hp 耐药菌株增加，呋喃唑酮、左氧氟沙星等逐渐受到重视，两者均有较强的抗 Hp 活性。

2）铋剂：可通过破坏细菌细胞壁、阻止 Hp 黏附于胃黏膜上皮和抑制 Hp 尿素酶、磷脂酶、蛋白酶活性发挥抗 Hp 作用。铋剂与抗生素合用有协同效应。

3）质子泵抑制药：奥美拉唑等 PPI 在体内外均可抑制 Hp 生长，但单独应用并不能治愈 Hp 感染。PPI 可显著提高胃内 pH，增加抗菌药稳定性，提高抗 Hp 疗效。

（5）促胃肠动力药：此类药物可加速胃排空，减少促胃液素分泌，减轻胃酸对胃黏膜的损害，可用于消化性溃疡伴消化不良或胃潴留者。常用药物包括甲氧氯普胺、多潘立酮、莫沙必利、西沙比利等。

2. 消化性溃疡治疗分期和药物选择

（1）活动期溃疡的治疗

1）抑制胃酸分泌：消化性溃疡的愈合与抑制胃酸分泌药物治疗的强度和时间呈正相关。治疗消化性溃疡时,应力争使一日中胃液 pH>3 的时间超过 18 小时。

①质子泵抑制药:由于抑酸作用强、疗效肯定、使用方便、安全性好,目前已作为活动期消化性溃疡治疗的首选药物。常用药物及标准剂量见表 14-3。治疗十二指肠溃疡的疗程一般为 2~4 周,胃溃疡为 2~4 周,以溃疡是否愈合为标准。根除 Hp 治疗时剂量加倍。对 H_2RA 无效的消化性溃疡患者,PPI 治疗 8 周治愈率超过 90%,12 周可达 99%。短期、大剂量奥美拉唑治疗对促进消化性溃疡急性出血时胃黏膜愈合和预防再出血有良好疗效。对 NSAIDs 相关的消化性溃疡和糜烂,无论是否继续使用 NSAIDs,应用奥美拉唑 20mg/d 口服 4~8 周通常可使溃疡愈合。

②H_2 受体拮抗药:常用药物及标准剂量见表 14-3。H_2RA 治疗十二指肠溃疡的疗程一般为 4~6 周,胃溃疡为 6~8 周。

2)保护胃黏膜:由于胃溃疡患者多数胃酸分泌正常,而黏膜屏障功能下降,故胃溃疡单用抑酸药疗效不如十二指肠溃疡,可考虑抑酸药和胃黏膜保护药联合应用。铋剂特别适合于合并 Hp 感染的消化性溃疡患者,以枸橼酸铋钾最为常用,疗程 4~8 周;硫糖铝餐前 1 小时口嚼成糊状后温开水吞服,4~6 周为一疗程;米索前列醇主要作为二线用药,对于防治 NSAIDs 导致的溃疡有一定价值,三餐前及睡前分次口服,疗程 4~8 周。

3)抗酸治疗:抗酸药可中和胃酸,迅速缓解疼痛症状,目前多作为加强止痛的辅助治疗。新一代抗酸药铝碳酸镁兼具抗酸药和黏膜保护药的优点,常用剂量 1g,3 次 /d,疗程 6~8 周,促进溃疡愈合的疗效与 H_2RA 相当,无明显不良反应。

表 14-3　常用治疗消化性溃疡药物的分类及用法用量

分类	常用药物	用法用量
抑酸药		
H_2 受体拮抗药	西咪替丁	800mg,睡前服或 400mg,2 次 /d
	雷尼替丁	300mg,睡前服或 150mg,2 次 /d
	法莫替丁	40mg,睡前服或 20mg,2 次 /d
	尼扎替丁	300mg,睡前服或 150mg,2 次 /d
质子泵抑制药	奥美拉唑	20mg,1 次 /d
	雷贝拉唑	10mg,1 次 /d
	兰索拉唑	30mg,1 次 /d
	泮托拉唑	40mg,1 次 /d
	埃索美拉唑	20mg,1 次 /d
胃黏膜保护药	硫糖铝	1.0g,4 次 /d
	米索前列醇	200μg,4 次 /d
	枸橼酸铋钾	240mg,2 次 /d
抗酸药	铝碳酸镁	1g,3 次 /d

4)根除 Hp 治疗:根除 Hp 可使消化性溃疡患者复发率明显降低。目前主要采用三联治疗方案。常用根除 Hp 感染的一线方案大体上可分为以 PPI 为基础的方案和以铋剂为基础的方案两大类,即在 PPI 或铋剂基础上加用两种抗菌药联合组成三联方案。抗菌药可选择阿莫西林、克拉

霉素、甲硝唑（或替硝唑）等，国内用呋喃唑酮代替甲硝唑，也取得较好疗效。常用的根除 Hp 方案有：

①含 PPI 的根除 Hp 方案

PPI（标准剂量）+ 克拉霉素（0.5g）+ 阿莫西林（1.0g），2 次 /d

PPI（标准剂量）+ 克拉霉素（0.5g）+ 甲硝唑（0.4g），2 次 /d

PPI（标准剂量）+ 阿莫西林（1.0g）+ 甲硝唑（0.4g），2 次 /d

PPI（标准剂量）+ 阿莫西林（1.0g）+ 呋喃唑酮（0.1g），2 次 /d

标准剂量的 PPI 包括埃索美拉唑 20mg、雷贝拉唑 10mg、兰索拉唑 30mg、奥美拉唑 20mg。

Hp 根除率为 80%~98%，报道不一。其中，PPI+ 克拉霉素 + 阿莫西林三联方案对敏感菌株根除率约为 88%，而 PPI+ 克拉霉素 + 甲硝唑三联方案对敏感菌株根除率可达 97%。含 PPI 的根除 Hp 方案疗程为 7~14 日。7 日和 14 日方案均有效，但 14 日方案可将根除率提高 12%。

②含铋剂的根除 Hp 方案

铋剂（标准剂量）+ 呋喃唑酮（0.1g）+ 克拉霉素（0.5g），2 次 /d

铋剂（标准剂量）+ 甲硝唑（0.4g）+ 克拉霉素（0.5g），2 次 /d

标准剂量的铋剂包括枸橼酸铋钾 240mg、果胶铋 240mg。

含铋剂的根除 Hp 方案疗程为 14 日，Hp 根除率 78%~90%。尽管目前甲硝唑、克拉霉素耐药菌株有所增长，含铋剂的根除 Hp 方案仍能取得较满意的疗效。

根除 Hp 感染的二线治疗方案主要为含 PPI、铋剂和两种抗菌药的四联疗法，疗程 7~14 日。该方案可在一定程度上克服甲硝唑和克拉霉素耐药的影响，并可能防止继发耐药，故也有学者推荐作为一线方案使用。

根除 Hp 疗效判断：用于明确 Hp 是否被根除的复查应在根除治疗结束至少 4 周后进行。可选用非侵入性的尿素呼气试验，也可用胃黏膜活检标本检测 Hp。

▶ **课堂活动**

患者，男，21 岁，被诊断患有十二指肠溃疡，Hp 阳性，口服奥美拉唑 40mg/d+ 克拉霉素 1 000mg/d+ 甲硝唑 800mg/d 治疗。一周后患者感到上腹疼痛症状完全缓解，反酸、嗳气现象消失，食欲恢复如发病前。患者自认为溃疡病已治愈，要求停止用药。

ER-14-2

课堂活动
解析

1. 你认为患者要求是否合理？

2. 是否可以停止用药治疗？

3. 此时如何指导患者用药？并详细说明理由。

（2）维持治疗：有效根除幽门螺杆菌及彻底停服 NSAIDs，可消除消化性溃疡的两大常见病因，因而能大大减少溃疡复发。对于 Hp 阴性或根除 Hp 后仍反复发作、伴出血或穿孔等严重并发症的消化性溃疡、重度吸烟、伴随其他疾病必须长期服用 NSAIDs 或抗凝血药物的消化性溃疡患者应给予维持治疗。

长程维持治疗一般以 H_2RA 常规剂量的半量睡前顿服，NSAIDs 溃疡复发的预防不推荐使用

H_2RA 而代之以 PPI 或米索前列醇。方案为：标准剂量的半量睡前服用,即西咪替丁 400mg/d,临睡前;雷尼替丁 150mg/d,临睡前;或法莫替丁 20mg/d,临睡前;奥美拉唑 10~20mg/d,维持治疗。疗程根据病情需要可长达半年到一年。

> **知识链接**
>
> ### NSAIDs 溃疡的治疗和预防
>
> 对服用 NSAIDs 后出现的溃疡,如情况允许应立即停用 NSAIDs,如病情不允许可换用对黏膜损伤小的 NSAIDs,如特异性 COX-2 抑制药(塞来昔布或罗非昔布)。对于停用 NSAIDs 者,可给予常规剂量常规疗程的 H_2RA 或 PPI 治疗;对于不能停用 NSAIDs 者,应选用 PPI 治疗(H_2RA 疗效差)。因 Hp 和 NSAIDs 是引起溃疡的两个独立因素,因此应同时检测 Hp,如有 Hp 感染应同时根除 Hp。溃疡愈合后,如不能停用 NSAIDs,应予 PPI 或米索前列醇长程维持治疗。

【药物不良反应及防治】

1. 质子泵抑制药 副作用少,主要有腹泻、头痛、恶心、皮疹等,长期使用可使胃窦 G 细胞产生促胃液素增加,血清促胃液素浓度升高,虽然到目前为止还未见使用 PPI 出现胃窦肿瘤的病例,但国外有致萎缩性胃炎以及国内有随访 5 年出现十二指肠息肉的报道,因此长期用药的安全性仍值得关注。

2. H_2 受体拮抗药 不良反应较小,发生率低于 3%。常见心血管反应有心动过缓、心动过速、低血压、房室传导阻滞,也有致心搏骤停的报道。其他有乏力、头痛、嗜睡、腹泻、白细胞减少、转氨酶升高,肝细胞毒性的危险因素包括老年患者、较大剂量服药者以及肾功能异常者。西咪替丁可通过血脑屏障,偶有精神异常;对雄激素受体有亲和力,可引起男性乳房发育、阳痿。用药期间应注意患者的肾功能,并根据肌酐清除率调整用量。

3. 抗酸药 本类药物多为重金属盐类,长期反复服药安全性尚待进一步评价,一般应用时间不超过 3 个月是安全的。不良反应有便秘、头晕、口干等。为减轻副作用,宜选用新一代抗酸剂铝碳酸镁合剂。

4. 铋剂 短时间服用除舌苔发黑以外很少有其他不良反应,长期使用会损伤大脑,因为本类药物可能造成铋在体内的蓄积,引起铋中毒。如果铋大量沉积于脑和肾,可引起尿毒症、记忆力变差等。本类药物的疗程最长不得超过 4 周,1 年不得重复用药。

5. 米索前列醇 不良反应较多,主要的有腹痛和腹泻。因可引起子宫收缩,孕妇禁用。主要作为二线用药。

6. 抗菌药物 主要不良反应为腹泻、变态反应和假膜性肠炎,注意疗程,注意病情观察。阿莫西林服用前应询问患者有无青霉素过敏史,应用过程中有无迟发性过敏,如皮疹。甲硝唑可引起恶心、呕吐等胃肠道反应,可用甲氧氯普胺、维生素 B_6 等拮抗。

知识链接

消化性溃疡患者用药教育

1. 铋剂（CBS）在酸性环境中方起作用，宜在餐前半小时服用。服用过程中可使齿、舌变黑，可用吸管直接吸入，停药后可自行消失。

2. 抗酸药如氢氧化铝凝胶，应在饭后1小时和睡前服。服用片剂时应嚼服，乳剂给药前应充分摇匀。

3. H_2受体拮抗药应在餐中或餐后即刻服用，也可把一日剂量在睡前服用。如需同时服用抗酸药，则应间隔1小时以上。

4. 奥美拉唑可引起头晕，特别是用药初期，应嘱患者避免开车或做其他必须高度集中注意力的事情。PPI常于清晨顿服。

5. 硫糖铝宜在餐前1小时和睡前嚼碎后服用。因其含糖量较高，糖尿病患者应慎用。不能与多酶片同服，以免降低两者的药效。

6. 促胃肠动力药推荐餐前15~30分钟口服。

【药物相互作用】

1. 西咪替丁为肝药酶抑制剂，抑制华法林、地西泮、丙米嗪、苯妥英钠、茶碱等药物的代谢，此外还应避免与氨基糖苷类抗生素合用。

2. 奥美拉唑可延长地西泮、苯妥英钠及其他经肝药酶代谢药物的疗效，如与苯妥英钠合用，则需要小心监测病情，且苯妥英钠应酌情减量。

3. 抗酸药应避免与乳制品同时服，因两者互相作用可形成络合物；如与H_2受体拮抗药同用，应间隔1小时以上。

4. 铋剂与抗生素合用有协同效应。

5. 硫糖铝在酸性环境中容易凝集而发挥其作用，故不宜与抗酸药或抑酸药同服；还可减少西咪替丁、雷尼替丁、地高辛、喹诺酮类等药物的吸收，故应与这些药物分开服用（相隔1~2小时为宜）。

点滴积累 ∨

1. 消化性溃疡的药物治疗主要包括抑制胃酸分泌、保护胃黏膜和根除幽门螺杆菌。

2. 根除Hp可使消化性溃疡复发率明显降低，目前推荐三联或四联治疗方案，疗程为7~14日。

3. 抑制胃酸分泌药物治疗十二指肠溃疡的疗程需为4~6周，胃溃疡为6~8周。

执业考点 ∨

1. 消化性溃疡的病因和发病机制、临床表现。

2. 消化性溃疡治疗药物的合理使用。

3. 消化性溃疡的用药注意事项与患者教育。

第二节　胃食管反流病

导学情景 ∨

情景描述：

　　张先生，42岁，平时每天吸一包烟，每周饮白酒2~3次，每次约半斤。近2个月出现明显餐后胸口灼热，且烧心症状越来越严重，发作次数越来越频繁，已严重影响生活质量，故到院就诊，内镜检查显示远端食管多处糜烂。诊断：胃食管反流病。医生指导患者改掉不良生活方式，同时给予莫沙必利、奥美拉唑和铝碳酸镁治疗，1周后患者症状消失。

学前导语：

　　胃食管反流病主要是一种因胃、十二指肠的内容物反流入食管引起不适症状和/或并发症的一种疾病。本节将带领同学们了解胃食管反流病的病因、发病机制和临床表现，熟悉胃食管反流病的常用治疗药物，掌握药物治疗原则和药物治疗方法。

　　胃食管反流病（gastroesophageal reflux disease，GERD）是一种因胃、十二指肠的内容物反流入食管引起不适症状和/或并发症的一种疾病。目前认为胃食管反流病是由多因素促成的上消化道动力障碍性疾病，其主要发病机制是食管抗反流机制减弱和反流物对食管黏膜攻击作用的结果。胃酸与胃蛋白酶是反流物中损害食管黏膜的主要成分。

　　GERD主要的临床表现有：①胃灼热和反流是胃食管反流病的典型症状，常在餐后1小时出现，屈曲、弯腰、平卧发生较多，咳嗽、妊娠、用力排便、腹腔积液等腹压增高时可诱发或加重，也在夜间入睡时发生。②吞咽困难，多为间歇性发生，可出现在吞咽固体和液体食物后。③胸痛，反流物刺激食管引起食管痉挛，造成胸骨后疼痛，酷似心绞痛。可放射到后背、胸部、肩部、颈部、耳后，可伴有或不伴有胃灼热和反流。经饮水、牛奶和服抗酸药可很快缓解。④反流物刺激食管可引起慢性咳嗽和哮喘，是少部分患者的首发表现，且无季节性，有阵发性、夜间发作的特点。⑤并发症有上消化道出血、食管狭窄、Barrett食管，有发生食管腺癌的倾向。

ER-14-3

胃食管反流病与心绞痛的鉴别诊断

　　GERD的辅助检查主要手段有内镜、X线吞钡及核素检查、24小时食管pH监测、食管测压、食管胆汁反流测定及食管滴酸试验。诊断GERD的金标准是食管pH监测，但典型病史结合内镜检查对诊断GERD的特异性可达97%，所以很少需要做食管pH监测。

> **知识链接**
>
> ### Barrett食管
>
> 　　Barrett食管是指食管下端的鳞状上皮被增生的柱状上皮所替代，它是食管腺癌的癌前期病变，其腺癌的发生率较正常人高30~50倍。目前治疗Barrett食管方法是使用PPI及长程维持，尽管有各种清除Barrett食管的报道，但均未获肯定，因此加强随访是预防Barrett食管癌变的唯一方法。

GERD 的治疗目的是缓解症状、治愈食管炎、提高生活质量、防治并发症及预防复发,包括一般治疗、药物治疗、内镜或手术治疗。药物是治疗胃食管反流病的最主要方法。

GERD 的一般治疗原则:改变生活方式,包括限制饮酒和戒烟,避免进食可能增加胃食管反流的食物,如高脂饮食、巧克力、浓茶和辛辣食品;避免过饱、餐后仰卧和睡前进食等;不系紧身腰带、不穿紧身衣服;避免使用抗胆碱药、三环类抗抑郁药、钙通道阻滞药、茶碱、黄体酮类药物、地西泮等镇静催眠药及多巴胺受体激动剂、β_2 受体激动剂等降低下食管括约肌压力或影响食管动力的药物。嚼口香糖可促进唾液分泌,改善部分患者的胃灼热感症状。

案例分析

案例

患者,女,49 岁。间断性反酸、胃灼热 3 年,伴咽部异物感 1 周。诉 3 年前开始间断反酸、胃灼热感,无腹痛、呕吐,多于餐后出现,自服法莫替丁症状可缓解,但停药后症状反复出现,未系统治疗。近 1 周间断出现咽部异物感,来院就诊。自发病以来体重无下降。既往有高血压病史,间断服降压药。无肿瘤病家族史。查体:T 36.5℃,R 16 次 /min,P 72 次 /min,BP 140/100mmHg。咽部充血,心肺无异常。腹软,无压痛及反跳痛,肝、脾肋下未触及,肠鸣音正常。

1. 患者患有什么病?

2. 如何进一步检查?

3. 治疗方案哪项最合适?

分析

疾病特点:患者为中年女性,慢性病程,以反酸、胃灼热为主诉,症状出现于餐后,抑酸药治疗有效。在长期反流基础上出现咽部异物,体重无明显变化,有高血压病史。查体发现 BP 140/100mmHg,咽部充血,其他无异常。

初步诊断:①胃食管反流病;②咽炎。

进一步检查首选胃镜检查,酌情行食管 pH 检测,食管压力测定,喉镜检查,粪便常规 + 潜血。

治疗方案:

1. 控制饮食,生活指导。

2. 应用质子泵抑制药(PPI)或 H_2 受体拮抗药抑制胃酸治疗。

3. 促胃肠动力治疗,选用多潘立酮或莫沙必利。

4. 合理应用降压药。

【药物治疗原则】

目前胃食管反流病的药物治疗以抑酸为中心,分为控制发作和维持治疗两个阶段。症状发作时,治疗药物应足量、足疗程,必要时多种药物联合使用,根据不同病情采用递增法或递减疗法;维持期则以按需为主要策略。药物治疗旨在增强抗反流屏障作用,提高食管清除能力,改善胃排空和幽门括约肌功能,防止十二指肠反流,抑制胃酸分泌,降低反流损害性,保护食管黏膜、促进修复,以达到解除症状、治愈炎症、预防并发症、防止复发的目标。

【治疗药物的选用】

（一）药物的分类、作用及特点

目前有效治疗药物主要包括四类，即促胃肠动力药、抑酸药、抗酸药、黏膜保护药。抑制胃酸分泌是迄今胃食管反流病治疗的基本方法，抑酸药是最常用、最有效的药物。胃食管反流病症状的缓解、糜烂性食管炎愈合与24小时胃内pH>4.0的时间长度成正比。

1. 促胃肠动力药 这类药的作用是增加下食管括约肌张力、改善食管蠕动功能、促进胃排空，从而达到减少胃内容物食管反流及减少其在食管的暴露时间。由于这类药物疗效有限且不确定，因此只适用于轻症患者，或作为抑酸药的辅助治疗药。

（1）多巴胺受体拮抗药：代表药物有甲氧氯普胺和多潘立酮，可拮抗食管、胃、肠道多巴胺受体，使胆碱受体相对亢进，促进食管、胃平滑肌动力，促进食管清除、加快胃排空，还可增加下食管括约肌张力及收缩幅度，阻止胃内容物反流；其对十二指肠、空肠、回肠蠕动的促进可减少十二指肠反流；另外甲氧氯普胺具有拮抗5-HT$_3$、激动5-HT$_4$及拟胆碱作用，其作用于脑干化学感受区的多巴胺受体还可起止吐作用。伊托必利具有拮抗D$_2$受体及抑制胆碱酯酶的双重作用。

（2）5-HT受体激动药：临床常用的莫沙必利、西沙必利均为选择性5-HT$_4$受体激动药，作用于肠肌间神经丛，释放乙酰胆碱使下食管括约肌压力升高，食管蠕动增强，胃排空加快，可有效减少反流次数和时间，是新型全胃肠道动力药。替加色罗则选择性激动5-HT$_3$受体。

2. 抑酸药 主要包括H$_2$受体拮抗药和质子泵抑制药两大类。PPI特异性不可逆抑制H$^+$-K$^+$-ATP酶，作用于胃酸分泌的最后共同通道，使H$^+$不能由壁细胞内转运到细胞外，可长时间、高效抑制基础胃酸以及刺激后胃酸分泌，明显减少反流物的酸度和数量。H$_2$RA与组胺竞争结合胃壁细胞H$_2$受体，抑制基础胃酸分泌及组胺、促胃液素、迷走神经刺激等引起的胃酸分泌，尤其能减少夜间泌酸。

3. 抗酸药 常为弱碱性，可迅速中和胃酸，提高胃内及食管下段pH，降低反流物酸性和胃蛋白酶活性，减轻酸性反流物对食管黏膜的损伤，并轻度增加下食管括约肌压力。常用药物有氢氧化铝、氧化镁、三硅酸镁、碳酸钙等。

4. 黏膜保护药 覆盖病变表面，形成保护膜，可减轻症状，促进食管炎愈合。常用药物有硫糖铝、铋剂、麦滋林-S及吉法酯等。部分黏膜保护剂如考来烯胺、铝碳酸镁有一定吸附作用，通过吸附并结合胃蛋白酶直接抑制其活性，还可通过结合胆汁酸、吸附溶血磷脂酰胆碱而避免或减少其对胃黏膜的损伤，此外还具有抗酸药样作用，中和胃酸能力强，可使胃液pH长时间维持在3~5之间，临床应用广泛。

▶▶ **课堂活动**

患者，女，58岁，胸骨后疼痛2个月。疼痛为阵发性，范围约巴掌大小，多于活动后、饭后和夜间明显，持续数分钟至1小时不等，伴有胃灼热，偶有反酸，有时饮水可缓解；非发作期无其他不适。查过心电图未见明显异常。内镜检查提示：非糜烂性反流。请讨论胃食管反流病的药物治疗原则。

课堂活动
解析

（二）治疗药物的选择

一般来说,症状轻、食管黏膜损害不严重的患者可选用常规剂量 PPI 或 H_2RA,而对症状重、食管黏膜损害严重的患者则应选用强效 PPI,必要时加用促胃肠动力药。

1. 控制发作治疗药物

（1）质子泵抑制药:PPI 能持久地抑制胃酸,长期使用不产生明显耐受性和不良反应,疗效明显优于 H_2RA,被认为是目前最主要的控制症状和维持治疗药物。研究表明 PPI 用于以下情况:重度反流症状（经常发生、重度或夜间出现的胃灼热和反酸）为特征的胃食管反流病;经 H_2RA 或其他抗反流治疗难以控制的反流症状;中、重症胃食管反流病或轻症胃食管反流病但症状严重或难以控制;伴食管外症状或并发症患者。

治疗胃食管反流病时 PPI 剂量一定要足,如奥美拉唑 20mg、兰索拉唑 30mg、泮托拉唑 40mg、雷贝拉唑 10mg、埃索美拉唑 40mg,1~2 次 /d,餐前半小时口服。疗程至少 8~12 周,长期治疗疗效甚至优于手术治疗。非糜烂性反流病患者应用 PPI 的治疗时限尚未明确,但不短于 4 周。

每日服药 1 次的患者将服用 PPI 的时间由早餐前改为晚餐前能更好地控制夜间睡眠胃酸分泌,每日多次服药者晚间给药也因由传统的睡前改为晚餐前而效果更佳。几种 PPI 制剂在疗效上的差异并不明显,主要是起效时间和费用上的差别,在治疗重症胃食管反流病时,常规剂量的埃索美拉唑疗效优于奥美拉唑。

（2）H_2 受体拮抗药:能较好抑制空腹、迷走神经刺激以及夜间胃酸分泌,但不能有效抑制进食刺激引起的胃酸分泌,适用于轻、中症患者。

常用剂量西咪替丁 400mg、雷尼替丁 150mg 或法莫替丁 20mg,2 次 /d,餐前半小时口服。在饱餐或运动等刺激因素作用前服用可减少反流症状发作。疗程 8~12 周,长期应用可产生药物抵抗,疗效不佳。增加剂量在一定程度可提高疗效,但亦增加不良反应。剂量增大至常规剂量 2 倍以上则疗效增高不明显,可改用 PPI。

（3）促胃肠动力药:对轻、中度胃食管反流病有一定疗效,尤其适用于夜间反酸伴胆汁反流者,但单独使用疗效差,需与抑酸药合用。治疗伴随腹胀、嗳气等动力障碍症状时效果优于抑酸剂。常用的促胃肠动力药及其用法用量见表 14-4。

表 14-4 常用促胃肠动力药的用法用量

分类	常用药物	用法用量
多巴胺受体拮抗药	甲氧氯普胺	5~10mg, 3 次 /d
	多潘立酮	10mg, 3 次 /d
5-HT 受体激动药	莫沙必利	5mg, 3 次 /d
	西沙必利	5~10mg, 3 次 /d
	伊托必利	50mg, 3 次 /d
	替加色罗	6mg, 2 次 /d

（4）抗酸药及黏膜保护药:抗酸剂能缓解胃食管反流病的轻微症状,但作用持续时间短,不能治愈食管炎,因此只能作为辅助用药,适用于临时缓解症状、轻中度或间歇发作胃食管反流病或作为

初始治疗。为减轻副作用,目前抗酸药常制成复方制剂,常用药物有氢氧化铝凝胶、复方氢氧化铝片、铝碳酸钙等。片剂宜嚼服,效果佳。

黏膜保护药一般不单独使用,适用于胃食管反流病食管糜烂、溃疡的辅助治疗。硫糖铝最常用,每次 1g,3~4 次 /d,餐前及睡前服。铝碳酸镁具有抗酸、吸附和黏膜保护作用,临床应用普遍,每次 1.0g,3~4 次 /d,餐前嚼服。

2. 发作期治疗方案选择　发作期药物治疗方案主要有两种:递减法和递增法。目前多主张采用递减法,即开始首先使用疗效较高的药物,如 PPI 加促胃肠动力药,迅速控制症状,治愈炎症,再减量维持。递增法则是从疗效较低的药物开始应用。

递减法适用于中、重度胃食管反流病患者,尤其是内镜检查有糜烂性食管炎者。初始治疗可选用一种标准剂量 PPI 制剂,2 次 /d,餐前口服。必要时加用促胃肠动力药,如多潘立酮 10mg,3 次 /d,餐前口服。糜烂性食管炎患者需正规治疗 8~12 周,炎症愈合后可逐步减少药物的剂量和种类。内镜检查无食管糜烂、溃疡的中、重度胃食管反流病患者亦需在临床症状完全消失数日至数周后逐步减少 PPI 用量,一般先减至原治疗剂量的一半,数日至数周后再减量一半并逐步过渡至隔日 1 次或与 H₂RA 交替使用。症状缓解后促胃肠动力药也可逐渐减量。目前普遍认为,递减法优于传统的递增治疗方法,控制胃食管反流病更有效、更经济。

3. 维持治疗　胃食管反流病具有慢性复发倾向,停用抑酸药 6 个月复发率达 80%,因此必须维持治疗。H₂RA 和 PPI 均可用于维持治疗,其中以 PPI 效果最好。维持治疗剂量因患者而异,以调整至患者无症状的最低剂量为最适剂量;维持治疗时间遵循个体化原则,一般应在正规治疗、复查胃镜食管炎已愈合后,维持时间 6~12 个月,重症者时间应延长,甚至终生维持。有效的维持治疗应能完全缓解症状并防止食管炎复发及并发症发生。

【药物不良反应及防治】

甲氧氯普胺可引起倦怠、焦虑、锥体外系反应等副作用,限制了其使用。多潘立酮无锥体外系反应,有 10%~15% 患者可引起可逆性血催乳素水平升高。西沙必利可引起患者 Q-T 间期延长并致严重心律失常,如尖端扭转型室性心动过速等,导致患者猝死,国外已禁用。其他药物的不良反应见消化性溃疡。

【药物相互作用】

甲氧氯普胺与乙醇或中枢抑制药等合用时,镇静作用增强,与抗胆碱药和镇痛药合用有拮抗作用。多潘立酮、莫沙必利与抗胆碱药合用有拮抗作用,故不宜合用。治疗时合用乙醇、β 受体激动药、维拉帕米、地西泮、多巴胺、哌替啶、黄体酮、前列腺素、茶碱等可加重胃食管反流病的症状。

点滴积累　∨ ....

1. 胃食管反流病的药物治疗以抑酸为中心,分为控制发作和维持治疗两个阶段,发作期药物治疗方案有递减法和递增法。

2. 控制胃食管反流病发作的治疗药物包括 PPI、H_2RA、促胃肠动力药、抗酸药及黏膜保护药，H_2RA 和 PPI 均可用于维持治疗。

执业考点 ∨

1. 胃食管反流病的临床表现、治疗原则。
2. 胃食管反流病治疗药物的合理使用。
3. 胃食管反流病的用药注意事项与患者教育。

第三节　急性胃肠炎

导学情景 ∨

情景描述：

王同学，15岁，因进食不洁食物后出现中上腹、脐周持续性绞痛，解黄色稀水样大便，伴恶心、呕吐，粪便内有少量未消化食物，便后疼痛有所缓解，医院门诊以"急性胃肠炎"收入院。医生立即纠正患者水电解质紊乱，同时给予氧氟沙星、山莨菪碱和双八面体蒙脱石治疗，1日后患者症状缓解。

学前导语：

急性胃肠炎是以恶心、呕吐、腹痛、腹泻为主要临床症状，起病急，好发于夏秋季的消化系统常见疾病。本节将带领同学们了解急性胃肠炎的病因、发病机制和临床表现，熟悉急性胃肠炎的常用治疗药物，掌握药物治疗原则和药物治疗方法。

急性胃肠炎是最常见的消化道疾病。病理上呈胃、肠（小肠为主）的急性弥漫性黏膜的炎症，有充血、水肿、糜烂、出血等改变，甚至一过性浅表溃疡形成。多由饮食不当所致，好发于夏、秋季节。进食被病原微生物或其毒素污染的食物，或未煮透的食物可引起急性胃肠炎，也称为细菌性食物中毒。

临床特点是发病急，恶心、呕吐、腹痛、腹泻，可伴有不同程度的脱水。常在进食污染食物后 2~24 小时发病。腹泻一日可达数次或十余次，粪便初为粥样，逐渐变为黄色水样，几无臭味，有的带有泡沫及少量黏液，一般肉眼看不到脓血。体检腹部柔软，有触痛，肠鸣音常亢进。因细菌及毒素作用，可有不同程度的畏寒、发热、头晕、头痛及全身无力等症状。重症者由于剧烈呕吐及腹泻，可出现口渴、尿少、眼眶下陷、四肢发冷、皮肤弹性减低、小腿肌肉痉挛等脱水症状，也可引起低钠、低钾、低氯或酸中毒，更严重者还可进一步引起血压下降、脉搏细数无力以致休克。诊断依赖详细病史、典型临床表现、必要时行胃肠镜及活组织检查和大便致病菌培养。

ER-14-5

急性胃肠炎
并脱水的
自我调节

案例分析

案例

患者，女，25 岁，上腹疼痛、恶心、呕吐伴腹泻 3 日就诊。自诉 3 日前因吃过夜剩饭菜后，半夜发生上腹疼痛不适，伴持续恶心、呕吐，吐后腹痛稍减。解水样便，无黏液和脓血，3~4 次 /d，无畏寒、发热。曾于药店自购"止泻药"和"止痛药"，自觉症状好转，但仍有腹部不适，随后到医院就诊。查体：T 36.5℃，上腹轻压痛，肠鸣音较活跃。血白细胞总数、分类正常；大便常规：稀水样便，白细胞（+）；大便培养：大肠埃希菌生长。

1. 应首先考虑什么病？

2. 如何治疗？

分析

患者以急性腹痛、腹泻伴恶心、呕吐，无发热起病；发病前曾食过夜饭菜；大便常规：外观为稀水样便，镜下白细胞（+），脓细胞 <15 个 /HP；大便培养：志贺菌属阴性。诊断为急性胃肠炎。治疗：去除诱因，不再吃剩饭菜；流质饮食；解痉止痛：山莨菪碱口服 10mg，3 次 /d；口服补液盐，或静脉补液 1 500~3 000ml/d；止吐：甲氧氯普胺口服 5mg，3 次 /d；可用制酸药雷尼替丁口服 15mg，2 次 /d；止泻：洛哌丁胺，成人首次 4mg，以后每腹泻 1 次再服 2mg，每日用量不超过 16mg；口服黏膜保护药双八面体蒙脱石 0.3g，3 次 /d。

一般治疗原则包括注意饮食卫生，防止食物、饮水被污染，不吃腐败变质、被病原微生物或其毒素污染的食物、戒酒；卧床休息，进清淡流质饮食，必要时禁食，时间为 6~24h，一旦恶心、呕吐较轻或停止，应该口服葡萄糖 - 电解质溶液或加盐的肉菜清汤以防脱水。儿童可能较快发生脱水，应迅速给予葡萄糖 - 电解质溶液口服，如果呕吐持久或存在严重的脱水，则需要经静脉适当补充电解质。

▶ 课堂活动

患者，男，24 岁，腹痛伴呕吐、腹泻 1 日急诊就诊。

请分组练习：根据患者主诉，说出详细询问病史的要点（提示：注意诱因及呕吐、腹泻严重程度）。

【药物治疗原则】

补液治疗为主，适当选用镇吐、解痉止痛、止泻等对症治疗药物，对伴有高热等感染症状的患者，合理选用抗菌药物短期应用，出现休克者积极抗休克治疗。

【治疗药物的选用】

（一）药物分类、作用和特点

1. 对症治疗药物（止吐、止泻、止痛） 甲氧氯普胺主要作用于上消化道，提高静息状态胃肠道括约肌的张力，阻滞胃 - 食管反流，加强胃和食管蠕动，并增强镇吐效应。

双八面体蒙脱石能与黏液蛋白结合,保护肠黏膜,对病毒、细菌和细菌毒素具有极强的吸附能力,可减少这些攻击因子的致病作用,具有显著的止泻作用;阿托品、山莨菪碱具有明显的外周抗胆碱作用,使乙酰胆碱引起的痉挛平滑肌松弛,选择性缓解胃肠道、胆道痉挛及抑制蠕动,并解除血管(尤其是微血管)痉挛,改善微循环;洛哌丁胺通过延迟肠内容物转运时间、肠内容物吸收而缓解腹泻症状。常用止泻药及其用法用量见表 14-5。

表 14-5 常用止泻药的用法用量

分类	常用药物	用法用量
收敛、吸附、保护黏膜药	双八面体蒙脱石	3g,3 次 /d
	碱式碳酸铋	0.3~0.9g,3 次 /d
	氢氧化铝凝胶	10~20ml,3~4 次 /d
	药用炭	1.5~4g,2~3 次 /d
	鞣酸蛋白	1~2g,3 次 /d
减少肠蠕动药	复方樟脑酊	2~5ml,3 次 /d
	地芬诺酯	2~5mg,3 次 /d
	洛哌丁胺	4mg,3 次 /d
抑制肠道过度分泌药	消旋卡多曲	100mg,3 次 /d

2. 抗菌药物 氧氟沙星为氟喹诺酮类抗菌药,具广谱抗菌作用,尤其对需氧革兰氏阴性杆菌的抗菌活性高,通过抑制 DNA 的合成而导致细菌死亡,在体外对多重耐药菌亦具抗菌活性。氨苄西林为广谱半合成青霉素,通过抑制细菌细胞壁合成发挥杀菌作用。红霉素属大环内酯类抗生素,为抑菌药,抑制细菌蛋白质合成,但在高浓度时对某些细菌也具杀菌作用。头孢噻肟为第三代头孢菌素,抗菌谱广,主要与细菌细胞膜上的青霉素结合蛋白结合,使转肽酶酰化,抑制细胞壁的合成,使细胞分裂和生长受到抑制,毒性小,适用于儿童、孕妇、哺乳期妇女。

(二)治疗药物的选择

1. 对症治疗 呕吐频繁者可肌内注射甲氧氯普胺 10mg;腹痛者可局部热敷或使用解痉药,如阿托品 0.5~1mg,皮下注射,可使呕吐、腹痛及腹泻迅速停止,如不奏效,可于半小时后再用,或山莨菪碱 10mg。如急性呕吐、腹泻已经停止,仍需口服颠茄合剂 10ml,或溴丙胺太林 15~30mg,3 次 /d。腹泻者给予抑制肠蠕动的止泻药如双八面体蒙脱石 0.3g,3 次 /d,或洛哌丁胺,成人首次 4mg,以后每腹泻 1 次再服 2mg,直至腹泻停止或每日用量达 16~20mg,连续 5 日,若无效则停服。空腹或饭前半小时服药可提高疗效。抑制胃肠蠕动的药物不可用于儿童。止泻药不能用于感染性腹泻或可疑感染性腹泻的患者。

急性胃炎者予以制酸药保护胃黏膜,使用 H_2 受体拮抗药(西咪替丁、法莫替丁)及胃黏膜保护药(硫糖铝、枸橼酸铋钾);出现上消化道出血者,可针对性地给予冰盐水洗胃、止血输血、补液扩容纠正休克等处理。

2. 抗菌药物 由细菌引起的急性胃肠炎,应针对病情选用抗菌药物治疗。如盐酸小檗碱 0.3g,3 次 /d;氧氟沙星 0.3g,2 次 /d,口服,或 0.2g 每 8~12 小时静脉滴注;复方磺胺甲噁唑 0.96g,2 次 /d。对病情严重、怀疑有败血症的婴儿,静脉应用第三代头孢菌素。

3. 纠正水电解质紊乱 因呕吐、腹泻导致失水及电解质紊乱时,可予口服补液,重者则静脉输液,液体输入量根据病情决定,一般每日可输入 1 000~3 000ml,其中生理盐水或 5% 的葡萄糖盐水需 1 500ml,其余可补入葡萄糖液;对血压下降的患者,应早期快速补液,以补充其循环血容量不足;输液后仍不能使血压正常者,可在液体中加入升压药;如有酸中毒,应给予碱性药物;对不能进食而尿量正常的患者,注意补充氯化钾。

知识链接

婴儿腹泻及其治疗

婴儿腹泻(也称消化不良)是由不同病因引起的胃肠道综合征。常发生于 2 岁内小儿。患儿每日腹泻数次至十余次,粪便呈蛋花汤样或水样,偶有溢乳及呕吐、低热等,严重者可出现高热、昏迷、惊厥、脱水、电解质紊乱等症状。婴儿腹泻如处理不当,可导致脱水和电解质紊乱、病毒性心肌炎、肠套叠等并发症。婴儿腹泻的治疗包括①饮食调节:轻型或非感染性腹泻应减少喂奶量,暂停或减少辅食;重型腹泻需输液时,应禁食 6~12 小时或更长时间;②加强护理:注意观察呕吐物及腹泻物的性质、次数和量以及排尿时间和尿量,应勤换尿布、勤洗臀部;③控制感染:应在医生指导下,根据肠道感染的情况应用抗菌药或抗病毒药;④液体疗法:主要纠正失水、酸中毒、电解质紊乱等。

【药物不良反应及防治】

甲氧氯普胺可通过血脑屏障导致锥体外系症状,一旦出现应立即停药。山莨菪碱可有口干、面红、扩瞳、视近物模糊,用量过大时可出现阿托品样中毒症状。双八面体蒙脱石偶见便秘、大便干结。氨苄西林以过敏反应较为常见。红霉素可引起腹部不适、恶心、呕吐和皮疹等。氧氟沙星可能影响骨骼发育,孕妇及 18 岁以下的小儿及青少年禁用,哺乳期妇女应停止哺乳。

【药物相互作用】

氧氟沙星与茶碱类合用时可导致茶碱中毒症状,与环孢素合用可使环孢素的血药浓度升高,必须监测环孢素血药浓度,并调整剂量。氨苄西林与卡那霉素合用对大肠埃希菌、变形杆菌具有协同抗菌作用。红霉素与林可霉素类有拮抗作用,并可干扰青霉素的杀菌效能。头孢噻肟与庆大霉素或妥布霉素合用对铜绿假单胞菌有协同作用,与阿米卡星合用对大肠埃希菌、肺炎克雷伯菌和铜绿假单胞菌有协同作用。

点滴积累

急性胃肠炎以补液治疗为主,适当选用镇吐、解痉止痛、止泻等对症治疗药物,对伴有高热等感染症状的患者,合理选用抗菌药物短期应用。

目标检测

一、选择题

（一）单项选择题

1. 下列与消化性溃疡发病密切的细菌是（　　）

   A. 大肠埃希菌　　　　　　B. 幽门螺杆菌　　　　　　C. 克雷伯菌

   D. 溶血性链球菌　　　　　E. 铜绿假单胞菌

2. 抗消化性溃疡药不包括（　　）

   A. 抗酸药　　　　　　　　B. 黏膜保护药　　　　　　C. 止吐药

   D. H_2受体拮抗药　　　　E. 抗幽门螺抗菌药

3. 下列在消化性溃疡形成过程中起决定作用的因素是（　　）

   A. 胃酸　　　　　　　　　B. 胃蛋白酶　　　　　　　C. 饮食不规律

   D. 精神因素　　　　　　　E. 遗传因素

4. 急性胃肠炎常因为（　　）

   A. 吃被污染的食物　　　　B. 吸烟　　　　　　　　　C. 饮酒过度

   D. 食用含脂肪酸过多的食物　E. 遗传

5. 下列关于急性胃肠炎的治疗不正确的是（　　）

   A. 止腹痛　　　　　　　　B. 止泻　　　　　　　　　C. 止吐

   D. 补液　　　　　　　　　E. 抑制胃酸分泌

（二）多项选择题

1. 消化性溃疡药物的治疗目的是（　　）

   A. 止痛　　　　　　　　　B. 保护胃黏膜防止复发　　C. 促进溃疡的愈合

   D. 削弱消化道分泌功能　　E. 促进有害物质排泄

2. 兰索拉唑的作用是（　　）

   A. 抑制基础胃酸分泌

   B. 抗幽门螺杆菌

   C. 拮抗 H_2 受体

   D. 减少胃酸对食管黏膜的损伤

   E. 对乙醇性胃黏膜损伤优于法莫替丁

3. 对奥美拉唑的叙述,错误的是（　　）

   A. 兴奋胃壁细胞质子泵

   B. 只能口服给药

   C. 抑制胃酸分泌作用强,但持续时间短

   D. 对胃壁细胞上组胺、促胃液素和 M 受体均有拮抗作用

   E. 治疗消化性溃疡复发率低

4. 西沙必利临床应用于（　　）

    A. 便秘　　　　　　　　B. 胃轻瘫　　　　　　　　C. 胃食管反流

    D. 上消化道不适　　　　E. 食管炎

5. 抗酸药的抗消化性溃疡作用主要表现在（　　）

    A. 中和过多胃酸

    B. 解除胃酸对十二指肠黏膜的侵蚀和对溃疡面的刺激

    C. 降低胃蛋白酶分解胃壁蛋白的活性

    D. 抑制 H^+-K^+-ATP 酶活性

    E. 使黏液分泌少

二、问答题

1. 说出急性胃肠炎的常见致病因素及药物治疗原则。

2. 叙述治疗消化性溃疡的常用药物类型及代表药物。

三、实例分析

患者，男，45 岁。因发作性上腹痛 3 周就诊。胃镜示十二指肠溃疡。初步诊断：十二指肠溃疡。医生开了如下处方，请分析该处方是否合理。

法莫替丁片　20mg×20

用法：20mg　2 次 /d 口服

硫糖铝片　0.5g×100

用法：1g　4 次 /d　餐前 1 小时及睡前嚼碎后服用

（胡清伟）

253

第十五章

血液系统疾病的药物治疗

血液系统疾病指原发或主要累及血液和造血组织及器官的疾病,以贫血、出血、发热为主要特征。常见的血液系统疾病有红细胞疾病(缺铁性贫血、巨幼细胞贫血、再生障碍性贫血)、白细胞疾病(粒细胞、单核巨噬细胞及淋巴与浆细胞疾病)和出血性疾病(血管性、血小板及凝血因子疾病)等。血液病的症状和体征常无特异性,也可见于其他疾病。实验室检查是血液系统疾病诊断的重要环节,如血常规、骨髓穿刺涂片是血液病诊断中必不可少的步骤。血液系统疾病的治疗手段有补充造血所需营养、刺激造血、应用细胞因子、切脾、化疗、放疗、诱导分化、免疫抑制等,造血干细胞移植是一种可能根治血液系统恶性肿瘤的综合性治疗方法。

第一节 缺铁性贫血

导学情景 ∨

情景描述:

患者,女,40岁,身高170cm,体重50kg。胃溃疡10年,月经过多20年。查体:面色苍白,嗜睡,脾大,便潜血阳性(+++)。诊断:缺铁性贫血,消化性溃疡。给予铁剂口服治疗,同时间隔服用常规剂量抗酸药物治疗胃溃疡,改善症状。

学前导语:

缺铁性贫血是最常见的贫血,其发病率在发展中国家、经济不发达地区,以及婴幼儿、育龄妇女中明显增高。本节将带领同学们学习缺铁性贫血的药物治疗原则、药物选用及药物不良反应与防治。

贫血(anemia)是指外周血单位容积内红细胞数量或血红蛋白量以及红细胞比容低于可比人群正常值的下限,其中以血红蛋白量为主要指标。按红细胞形态分大细胞性贫血(如巨幼细胞贫血)、正常细胞性贫血(如再生障碍性贫血、溶血性贫血)、小细胞低色素性贫血(如缺铁性贫血)。我国血液病学家认为在我国海平面地区,成年男性Hb<120g/L,成年女性(非妊娠)Hb<110g/L,孕妇Hb<100g/L就有贫血。

缺铁性贫血(iron deficiency anemia, IDA)是由于各种原因导致的体内储存铁缺乏,血红蛋白合成减少引起的小细胞低色素性贫血。可在不同性别各年龄组发生。

知识链接

缺铁性贫血的病因

1. 营养因素　饮食结构不合理或铁供给不足，导致铁吸收与利用降低。当生理铁需要量增加时，如婴幼儿、青少年、生育期妇女，单纯从食物中很难获得足量的铁。

2. 慢性失血　如消化性溃疡、胃肠道恶性肿瘤、钩虫病、食管胃底静脉曲张破裂出血、女性月经量过多、痔出血、咯血、血尿、慢性肾功能不全及其他长期慢性失血导致铁丢失而得不到纠正的疾病，是缺铁性贫血的常见重要原因。

3. 吸收障碍　铁主要在十二指肠及空肠上段吸收，胃酸有助于其吸收。胃切除术后、胃酸缺乏、慢性萎缩性胃炎等胃肠道疾病、腹泻均可引起铁吸收不良，导致贫血发生。

缺铁时有原发病的表现，也会有贫血表现，还会有组织缺铁表现。血象呈小细胞低色素性贫血。平均红细胞体积（MCV）低于 80fl，平均红细胞血红蛋白量（MCH）小于 27pg，平均红细胞血红蛋白浓度（MCHC）小于 32%。

缺铁性贫血的治疗原则主要是补充铁剂。去除原发病因也是治疗的关键，如改善饮食、调理月经、驱虫、抗溃疡等。

【药物治疗原则】

在明确诊断及纠正病因的同时，补充铁剂。使用铁剂的基本原则是：

1. 首选口服铁剂，安全且疗效可靠。

2. 去除原发病因后，铁剂治疗无效应考虑铁剂的质量和生物利用度。

3. 血象恢复正常后，铁剂仍需继续服用 3~6 个月，以补充机体铁的储备。

4. 有持续出血或溶血伴血红蛋白尿患者要持续补铁。

【治疗药物的选用】

（一）铁剂的作用、分类和特点

铁主要在十二指肠和空肠上段以亚铁离子形式吸收。进入血液循环后，形成血红蛋白。另外，亚铁离子也是许多酶的组成成分，参与多种生化代谢。补充铁剂后可使代谢恢复正常，缓解由缺铁引起的一系列症状如乏力、神经功能紊乱及含铁酶蛋白减少所致的上皮组织改变等。

1. **口服铁剂**　治疗性铁剂分无机铁剂和有机铁剂两类。无机铁剂以硫酸亚铁为代表；有机铁剂包括右旋糖酐铁、葡萄糖酸亚铁、富马酸亚铁、琥珀酸亚铁及多糖铁复合物等。无机铁剂的不良反应较有机铁剂明显。维生素 C 和稀盐酸可促进铁的吸收。

2. **注射铁剂**　包括右旋糖酐铁、蔗糖铁。右旋糖酐铁为氢氧化铁与右旋糖酐的复合物，蔗糖铁为氢氧化铁蔗糖复合物。

常用铁剂的特点及用法用量见表 15-1。

表 15-1　常用铁剂的特点及用法用量

药物	主要特点	用法用量
口服铁剂		
硫酸亚铁	吸收率高,疗效快,价格低廉,胃肠道刺激明显	成人 0.3~0.6g,3 次 /d,饭后服;小儿 0.1~0.3g,3 次 /d,饭后服
葡萄糖酸亚铁	胃肠道刺激性小,作用温和,铁利用率高,起效快	用于预防:成人 0.3g,1 次 /d;儿童,0.1g,2 次 /d。用于治疗:成人 0.3~0.6g,3 次 /d;儿童 0.1~0.2g,3 次 /d
富马酸亚铁	含铁量较高,奏效较快,恶心、呕吐、便秘等副作用较少	0.2~0.4g,3 次 /d。疗程:轻症 2~3 周,重症 3~4 周
乳酸亚铁	服后较易吸收	成人 0.15~0.6g,3 次 /d,饭后服
琥珀酸亚铁	含铁量高,口服吸收率高,胃肠刺激性轻于硫酸亚铁	成人 0.1~0.2g,3 次 /d;儿童 0.05~0.1g,1~2 次 /d,饭后服
枸橼酸铁铵	三价铁,不如硫酸亚铁易吸收,但无刺激性,适用于儿童及不能吞服药片的患者。由于含铁量低,不适于重症贫血病例	10% 溶液,成人 10~20ml,3 次 /d;小儿,1~2ml/(kg·d)。应以吸管吸服,以免损害牙齿
注射铁剂		
右旋糖酐铁	适用于不能耐受口服铁剂或需要迅速纠正缺铁者	首次剂量 50mg(儿童减量),以后成人 100mg,1 次 /1~2d,深部肌内注射;儿童 2.5mg/kg,1 次 /1~2d
蔗糖铁	只能与生理盐水混合使用,以滴注或缓慢注射方式静脉给药,不宜肌内注射或按患者需要铁的总量一次全剂量给药	第一次给药应先给予小剂量进行测试:成人 1~2.5ml(20~50mg),体重 >14kg 的儿童 1ml(20mg),体重 <14kg 的儿童 1.5mg/kg。在给药 15 分钟后未出现不良反应,继续给予余下的药液

(二)治疗药物的应用

1. 口服铁剂　作为首选,口服铁剂有效的表现是:5 日外周血中网织红细胞计数升高,7~10 日达高峰;2 周后血红蛋白浓度上升,一般约 2 个月左右恢复正常;在血红蛋白恢复正常后,还须剂量减半后继续服药 3~6 个月,待铁蛋白恢复正常后停药。若服药 3 周后血红蛋白或网织红细胞计数未见升高,应检查原有诊断是否正确,是否按医嘱用药,病因是否去除,是否存在胃肠吸收障碍等。用法用量见表 15-1。

▶ **课堂活动**

缺铁性贫血患者给予口服铁剂治疗,服药期间应注意什么?

ER-15-1

课堂活动
解析

2. 注射铁剂　一般在下列情况下可使用:①不能耐受口服铁剂;②原有消化道疾病,口服铁剂可加重病情,如结肠炎、胃、十二指肠溃疡等;③吸收障碍,如胃大部切除、慢性腹泻;④需迅速获得疗效者,如晚期妊娠、择期手术。注射铁剂期间,不宜同时口服铁剂,以免发生毒性反应。

注射铁剂的用量。右旋糖酐铁,每毫升含元素铁 50mg,肌内注射易吸收。首次给药须用 0.5ml 作为试验剂量,如无明显不良反应,可给足量治疗。第一日给 50mg,以后每日或隔日给 100mg,直至总需量。注射用铁的总需量(mg)按公式计算:注射用铁的总需量(mg)=[需达到的血红蛋白浓度

（g/L）- 患者的血红蛋白浓度（g/L）] × 30+500（mg）。

（三）治愈标准

需完全符合以下四项指标：①临床症状完全消失；②血红蛋白恢复正常，即男性 >120g/L、女性 >110g/L、孕妇 >100g/L；③诊断缺铁的指标均恢复正常，特别是反映储存铁和红细胞内铁的指标，如血清铁蛋白（SF）≥50μg/L、红细胞游离原卟啉（FEP）<0.9μmol/L（全血）、血清可溶性转铁蛋白受体（sTfR）≤ 2.25mg/L 等；④缺铁的病因消除。

案例分析

案例

患者，女，40 岁，系统性红斑狼疮，合并缺铁性贫血、狼疮性肾炎、肢端动脉痉挛症。为迅速改善贫血，住院医师给予右旋糖酐铁 100mg 臀部肌内注射，1 次 /d。2 日后发现患者双侧臀部青紫，考虑是铁剂未吸收，故改为口服。

分析

缺铁性贫血用铁剂治疗首选口服给药，不能耐受口服或需迅速获得疗效等情况，可以采用肌内注射。本例患者因合并肢端动脉痉挛症，同时臀部血液循环也较差，因而影响注射药物的吸收，改为口服给药是正确的。

【药物不良反应及防治】

1. 口服铁剂可引起胃肠刺激，致恶心、呕吐、腹痛、腹泻等。应饭后服用，从小剂量开始，逐渐增加剂量；也可间歇用药；反应减轻后再重复应用；如反应严重，则考虑改服其他制剂或采用注射给药。可导致便秘和黑便，影响大便潜血试验结果。主要通过吃蔬菜等改善饮食的方法纠正，必要时可用泻药。

2. 儿童误服 1g 以上可导致急性中毒甚至死亡，表现为坏死性肠炎症状，可有恶心、腹痛、血性腹泻，甚至休克、呼吸困难、死亡。中毒早期可用 1%~2% 碳酸氢钠溶液洗胃，并灌入去铁胺约 5g；急性中毒采用去铁胺肌内注射，每次 0.5g，2 次 /d。长期大量服用过多铁剂，可引起慢性中毒。严重时出现皮肤色素沉着、肝硬化和心力衰竭症状。

3. 注射铁剂的患者中 5% 有全身反应，表现为头痛、面部潮红、关节肌肉疼痛、荨麻疹、发热等变态反应症状，偶可引起过敏性休克。对铁过敏者禁用。避免静脉注射。

【药物相互作用】

1. 铁剂不宜与抗酸药、磷酸盐、鞣酸蛋白以及含鞣酸的食物如浓茶、菠菜等同服，可影响吸收。

2. 铁剂与考来烯胺、考来替泊等阴离子交换树脂合用也会发生络合反应。

3. 铁剂与氯霉素合用时，因氯霉素抑制骨髓造血功能，干扰红细胞成熟，影响铁剂疗效。

4. 铁剂与胰酶、去铁胺等同用，可影响铁的吸收。

5. 铁剂可影响四环素类、氟喹诺酮类、青霉胺及锌制剂的吸收。

6. 铁剂与维生素 C 同服，虽可增加吸收，但也易致胃肠道反应。

点滴积累 ∨

1. 缺铁性贫血是最常见的贫血类型，治疗以口服二价铁剂为主，服药后 5~10 日血液中网织红细胞计数升高并达高峰。在血红蛋白恢复正常后，还应剂量减半继续服药 3~6 个月，以补充铁的储备。

2. 铁剂应饭后服药，不宜与抗酸药、浓茶、菠菜等同服，避免让儿童接触药品。

执业考点 ∨

1. 缺铁性贫血的临床表现及诊断依据。

2. 缺铁性贫血治疗药物的合理使用。

3. 缺铁性贫血治疗用药注意事项与患者教育。

第二节　巨幼细胞贫血

导学情景 ∨

情景描述：

患者，女，28 岁，身高 165cm，体重 50kg。中期妊娠，营养不良，早孕反应严重，导致进食困难，近期体重明显下降。主诉活动后呼吸困难、心悸，有酗酒史，既往无过敏史。

实验室检查：平均红细胞血红蛋白量 36pg，红细胞 11.0×10^{12}/L，叶酸 2.9ng/ml，血清维生素 B_{12} 245ng/ml，网织红细胞 1%。诊断为巨幼细胞贫血。给予叶酸口服补充治疗。

学前导语：

巨幼细胞贫血主要由体内维生素 B_{12} 和 / 或叶酸缺乏所致。本节将带领同学们学习巨幼细胞贫血的药物治疗原则、药物选用及药物不良反应与防治。

巨幼细胞贫血（megaloblastic anemia，MA）是人体内的脱氧核苷酸（DNA）合成障碍所致的贫血。以外周血中平均红细胞体积（MCV）和平均血红蛋白含量（MCH）高于正常，骨髓中出现大量形态和功能异常的巨幼红细胞和巨幼粒细胞为特点。

叶酸和维生素 B_{12} 是 DNA 合成过程中的重要辅酶，在体内参与核酸的合成。这两种物质的缺乏即可造成 DNA 合成障碍，使细胞内 DNA 合成速度减慢，而胞浆内 RNA 合成所受影响不大，导致细胞核和细胞质的发育不平衡，细胞体积增大，而细胞核发育滞后，形成巨幼变。巨幼细胞大部分在骨髓内未成熟就被破坏，产生贫血。另外，维生素 B_{12} 还参与神经鞘膜脂质的合成及维持有髓鞘神经纤维功能完整，缺乏时出现神经系统症状。血象呈大细胞性贫血。红细胞大小不均，以大细胞为主，椭圆形红细胞增多；中性粒细胞核分叶过多有特征性，具有诊断价值。MCV 大于 100fl，MCH 大于 32pg。重者全血细胞减少。骨髓象：红系增生显著、巨幼变；粒系也有巨幼变，巨核细胞体积增大、分叶过多。

【药物治疗原则】

1. 在骨髓检查结果未明确前，不宜给予叶酸或维生素 B_{12} 治疗，因为治疗 24 小时后骨髓细胞的巨型变可消失，不利于诊断。

2. 应诊断巨幼细胞贫血是由叶酸还是维生素 B_{12} 缺乏引起，以便针对性地选择治疗药物。

3. 当叶酸和维生素 B_{12} 联合应用时，应注意叶酸的使用可更多消耗维生素 B_{12} 而加重神经系统症状。

知识链接

巨幼细胞贫血的治疗与低钾血症

治疗巨幼细胞贫血，在贫血的恢复过程中大量钾进入新生成的细胞内，导致突然出现低血钾。因此，在治疗起始时的 48 小时内宜实时检测血清钾离子以防止低钾血症。对老年患者和有心血管疾病及合并应用排钾利尿药等药物的患者应注意及时补钾。

【治疗药物的选用】

（一）药物选用原则

1. 叶酸用于治疗各种巨幼细胞贫血。由于营养不良、婴儿期、妊娠期对叶酸需要量增加所致的营养性巨幼细胞贫血，治疗时以叶酸为主，辅以维生素 B_{12}。

2. 叶酸对抗药甲氨蝶呤、乙胺嘧啶、甲氧苄啶等所致的巨幼细胞贫血，需用亚叶酸钙治疗。

3. 对缺乏维生素 B_{12} 所致的恶性贫血，叶酸仅能纠正血象，而不能改善神经损害症状，故治疗时应以维生素 B_{12} 为主，叶酸为辅，尤其对内因子缺乏或分泌不足引起的恶性贫血。恶性贫血患者终生应用维生素 B_{12}。血红蛋白恢复正常后应维持治疗，而缺乏叶酸者血红蛋白恢复正常后一般不需用维持治疗。

▶ **课堂活动**

恶性肿瘤患者服用甲氨蝶呤，出现巨幼细胞贫血后，应采用哪种药物治疗？叶酸是否有效？

ER-15-2

**课堂活动
解析**

（二）给药方法及剂量

1. **叶酸**　口服：成人每次 5~10mg，5~30mg/d，每一疗程为 14 日，或用到红细胞数量恢复正常为止；儿童 5mg，3 次/d。肌内注射：成人 15~30mg，1 次/d；儿童 15mg，1 次/d，20~30 日为一疗程。

2. **维生素 B_{12}**　恶性贫血患者，口服无效。开始 100μg 肌内注射，1 次/d，2 周后改为 100μg，2 次/w，连用 4 周，至血红蛋白恢复正常后，每月注射 1 次，作为维持治疗。有神经系统症状者，用量应稍大,且维持治疗宜 2 周 1 次。巨幼细胞贫血患者,25~100μg/ 次或隔日 50~200μg,肌内注射。小儿常用量:25~50μg,隔日一次,共 2 周;维持量 25~50μg,每月一次。不可静脉注射。

3. 亚叶酸钙　巨幼细胞贫血每次 1mg,肌内注射,1 次 /d。

案例分析

案例

患者,男,60 岁,因食欲缺乏、乏力、头晕半年来诊。查血常规显示:MCV、MCH 增高,红细胞大小不等,大细胞性贫血;骨髓象显示"核幼浆老"。诊断为巨幼细胞贫血。给予叶酸口服治疗 1 个月,病情未见改善。进一步做胃镜显示"慢性萎缩性胃炎"。除继续服用叶酸外,给予维生素 B_{12} 肌内注射,病情缓解。

分析

慢性萎缩性胃炎患者因胃黏膜萎缩,内因子分泌缺乏,导致维生素 B_{12} 吸收障碍,引起巨幼细胞贫血,此时单纯用叶酸治疗无效,应合用维生素 B_{12}。本例患者口服维生素 B_{12} 不吸收,应采用注射给药。

【药物不良反应及防治】

1. 叶酸不良反应较少,过敏反应罕见。长期服用叶酸可以出现恶心、畏食、腹胀等反应。静脉注射较易致不良反应,不宜采用。大剂量时还可出现黄色尿。

2. 维生素 B_{12} 偶见过敏反应,甚至过敏性休克。应停药,并用抗过敏药物。维生素 B_{12} 可促使恶性肿瘤生长,故恶性肿瘤者禁用。

3. 严重巨幼细胞贫血用药治疗后,可出现突然血钾下降,应监测血钾。

【药物相互作用】

1. 营养性巨幼细胞贫血常合并缺铁,应同时补铁,并补充蛋白质和 B 族维生素。

2. 维生素 C 可促进叶酸转化为有活性的四氢叶酸,并提高四氢叶酸及其衍生物的稳定性,用叶酸治疗时可加用维生素 C 0.2g,3 次 /d。

3. 叶酸和维生素 B_{12} 都是合成 DNA 的辅酶,用于治疗巨幼细胞贫血,两者有互补作用。

4. 甲氨蝶呤、乙胺嘧啶、甲氧苄啶等药物抑制二氢叶酸还原酶,阻止叶酸利用。

5. 维生素 B_{12} 不能与维生素 B、C 或 K 溶液混合给药。长期大剂量使用维生素 C 可使血清维生素 B_{12} 浓度降低,因此,在使用维生素 B_{12} 后 1 小时内不宜摄入大量维生素 C。

点滴积累　∨

1. 巨幼细胞贫血是由叶酸或维生素 B_{12} 缺乏引起的大细胞性贫血,骨髓象可见"核幼浆老"现象。叶酸与维生素 B_{12} 合用效果较好,维生素 C 可促进叶酸转化。

2. 有消化道疾病存在吸收障碍的患者,维生素 B_{12} 应采用注射给药。

1. 巨幼细胞贫血临床表现及诊断依据。

2. 巨幼细胞贫血治疗药物的合理使用。

3. 巨幼细胞贫血治疗用药注意事项与患者教育。

第三节　再生障碍性贫血

导学情景 ∨

情景描述：

　　患者，女，18岁，身高160cm。1年前因淋雨出现发热、乏力症状，自觉感冒，口服阿司匹林、999感冒冲剂治疗，症状未见好转，乏力症状加重，并出现面色逐渐苍白，检查发现全血细胞减少，骨髓穿刺检查后诊断为再生障碍性贫血。

学前导语：

　　再生障碍性贫血各年龄段均可发生，青年人和老年人相对发病率较高，其发病高峰期有2个，即15~25岁的年龄组和60岁以上的老年组。本节将带领同学们学习再生障碍性贫血的药物治疗原则、药物选用及药物不良反应与防治。

　　再生障碍性贫血（aplastic anemia，AA）简称再障，是一组由化学、物理、生物因素及不明原因引起的骨髓造血干细胞及造血微环境损害、骨髓造血衰竭、全血细胞减少的综合征。主要表现为骨髓造血功能低下、全血细胞减少和贫血、出血、感染综合征。半数以上患者无明确病因，称原发性再障；另一部分可找到明确的病因，称继发性再障。根据外周血细胞水平和疾病发展的严重程度，再生障碍性贫血可分为重型和非重型。

ER-15-3

重型和非重型再生障碍性贫血的临床表现

　　再障的治疗原则：①一般治疗。预防感染；避免出血；避免接触任何可能对骨髓有抑制作用的物质。②对症治疗。纠正贫血、控制出血、控制感染。选用止血药、抗生素，出现真菌感染可选用抗真菌药。输新鲜血或成分输血，如输血小板、白细胞等。糖皮质激素用于止血和降温疗效肯定，但长期使用易致感染扩散。③针对发病机制的治疗。包括免疫抑制治疗、刺激造血治疗、造血干细胞移植。对40岁以下、无感染及其他并发症、有合适供体的重型再障患者，可考虑造血干细胞移植。

案例分析

案例

　　患者，男，21岁，司机，因进行性全身乏力、面色苍白伴发热、牙龈出血来就诊。20日前，曾因感冒服用感冒药数片，此后便出现上述症状。查血常规显示：全血细胞减少，网织红细胞计数0.1%。骨髓穿刺涂片显示：多部位骨髓增生重度减低。诊断为急性再障（现称重型再障Ⅰ型）并上呼吸道感染。住院后，立即给予抗感染、刺激造血、止血等治疗。曾选用环孢素、丙酸睾酮、粒细胞 - 巨噬细胞集落刺激因子（GM-CSF）、抗生素、止血药，并输新鲜血、血小板、白细胞多次。病情未见好转，反复高热、全身各部位出血，并出现真菌感染。2个月后，因经济困难，家属要求出院。回家后3日，患者死亡。

分析

从上述病例可以看出，某些常用药物也有可能导致再障的发生，且有些与剂量关系不大；患者的主要表现是贫血、出血、感染；重型再障起病急，进展快，病情重；治疗手段主要是纠正贫血、控制出血和感染、促造血治疗；有条件做造血干细胞移植者很少。本例患者使用 GM-CSF 后，外周血白细胞计数曾升高，但仅维持 1~2 个月。许多患者在一年内死于感染和出血等并发症。

知识链接

干细胞移植

造血干细胞是生成各种血细胞的原始细胞。第 3~6 个月的胎儿肝是主要的造血器官，含造血干细胞较多，胎盘组织、脐带血中造血干细胞含量较高，均可用于治疗再生障碍性贫血等血液病患者。

出生后，造血干细胞主要存在于红骨髓，只有极少数会到血液中"旅行"。骨髓的重要功能就是生成各种细胞的干细胞，这些干细胞通过分化再生成各种血细胞如红细胞、白细胞、血小板等。骨髓移植主要用于治疗急慢性白血病、重型再生不良性贫血、骨髓增生异常综合征等。

根据骨髓的来源，骨髓移植有自体骨髓移植和异体骨髓移植之分，自体骨髓移植的骨髓来自患者本人，异体骨髓移植的骨髓来自捐献者。限制骨髓移植应用的关键因素是缺少供者。可采用有血缘关系的供者，也可从无血缘关系的捐献者找到真正人类白细胞抗原（HLA）相配供者取得骨髓。

【药物治疗原则】

联合免疫抑制药是治疗重型再障的主要选择，常用抗胸腺细胞球蛋白（ATG）、抗人 T 细胞免疫球蛋白（ALG），尤其适用于无条件施行骨髓移植的患者，可与环孢素组成强化免疫抑制方案。环孢素联合应用免疫抑制药 ALG/ATG 治疗重型再障可产生协同效应，提高疗效，降低各种免疫抑制药的剂量，提高患者的耐受力，可作为儿童重型再障的首选治疗手段。环孢素联用雄激素治疗非重型再障的疗效高于单用雄激素。

造血生长因子适用于全部再障，特别是重型。

非重型再障一般选用雄激素、中药、环孢素、造血生长因子等治疗，首选雄激素。联合应用糖皮质激素、雄激素、环孢素也可提高疗效。

对雄激素治疗缓解的患者应继续维持治疗，否则复发率较高，应逐渐减量（通常减半量）维持治疗 3~5 个月后停药。

糖皮质激素对刺激骨髓增生无肯定疗效，且用糖皮质激素无效的患者用 ATG/ALG 治疗能够缓解,故糖皮质激素仅适用于有免疫因素的再障,或有出血倾向,或有溶血现象,无高血压、高脂血症及潜在精神疾病的患者。

【治疗药物的选用】

(一)常用药物分类、作用及特点

1. 免疫抑制药　①ATG 和 ALG 可抑制 T 淋巴细胞,干扰细胞免疫,其与淋巴细胞的结合,掩盖了淋巴细胞表面的受体,使受体失去识别抗原的能力而无法与抗原结合。ALG 对骨髓没有毒性作用,兔 ALG 不良反应较少较轻。②环孢素能选择性、可逆性地改变淋巴细胞功能,抑制淋巴细胞的分化、增殖,抑制其产生白介素 -2(IL-2)、干扰素 -γ(IFN-γ)。有肝、肾损害。小剂量长期服用对维持疗效、减少疾病复发非常有利。不损伤造血系统功能,对淋巴细胞、粒细胞、单核细胞均无细胞毒作用,亦无糖皮质激素的副作用。

2. 雄激素　能刺激肾脏产生促红细胞生成素(EPO),促进红系造血;还可直接刺激骨髓造血干 / 祖细胞的增殖分化,提高造血细胞对 EPO 的反应性。临床应用最早且较为有效的是丙酸睾酮、司坦唑醇及十一酸睾酮。司坦唑醇与丙酸睾酮相比,蛋白同化作用显著,具有以下优点:①疗效高,对丙酸睾酮无效的患者仍然有效;②可以口服;③副作用轻。

3. 造血生长因子　①集落刺激因子(CSF)包括粒细胞集落刺激因子(G-CSF)和粒细胞巨噬细胞集落刺激因子(GM-CSF),有天然和重组类。重组类如重组人粒细胞集落刺激因子(rhG-CSF)、重组人粒细胞巨噬细胞集落刺激因子(rhGM-CSF)。GM-CSF 可刺激骨髓多能干细胞向粒细胞 - 单核细胞集落分化,使其发育为成熟的粒细胞和单核细胞;并可与 EPO、M-CSF、G-CSF 等相互作用,促进巨核细胞生长;与高浓度 EPO 有协同作用,促进红细胞的增殖。G-CSF 主要刺激粒细胞系造血。天然及重组的 G-CSF 及 GM-CSF 均可用于再障的治疗,但疗效不持久。②EPO 能促进红系细胞生长和分化,增多红细胞数和血红蛋白含量。

4. 糖皮质激素　可减少淋巴细胞数量,抑制细胞免疫,减低自身免疫性抗体水平。刺激骨髓造血,使红细胞和血红蛋白含量增加。也可防治药物的过敏反应。抗炎作用可使发热等炎症反应减轻。

▶ **课堂活动**

再障患者出现感染可选用哪些抗感染药物? 能否选用氯霉素、磺胺类药物?

ER-15-4

**课堂活动
解析**

(二)治疗药物的选择

1. 非重型再障首选雄激素。丙酸睾酮 100~200mg,肌内注射,每日或隔日 1 次。司坦唑醇 6~12mg/d,分次口服。十一酸睾酮 120~160mg/d,口服,3 次 /d(血象恢复正常时可逐渐减为 1~2 次 /d)。疗程为 3~6 个月。总疗程在 2 年以上。

2. 重型再障联合应用免疫抑制药,尤其适用于儿童重型再障。ATG 3~5mg/(kg·d)或 ALG10~15mg/(kg·d),静脉滴注,连用 5 日,泼尼松 1mg/(kg·d),口服,共 3 个月。环孢素 3~6mg/(kg·d),口服,疗程长于 1 年,维持剂量 2~5mg/(kg·d)。GM-CSF 或 G-CSF 5µg/(kg·d),静脉注射,根据

中性粒细胞恢复情况调整用量或停药；EPO 首剂 50~100IU/kg，根据治疗反应调整用量：治疗 8 周后血细胞比容（HCT）不上升或达不到 40% 者，应逐渐增加剂量到 300~350IU/（kg·d）；达到 40% 者，减量 25% 维持。造血生长因子一般在免疫抑制治疗后使用，剂量可酌减，维持 3 个月以上为宜。

【药物不良反应及防治】

1. 重组 EPO 毒性很小，静脉给药约 10% 患者可出现自限性流感样症状。极少患者有轻微的皮疹和荨麻疹。高血压失控者、对哺乳动物细胞衍生产品过敏者、对人血清白蛋白过敏者禁用。卟啉病患者慎用。

2. ALG、ATG 肌内注射可引起局部疼痛、红肿、发热、荨麻疹等，甚至引起过敏性休克。静脉注射也有短时高热、发冷，有时伴关节痛和气短。静脉滴注可见一过性体温升高与寒战、低血压、心率增快等。一般在 1~2 小时内消退。ALG、ATG 用药前需做过敏试验，用药过程中用糖皮质激素防治过敏反应。过敏体质者禁用，有急性感染者慎用。

3. 静脉滴注 ATG 不宜过快，每日剂量应维持静脉滴注 12~16 小时。

4. 环孢素用药剂量过大、时间过长有可逆性肝、肾损害，故使用时应个体化，初始剂量宜小，如 3~5mg/（kg·d），以后逐渐递增剂量，参照造血功能和 T 细胞免疫恢复情况、药物不良反应等调整用药剂量和疗程。用药期间应监测血象、肝功能、肾功能。

5. 雄激素类药物除有雄性化作用外，还有局部刺激、肝脏毒性等。可更换注射部位。女性及儿童宜选用口服同化激素。

【药物相互作用】

1. 环孢素联合雄激素治疗非重型再障的疗效高于单用雄激素，血液学恢复更为完全。

2. 环孢素与其他免疫抑制药联合应用，可产生协同效应，提高疗效；联合应用可降低各种免疫抑制药的剂量，提高患者的耐受力。ALG、环孢素、泼尼松龙、G-CSF 联合治疗较其他联合的有效率更高。

3. 环孢素与雄激素均有肝损害；糖皮质激素与雄激素均有水钠潴留，加重高血压；造血生长因子与环孢素均可引起发热等反应；环孢素与 ALG、ATG 或雄激素合用时剂量应减半。

点滴积累 ∨

1. 再障表现为骨髓造血功能低下、全血细胞减少和贫血、出血、感染综合征。

2. 再障治疗原则除一般治疗外，还应纠正贫血、控制出血、控制感染等对症治疗，以及针对发病机制的治疗，包括免疫抑制治疗、刺激造血治疗、造血干细胞移植。

3. 联合免疫抑制药是治疗重型再障的主要选择；造血生长因子适用于全部再障，特别是重型。非重型再障一般选用雄激素、中药、环孢素、造血生长因子等治疗，首选雄激素。

4. 环孢素与其他免疫抑制药联合应用，可产生协同效应，提高疗效；联合应用可降低各种免疫抑制药的剂量，提高患者的耐受力。环孢素与雄激素均有肝损害。

第四节　白细胞减少症和粒细胞缺乏症

导学情景 ∨

情景描述：

　　患者，男，60岁，身高175cm，体重50kg。因肺癌化疗3个周期。近来感觉畏寒，进食后口腔烧灼样疼痛，吞咽加重；血常规检查：白细胞 $1.5×10^9$/L，中性粒细胞 $1.0×10^9$/L，血红蛋白110g/L，血小板 $400×10^{12}$/L，余正常。诊断：肺癌，白细胞减少症，口腔溃疡。

学前导语：

　　白细胞减少症是由于原因不明或继发于其他疾病而引起的疾病，该患者是由于抗肿瘤药物化疗后导致的血液系统毒性病例。本节将带领同学们学习白细胞减少症的药物治疗原则、药物选用及药物不良反应与防治。

　　白细胞减少症（leukopenia）是指外周血白细胞绝对计数持续低于 $4.0×10^9$/L。外周血中性粒细胞绝对计数在成人低于 $2.0×10^9$/L，在儿童≥10岁低于 $1.8×10^9$/L 或 <10岁低于 $1.5×10^9$/L 时，称为中性粒细胞减少症（neutropenia）；严重者低于 $0.5×10^9$/L 时，称为粒细胞缺乏症（agranulocytosis）。本病根据病因和发病机制可分为中性粒细胞生成缺陷、破坏或消耗过多、分布异常。细胞毒类药物、电离辐射、化学毒物直接毒性作用造成粒细胞减少，是引起中性粒细胞减少最常见的原因。临床表现随白细胞或中性粒细胞减少的原因、程度和时间长短而异。轻度减少的患者，不出现特殊症状，多表现原发病症状。中性粒细胞重度减少即为粒细胞缺乏症。中度和重度减少者易发生感染和出现疲乏、食欲缺乏、头晕、乏力等非特异性症状。常见的感染部位是呼吸道、消化道和泌尿生殖道，可出现高热、寒战、出汗、头痛、全身及关节酸痛，以及严重的败血症、脓毒血症。粒细胞严重缺乏时，感染部位不能形成有效的炎症反应，常无脓液。感染既是粒细胞减少和缺乏的原因，也是结果。实验室检查血象可见白细胞减少、中性粒细胞减少、淋巴细胞比例增加、中性粒细胞核左移和核分叶过多。

知识链接

可导致中性粒细胞减少的药物	
类别	**药物**
细胞毒类	烷化剂、抗代谢药、蒽环类抗生素、长春生物碱类
解热镇痛药	阿司匹林、氨基比林、吲哚美辛、保泰松、布洛芬等
抗微生物药	氯霉素、磺胺类药物、甲硝唑、β-内酰胺类抗生素、庆大霉素、万古霉素、呋喃妥因、异烟肼、对氨水杨酸、利福平、乙胺丁醇、齐多夫定
抗寄生虫药	氯喹、奎宁、伯氨喹、乙胺嘧啶等

续表

类别	药物
抗甲状腺药	甲硫氧嘧啶、丙硫氧嘧啶、甲巯咪唑
降糖药	甲苯磺丁脲、氯磺丙脲
抗癫痫药	苯妥英钠、苯巴比妥、卡马西平
抗组胺药	苯海拉明、氯苯那敏、西咪替丁、雷尼替丁
抗高血压药	利血平、肼屈嗪、甲基多巴、卡托普利
抗心律失常药	普鲁卡因胺、奎尼丁、普萘洛尔、阿普林定、普罗帕酮
免疫调节药	硫唑嘌呤、左旋咪唑、吗替麦考酚酯
抗精神失常药	氯丙嗪、氯氮平、丙米嗪
其他	别嘌醇、砷化物、青霉胺、甲氧氯普胺、维 A 酸

粒细胞缺乏症的治疗原则为积极寻找和去除致病因素,停止接触可疑药物和其他致病因素;治疗原发病;预防和控制感染;粒细胞轻度减少且无感染倾向,骨髓检查无明显异常者,以追踪观察为主;应用升粒细胞药物。

案例分析

案例

患者,女,28 岁,因"心慌乏力、手颤抖 2 个月"就诊,测血 TT_3、TT_4 升高,诊断为"甲状腺功能亢进症"。查血常规显示 WBC 4.0×10^9/L。医生给予甲巯咪唑口服,同时给予维生素 B_4、鲨肝醇、肌苷治疗。

分析

甲状腺功能亢进症本身可引起白细胞减少,甲巯咪唑等抗甲状腺药的严重不良反应是白细胞减少,服药期间可能引起白细胞数量进一步减少,因此应同时服用升白细胞药,并定期复查血常规,必要时应使用造血生长因子如 GM-CSF。白细胞计数低于 3.0×10^9/L 应停药。

【药物治疗原则】

1. 感染既是粒细胞减少和缺乏的原因,也是结果。首先明确感染的类型和部位,根据病原体培养和药敏试验的结果有针对性地选择抗感染药;及早、足量用药至感染症状消失后 4~5 日;联合用药可增强抗菌效果、扩大抗菌谱、杀菌药优于抑菌药。出现真菌和病毒感染应选用抗真菌药和抗病毒药。

2. 应及早应用升白细胞药,治疗 1~2 个月无效者应调整用药;造血生长因子是目前最有效的治疗药物,尤其急性粒细胞缺乏症应尽早应用。

3. 对于自身免疫性粒细胞减少和通过免疫介导机制所致的粒细胞缺乏症,可用糖皮质激素等免疫抑制剂治疗；其他原因所致者，则不宜采用。

【治疗药物的选用】

（一）常用药物分类、作用及特点

1. 粒细胞集落刺激因子（G-CSF）　该因子是血管内皮细胞、单核细胞和成纤维细胞合成的糖蛋白。主要作用是刺激粒细胞集落形成单位，促进中性粒细胞的增殖与分化成熟；刺激成熟的中性粒细胞从骨髓释出；增强中性粒细胞的趋化、吞噬和杀伤功能。用于自体骨髓移植及肿瘤化疗后严重的中性粒细胞缺乏症，可缩短中性粒细胞缺乏时间，降低感染的发病率。对先天性中性粒细胞缺乏症也有效。对某些骨髓发育不良或骨髓损害患者，可增加中性粒细胞数量。可部分或完全逆转艾滋病患者中性粒细胞缺乏。

2. 粒细胞巨噬细胞集落刺激因子（GM-CSF）　在 T- 淋巴细胞、单核细胞、成纤维细胞、血管内皮细胞均有合成。它与白介素 -3（IL-3）共同作用于多向干细胞和多向祖细胞等分化较原始细胞，因此可刺激粒细胞、单核细胞、巨噬细胞和巨核细胞的集落形成和增生。主要促进单核细胞和粒细胞成熟，并可与 EPO、M-CSF、G-CSF 等相互作用，促进巨核细胞生长。缩短肿瘤化疗时中性粒细胞减少时间，减少感染并发症，使患者易于耐受化疗，有利于大剂量强化化疗，缩短肿瘤化疗的周期。对成熟中性粒细胞可增加其吞噬功能和细胞毒性作用。

3. 糖皮质激素　作用于免疫反应的多个环节，既能抑制细胞免疫，也能抑制体液免疫，可抑制巨噬细胞的吞噬和处理，减少自身免疫抗体的生成，进而减少粒细胞的破坏；另外，合并感染和毒血症时，糖皮质激素可发挥抗炎、抗毒、抗休克作用。

（二）治疗药物的选择

1. 造血生长因子

（1）G-CSF：开始剂量 2~5μg/（kg·d）或 50~200μg/m^2，皮下注射或静脉滴注。根据中性粒细胞升高的情况增减剂量或停止用药，用药期间宜定期检查血象。中性粒细胞数量回升至 5×10^9/L 时，可考虑停药。

（2）GM-CSF：150~300μg/d，皮下注射或缓慢静脉注射。肿瘤化疗：在化疗停止 1 日后用本品，5~10μg/（kg·d），持续 7~10 日，停药后至少间隔 48 小时方可进行下一疗程的化疗。

2. 其他常用升白细胞药　其作用及应用、用法用量见表 15-2。

表 15-2　常用升白细胞药的作用及应用、用法用量

药名	药物作用及应用	用法用量
维生素 B$_4$	是核酸的组成成分，在体内参与 DNA 和 RNA 的合成，促进白细胞增生。用于白细胞减少症，也可用于急性粒细胞缺乏症	口服，成人 10~20mg，3 次 /d；肌内注射或静脉注射，20~30mg/d。连续使用 1 个月才显效
小檗胺	促进造血功能，增加末梢血白细胞。用于肿瘤患者化疗或放疗引起的白细胞减少症，以及苯中毒、药物引起的白细胞减少症	口服，成人 50mg，3 次 /d

续表

药名	药物作用及应用	用法用量
鲨肝醇	促白细胞增生,用于各种原因引起的白细胞减少	50~150mg/d,分 3 次口服
白血生	同鲨肝醇	口服,200~300mg,3~4 次 /d
利血生	增强造血系统功能,用于各种原因所致的白细胞减少症、再障	口服,20mg,3 次 /d
肌苷	参与体内能量代谢和蛋白质合成。用于各种原因所致的白细胞减少、血小板减少症	口服,200~600mg,3 次 /d;静脉注射或静脉滴注,200~600mg,1~2 次 /d

▶ 课堂活动

　　白细胞减少症患者,病因不清。现因发热住院治疗。发热,体温 39℃,考虑为继发感染,此时应如何选用抗生素? 退热应选用什么药物? 能否选用氯霉素、阿司匹林?

ER-15-5

课堂活动
解析

【 药物不良反应及防治 】

　　1. G-CSF　大剂量过久使用,可产生轻、中度骨痛,皮下注射可有局部反应。偶有皮疹、低热、转氨酶升高、消化道不适,一般停药后消失。过敏者禁用。孕妇、哺乳期妇女、婴儿慎用。

　　2. GM-CSF　可引起骨痛、不适、发热、腹泻、呼吸困难、皮疹等。首次静脉滴注时可出现潮红、低血压、呕吐、呼吸急促等症状。孕期、哺乳期妇女、未成年人及恶性骨髓肿瘤患者慎用。骨髓外周血中存在过多白血病幼稚细胞者禁用。对本品成分过敏者或自身免疫性血小板减少性紫癜者禁用。不能与肿瘤化疗药物同时应用。

【 药物相互作用 】

　　1. 化疗药可影响 GM-CSF、G-CSF 的疗效,应于停用化疗药后 1~3 日再开始用药。

　　2. GM-CSF 可引起血浆蛋白降低,在与血浆蛋白结合率高的药物合用时应调整 GM-CSF 的用量。

　　3. 维生素 B_4 在与化疗药合用时,有促进肿瘤发展的可能性。

点滴积累　∨

　　1. 细胞毒类药物、电离辐射、化学毒物直接毒性作用造成粒细胞减少,是引起中性粒细胞减少最常见的原因。感染既是粒细胞减少和缺乏的原因,也是结果。

　　2. 粒细胞缺乏症的治疗原则是积极寻找和去除致病因素,停止接触可疑药物和其他致病因素;治疗原发病;预防和控制感染。

　　3. 造血生长因子是目前最有效的治疗药物,尤其急性粒细胞缺乏症应尽早应用。对于自身免疫性粒细胞减少和通过免疫介导机制所致的粒细胞缺乏症,可用糖皮质激素等免疫抑制剂治疗。

第五节　白血病

导学情景 ∨

情景描述:

　　患者,男,12 岁。因恶心、呕吐、乏力、发热、咳嗽、咽喉肿痛入院。查体:双侧颈部肿大,伴轻度压痛,体温 39℃。查血象显示:白细胞 $159.1×10^9$/L,血红蛋白 70g/L,血小板 $11×10^9$/L,中性粒细胞 6%,淋巴细胞 88%。查骨髓象显示:原淋巴细胞 + 幼稚淋巴细胞占 94%,成熟淋巴细胞占 5%,骨髓增生极度活跃,淋巴细胞恶性增生。诊断为急性白血病。

学前导语:

　　白血病是一类造血干细胞恶性克隆性疾病,在儿童及 35 岁以下成人中,白血病居恶性肿瘤所致病死率的第一位。本节将带领同学们学习白血病的药物治疗原则、药物选用及药物不良反应与防治。

　　白血病(leukemia)是一类起源于造血干细胞的造血系统恶性肿瘤。造血干细胞在多种因素的作用下发生基因突变,变成具有恶性肿瘤细胞特征的白血病细胞,导致其增殖失控、分化成熟障碍、凋亡受阻,而停滞在细胞发育的不同阶段。表现为一系或多系幼稚细胞成分克隆性、自发性、无限制地异常增生,在骨髓和其他组织中大量累积,并浸润其他组织和器官,导致正常造血受到抑制,出现贫血、出血和感染等情况。

知识链接

白血病的病因

　　白血病的病因包括①生物因素:病毒可能是白血病发病的主要因素;②物理因素:X 射线、γ 射线、电离辐射等均有致病危险;③化学因素:多年接触苯及含苯的有机溶剂如汽油、橡胶等已肯定与白血病的发生有关,乙双吗啉、抗肿瘤药尤其烷化剂、氯霉素、保泰松等都有致白血病作用;④遗传因素。

　　乙双吗啉是一种治疗银屑病(牛皮癣)的药物。这种药物对银屑病的治疗在短时间内效果显著,价格也便宜,个别药厂和医生仍利用该药配制治癣药物。据统计,我国银屑病患者数千万,每年都有部分患者因使用乙双吗啉导致白血病。15 年来,哈尔滨市第一医院血研所收治这类患者 170 多人,其中百余人已死亡。2002 年 9 月 20 日,国家食品药品监督管理局正式下达了禁药文件,并要求半年内收缴和销毁乙双吗啉。

　　根据白血病细胞的成熟程度和自然病程,白血病可分为急性白血病和慢性白血病两类。急性白血病可分为急性淋巴细胞性白血病(ALL)和急性非淋巴细胞性白血病(急性髓系白血

病，ANLL）；慢性白血病分为慢性粒细胞性白血病和慢性淋巴细胞性白血病及少见类型。急性髓系白血病分为 8 型：M0、M1、M2、M3、M4、M5、M6、M7。急性淋巴细胞性白血病分为 3 型：L1、L2、L3。急性白血病起病急，进展快，以发热、出血、贫血为首发症状。急性白血病的细胞分化停滞在较早阶段，多为原始细胞和早期幼稚细胞，病情发展迅速，自然病程仅几个月。慢性白血病一般起病缓慢，早期多无明显症状，许多患者因其他疾病就医时被确诊。慢性白血病的细胞分化停滞在较晚的阶段，多为较成熟幼稚细胞和成熟细胞，病情发展缓慢，自然病程为数年。

白血病的治疗原则：白血病的主要治疗措施为化学治疗、造血干细胞移植、支持疗法及放疗。化疗的目的在于消灭尽可能多的白血病细胞或控制其大量增殖，以解除因白血病细胞浸润引起的各种临床表现，并为正常造血功能恢复创造条件。在缓解期或慢性期，采用自体或异基因造血干细胞移植。支持疗法是治疗白血病的重要环节，如使用血细胞分离机单采清除过高的白细胞；防治感染；造血生长因子可缩短粒细胞缺乏期；严重贫血可输浓缩红细胞；输注单采血小板悬液防治血小板过低引起的出血；碱化尿液、服用别嘌醇防治尿酸性肾病；维持营养等。

急慢性白血病的分型

急性白血病的化学治疗可分为诱导缓解治疗和缓解后治疗两个阶段。化疗是诱导缓解治疗阶段治疗的基础和主要方法，即选用数种作用机制不同的药物联合化疗，目的是使患者迅速获得完全缓解。缓解后治疗阶段的主要方法是化疗和造血干细胞移植。间歇应用原诱导缓解方案或采用更为强烈的方案以杀灭残余的白血病细胞。

慢性粒细胞性白血病应着重于慢性期的治疗，一旦变急性，治疗很难奏效。联合化疗骨髓抑制发生率较高，易引起感染和出血，仅适合于中、高危病例，一般不联合化疗。急变期按照急性白血病的治疗方法治疗。

慢性淋巴细胞性白血病应根据临床分期和患者全身状况而定。一般 A 期患者无须治疗，定期复查即可。B 期患者，如有足够数量的正常外周血细胞且无症状，也多不治疗，定期随访。C 期患者应予化疗。但 B 期患者若临床表现加重如出现脾大、淋巴结肿大、持续发热、体重明显减轻等则应开始化疗。

【药物治疗原则】

急性白血病化学药物治疗原则是"早期、联合、充分、间歇、阶段、个体化"。

1. 早期化疗　因为白血病细胞浸润轻，耐药性较少，化疗效果好，骨髓造血功能好，化疗后功能易恢复。

2. 联合化疗　联合化疗可以提高疗效，减少不良反应，延缓耐药性。联合应用的药物应当作用于肿瘤细胞增殖周期的不同阶段，作用机制不同、不良反应不同。

3. 充分化疗　充分的化疗时间和剂量有利于最大限度地杀灭白血病细胞。白血病细胞增殖周期约 5 日，一个化疗疗程 7~10 日，可使处于各增殖期的白血病细胞都有机会被杀灭。

4. 间歇化疗　一个化疗疗程结束后，应间歇 2~3 周再进行下一疗程。间歇用药可诱导静止期细胞进入增殖期;化疗药物的不良反应会降低患者的体质,尤其造血功能,适当的间歇有利于功能的恢复。

5. **阶段化疗**　化疗可分为诱导缓解、巩固缓解和维持治疗三个阶段。不同阶段针对白血病细胞的数量及治疗目标选择不同的化疗方案、策略。

6. **个体化化疗**　应根据患者的年龄、体质、病情、有无并发症以及外周血象、骨髓象进行个体化治疗。

【治疗药物的选用】

(一)常用药物的分类、作用及特点

1. **干扰核酸合成的药物**　该类药物属于抗代谢药,干扰核酸尤其是 DNA 合成,作用于细胞周期中的 S 期,属细胞周期特异性药物。如巯嘌呤(6-MP)、阿糖胞苷(Ara-c)、甲氨蝶呤(MTX)是治疗 ALL 的重要药物。

2. **影响 DNA 结构和功能的药物**

(1)烷化剂:如氮芥、环磷酰胺等可与 DNA 发生烷化作用,是细胞周期非特异性药。

(2)DNA 嵌入剂:多为抗生素,如柔红霉素(DNR)、多柔比星(ADM)等是细胞周期非特异性药,但对处于细胞增殖周期的细胞作用更强。

3. **影响蛋白质合成的药物**　门冬酰胺酶(L-ASP)主要作用于 G_1 期。

4. **抑制有丝分裂的药物**　长春新碱(VCR)、长春碱(VLB)、依托泊苷(VP-16)等,主要作用于 M 期,是细胞周期特异性药物。

5. **诱导白血病细胞分化成熟的药物**

(1)维 A 酸(ATRA):M_3 患者早幼粒细胞分化成熟发生障碍,在经大剂量 ATRA 诱导后,M_3 细胞分化成熟。ATRA 用于 M_3 诱导分化,白血病细胞分化成熟,促凝物质减少,白血病细胞未被破坏,因而治疗中弥散性血管内凝血(DIC)发生率低;ATRA 不引起骨髓抑制和白细胞减少,感染发生率低。

(2)亚砷酸(三氧化二砷):可诱导白血病细胞分化,诱导细胞凋亡。主要用于 M_3 治疗。它以不依赖于维 A 酸调节途径的方式发挥作用,因此两者之间不存在交叉耐药性。

知识链接

维 A 酸和砒霜治疗白血病

1986 年,一个 9 岁的白血病女孩在化疗后出现高热、感染、出血、肛周脓肿,生命垂危。王振义[上海交通大学医学院(原上海第二医科大学)教授,内科血液学专家]在征得患者家属同意后,尝试用维 A 酸对患者进行抢救治疗。结果,奇迹出现了:用药 1 周后,患者退烧,感染好转;3 个月后,病情完全缓解;一年、两年过去,患者康复了(三十几年后的今天,当年的患儿还健康地活着)!这是世界上第一例用维 A 酸成功治愈的白血病患者。

砒霜的主要成分是三氧化二砷，起作用的也是该成分，是一种呈白色（有时略带黄色或红色）粉末状的毒性很强的无机化合物，通常用作杀虫药或杀鼠药。20 世纪 80 年代中期上海交通大学医学院（原上海第二医科大学）的研究者发现部分白血病可通过诱导细胞分化治疗而缓解，并发明了药物维 A 酸。急性早幼粒细胞性白血病（M_3 型）是最凶险的白血病之一。上海血液学研究所又与哈尔滨医科大学合作阐明了中药砒霜治疗急性早幼粒细胞性白血病的机制，首先提出了针对急性早幼粒细胞性白血病细胞基因产物的综合靶向治疗方法，采用维 A 酸、三氧化二砷和化疗联合治疗，将急性早幼粒细胞性白血病 5 年无病生存率从 80 年代初的小于 20% 提升到目前的 94% 以上。

（二）治疗药物的选择

1. 急性淋巴细胞性白血病的药物治疗

（1）诱导缓解治疗：基本方案是由长春新碱（VCR）和泼尼松（Pred）组成的 VP 方案；VP 加蒽环类药物柔红霉素（DNR）组成 VDP 方案；VP 加门冬酰胺酶（L-ASP）组成 VLP 方案；以上 4 种药物同时使用即为 VDLP 方案。用法用量见表 15-3。

表 15-3　急性淋巴细胞性白血病的常用化疗方案

方案	药物组成	剂量 / [mg/（$m^2 \cdot d$）]	用法	用药时间
VP	VCR	1.4	静脉注射	第 1、8、15、22 日
	Pred	40~60	口服	第 1~28 日
VDP	VCR	1.4	静脉注射	第 1、8、15、22 日
	DNR	40~60	静脉注射	第 1~3 日
	Pred	40~60	口服	第 1~28 日
VLP	VCR	1.4	静脉注射	第 1、8、15、22 日
	L-ASP	1 000U	静脉滴注	第 1~10 日
	Pred	40~60	口服	第 1~28 日
VDLP	VCR	1.4	静脉注射	第 1、8、15、22 日
	DNR	40~60	静脉注射	第 1~3 日
	L-ASP	5 000~10 000U	静脉滴注	第 19~28 日
	Pred	40~60	口服	第 1~14 日，第 15 日开始逐渐减量至 28 日停药

（2）缓解后治疗

1）强化巩固治疗：①高剂量 Ara-C（$1~3g/m^2$），每 12 小时一次，持续静脉滴注，3~6 日为一疗程；②高剂量 MTX（$0.5~5g/m^2$），持续静脉滴注 24 小时，滴完后用亚叶酸钙解救。

2）维持治疗：6-MP 和 MTX 联合。6-MP（$75mg/m^2$）每日一次口服；MTX（$20mg/m^2$）每周一次口服，共维持 3 年左右或更长。

2. 急性非淋巴细胞性白血病的药物治疗

（1）诱导缓解治疗：标准方案为 DA（3+7）方案。还有 DAT 方案。用法用量见表 15-4。其他有 IA 方案、HA 方案、HOAP 方案等。

M₃诱导分化：维 A 酸 25~45mg/（m²·d）口服治疗直至缓解。亚砷酸 5~10mg 加入液体静脉滴注，1 次 /d，4~6 周为一疗程。

（2）缓解后治疗：强化巩固治疗。①原诱导方案巩固 4~6 个疗程；②以中等剂量阿糖胞苷为主，联合米托蒽醌、柔红霉素等早期强化治疗；③用与原诱导方案无交叉耐药性的药物（如米托蒽醌＋依托泊苷），每 1~2 月化疗一次，共 1~2 年。强化巩固治疗后主张不进行维持治疗。

表 15-4　急性非淋巴细胞性白血病的化疗方案

方案	药物组成	剂量 /[mg/（m²·d ）]	用法	用药时间
DA	DNR	45~60	静脉注射	第 1~3 日
	Ara-C	100~200	静脉滴注	第 1~7 日
DAT	DNR	45~60	静脉注射	第 1~3 日
	Ara-C	100~200	静脉滴注	第 1~7 日
	6-TG	80~100	口服	第 1~7 日

3. 慢性粒细胞性白血病的药物治疗

（1）羟基脲（HU）：目前是慢性粒细胞性白血病治疗的首选药物。常用剂量为 3g/d，分 3 次口服（如白细胞明显增多，剂量可达 6g/d）；待白细胞下降至 20×10^9/L 左右时，剂量减半；降至 10×10^9/L 时，改为小剂量维持。

（2）白消安（BUS）：初始剂量为 4~6mg/d，当白细胞降至 20×10^9/L 时应停药，待稳定后改小剂量（每 1~3 日 2mg），使白细胞保持在 $(7~10) \times 10^9$/L。

（3）α- 干扰素：300 万 ~500 万 U/（m²·d），皮下或肌内注射，每周 3~7 次，持续用数月至数年不等。对白细胞增多者，宜在第 1~2 周并用羟基脲或小剂量阿糖胞苷。

（4）伊马替尼：慢性期、加速期、急变期的用量分别为 400mg/d、600mg/d、800mg/d，1 次 /d，口服，服用时大量饮水。

（5）其他药物：阿糖胞苷、高三尖杉酯碱、6-MP、CTX 等作为二线药物，仅在上述药物无效时才考虑使用。

4. 慢性淋巴细胞性白血病的药物治疗

（1）苯丁酸氮芥（CLB）：慢性淋巴细胞性白血病治疗的首选药物。有连续和间断两种用法。连续用药：小剂量 4~8mg/（m²·d），口服，每日应用，连用 4~8 周，每周检查血象，调整药物剂量，淋巴细胞减少 50% 后改为半量，淋巴细胞减为 10×10^9/L 后改为维持量。间断用药：0.4~0.7mg/kg，1 日或分成 4 日口服，根据骨髓恢复情况，每 2~4 周为 1 疗程。

（2）氟达拉滨：腺苷类药物，是治疗慢性淋巴细胞性白血病的新药，对难治性慢性淋巴细胞性白血病有效。25~30mg/（m²·d）静脉滴注连续 5 日，每 4 周重复 1 次。

（3）联合化疗：COP（环磷酰胺、长春新碱、泼尼松）方案、CHOP（环磷酰胺、多柔比星、长春新碱、泼尼松）方案、CLB＋泼尼松、CTX＋泼尼松、氟达拉滨＋CLB 等。

ER-15-7

胃癌和肺癌常用化疗方案

5. 给药方法

（1）甲氨蝶呤、阿糖胞苷、高三尖杉酯碱最好在临用前用生理盐水稀释后静脉滴注,防止漏到血管外。而氮芥、环磷酰胺、长春碱、多柔比星等不宜滴注。一般抗肿瘤药不作肌内注射。

（2）治疗中枢神经系统白血病可进行鞘内注射,常用甲氨蝶呤、阿糖胞苷等用脑脊液稀释后缓慢推入。

▶ **课堂活动**

某白血病患者,医生给予下列药物治疗:长春新碱、柔红霉素、环磷酰胺、泼尼松、昂丹司琼、别嘌醇。说出其中化疗方案主要组成药物;昂丹司琼及别嘌醇在化疗过程中分别起什么作用?

课堂活动解析

【药物不良反应及防治】

1. 抗恶性肿瘤药共同的不良反应及防治

（1）骨髓抑制:除糖皮质激素、门冬酰胺酶等少数药物外均可引起。表现为白细胞减少、血小板减少,甚至再障、白血病。应定期检测血象,根据病情减量或停药,或给予升白细胞药等。集落细胞刺激因子可缩短化疗间隔时间,提高对化疗的耐受程度。

（2）胃肠道反应:尤其烷化剂氮芥、环磷酰胺以及甲氨蝶呤、米托蒽醌、阿糖胞苷等显著。止吐可选用甲氧氯普胺、多潘立酮、氯丙嗪、昂丹司琼、格拉司琼等。昂丹司琼等 5-HT$_3$ 受体拮抗药是目前作用较强的止吐药。

（3）肝、肾功能损害:尤其甲氨蝶呤、阿糖胞苷、门冬酰胺酶、6-巯嘌呤易引起。有肝、肾损害的药物联合化疗时更易出现。应定期监测肝、肾功能,必要时减量、停药或用保肝药。

（4）心脏毒性:尤其多柔比星、柔红霉素、米托蒽醌等抗肿瘤抗生素及三尖杉酯碱等易引起。应做好心脏监测,心脏病者慎用或禁用,出现心律失常或心力衰竭时停药并给予相应处理。

（5）高尿酸血症:尤其环磷酰胺、白消安、多柔比星等明显。防治:碱化尿液;别嘌醇 0.1g, 3 次 /d,口服;大量补液。

（6）其他:脱发、色素沉着、局部刺激、神经系统毒性、致畸等。

2. 药物特有的不良反应及防治

（1）环磷酰胺(CTX):致出血性膀胱炎。防治:美司钠总剂量为 CTX 的 20%,首剂与 CTX 一起用,4 小时和 8 小时后各重复一次。

（2）维 A 酸

1）一般不良反应:皮肤干燥脱屑、口干、口角皲裂,白细胞增多,头痛、头晕,消化道反应,骨关节痛,肝功能损害等。一般较轻,患者能耐受,1~2 周后会减轻或消失,反应重者,减量或停药后可消失。

2）白细胞淤滞症及维 A 酸综合征:由于高白细胞血症,患者出现发热、水肿、呼吸困难、高血压、肾衰竭等。处理:维 A 酸减量,羟基脲 0.5g, 3 次 /d,或用 DA 方案化疗,老年患者给予阿糖胞苷即可；吸氧、利尿，地塞米松 10mg 静脉注射，2 次 /d，白细胞单采和化疗。

3）高颅压综合征：减少维 A 酸用量，用甘露醇降颅压；伴高白细胞血症，可加用化疗药物、地塞米松。

（3）环孢素：最常见的不良反应是肾毒性，其次是肝毒性，偶见诱发感染、淋巴瘤等。可对症处理，监测血药浓度，适时调整给药剂量，减少毒性反应。初始剂量宜小，如 3~5mg/（kg·d），以后逐渐递增剂量，血药浓度维持在 200~400ng/ml 为宜，若血浆肌酐浓度上升超过基础水平的 30%，则应减量。

（4）阿糖胞苷：大剂量用药时可出现结膜疼痛、畏光，用可的松滴眼液可减轻症状。

（5）甲氨蝶呤：导致黏膜炎、肝肾损害。治疗时充分水化、碱化和用大剂量亚叶酸钙解救。

（6）亚砷酸：可引起皮肤干燥、丘疹、红斑、色素沉着，对本品过敏者禁用；胃肠道反应，明显者用止吐药；偶见指尖麻木、转氨酶升高，可停药并对症治疗，待恢复后继续治疗，肝肾功能损害者禁用；急性中毒用二巯丙醇解救。

案例分析

案例

患者，男，36 岁，因患急性白血病住院进行化疗，化疗前给予氯丙嗪 25mg 肌内注射，随后开始静脉滴注化疗药物。输液过程中恶心、呕吐较轻。两个半小时后，输液完毕，因内急立即从床上起身去厕所，在厕所门口突然晕倒，撞伤头部，造成出血。

分析

目前急性白血病的治疗主要依靠化疗，但患者在用药过程中会出现严重的恶心、呕吐等症状。为减轻化疗药物引起的胃肠道反应，常于化疗前或化疗过程中给予患者止吐药，如甲氧氯普胺、654-2、氯丙嗪、昂丹司琼等，其中昂丹司琼等 5-HT$_3$ 受体拮抗药尤其适用于化疗、放疗引起的呕吐。本例患者选用氯丙嗪在化疗前肌内注射，虽然抑制了恶心、呕吐等症状，但该药可引起直立性低血压，患者突然晕倒即是由直立性低血压所致。因此，在用一种药物防治另一种药物不良反应的同时，这种药物本身的不良反应也应注意防治。本案例应预先告知患者用药注意事项，应缓慢起床或休息一段时间，不宜突然起身。

【药物相互作用】

1. 维 A 酸联合其他治疗可提高缓解率，降低维 A 酸综合征的发生率和病死率。

2. 化疗时联用造血刺激因子可缩短化疗间歇，但促进白细胞增生，不能用于高白细胞性白血病。

3. 长春碱、多柔比星、阿糖胞苷可增加细胞对 MTX 的吸收，而羟基脲、6-MP 则减少细胞对该药的摄取。

4. 别嘌醇能延迟 6-MP 的代谢，增加药物与细胞的接触时间，增强其抗肿瘤作用与毒性

2~4 倍。两者合用时,6-MP 应减少为常用量的 1/4 左右。

5. 多柔比星与柔红霉素、长春新碱有交叉耐药性,与环磷酰胺、甲氨蝶呤有良好的协同作用。

6. 环孢素与肾毒性药物合用,增加肾毒性发生率;与糖皮质激素合用,导致环孢素血药浓度升高,环孢素可降低糖皮质激素的体内消除,两者合用,疗效会增强,不良反应也可能增加。

点滴积累 ∨

1. 白血病的主要治疗措施为化学治疗、造血干细胞移植、支持疗法及放疗。急性白血病的化学治疗可分为诱导缓解治疗和缓解后治疗两个阶段。化疗是诱导缓解治疗阶段治疗的基础和主要方法。

2. 化疗药物分为干扰核酸合成的药物、影响 DNA 结构和功能的药物、影响蛋白质合成的药物、抑制有丝分裂的药物、诱导白血病细胞分化成熟的药物。

3. 常用的化疗方案　急淋:VP、VDP、VDLP;急粒:DA、DAT;M$_3$:ATRA、亚砷酸;慢粒:羟基脲、白消安;慢淋:苯丁酸氮芥。

4. 化疗药主要不良反应　骨髓抑制、胃肠道反应、肝肾损害、心脏毒性、高尿酸血症等。其他有出血性膀胱炎、维 A 酸综合征、砷中毒等。

目标检测

一、选择题

（一）单项选择题

1. 下列哪种血液病可用环孢素治疗（　　）

    A. 缺铁性贫血　　　　B. 巨幼细胞贫血　　　C. 再障

    D. 白细胞减少症　　　E. 粒细胞缺乏症

2. 口服铁剂时,应同时服用（　　）

    A. 碳酸氢钠　　　　　B. 维生素 C　　　　　C. 西咪替丁

    D. 氢氧化铝凝胶　　　E. 阿托品

3. 口服时胃肠道刺激性小的二价铁制剂是（　　）

    A. 硫酸亚铁　　　　　B. 葡萄糖酸亚铁　　　C. 枸橼酸铁铵

    D. 山梨醇铁　　　　　E. 右旋糖酐铁

4. 判断铁剂治疗缺铁性贫血有效的最早指标是（　　）

    A. 网织红细胞计数　　B. 血红蛋白含量　　　C. 红细胞计数

    D. 临床表现　　　　　E. 铁蛋白含量

5. 使用铁剂治疗缺铁性贫血应（　　）

    A. 首选口服铁剂　　　　　　　　　　B. 首选铁剂肌内注射

    C. 血红蛋白恢复正常即停药　　　　　D. 与抗酸药同服

E. 用牛奶冲服

6. 下列哪项不符合巨幼细胞贫血(　　)

    A. 由于缺乏叶酸和维生素 B_{12} 所致　　　　B. DNA 合成障碍,核幼浆老

    C. 红细胞大小不等,MCV 增大　　　　D. 巨幼变只累及红系

    E. MCH 高于正常

7. 某癌症患者,使用甲氨蝶呤化疗后出现巨幼细胞贫血,此时应选用何药治疗(　　)

    A. 叶酸　　　　　　B. 维生素 B_{12}　　　　C. 亚叶酸钙

    D. 叶酸 + 维生素 B_{12}　　E. 维生素 C

8. 下列哪种贫血以出血和感染为突出症状(　　)

    A. 缺铁性贫血　　　　B. 重型再障　　　　C. 非重型再障

    D. 巨幼细胞贫血　　　E. 溶血性贫血

9. 重型再障最主要的治疗药物是(　　)

    A. 雄激素　　　　　　B. 糖皮质激素　　　　C. 联合应用免疫抑制剂

    D. 造血生长因子　　　E. 环孢素

10. 再生障碍性贫血的血常规表现是(　　)

    A. 全血细胞减少　　　　　　　B. 平均红细胞体积增加

    C. 外周血出现幼稚细胞　　　　D. 白细胞计数增加

    E. 平均血红蛋白含量增加

11. 非重型再障的治疗首选(　　)

    A. 中药　　　　　　　B. 雄激素　　　　　C. 环孢素

    D. 造血生长因子　　　E. 抗胸腺细胞球蛋白

12. 环孢素的主要不良反应是(　　)

    A. 过敏反应　　　　　B. 肝肾损害　　　　C. 局部刺激

    D. 雄性化　　　　　　E. 呼吸抑制

13. 关于白血病的叙述,错误的是(　　)

    A. 分为急性白血病和慢性白血病

    B. 急性白血病起病急,进展快

    C. 慢性白血病起病缓慢,早期无明显症状

    D. 急性白血病以发热、出血、贫血为首发症状

    E. 慢性白血病的细胞分化停滞在较早阶段,多为原始细胞和早期幼稚细胞

14. 哪种白血病应着重于慢性期的治疗,一般不联合化疗(　　)

    A. 急性淋巴细胞性白血病　　　　　　B. 急性非淋巴细胞性白血病

    C. 急性粒细胞性白血病　　　　　　　D. 慢性淋巴细胞性白血病

    E. 慢性粒细胞性白血病

15. 哪种药物是干扰核酸合成的药物(　　)

    A. 巯嘌呤   B. 环磷酰胺   C. 门冬酰胺酶

    D. 长春新碱   E. 泼尼松

16. 急性淋巴细胞性白血病诱导缓解治疗的基本方案是（　　　　）

    A. VP 方案   B. DA 方案   C. 6-MP 和 MTX 联合

    D. DAT 方案   E. HOAP 方案

17. 慢性粒细胞性白血病的首选治疗药物是（　　　　）

    A. 白消安   B. 羟基脲   C. 环孢素

    D. 维 A 酸   E. 伊马替尼

18. 急性早幼粒细胞性白血病（M_3）诱导分化最常用的药物是（　　　　）

    A. 羟基脲   B. 维 A 酸   C. 环磷酰胺

    D. 泼尼松   E. 长春新碱

19. 抗肿瘤药一般不采用的给药途径是（　　　　）

    A. 肌内注射   B. 静脉滴注   C. 静脉注射

    D. 口服   E. 治疗中枢神经系统白血病进行鞘内注射

20. 不引起骨髓抑制的抗恶性肿瘤药是（　　　　）

    A. 糖皮质激素   B. 烷化剂   C. 干扰核酸合成药

    D. 抑制有丝分裂药   E. DNA 嵌入剂

21. 尤其适用于化疗、放疗所致呕吐的止吐药是（　　　　）

    A. 甲氧氯普胺   B. 多潘立酮   C. 氯丙嗪

    D. 昂丹司琼   E. 西沙比利

22. 防治白血病化疗时高尿酸血症,可口服（　　　　）

    A. 别嘌醇   B. 止吐药   C. 维生素 B_6

    D. 地塞米松   E. 氢氯噻嗪

23. 别嘌醇能延缓哪种药物代谢,增强其作用和毒性（　　　　）

    A. 维 A 酸   B. 长春新碱   C. 6-MP

    D. 环孢素   E. 阿糖胞苷

（二）多项选择题

1. 治疗巨幼细胞贫血时,叶酸可以合用（　　　　）

    A. 维生素 B_{12} B. 维生素 C   C. 与维生素 C 混合注射

    D. 复方新诺明   E. 同时补铁

2. 再障的治疗原则包括（　　　　）

    A. 控制感染   B. 输血、止血   C. 免疫抑制治疗

    D. 刺激骨髓造血   E. 造血干细胞移植

3. 重型再障的治疗药物包括（　　　　）

    A. ATG 或 ALG   B. 环孢素   C. GM-CSF

　　D. 泼尼松　　　　　E. EPO

4. 免疫抑制药包括（　　　）

　　A. 环孢素　　　　B. ATG　　　　C. ALG

　　D. 雄激素　　　　E. GM-CSF

5. 再障患者死亡的主要原因是（　　　）

　　A. 严重贫血导致缺血、缺氧　　　　B. 出血

　　C. 感染　　　　D. 营养缺乏

　　E. 药物的不良反应

6. 急性白血病药物治疗原则包括（　　　）

　　A. 早期　　　　B. 联合　　　　C. 充分

　　D. 间歇　　　　E. 个体化

7. DVP 方案的组成药物是（　　　）

　　A. 门冬酰胺酶　　　B. 柔红霉素　　　C. 长春新碱

　　D. 泼尼松　　　　E. 维 A 酸

8. 化疗出现呕吐时具有止吐作用的药物包括（　　　）

　　A. 甲氧氯普胺　　　B. 多潘立酮　　　C. 氯丙嗪

　　D. 昂丹司琼　　　E. 山莨菪碱

9. 维 A 酸的不良反应包括（　　　）

　　A. 消化道反应　　　B. 白细胞淤滞症　　　C. 高颅压综合征

　　D. 维 A 酸综合征　　　E. 肝功能损害

10. 下列药物不良反应及解救药正确的是（　　　）

　　A. 骨髓抑制——升白细胞药

　　B. 维 A 酸所致高颅压综合征——甘露醇

　　C. 甲氨蝶呤所致巨幼细胞贫血——亚叶酸钙

　　D. 亚砷酸中毒——二巯丙醇

　　E. 环磷酰胺所致出血性膀胱炎——美司钠

二、问答题

1. 患者出现缺铁性贫血的病因可能有哪些？

2. 应用铁剂治疗缺铁性贫血时,促进和妨碍吸收的因素有哪些？

3. 重型再障的治疗药物有哪些？

4. 急性白血病的治疗分为哪两个阶段？

三、实例分析

1. 患者,男,19 岁,急性淋巴细胞性白血病,用 DVLP 方案化疗 1 个月,未见缓解,反复出现高

热、全身多部位出血。给予抗生素抗感染、止血药止血等措施,仍有高热。应选用什么药物退热? 能否选用阿司匹林等药物?

2. 缺铁性贫血患者,血红蛋白含量为 90g/L,若右旋糖酐铁注射剂每支含铁元素 50mg,使血红蛋白恢复到 150g/L,需注射约多少支?

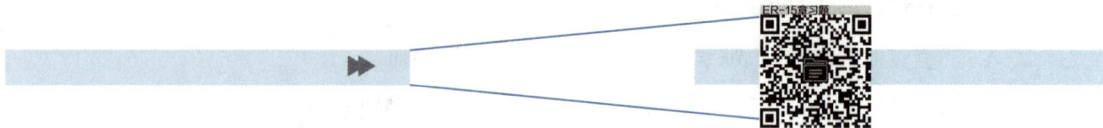

（王国明）

第十六章

泌尿系统疾病的药物治疗

泌尿系统由肾脏、输尿管、膀胱、尿道及前列腺（男性）等器官组成。肾脏不仅是一个泌尿器官，也是一个重要的内分泌器官。泌尿系统疾病除原发于肾小球、肾小管的疾病外，还包括全身各系统疾病引起的继发性肾脏病变，常会引起临床症状、体征、实验室检查等相似的综合征。肾脏疾病根据其病因、发病机制、病变部位、病理诊断及功能诊断的不同，选择不同的治疗方案。常用的包括降压、利尿、减少尿蛋白、免疫抑制、中西医结合等。血液透析、肾脏移植等肾脏替代治疗是慢性肾衰竭唯一有效的治疗方法。本章主要介绍急性肾小球肾炎、慢性肾小球肾炎、泌尿道感染的药物治疗。

第一节 急性肾小球肾炎

导学情景 ∨

情景描述：

患者，女，12岁。因恶心、咳嗽、咽喉肿痛、双下肢水肿伴尿量减少、肉眼血尿入院。

入院检查：血压 150/115mmHg，尿蛋白 +++，24 小时尿蛋白定量 60mg/kg，尿肌酐 450μmol/L，尿沉渣白细胞 5 个 /HP。诊断为急性肾小球肾炎。

学前导语：

急性肾小球肾炎常见于链球菌感染，可以散发或流行的形式出现，通常认为儿童患者预后良好。本节将带领同学们学习急性肾小球肾炎的药物治疗原则、药物选用及药物不良反应与防治。

急性肾小球肾炎（acute glomerulonephritis，AGN）简称急性肾炎，是由多种原因致病，急性起病，以血尿、蛋白尿、高血压、水肿为特征的肾脏疾病。本节介绍最常见的链球菌感染后急性肾小球肾炎。

链球菌感染后急性肾小球肾炎是由乙型溶血性链球菌"致肾炎菌株"致病，常为 A 组中的 12 型。链球菌的某种成分作为抗原与抗体形成免疫复合物在肾小球基底膜沉积，激活补体系统，同时吸引炎症细胞浸润，并产生炎症介质引起并加重肾小球炎症病变。免疫学检查可发现血清 C3 及总补体下降，抗 "O" 滴度可升高。急性肾炎多见于儿童，男性多于女性。发病前 1~3 周常有上呼吸道或皮肤黏膜链球菌感染史。北方患者 90% 发生于呼吸道链球菌感染后。本病起病较急，临床表现轻重不一，轻者可毫无症状，仅尿常规略有异常；典型者呈急性肾炎综合征表现；重症者可发生急性肾衰竭。病程短者数日,长者可达一年,大多数在 4~8 周左右。大多预后良好,常在数月内临床自愈。几乎所有患者都有血尿,轻重不等,肉眼血尿持续时间不长。可伴有轻中度蛋白尿。尿沉渣中可见白细胞、上皮细胞和红细胞管型、颗粒管型。部分患者起病时尿量 <500ml/d,少数患者甚至无尿。80% 患者有水肿,典型表现为晨起眼睑水肿或伴下肢凹陷性水肿。80% 患者出现一过性高血压,多为轻、中度,偶见严重高血压。部分患者出现一过性氮质血症,经利尿后多恢复正常,仅极少数患者出现急性肾衰竭。

知识链接

泌尿系统疾病常见综合征

1. 肾病综合征 大量蛋白尿（>3.5g/d）,低蛋白血症（<30g/L）,明显水肿和 / 或高脂血症。

2. 急性肾炎综合征 蛋白尿、血尿、高血压,急性起病,病程不足一年。

3. 急进性肾炎综合征 蛋白尿、血尿、高血压,肾功能急性进行性恶化,于数月内发展为少尿或无尿的肾衰竭。

4. 慢性肾炎综合征 蛋白尿、血尿、高血压,病程迁延一年以上。

本病治疗以对症治疗为主,旨在改善肾功能、预防和控制并发症,促进机体自然恢复。首先应注意卧床休息,同时应适当限制水分和钠盐的摄入。水肿严重者用利尿药;高血压者应给予抗高血压药;有细菌感染表现时,应给予抗生素抗感染;治疗并发症。必要时应给予透析治疗、扁桃体摘除等。

【药物治疗原则】

急性肾炎大多可自愈,以对症治疗为主,轻症病例不必过多用药。有感染灶存在者,应选用无肾毒性的抗生素治疗。限制水钠后仍有明显水肿者,应适当应用利尿药,也可联用,间歇应用比持续应用效果好。高血压者应给予抗高血压药,尽量选用对肾有保护作用、不减少肾血流量及尿量的药物,如血管紧张素转化酶抑制药（ACEI）、钙通道阻滞药。血压明显升高者,不宜使血压骤降,不追求血压降到正常,以防肾血流量突然减少。若出现心力衰竭、高血压脑病等并发症,应给予针对并发症的药物治疗。

▶ **课堂活动**

抗生素治疗急性肾小球肾炎是否是最主要的对因治疗措施? 还是以对症治疗为主?

ER-16-1

课堂活动
解析

【治疗药物的选用】

（一）常用药物分类、作用和特点

1. 利尿药 根据其效能分为三类①高效能利尿药:常用速呋塞米,作用迅速强大;同时有血管扩张作用,减轻心脏负荷;减轻脑水肿,降低颅内压。但连续应用易引起水电解质和酸碱平衡紊乱。

②中效能利尿药：常用氢氯噻嗪，利尿作用温和，降压作用持久、平稳，长期用药无耐受性，可消除其他抗高血压药引起的水钠潴留。也可引起水电解质和酸碱平衡紊乱、高血脂、高血糖、高尿素氮血症、肾小球滤过率下降等，肾功能不全者慎用。③低效能利尿药：常用螺内酯、氨苯蝶啶，易致高血钾，肾功能不全者慎用，高血钾禁用。

2. 钙通道阻滞药 ①硝苯地平、尼群地平：降压的同时不减少肾血流量，既扩张外周血管也扩张冠状血管，舒张支气管平滑肌，减轻心脏负荷，适用于伴有肾功能不全、冠心病、支气管哮喘、心力衰竭的患者，但维持时间短。②氨氯地平：$t_{1/2}$约30小时，渐进降压，平稳持久，不引起直立性低血压，还可逆转心脏和血管重构，对靶器官有保护作用。③非洛地平、拉西地平：均为长效制剂。

3. ACEI ①卡托普利：为第一代ACEI，在降压的同时，减轻水钠潴留，扩张肾血管增加肾血流量，还能降低肾小球内压，减少尿蛋白的排出，保护肾功能，延缓病程进展，并可逆转心脏和血管重构。尤其适用于肾性高血压、高肾素性高血压以及伴有心力衰竭的患者，但作用仅维持6~8小时。②依那普利：为第二代ACEI，降压作用慢而持久，比卡托普利强10倍。③贝那普利：为第三代ACEI，每日仅需给药一次。

4. AT_1 受体拮抗药 氯沙坦、缬沙坦有肾保护作用，可逆转血管和心脏重构，增加尿酸排泄。与ACEI相比无咳嗽、无首剂低血压反应。

5. 其他抗高血压药 ①哌唑嗪：拮抗α_1受体，对小动脉扩张作用更强，故舒张压下降明显；②硝普钠：降压迅速、强大、短暂，同时降低心脏前后负荷。

（二）治疗药物的选择

1. 水肿的治疗 患者经休息、限制水盐后，仍有水肿者，应给予利尿药，可选用氢氯噻嗪或呋塞米。若肾功能正常，水肿轻，可给予氢氯噻嗪25mg，口服，3次/d；若水肿重或伴有肾功能不全，可给予呋塞米20~60mg/d，静脉注射。氢氯噻嗪可使肾功能不全进一步加重，肾小球滤过率明显下降时，难以产生利尿作用。一般不选用低效能保钾利尿药。

2. 高血压的治疗 中重度高血压或经休息、限制水盐后仍有高血压者，应给予抗高血压药物治疗。①ACEI：卡托普利12.5~25mg，2~3次/d，或依那普利5~10mg，1~2次/d，或贝那普利5mg，1次/d，均口服。也可选用AT_1受体拮抗药氯沙坦25~50mg/次，1次/d，可增至100mg/次；缬沙坦80mg/次，1次/d，可增至160mg/d。②钙通道阻滞药：氨氯地平5mg，或非洛地平5~10mg，或拉西地平2~6mg，均1次/d。慎用短效钙通道阻滞药如硝苯地平。③其他：如哌唑嗪、利尿药。④高血压脑病的治疗：首选硝普钠，0.5~10μg/（kg·min），持续静脉滴注，开始时速度可略快，血压下降后逐渐减慢。立即降压的目标是将舒张压控制在110mmHg（14.7kPa）左右，再缓慢降至所需要水平。血压不要降得太多。若伴有颅内压增高，可给予呋塞米。

3. 感染灶的治疗 可给予青霉素注射10~14日，过敏者可用大环内酯类。反复发作的慢性扁桃体炎，待病情稳定后，可考虑做扁桃体摘除。

4. 高钾血症的治疗 胰岛素10~20U加入10%~25%葡萄糖200~500ml静脉滴注；也可给予高效能利尿药如呋塞米及血液透析等。

5. 其他治疗 心力衰竭的治疗。

【药物不良反应及防治】

1. ACEI ①咳嗽：为最常见。一般在用药1个月后出现，停药1个月后消失。吸烟者及女性多见，夜间加重。防治：色甘酸钠吸入，或换用 AT_1 受体拮抗药。②皮疹：卡托普利多见，可换用其他 ACEI 类药或其他类药。③低血压：首剂低血压的危险性较大。防治：纠正脱水，停用利尿药，先给予短效制剂如卡托普利，其他对症处理。④高血钾：注意监测血钾；合用排钾利尿药；胰岛素 10~20U 加入 25% 葡萄糖 200ml 中静脉滴注。⑤其他：急性肾功能损害、味觉改变、造血系统抑制等较少见。

2. 利尿药

（1）呋塞米：①低血钾、低血钠、低血氯、低血镁等电解质紊乱，注意监测并补充氯化钾、硫酸镁等纠正。硫酸镁应静脉滴注，口服不吸收。②耳毒性及肾脏损害。避免与有耳毒性的药物如氨基糖苷类抗生素合用。③高尿酸血症。口服别嘌醇 50mg，2~3 次/d，剂量渐增，2~3 周后增至 200~400mg/d，分 2~3 次服，最大量不超过 0.6g/d。儿童剂量 8mg/（kg·d）。

（2）氢氯噻嗪：①电解质紊乱，如低血钾、低血钠、低血镁、低血氯等，注意监测并补充氯化钾、硫酸镁等纠正。②高尿酸血症、高血糖、高血脂、高尿素氮血症、高肾素活性。β受体拮抗药可降低肾素活性，也可合用 ACEI。慢性肾功能不全、糖尿病、有痛风史者、高血脂者应慎用。应从最小有效剂量开始服用。

3. 钙通道阻滞药 长效类在治疗量应用时不良反应较少。大剂量时可出现头痛、心悸、水肿、低血压等反应。

4. 其他 ①哌唑嗪有首剂现象，首剂应减半（0.5mg），并于睡前服。②硝普钠可出现低血压，需严密监测血压；停药时应逐渐减量，并加用口服扩血管药，以免出现反跳。

案例分析

案例

患者，男，10 岁，因血尿、少尿、水肿 5 日就诊。测量血压为 156/96mmHg（20.8/12.8kPa）；尿常规显示：尿蛋白 ++。以"急性肾炎"给予呋塞米 40mg 静脉注射，每日 2 次。尿量增加、水肿减轻。5 日后查血钾为 2.9mmol/L，并有低血钠、低血氯。

分析

急性肾炎常有少尿、水肿等表现，可给予利尿药氢氯噻嗪或呋塞米等治疗。但长期应用呋塞米可导致低血钾、低血钠、低血氯等，药效也会降低。因此应注意监测血电解质，尤其血钾，最好间歇用药，停用数日后再用效果更好。

【药物相互作用】

1. ACEI 与利尿药合用，降压疗效增强，并减少噻嗪类利尿药引起的低血钾；噻嗪类利尿药引起肾素活性增高和血管紧张素Ⅱ生成增加,而ACEI可减少血管紧张素Ⅱ生成,尤其适用于高肾素性高血压;两药合用时,ACEI用量应减少。卡托普利与呋塞米合用时,呋塞米的作用明显受到抑制。

2. ACEI与钙通道阻滞药合用,降压疗效增强。ACEI可减轻硝苯地平引起的心率增快和踝部水肿,两药合用时尚有轻微的利尿、排钠作用,协同保护肾功能。

3. 先用利尿药再加用钙通道阻滞药,降压效应增强。

点滴积累 ∨

1. 急性肾炎治疗以对症治疗为主,水肿严重者用利尿药;高血压者应给予抗高血压药。
2. 急性肾炎使用抗高血压药应尽量选用对肾有保护作用、不减少肾血流量及尿量的药物。
3. 钙通道阻滞药中,氨氯地平降压平稳持久,对靶器官有保护作用;ACEI类药物中,贝那普利为第三代,每日仅需给药一次,若咳嗽明显,可换用氯沙坦等。

执业考点 ∨

1. 急性肾小球肾炎病因和发病机制。
2. 急性肾小球肾炎药物治疗原则。
3. 急性肾小球肾炎治疗药物的选择。

第二节　慢性肾小球肾炎

导学情景 ∨

情景描述:

患者,女,35岁。因蛋白尿2年,镜下血尿1年入院。查尿常规显示:尿蛋白+++,24小时尿蛋白定量4.5g,血肌酐60μmol/L。行肾穿刺活检,诊断IgA肾病。

学前导语:

慢性肾小球肾炎起病方式各不相同,病情迁延,病变缓慢进展,可有不同程度的肾功能减退,最终将发展为慢性肾衰竭。本节将带领同学们学习慢性肾小球肾炎的药物治疗原则、药物选用及药物不良反应与防治。

慢性肾小球肾炎(chronic glomerulonephritis)简称慢性肾炎,是各种原因引起的双侧肾小球弥漫性或局灶性炎症性或非炎症性改变,以蛋白尿、血尿、高血压、水肿为基本临床表现的肾小球疾病。起病方式各不相同,病情迁延,病变缓慢进展,可有不同程度的肾功能减退,最终将发展为慢性肾衰竭。

大多数慢性肾炎患者的病因不清楚,仅有少数是由急性肾炎直接迁延发展而来。慢性肾炎的病因、发病机制、病理类型各不相同,但起始因素多为免疫介导炎症,其病理类型决定病情的迁延发展。

导致病程慢性化的机制除免疫因素外,非免疫非炎症因素有重要作用,如高血压、高脂血症等。慢性肾炎可发生于任何年龄,但以青中年为主,男性多见。多数起病缓慢、隐袭。临床表现呈多样性,个体间差异较大,基本临床表现为蛋白尿、血尿、高血压、水肿,可有不同程度肾功能减退,多数呈渐进性,最终发展为慢性肾衰竭。早期患者可有乏力、疲倦、腰痛、食欲缺乏,水肿可有可无,有的患者无明显症状。轻度尿异常,血压可正常或轻度升高,肾功能正常或轻度受损,持续数年甚至数十年,肾功能逐渐恶化。有的患者以高血压为突出表现,舒张压中等以上持续升高。部分患者病情可急骤恶化。肾功能损害进展快慢主要与病理类型有关。

慢性肾小球肾炎的一般治疗原则:患者应注意休息,避免劳累;限制食物中蛋白、脂肪、盐和磷的摄入量;积极控制高血压,应用抗血小板药。治疗目的是防止或延缓肾功能进行性恶化、改善或缓解临床症状、防治并发症。

【药物治疗原则】

目前对本病尚缺乏有效的治疗药物,主要是一般对症治疗。治疗药物宜联合应用,中西医结合。积极控制高血压是十分重要的环节,应选择能延缓肾功能恶化、具有肾功能保护作用的抗高血压药,力争把血压控制在理想水平。一般不主张积极应用糖皮质激素和细胞毒性药物,但患者肾功能正常或轻度受损、肾体积正常、病理类型轻、尿蛋白较多、无禁忌者可试用,无效者逐步撤去。

▶ **课堂活动**

比较急性肾小球肾炎和慢性肾小球肾炎的药物治疗原则有哪些不同?

课堂活动
解析

【治疗药物的选用】

(一)常用药物的分类、作用和特点

1. 抗高血压药

(1)ACEI:ACEI除能够降低血压外,还能减少醛固酮分泌,减轻水钠潴留。近年来还发现,ACEI具有减少尿蛋白和延缓肾功能恶化的肾保护作用,作用机制:除通过对肾小球血流动力学的特殊调节作用(扩张入球和出球小动脉,但对出球小动脉扩张作用强于入球小动脉),降低肾小球内高压力、高灌注压、高滤过外,并能通过非血流动力学作用(抑制细胞因子、减少尿蛋白和细胞外机制的蓄积),起到减缓肾小球硬化的发展和肾保护作用,故ACEI可作为慢性肾炎患者控制高血压的首选药物。另外,ACEI可减少或抑制血管紧张素Ⅱ促心肌、血管平滑肌增生肥大和血管壁中层增厚的作用,有助于防止慢性肾炎高血压患者血管壁增厚和心肌肥大。

(2)AT₁受体拮抗药:通过拮抗血管紧张素Ⅱ受体,对抗血管紧张素Ⅱ的缩血管作用。

(3)钙通道阻滞药:见本章第一节。

(4)β受体拮抗药:降压缓慢、平稳,无耐受性,不引起直立性低血压,可对抗其他抗高血压药引起的反射性心率加快、心排血量增加、肾素活性增高等不良反应。

（5）α_1 受体拮抗药：既扩张容量血管也扩张阻力血管，不减少肾血流量，不引起心率加快，也不增加肾素分泌。

2. 抗凝血药　阿司匹林、双嘧达莫可抑制血小板聚集，防止血栓形成；华法林可对抗维生素 K 的作用，妨碍凝血因子 II、VII、IX、X 的合成，作用缓慢持久；肝素可增强抗凝血酶 III 的活性，作用迅速强大。

（二）治疗药物的选择

1. 高血压的治疗　当尿蛋白 ≥1g/d，血压应控制在 125/75mmHg（16.7/10kPa）以下；尿蛋白 <1g/d，血压可放宽到 130/80mmHg（17.3/10.7kPa）以下。

（1）首选 ACEI，尤其肾素依赖性高血压，如贝那普利 10~20mg，1 次 /d。

（2）AT_1 受体拮抗药，如氯沙坦 50~100mg，1 次 /d。

（3）钙通道阻滞药，长效者如氨氯地平 5~10mg，1 次 /d。

（4）有水钠潴留容量依赖性高血压患者可选用氢氯噻嗪，12.5~50mg/d，分 1~3 次口服。

（5）哌唑嗪，首剂 0.5mg，后渐增至 1~2mg，3 次 /d。

（6）也可联合应用 β 受体拮抗药，如阿替洛尔 12.5~25mg，2 次 /d，或美托洛尔 25mg，2~3 次 /d。

（7）高血压难以控制时，可选用上述药物联合应用，如 ACEI+ 钙通道阻滞药；ACEI+ 利尿药；钙通道阻滞药 +β 受体拮抗药；钙通道阻滞药 + 利尿药；钙通道阻滞药 +α_1 受体拮抗药。

2. 抗凝治疗　小剂量阿司匹林 40~300mg/d，可抑制血小板聚集。

3. 其他治疗　一般不主张积极使用激素类药和免疫抑制药；降低或消除尿蛋白常用 ACEI 或 AT_1 受体拮抗药。

案例分析

案例

患者，男，23 岁，血尿、水肿、高血压、蛋白尿（1.5g/24h）。经限制蛋白摄入、利尿、降压等治疗，尿蛋白时多时少。有医生建议给患者用糖皮质激素以减轻尿蛋白（因为有一肾病综合征患者用糖皮质激素治疗后，尿蛋白迅速得到控制）。

分析

慢性肾炎药物治疗的目的是防止或延缓肾功能进行性恶化、改善或缓解临床症状、防治并发症，而不以减少尿蛋白为目的。ACEI、AT_1 受体拮抗药、抗血小板药等可减少尿蛋白，一般不主张应用糖皮质激素。有人认为，患者肾功能正常或轻度受损、肾体积正常、尿蛋白 ≥2g/24h、病理类型较轻、无禁忌证可试用。

【药物不良反应及防治】

1. AT_1 受体拮抗药　氯沙坦不良反应较少且轻微。缬沙坦不良反应有头痛、头晕、咳嗽、腹泻、恶心、腹痛、乏力等，也可发生中性粒细胞减少症，偶有肝功能指标升高。钠和血容量不足、肾动脉狭窄及肝、肾功能不全的患者慎用。

2. β受体拮抗药　可抑制心脏,使心排血量减少,肾血流量减少。可诱发或加重支气管哮喘。窦性心动过缓、重度房室传导阻滞、某些心力衰竭患者禁用。由于个体差异较大,应从小剂量开始,长期用药时不可突然停药,应逐渐减量,以防出现反跳现象。

3. 阿司匹林　小剂量应用时不良反应较少。有胃肠反应、凝血障碍、过敏反应等。禁用于活动性溃疡、出血性疾病、孕妇,慎用于哮喘患者。饭后服药、服用肠溶片可减轻胃肠反应;出现凝血障碍可用维生素 K 防治。

4. 其他药物的不良反应　可见本章第一节。

【药物相互作用】

1. β受体拮抗药与钙通道阻滞药合用可加重心肌和传导系统抑制,但与硝苯地平合用则可抵消其反射性心率加快和心肌收缩力增强,有互补作用;因降低肾素活性,可与噻嗪类利尿药合用。

2. ACEI 与钙通道阻滞药合用,不仅降压效果增强,而且减轻各自的不良反应。ACEI 能缓冲钙通道阻滞药对肾素 - 血管紧张素系统的活化作用,减轻钙通道阻滞药引起的踝部水肿;而钙通道阻滞药能降低靶器官对血管紧张素 II 的反应,抑制前列腺素的合成而减轻 ACEI 的咳嗽副作用。此外,两药能改善肾小球的血流动力学变化,降低肾小球细胞对损伤因子的反应,而保护肾功能。

点滴积累　∨

1. 慢性肾炎治疗目的是防止或延缓肾功能进行性恶化、改善或缓解临床症状、防止并发症。
2. 慢性肾炎时积极控制高血压是十分重要的环节, 首选 ACEI。
3. 慢性肾炎应用抗凝药可防止血栓形成, 如阿司匹林。

执业考点　∨

1. 慢性肾小球肾炎药物治疗机制。
2. 慢性肾小球肾炎治疗药物的类别和常用药物。

第三节　泌尿道感染

导学情景　∨

情景描述:

患者,女,30 岁。因尿频、尿急、尿痛伴腰背部疼痛、畏寒、发热 5 日入院。查体:体温 39℃,腹软,叩鼓音,移浊阴性,肝脾未扪及,双肾区明显叩击痛,腹部无明显压痛、反跳痛及肌紧张。诊断为泌尿道感染。

学前导语:

泌尿道感染女性居多,其中已婚妇女、孕妇发病率高。本节将带领同学们学习泌尿道感染的药物治疗原则、药物选用及药物不良反应与防治。

泌尿道感染可分为上尿路感染（主要是肾盂肾炎）和下尿路感染（主要是膀胱炎），是由细菌等微生物引起的泌尿系统急慢性炎症反应。病原体主要是细菌，其他常见的有真菌、衣原体、支原体、病毒，以及结核分枝杆菌、滴虫等。本节介绍细菌引起的泌尿道感染。

最常见的致病菌是大肠埃希菌，占 70%，其他依次是变形杆菌、克雷伯菌、产气杆菌、沙雷杆菌、产碱杆菌、粪链球菌、铜绿假单胞菌和葡萄球菌。致病菌常为一种，但在某些情况下可见多种细菌混合感染。厌氧菌感染罕见。感染途径通常是由上行感染引起的，占泌尿道感染的 95%。尿路有复杂情况而致尿流不畅是最主要的易感因素，其感染的发生率较正常者高 12 倍，有这种情况的感染称为复杂性尿路感染，常见于尿路有器质性梗阻或功能性梗阻、尿路有异物存在、或有肾实质病变等。

临床表现①急性膀胱炎：占泌尿道感染的 60%。主要表现为尿频、尿急、尿痛、排尿不畅、下腹不适等，一般无全身感染症状。其致病菌多为大肠埃希菌，约占 75%。②急性肾盂肾炎：急性起病，可有或无尿频、尿急、尿痛，常有腰痛和全身感染症状如寒战、发热及血白细胞计数升高等。致病菌多为大肠埃希菌，其他较常见的是变形杆菌、克雷伯菌。③无症状性细菌尿：致病菌多为大肠埃希菌。④慢性肾盂肾炎：多有急性肾盂肾炎病史及反复发作经过，尿路感染表现不明显，可有乏力、低热等全身表现，反复发作、病情迁延可合并肾小管功能损害，出现夜尿增多，低渗、低比重尿等。实验室检查：①尿常规检查可见尿沉渣内白细胞数增加，发现白细胞管型见于肾盂肾炎；②尿细菌定量培养，尿含菌量 ≥10^5/ml；③尿沉渣镜检细菌，平均每个高倍视野 ≥20 个细菌；④亚硝酸盐试验阳性。

泌尿道感染的治疗原则：多饮水、勤排尿，注意阴部的清洁卫生；避免使用尿路器械，尽可能除去结石、梗阻等易感因素；治疗原发病，提高机体免疫力；在未使用抗菌药物之前，先做尿细菌培养及药敏试验；做好泌尿道感染的定位诊断，治疗方案的选择不同，疗程亦不同；临床症状的缓解，并不意味着细菌学治愈；抗菌治疗无效的患者，应进行全面的泌尿系统检查，发现是否有尿路畸形或功能异常，及时处理。

案例分析

案例

患者，女，40 岁，因发热、腰痛，尿频、尿急、尿痛，尿常规显示尿蛋白 +、尿白细胞 ++，以"肾盂肾炎"给予抗感染治疗 6 周，病情好转但常复发，后经静脉肾盂造影发现泌尿道结石。

分析

泌尿道结石、梗阻等是泌尿道感染的易发因素，有时以泌尿道感染为主要表现，易造成漏诊，且病情反复，不易痊愈。因此，抗菌治疗无效的患者，应及早进行全面的泌尿系统检查，及时去除原发病因。

【药物治疗原则】

根据药敏试验结果选择敏感的抗生素；由于引起泌尿道感染的细菌多为革兰氏阴性杆菌，在未有药敏试验结果之前,应选用对革兰氏阴性杆菌有效的抗菌药物;选用肾脏毒性小、尿中浓度高的药物,肾盂肾炎时选用血中和尿中浓度均高的药物;杀菌药效果好于抑菌药;急性单纯性下尿路感染初发患者,可口服毒性小、价格低的抗菌药物,小剂量短疗程;重症肾盂肾炎、慢性肾盂肾炎、复杂性尿路感染、混合感染及出现耐药菌株时,可联合用药,应注射给药,长疗程;在使用抗菌药物的过程中应注意调节尿液的酸碱度,以增强药物的疗效。

【治疗药物的选用】

（一）常用药物的分类

1. β- 内酰胺类抗生素　为繁殖期杀菌药。

2. 氨基糖苷类抗生素　为静止期杀菌药。

3. 喹诺酮类　为杀菌药。

4. 磺胺类药物和甲氧苄啶（TMP）　为慢效抑菌药,两者合用时,使细菌叶酸代谢受到双重拮抗,可使疗效增强数十倍,呈现杀菌作用。

▶ 课堂活动

　　泌尿道感染的病原体多为革兰氏阴性杆菌,选用青霉素或大环内酯类抗生素是否有效?

ER-16-4

**课堂活动
解析**

（二）治疗药物的选择

1. 急性膀胱炎的治疗　初诊患者,可用 3 日疗法,约 90% 可治愈。给予口服氧氟沙星 0.2g, 2 次 /d;或环丙沙星 0.25g, 2 次 /d;或吡哌酸 0.5g, 3 次 /d;或复方磺胺甲噁唑 1.0g, 2 次 /d。疗程完毕后 1 周复查尿细菌定量培养。

2. 急性肾盂肾炎的治疗

（1）轻型急性肾盂肾炎:宜口服有效抗菌药物 14 日,常用药物同 3 日疗法用药,首选喹诺酮类。若 72 小时未显效应按药敏更改抗菌药物。

（2）较严重的急性肾盂肾炎:全身中毒症状较明显者,宜静脉输注抗菌药物。如环丙沙星 0.25g, 12 小时一次;或氧氟沙星 0.2g, 12 小时一次;或庆大霉素 1mg/kg, 8 小时一次;必要时可加用头孢噻肟 2g, 8 小时一次。也可根据药敏试验结果选择敏感抗菌药物。待热退 72 小时后,可改为口服,完成 2 周疗程。

（3）重症急性肾盂肾炎:患者可有严重的全身感染中毒症状甚至感染性休克等表现,多为复杂性肾盂肾炎,致病菌常为耐药革兰氏阴性杆菌。应联合应用抗菌药物静脉滴注。氨基糖苷类加半合成广谱青霉素、氨基糖苷类加第三代头孢菌素均可使疗效增强。如哌拉西林 3g, 6 小时一次;庆大霉素 1mg/kg, 8 小时一次;头孢曲松 1g, 12 小时一次,或头孢哌酮 2g, 8 小时一次。

3. 慢性肾盂肾炎的治疗　慢性肾盂肾炎往往有泌尿系统畸形或存在其他诱发因素,故治疗首先是去除诱因、矫正畸形。应根据肾功能调整抗生素剂量,根据药敏结果选择抗生素,但疗程相对较长,一般为 2~4 周或更长。在治疗结束后的头两个月,每月复查尿常规和尿细菌培养。系统治疗后仍反复发作者,可采用低剂量（敏感药物治疗剂量的 1/3~1/2）抑菌疗法。于每晚睡前服用。并定期行尿培养和药敏试验,防止产生耐药菌。

4. 妊娠期尿路感染　应选用毒性较小的抗菌药物,如半合成广谱青霉素类(阿莫西林、氨苄西林)和头孢菌素类。四环素类、氯霉素、喹诺酮类不宜用。复方磺胺甲噁唑、氨基糖苷类慎用。孕妇急性膀胱炎可口服阿莫西林 0.25g,8 小时一次,或头孢拉定 0.25g,4 次 /d。孕妇急性肾盂肾炎可静脉滴注阿莫西林或第三代头孢菌素。

5. 男性泌尿道感染　男性 50 岁以后,由于前列腺增生,易发生泌尿道感染,可用环丙沙星,疗程 14 日。50 岁以前男性泌尿道感染少见,常伴有慢性细菌性前列腺炎,可用环丙沙星或复方磺胺甲噁唑治疗 12~18 周。

知识链接

环境 pH 对抗菌药物作用及不良反应的影响

1. 大环内酯类抗生素在碱性环境中抗菌活性增强;红霉素、麦迪霉素、螺旋霉素等天然大环内酯类,口服易被胃酸破坏,生物利用度低,常制成肠溶片。

2. 氨基糖苷类抗生素在碱性环境中抗菌活性增强。

3. 磺胺类药物在酸性环境中溶解度低,易析出结晶,损伤肾小管,引起结晶尿、血尿、尿痛等,应碱化体液。

4. 酸性药物如维生素 C 可促进四环素吸收。若同服碳酸氢钠,可使胃液 pH 升高,四环素溶解度降低,减少其吸收;也可使尿液 pH 升高,加快其排泄,作用时间缩短。四环素类抗生素在酸性环境中性质稳定,抗菌作用好。

5. 碱化尿液引起喹诺酮类药物自肾小管内析出,增加对肾脏的损害,易引起结晶尿、血尿。

【药物不良反应及防治】

1. 青霉素类有过敏反应、局部刺激,超大剂量应用可出现青霉素脑病。出现过敏性休克首选肾上腺素,也可选用糖皮质激素及 H_1 受体拮抗药。

2. 头孢菌素类过敏反应较青霉素少见,过敏性休克处理同青霉素。有肾毒性,第一代明显,应避免与高效能利尿药合用,与氨基糖苷类合用时肾损害增强。凝血障碍可用维生素 K 防治。长期用药可致菌群失调。其他有胃肠反应等。

3. 氨基糖苷类有耳毒性、肾毒性、过敏反应、神经肌肉接头阻滞等。与高效能利尿药、头孢菌素合用时毒性增加。与地西泮、骨骼肌松弛药合用时加重神经肌肉接头阻滞,可用新斯的明或钙剂解救。

4. 喹诺酮类有胃肠道反应、中枢神经系统反应、关节损害、结晶尿、肝损害、心脏毒性等。孕妇、未成年人禁用,有癫痫病史者慎用。

5. 磺胺类有泌尿系统损害,可大量饮水或同服等量碳酸氢钠。胃肠刺激,饭后服用可减轻。与 TMP 合用可减少耐药性产生。维生素 B_6 可防治周围神经炎。其他有过敏反应、造血系统抑制等。孕妇禁用。

【药物相互作用】

1. TMP 为抗菌增效剂，与磺胺类药物联用时，使细菌叶酸代谢受到双重拮抗，疗效可增强数十倍，且减少耐药性的产生，而两者单独应用时都容易产生耐药性。因此 TMP 常与 SD 或 SMZ 组成复方制剂。

2. β- 内酰胺类抗生素为繁殖期杀菌药，氨基糖苷类抗生素为静止期杀菌药，两者合用可产生协同作用，且两者均为杀菌剂，较其他联用效果更强。但应注意青霉素不能与氨基糖苷类混合注射；头孢菌素类与氨基糖苷类合用时肾毒性会增加。

3. 磺胺类药物和 TMP 为慢效抑菌药，与氨基糖苷类联用作用相加，但应注意肾损害也会增强。

4. β- 内酰胺类抗生素与磺胺类药物和 TMP 合用时作用相加或无关。

5. 在碱性环境中，氨基糖苷类抗菌活性增强，磺胺类药物溶解度增加，减少结晶，肾脏损害减轻。

6. 喹诺酮类作用机制不同于其他抗菌药物，因此很少有交叉耐药性。与 β- 内酰胺类、氨基糖苷类抗生素合用对某些革兰氏阳性杆菌有协同作用。

点滴积累 ∨

1. 泌尿道感染病原体主要是细菌，G^- 杆菌为主，最常见的致病菌是大肠埃希菌，其次是变形杆菌等。

2. 根据药敏试验的结果选择敏感抗生素，选用肾脏毒性小、尿中浓度高的药物，杀菌药好于抑菌药。

3. 喹诺酮类、氨基糖苷类抗生素常用。

4. 疗程。急性膀胱炎：3 日疗法；急性肾盂肾炎：口服或注射 14 日；慢性肾盂肾炎：更长。

执业考点 ∨

1. 泌尿道感染的临床表现。

2. 泌尿道感染治疗药物的合理使用。

3. 泌尿道感染治疗用药注意事项与患者教育。

第四节 肾病综合征

导学情景 ∨

情景描述：

患者，女，18 岁。因打喷嚏、流鼻涕、咽喉疼，伴眼睑及双下肢水肿 5 日，水肿晨起显著、下午略减轻入院。入院检查：尿蛋白 +++，24 小时尿蛋白定量 6.0g，BLD+，脓细胞 1~2/HP。免疫组化 IgG（+）、IgA（−）、IgM（−）。行肾穿刺活检，诊断为系膜增生性肾小球肾炎。

学前导语：

肾病综合征是肾小球疾病中最常见的一组临床症候群，肾小球滤过屏障异常是肾病综合征蛋白尿的基本原因。本节将带领同学们学习肾病综合征的药物治疗原则、药物选用及药物不良反应与防治。

肾病综合征（nephrotic syndrome, NS）是一组以大量蛋白尿、低蛋白血症、高脂血症和水肿为特点的临床综合征，其中以大量蛋白尿及低蛋白血症作为诊断肾病综合征的必备条件，分为原发性与继发性两大类。

肾病综合征的分类、常见病因、临床表现

【药物治疗原则】

1. **药物治疗目的** 控制或消除临床表现；减少或消除蛋白尿；减轻或恢复肾脏的病理改变；维持或恢复肾功能；防治急、慢性并发症。

2. **药物治疗目标** 无水肿，尿蛋白≤0.5g/d，血浆白蛋白及血脂正常，肾功能正常或较治疗前好转，无进行性减退，无急、慢性并发症，特别是无各种感染的发生，无复发。

3. **药物治疗措施** 主要是利尿消肿及免疫抑制剂的应用。对微小病变型肾病中的激素依赖型应注意防止复发；病因明确者要设法去除病因，继发性肾病综合征则应以治疗原发病为主。

【治疗药物的选用】

（一）常用药物分类

1. **利尿药**

（1）高效能利尿药：作用于髓袢升支粗段皮质部和髓质部，抑制$Na^+-K^+-2Cl^-$同向转运系统，利尿作用强。常用药物有呋塞米、布美他尼。

（2）中效能利尿药：抑制远曲小管近端Na^+-Cl^-共同转运系统，抑制NaCl的重吸收，产生温和而持久的利尿作用，作用中等。常用药物有氢氯噻嗪。

（3）低效能利尿药：抑制远曲小管和集合管的Na^+-K^+交换，发挥排钠留钾的利尿作用。常用药物有螺内酯、氨苯蝶啶。

（4）脱水药：能迅速提高血浆及原尿渗透压，抑制肾小管对水和钠的重吸收。常用药物有甘露醇。

（5）碳酸酐酶抑制剂：作用于近曲小管，利尿作用弱。

一般患者在使用激素并限制钠、水摄入后可达到利尿消肿的目的，对于水肿明显，经上述处理仍不能消肿者可适当选用利尿药。对肾病综合征患者利尿治疗的原则是不宜过快过猛，以免造成血容量不足，加重血液高黏倾向，诱发栓塞性疾病。

2. **抗高血压药**

（1）血管紧张素转化酶抑制药（ACEI）：通过抑制血管紧张素转化酶（ACE）的活性，减少血管紧张素Ⅱ（Ang Ⅱ）的生成，抑制缓激肽降解，产生良好的降压效果。常用药物有依那普利、贝那普利、福辛普利等。

（2）血管紧张素Ⅱ受体拮抗药（ARB）：通过与血管紧张素Ⅱ受体（AT_1）结合，阻断 Ang Ⅱ作用，产生降压效果，作用平稳、持久。常用药物有氯沙坦、缬沙坦。

（3）钙通道阻滞药：通过阻断 Ca^{2+} 通道，降低心肌或血管平滑肌内钙离子浓度，导致心肌收缩力降低、血管扩张而降压。常用药物有氨氯地平、硝苯地平等。

（4）β受体拮抗药：通过拮抗β受体产生持久的降压效果。常用药物有美托洛尔、阿替洛尔、比索洛尔等。

肾病综合征患者应严格控制血压，目标血压应低于 130/80mmHg。ACEI 和 ARB 能有效控制血压，降低蛋白尿，延缓肾衰竭进展；但在肾病综合征严重水肿、肾血流量相对不足时，应避免使用，以免引起肾前性急性肾衰竭。在肾病综合征部分缓解或稳定后开始应用。

3. 糖皮质激素 可通过多个环节产生抗炎、抗免疫的作用，是治疗原发性肾病的基础药物。它能稳定溶酶体膜，降低毛细血管通透性，减少尿蛋白漏出；抑制多种细胞因子的合成，减轻急性炎症时的渗出，抑制单核细胞、淋巴细胞，减轻肾间质炎症改变。常用药物有泼尼松、泼尼松龙、甲泼尼龙。

用药原则：①起始足量，常用泼尼松 1mg/（kg·d），口服 8 周，必要时可延长至 12 周；②缓慢减药，足量治疗后每 2~3 周减原用量的 10%；③长期维持，以最小有效剂量（10mg/d）维持半年。可采取全日量顿服或在维持用药期间两日量隔日一次顿服，以减轻不良反应的发生。

知识链接

肾病综合征应用糖皮质激素治疗反应判断

在肾病综合征时，根据应用后患者蛋白尿量的变化判断治疗反应。①连续 3 日蛋白尿 <0.3g/24h，局灶节段性肾小球硬化患者对糖皮质激素的治疗反应较慢，判断糖皮质激素疗效的时间可延长到 16 周；②糖皮质激素依赖：糖皮质激素治疗有效，减量过程中或停药后 2 周内复发，连续 2 次以上；③糖皮质激素抵抗：使用足量的泼尼松（龙）1mg/（kg·d）或甲泼尼龙 0.8mg/（kg·d）治疗 8 周无效，局灶节段性肾小球硬化的判断时间可延长为 16 周。

4. 免疫抑制剂

（1）环磷酰胺：通过抑制细胞 DNA 合成，干扰细胞增殖并降低 B 淋巴细胞的功能，产生免疫抑制，有防治肾小球硬化及肾小管间质纤维化。常与糖皮质激素合用。常用剂量为 2mg/（kg·d），分 1~2 次口服；或 200mg，隔日静脉注射；累积达 6~8g 后停药。

（2）环孢素：通过选择性抑制辅助性 T 细胞及胞毒 T 细胞，减少肾血流量，降低肾小球滤过率。因长期应用可导致肾间质纤维化，故作为二线药物用于难治性肾病综合征或对使用糖皮质激素不能耐受者。常用量为 3~5mg/（kg·d），分 2 次空腹口服，服药期间监测并维持其血药浓度谷值为 100~200mg/ml。一般在用药 2~8 周后起效，2~3 个月后应缓慢减量，疗程为 6 个月至 1 年。

（3）吗替麦考酚酯：在体内代谢为霉酚酸，抑制鸟嘌呤核苷酸的经典合成途径，进一步选择性抑制 T、B 淋巴细胞增殖及抗体形成达到治疗目的。常用量为 1.5~2g/d，分 2 次口服，共用 3~6 个月，减量维持半年。

（4）他克莫司：在体内与 FK506 结合蛋白（FKBPs）结合成复合物，抑制细胞毒性淋巴细胞的生成。可用于治疗原发性肾病综合征。常用量为 1.5~2g/d，分 2 次口服，共用 3~6 个月，减量维持半年。

（5）雷公藤总苷：有较强的抗炎及免疫抑制作用，能改善肾小球滤过膜的通透性。常用剂量为 10~20mg，每日 3 次口服，可配合激素使用，作为肾病综合征维持阶段的辅助性治疗药物。

5. 抗凝血药 肾病综合征患者的凝血及纤溶系统均发生变化，易导致静脉血栓形成，因此抗凝治疗具有重要意义。肝素或低分子量肝素可降低血液黏度，并通过激活抗凝血酶Ⅲ（AT Ⅲ）的活性，发挥抗凝作用。肝素与白蛋白均为带负电荷的物质，两者电荷相斥，可减少肾病综合征时尿蛋白的排出。

当血浆白蛋白低于 20g/L 时，提示存在高凝状态，即应开始预防性抗凝治疗。可给予肝素钠 1 875~3 750U 皮下注射，6 小时一次；或低分子量肝素 4 000~5 000U，皮下注射，每日 1~2 次；也可服用华法林，维持凝血酶原时间国际标准化比值（INR）于 1.5~2.5。

6. 降血脂药 高脂血症可加速肾小球疾病的发展，增加心、脑血管疾病的发生率，因此，肾病综合征患者合并高脂血症时，应使用降脂药物。治疗肾病综合征高脂血症常用羟甲基戊二酰辅酶 A（HMG-CoA）还原酶抑制剂、贝丁酸类、胆酸螯合剂等。HMG-CoA 还原酶抑制剂能可逆性地抑制 HNG-CoA 还原酶，阻断肝内胆固醇的生物合成，增强低密度脂蛋白胆固醇的清除。这类药物还能显著降低蛋白尿，延缓肾功能减退。常用药物有洛伐他汀、辛伐他汀、非诺贝特、吉非贝齐、普罗布考等。

（二）治疗药物的选择

1. 微小病变性肾病 对糖皮质激素治疗敏感，初治者可单用糖皮质激素治疗；对因感染、劳累而短期复发，去除诱因后仍不缓解者可再使用糖皮质激素；疗效差或反复发作者，可合用免疫抑制剂。

2. 膜性肾病早期 膜性肾病可单用糖皮质激素，无效者须联用免疫抑制剂，常用环磷酰胺，效果不佳者可选用小剂量的环孢素，一般用药应在半年以上。对有病变进展高危因素的患者，如严重、持续性 NS，肾功能恶化和肾小管间质病变较重的可逆性病变等给予糖皮质激素与免疫抑制剂联合治疗；反之，可先密切观察 6 个月，用 ACEI 和 / 或 ARB 控制血压和降尿蛋白，病情无好转，再用糖皮质激素联合免疫抑制剂治疗。

3. 局灶性肾小球硬化 循证医学表明部分患者（30%~50%）糖皮质激素有效，但显效慢，建议足量糖皮质激素 1mg/（kg·d）治疗 3~4 个月。糖皮质激素效果不佳者可试用环孢素。

4. 膜增生性肾炎 治疗效果差，长期足量糖皮质激素治疗可延缓部分患儿肾功能的恶化，对成年患者，目前没有糖皮质激素和免疫抑制剂治疗有效的证据。

5. IgA 肾病 肾功能正常、病理改变轻微者可单独给予糖皮质激素。肾功能受损、病变活动者则需糖皮质激素联合免疫抑制剂。如病理变化重者则疗效较差;大量蛋白尿得不到控制发展至慢性肾衰竭者,预后较差。

案例分析

案例

患者,女,20岁,体重70kg,身高165cm,因"反复水肿乏力"入院。患者6个月前无明显诱因出现颜面及双下肢水肿,伴尿量减少、腰酸、乏力,活动后胸闷、气促。当地医院检查尿白蛋白+++,血白蛋白14.5g/L,总胆固醇18.9mmol/L,甘油三酯2.4mmol/L,血肌酐82μmol/L。考虑诊断为肾病综合征。给予足量泼尼松治疗2个月,病情得以缓解。近半个月来水肿加重,1日前查尿蛋白++++,血白蛋白22g/l,总胆固醇20.1mmol/L,甘油三酯2.53mmol/L,血肌酐110μmol/L。行肾穿刺活检,病理诊断为微小病变。

分析

患者为反复发作的肾病综合征,病理类型为微小病变,使用泼尼松单药治疗不能控制,可加用免疫抑制剂联合治疗,同时对症治疗。本病例目前低蛋白血症、双下肢水肿,可能存在有效血容量不足、肾血流灌注不足,不建议应用ARB类药物,以免增加肾毒性。

【药物不良反应及防治】

1. 利尿药 呋塞米和氢氯噻嗪可引起低钾、低钠、低镁、低氯血症,以低钾血症最为常见,故应监测血钾浓度,及时补钾;还可引发高尿酸血症,诱发加重痛风,可与氨苯蝶啶合用对抗。

2. 抗高血压药

(1)ACEI:可引发刺激性干咳,多见于用药开始的几周内。ARB少见干咳及血管神经性水肿。ACEI和ARB可使肾小球滤过率下降,若GFR降低>30%,应减量并观察5~7日,未能恢复到基础值时应停用;若GFR降低>50%,应立即停药。

(2)钙通道阻滞药:大多数不良反应是轻、中度的,常见踝部水肿、皮肤潮红、心悸,还可见一过性氨基转移酶升高,一般不需停药。

(3)非选择性β受体拮抗药:可诱发或加重哮喘,应用对β₁受体选择性较高的美托洛尔可减轻或避免;长期应用β受体拮抗药,可使体内β受体上调,对内源性儿茶酚胺敏感性增高,突然停药,可使原来的病症加重,产生血压升高、严重心律失常,甚至急性心肌梗死、猝死等停药反应。因此在病情控制后应逐渐减量停药。

3. 糖皮质激素 应用初期,可能会出现兴奋、失眠、食欲增加,可用镇静催眠药,控制饮食进行预防;长期大量应用时,可引起类肾上腺皮质功能亢进综合征,用药期间应采用低盐、低糖、高蛋白饮食,必要时加用氯化钾并应用抗高血压药、降血糖药;诱发和加重感染,必要时合用抗菌药物;诱发和加重消化性溃疡,可加用抗胆碱药和抗酸药;诱发骨质疏松,可补钙,必要时可给予抗骨质疏松的药物治疗。如遇突然停药或减量过快,可出现恶心、呕吐、肌无力、低血压、低血糖等肾上腺皮质功能不全的症状,故长期应用糖皮质激素的患者应逐渐减量,缓慢停药;尽量降低每日维持量或采用隔日给药;停用激素后可连续应用促肾上腺皮质激素(ACTH)7日;停药后1年内如遇感染和手术等应及时给予糖皮质激素。

4. 免疫抑制剂

(1)环磷酰胺:骨髓抑制绝大部分与剂量相关,常发生在给药后的10~14日,多在2周后恢复;胃肠道反应以大剂量静脉注射常见,停药1~3日可消失;大剂量静脉滴注可致出血性膀胱炎,用药期间可适量饮水,同时应用美司钠预防。

(2)环孢素:长期应用可致肾毒性,即使小剂量使用也可出现;肝毒性的发生率为5%~10%,多在用药后的头3个月内出现,需密切监测肝功能;高血压的发生率为10%~14%,可用抗高血压药控制。

5. 抗凝血药　应用肝素或低分子量肝素(LMWH)时,可引起自发性出血。对出血轻微者停药即可;严重者可静脉缓慢注射鱼精蛋白,1mg鱼精蛋白可中和100U肝素或100IU LMWH,应定期监测凝血时间或部分凝血活酶时间(APTT)、血小板计数,必要时监测血浆抗Xa因子活性。

6. 降血脂药　他汀类药物可引起肌痛、肌炎和横纹肌溶解,一旦患者有肌肉触痛、压痛,血肌酸激酶(CK)高于正常值上限10倍,应停止用药;CK升高不超过3倍正常值上限进行随访,每周检测CK水平;如患者肌肉不适和/或无力,且连续检测CK进行性升高,应考虑减量或暂时停药。他汀类药物还可能会引起肝脏氨基转移酶升高,且呈剂量依赖性,减少剂量可使升高的氨基转移酶回落;当再次增加剂量或选用另一种他汀类药物后,氨基转移酶不一定再次升高。

【药物相互作用】

1. 呋塞米、氢氯噻嗪可引发低钾血症,与强心苷类药物合用时,易引起严重的心律失常;呋塞米可引起耳鸣、听力减退或暂时性耳聋,应避免与有耳毒性的药物,如氨基糖苷类抗生素合用。

2. 糖尿病患者应用胰岛素时,如同服β受体拮抗药可加强降糖作用,并掩盖低血糖时出汗、心悸的症状,出现严重后果。

3. ACEI有可能降低血细胞比容,因此与促红细胞生成素(EPO)合用时,EPO的用量需要增加。

4. 同服避孕药、葡萄柚汁会增加环孢素的浓度,增加其毒性反应;为保证环孢素浓度的稳定性,更换厂家后,应监测血药浓度1~2周。

点滴积累 ∨

1. 糖皮质激素是治疗肾病综合征的基础药物,但不良反应较多,宜采用清晨顿服的方法给药,不能随意加减剂量、缩短疗程、骤然停药。长期应用的患者需每月随访药物的疗效和不良反应。

2. 环磷酰胺、环孢素能降低蛋白尿,缓解病情。

3. 控制血压能减少蛋白尿,控制病情。

4. 肾病综合征患者治疗期间须定期复查,不可随意增加、减量使用或停用药物。

执业考点　∨

1. 肾病综合征药物治疗原则。

2. 肾病综合征药物治疗机制和治疗药物的选择。

目标检测

一、选择题

（一）单项选择题

1. 急性肾炎最常见的病因是（　　）

　　A. 链球菌所致化脓性感染　　　　　　B. 链球菌感染后引起的免疫反应

　　C. 肾小管的损伤　　　　　　　　　　D. 肾小囊内蛋白沉积

　　E. 肾间质纤维化

2. 急性肾炎的表现不包括（　　）

　　A. 血尿　　　　　　B. 低血压　　　　　　C. 水肿

　　D. 少尿　　　　　　E. 蛋白尿

3. 长效的钙通道阻滞药是（　　）

　　A. 硝苯地平　　　　B. 尼群地平　　　　　C. 氨氯地平

　　D. 卡托普利　　　　E. 依那普利

4. 降压药的不良反应错误的是（　　）

　　A. 呋塞米——低血钾　　　　　　　　B. ACEI——咳嗽

　　C. 氢氯噻嗪——肾素活性增高　　　　D. 钙通道阻滞药——首剂现象

　　E. 硝普钠——低血压

5. 贝那普利降压治疗起始的用法是（　　）

　　A. 10mg/ 次，1 次 /d　　B. 10mg/ 次，2 次 /d　　C. 10mg/ 次，3 次 /d

　　D. 20mg/ 次，1 次 /d　　E. 20mg/ 次，2 次 /d

6. 关于慢性肾炎的叙述，错误的是（　　）

　　A. 多数由急性肾炎直接迁延而来　　　B. 最终发展为慢性肾衰竭

　　C. 患者以中青年为主，男性多见　　　D. 一般不主张积极使用糖皮质激素

　　E. 肾功能损害进展快慢主要与病理类型有关

7. 泌尿道感染的途径主要是（　　）

　　A. 血行感染　　　　B. 上行感染　　　　　C. 下行感染

　　D. 淋巴感染　　　　E. 周围组织感染蔓延而来

8. 泌尿道感染最常见的致病菌是（　　）

　　A. 溶血性链球菌　　B. 变形杆菌　　　　　C. 葡萄球菌

　　D. 铜绿假单胞菌　　E. 大肠埃希菌

9. 泌尿道感染中,哪种情况使用抗生素应小剂量短疗程（　　　）

    A. 急性膀胱炎　　　　B. 重症肾盂肾炎　　　　C. 慢性肾盂肾炎

    D. 复杂性尿路感染　　E. 复发性单纯性尿路感染

10. 慢性肾盂肾炎的疗程为（　　　）

    A. 3 日　　　　　　　　B. 2 周　　　　　　　　C. 4 周

    D. 2 个月　　　　　　　E. 2~4 周或更长

11. 妊娠期尿路感染可选用（　　　）

    A. 阿莫西林　　　　　B. 四环素　　　　　　　C. 氯霉素

    D. 喹诺酮类　　　　　E. 氨基糖苷类

12. 使用哪类药物治疗泌尿道感染时应酸化尿液（　　　）

    A. 氨基糖苷类抗生素　　　　　　　　　　B. 喹诺酮类

    C. 磺胺类　　　　　　　　　　　　　　　D. 大环内酯类抗生素

    E. β- 内酰胺类抗生素

13. 急性膀胱炎表现不包括（　　　）

    A. 尿频、尿急、尿痛　　　　　　　　　　B. 排尿不畅、下腹不适

    C. 尿含菌量增高　　　　　　　　　　　　D. 管型尿、发热、腰痛

    E. 排尿期尿道烧灼感,排尿终末期疼痛加剧

14. 慢性肾炎时降压首选药物是（　　　）

    A. 长效钙通道阻滞药　　　　　　　　　　B. ACEI

    C. 利尿剂　　　　　　　　　　　　　　　D. β 受体拮抗药

    E. α_1 受体拮抗药

（二）多项选择题

1. 急性肾炎的治疗包括（　　　）

    A. 利尿药　　　　　　B. 降血压　　　　　　　C. 抗感染

    D. 甘露醇减轻水肿　　E. 纠正高血钾

2. 急性肾炎的降压治疗药物包括（　　　）

    A. 利尿药　　　　　　B. ACEI　　　　　　　　C. 氨氯地平

    D. 哌唑嗪　　　　　　E. 氨苯蝶啶

3. 因升高血钾,高血钾时不能用的药物是（　　　）

    A. 呋塞米　　　　　　B. 氢氯噻嗪　　　　　　C. 螺内酯

    D. ACEI　　　　　　　E. 胰岛素

4. 哪些药物每日服用一次即可（　　　）

    A. 卡托普利　　　　　B. 贝那普利　　　　　　C. 硝苯地平

    D. 氨氯地平　　　　　E. 氢氯噻嗪

5. 哪些药物联用可以增强降压疗效或有互补作用（　　　）

A. ACEI 与利尿药 　　　　　　　　B. ACEI 与钙通道阻滞药

C. 利尿药与钙通道阻滞药 　　　　　D. β 受体拮抗药与维拉帕米

E. β 受体拮抗药与硝苯地平

6. 慢性肾炎不主张积极应用（　　　）

A. 降压药 　　　　　　B. 糖皮质激素 　　　　C. 细胞毒性药物

D. 抗血小板药 　　　　E. ACEI

7. 慢性肾炎首选 ACEI 降压的原因包括（　　　）

A. 减少醛固酮分泌，减轻水钠潴留 　　　B. 减少尿蛋白

C. 肾保护作用 　　　　　　　　　　　　D. 逆转高血压所致血管增厚

E. 逆转高血压所致心肌肥厚

8. 复杂性肾盂肾炎，致病菌常为耐药革兰氏阴性杆菌，下列哪些药物可选（　　　）

A. 哌拉西林 　　　　　　　　　　　B. 庆大霉素等氨基糖苷类

C. 头孢曲松等第三代头孢菌素 　　　D. 环丙沙星等第三代喹诺酮类

E. 青霉素

二、问答题

1. ACEI 为什么可用于肾炎时高血压的治疗？

2. 治疗泌尿道感染的常用抗菌药物有哪些？

三、实例分析

患者，男，22 岁，全身疲倦、乏力、腰痛 1 年，1 个月前测血压时发现血压升高（160/95mmHg）。尿常规检查：尿蛋白 +。1 年前查体时未见血压升高。在某医院诊断为慢性肾炎，给予贝那普利 10mg，1 次 /d。你认为选用药物是否合适？是否可以合用利尿药？

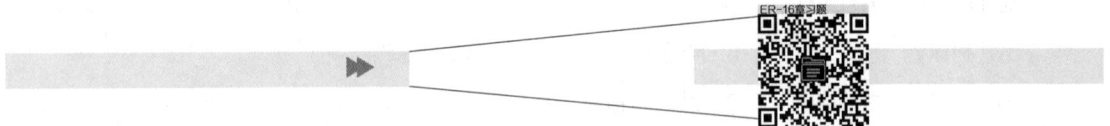

ER-16 章习题

（王国明）

第十七章

变态反应性疾病的药物治疗

ER-17章PPT

变态反应又称超敏反应,是指已被抗原致敏的机体再次接受相同抗原刺激时,发生的以组织损伤和/或功能障碍为主的病理性免疫反应。变态反应一般分为四种类型:Ⅰ型、Ⅱ型、Ⅲ型和Ⅳ型。Ⅰ型变态反应是最常见的一种类型,临床主要表现为受累器官的功能障碍,与平滑肌痉挛、血管扩张、毛细血管通透性增加、腺体分泌增加等有关,常见的疾病有过敏性鼻炎、荨麻疹、支气管哮喘、过敏性休克等;Ⅱ型变态反应的临床表现比较复杂,与组织细胞损伤或代谢障碍有关,常见的疾病有输血反应、新生儿溶血症、免疫性血细胞减少症、风湿性心肌炎、甲状腺功能亢进等;Ⅲ型变态反应主要表现为受累部位的炎症性反应,与抗原抗体复合物的沉积部位有关,常见的疾病有类 Arthus 反应、类风湿关节炎、血清病、感染后继发的肾小球肾炎、系统性红斑狼疮等;Ⅳ型变态反应的临床表现与变应原进入的部位有关,常见的疾病有传染性变态反应(胞内微生物感染)、接触性皮炎,其他如移植排斥反应、甲状腺炎、多发性神经炎、变态反应性脑脊髓炎等。

第一节 过敏性休克

导学情景 ∨

情景描述:

某患者因扁桃体炎静脉滴注青霉素,约半小时后突发头晕,伴头痛、胸闷、呼吸困难、面色苍白,测血压 60/30mmHg,诊断为过敏性休克,医生进行紧急救治。

学前导语:

过敏性休克起病急,病情重,死亡率较高,必须引起重视。本节将带领同学们学习过敏性休克的药物治疗知识,认识其危重性,尽量避免发生,一旦发生要进行快速合理的治疗。

过敏性休克(anaphylactic shock)是外界某些抗原性物质如某些生物制品(如异体血清)或药品(如青霉素、含碘造影剂)进入已致敏的机体后,突然发生的多器官损伤的严重过敏反应。若不及时处理,患者可因心血管及呼吸系统功能的严重障碍而迅速死亡。

过敏性休克是由 IgE 介导的抗原抗体反应,属Ⅰ型变态反应。IgE 介导的抗原作用于肥大细胞及嗜碱性粒细胞,细胞脱颗粒迅速释放大量的组胺、5-羟色胺和其他血管活性物质,引起血管舒缩功能紊乱。血管通透性增加,血容量骤减,组织灌注不足而引起休克。同时常伴喉头水肿、气管痉挛、肺水肿等。主要表现为荨麻疹、呼吸困难、胸闷、咳嗽、头晕、面色苍白、恶心、呕吐等,严重者迅速进入休克状态。

一旦发生过敏性休克,立即停药,就地抢救。治疗原则包括一般支持治疗如吸氧,若出现呼吸抑制应人工呼吸,必要时配合施行气管切开;迅速建立静脉通路,补充有效血容量以维持组织灌注;及早使用药物治疗如肾上腺素、糖皮质激素、支气管解痉剂、抗组胺药物等。

知识链接

休　克

休克(shock)是各种强烈致病因素作用于机体,使有效循环血量锐减,组织血流灌注广泛、持续、显著减少,致全身微循环功能不良,生命重要器官功能、代谢严重障碍的综合征。主要特点是重要脏器组织中的微循环灌流不足,代谢紊乱和全身各系统的功能障碍。表现为皮肤苍白、四肢发冷、心跳呼吸加快、血压下降、尿量减少等症状。如不及时治疗可引起肾损害、心脑功能障碍,最终出现循环衰竭,可致患者死亡。

【药物治疗原则】

预防过敏性休克是关键,包括询问过敏史、做皮试、避免局部应用青霉素等。一旦发生过敏性休克,药物治疗是不可或缺的部分,一般需立即注射肾上腺素,不仅能抑制过敏介质释放,还能有效升高血压,缓解支气管痉挛而改善呼吸困难。同时静脉滴注糖皮质激素如地塞米松等,对于抑制变态反应、改善休克都有作用。还可以常规使用抗组胺药物,如氯苯那敏、异丙嗪等。休克没有及时缓解者也可酌情选用抗休克药物如多巴胺、间羟胺等,并及时补充血容量。

案例分析

案例

患者,女,26岁,因牙痛在牙科就诊,局部应用碘甘油,用药后约20分钟,患者突发头晕,伴头痛、胸闷、气促、大汗淋漓、腹胀,无恶心、呕吐,测血压70/30mmHg,诊断为过敏性休克。立即给予肾上腺素0.5mg肌内注射后转到ICU继续救治。

分析

①某些人可能对碘制剂过敏,使用前要询问过敏史,还应做过敏试验,同时备好抢救设备和药物;②使用过程中应重视患者的临床表现;③过敏反应与剂量无关,即使用量小也可诱发过敏性休克。

【治疗药物的选用】

1. 肾上腺素　肾上腺素属于 α、β 受体激动药,能强烈、快速而短暂地兴奋 α 和 β 受体,兴奋 β_1 受体可使心肌收缩力增强,心率加快,心肌耗氧量增加;兴奋 β_2 受体可松弛支气管平滑肌,扩张支气管,解除支气管痉挛;兴奋α受体使皮肤、黏膜血管及内脏小血管收缩升高血压;同时肾上腺素还能抑制肥大细胞等脱颗粒,减少过敏性介质的释放,减轻过敏性休克的症状,因此是救治过敏性休克的首选药物。一旦发生过敏性休克应早期给予肾上腺素,皮下注射或肌内注射0.5~1mg,每15~20分钟重复给药一次直到临床症状改善,也可用0.1~0.5mg缓慢静脉注射(以0.9%氯化钠注射液稀释到10ml),如疗效不好,可改用4~8mg静滴(溶于5%葡萄糖液500~1 000ml)。

2. 糖皮质激素 常用药物有氢化可的松、泼尼松龙、地塞米松、倍氯米松等,通过抑制过敏介质释放、解除小动脉痉挛、降低毛细血管通透性、干扰前列腺素和白三烯的生物合成等方面发挥治疗作用。大剂量糖皮质激素还能够恢复微循环血流动力学改善休克表现,是治疗过敏性休克的次选药物,可与首选药肾上腺素合用,对病情较重或发展较快者,同时静滴氢化可的松200~400mg,好转后逐渐减量。

3. 抗组胺药 H_1受体拮抗药可对抗组胺引起的支气管、胃肠道平滑肌收缩,还能直接抑制组胺引起的局部血管扩张和毛细血管通透性增加。第一代H_1受体拮抗药包括苯海拉明、异丙嗪、氯苯那敏等,特点是拮抗H_1受体作用强,具有良好的抗过敏效果。第二代特点是拮抗H_1受体作用更强、特异性较高、作用时间久、对中枢神经系统影响较小。常用H_1受体拮抗药作用特点及用法用量见表17-1。

表 17-1　常用 H_1 受体拮抗药作用特点及用法用量

常用药物	抗过敏	中枢抑制	防晕止吐	抗胆碱	用法用量
第一代					
苯海拉明	++	+++	++	+++	25~50mg, 2~3 次 /d
异丙嗪	+++	+++	++	+++	12.5~25mg, 2~3 次 /d
氯苯那敏	+++	+	−	++	4~8mg, 3 次 /d
赛庚啶	+++	++	+	++	2~4mg, 3 次 /d
曲吡那敏	++	++	−	/	25~50mg, 3 次 /d
第二代					
阿司咪唑	+++	−	−	−	3mg, 1 次 /d
特非那定	+++	−	−	−	60mg, 2 次 /d
西替利嗪	+++	−	/	/	10mg, 1 次 /d
咪唑斯汀	+++	−	−	−	10mg, 1 次 /d
氯雷他定	+++	−	−	−	10mg, 1 次 /d

注:+++ 作用强,++ 作用中等,+ 作用弱,− 无作用,/ 无资料。

4. 其他 休克均有低血压的表现,可使用抗休克药物,如多巴胺、间羟胺、去甲肾上腺素等,能增加血管紧张度,升高血压、改善微循环障碍,多巴胺还能减轻休克所致的肾缺血。还可以使用有效扩充循环血量的药物,如低分子右旋糖酐、葡萄糖氯化钠注射液等。

▶▶ **课堂活动**

某患者早晨起床后嗓子痛,饮食和睡眠都受到了影响。晚间出现发热,体温达到39℃,去医院要求医生给他输注青霉素,医生解释青霉素必须要做皮试才能用,晚上光线不好不应该使用该类药物,建议他应用其他药物治疗。你知道哪些药物容易引起过敏,一般用药前需要做皮试?

ER-17-1

课堂活动解析

【药物不良反应及防治】

1. **肾上腺素** 不良反应包括心悸、头痛、血压升高、震颤、无力、眩晕、呕吐、四肢发凉。剂量过大可引起心律失常,严重者可由于心室颤动而致死。在使用时应该注意剂量、浓度和给药次数。

2. **糖皮质激素** 长期大剂量使用可引起医源性肾上腺皮质功能亢进,表现为满月脸、水牛背、皮肤变薄、多毛、水肿、低血钾等;诱发或加重感染、消化性溃疡、高血压、糖尿病、癫痫或精神病等;还可能引起骨质疏松、肌肉萎缩、伤口愈合迟缓等。

3. **抗组胺药** 第一代药物多见镇静、嗜睡、乏力等中枢抑制现象,以苯海拉明和异丙嗪最为明显,驾驶员、高空作业者工作期间不宜使用。第二代药物多数无中枢抑制作用。还可出现消化道反应,如口干、食欲缺乏等。偶见粒细胞减少和溶血性贫血。

4. **其他血管活性药物** 避免剂量过大引起肾血流不足。

【药物相互作用】

1. **肾上腺素** 与 α 受体拮抗药以及各种血管扩张药合用可对抗其升压作用。与 β 受体拮抗药合用,两者的 β 受体效应互相抵消,可出现血压异常升高、心动过缓和支气管收缩。与其他拟交感胺类药物合用,心血管作用加剧,易出现副作用。

2. **第一代 H_1 受体拮抗药** ①尽可能避免与复方感冒制剂同时使用,因为许多复方感冒制剂含有此类药成分;②避免与对中枢神经系统有抑制作用的饮品如酒或药品如镇静催眠药、抗精神失常药同时使用;③避免与抗胆碱药、三环类抗抑郁药同时使用,否则可出现口渴、便秘、排尿困难、青光眼症状加重、记忆功能障碍等。

3. **第二代 H_1 受体拮抗药** ①禁止与大环内酯类抗生素、唑类抗真菌药同用,否则可引起本类药物血药浓度升高,导致室性心律失常,甚至猝死;②避免与抗心律失常药如奎尼丁、钙通道阻滞药等合用,否则可增加发生心律失常的危险。

> **点滴积累** ∨
>
> 治疗过敏性休克的首选药物是肾上腺素;次选药物是糖皮质激素,一般采用静脉滴注;其他药物有抗组胺药和对症治疗药物。

第二节 川崎病

> **导学情景** ∨
>
> 情景描述:
>
> 患者,男,1岁多,几日来无明显诱因出现发热,退烧药效果不理想,同时饮食睡眠都不好,经常哭闹,家长以为是普通感冒没有特别注意,直到发现孩子的手、脚及肛门周围都有脱皮现象,方到儿科就诊,诊断为川崎病。

学前导语：

　　川崎病是一种特殊的变态反应，多发于儿童，会出现严重的并发症。本节将带领同学们学习川崎病的药物治疗。

川崎病（Kawasaki disease，KD）又称皮肤黏膜淋巴结综合征（mucocutaneous lymphnode syndrome，MCLS），是一种由免疫介导的全身血管炎症反应。病因尚不明，儿童多发，主要损害血管，特别是冠状动脉形成血栓和动脉瘤，是小儿最严重的后天性心脏病之一。

临床表现为持续性发热，可持续 7~14 日，常有双侧结膜充血，口唇潮红、皲裂或出血，杨梅样舌，可出现多形性皮疹，手足硬性水肿和掌跖红斑，特征性指趾端大片脱皮、肛周脱皮，颈部淋巴结单侧或双侧肿大，有触痛。未经治疗的患儿 15%~20% 在病程的 2~4 周或疾病的恢复期发生冠状动脉损害。

川崎病的治疗原则为分期治疗，早期治疗减少心血管系统的并发症。有冠状动脉损害的要预防血栓形成。必要时采用心血管介入及外科治疗。

知识链接

动　脉　瘤

　　动脉瘤是由于动脉壁的病变或损伤，形成动脉壁局限性或弥漫性扩张或膨出，以膨胀性、搏动性肿块为主要表现，可以发生在动脉系统的任何部位，以肢体主干动脉、主动脉和颈动脉较为常见。

【药物治疗原则】

川崎病药物治疗的终极目标是减少并发症的出现，尤其是避免冠状动脉的损害和血栓的形成，一般均需要使用丙种球蛋白和阿司匹林预防，有血栓形成者使用溶栓药。同时积极控制炎症反应，一般不单独使用糖皮质激素，多与阿司匹林等联合使用，能有效缓解症状。

案例分析

　　案例

　　患儿，男，2 岁。7 日前开始发热，体温波动在 38.5~39.5℃，脉搏 110 次 /min，呼吸 24 次 /min，咽部黏膜充血，双侧颈部淋巴结肿大，压痛，口唇潮红伴有皲裂、舌乳头突起呈杨梅舌，指（趾）关节呈梭形肿胀。心脏彩超提示：左右冠状动脉内径增宽。化验抗"O"升高，血沉增快，C 反应蛋白增高，诊断为川崎病。治疗方案：大剂量丙种球蛋白静脉滴注，口服肠溶阿司匹林，抗感染等对症治疗。

　　分析

　　①该患儿临床表现较为典型，结合辅助检查结果诊断明确为川崎病；②川崎病的主要治疗药物是丙种球蛋白和阿司匹林，严重者可结合使用糖皮质激素；③主要目的是预防和减轻冠脉损害。

【治疗药物的选用】

1. 治疗药物的分类和作用　①丙种球蛋白：可预防冠状动脉损害，控制炎症，缓解症状，其机制尚不清楚；②阿司匹林：大剂量有抗炎作用，小剂量有抗血小板聚集、预防血栓形成的作用；③糖皮质激素：具有抗炎、抗毒、抗过敏等作用。

2. 不同时期的治疗方案

（1）急性期：静脉输注丙种球蛋白加口服阿司匹林可降低川崎病冠状动脉瘤的发生率。静脉滴注丙种球蛋白 400mg/（kg·d），同时口服阿司匹林 30~50mg/（kg·d），分 3~4 次，用至体温下降后 48~72 小时，或服用 14 日。为控制川崎病的早期炎症反应，糖皮质激素一般不单独使用，需与阿司匹林等合用，开始可静脉注射甲泼尼龙 30mg/（kg·d），1~3 日后改为口服泼尼松 2mg/（kg·d），病情稳定后逐渐减量，维持量 5~10mg/d。

ER-17-2

川崎病不单独应用糖皮质激素的原因

（2）恢复期　①抗凝治疗：阿司匹林 3~5mg/（kg·d），若无冠状动脉异常，一般在发病 6~8 周停药。对遗留冠状动脉瘤的慢性期患者，需长期服用抗凝药物并密切随访。对阿司匹林不耐受者，可用双嘧达莫 3~6mg/（kg·d），分 2~3 次服。有巨瘤的患者可口服华法林抗凝，2.5~5mg/d，分 1~2 次服。②溶栓治疗：对心肌梗死及血栓形成的患者，采用静脉或导管经皮穿刺冠状动脉内给予溶栓药。静脉溶栓 1 小时内输入尿激酶 20 000U/kg，之后以每小时 3 000~4 000U/kg 输入，冠状动脉给药 1 小时内输入尿激酶 1 000U/kg；也可用链激酶，静脉溶栓 1 小时内输入链激酶 10 000U/kg，半小时后可再用 1 次。

▶ 课堂活动

　　患者，男，1 岁，出现短时发热，同时伴有淋巴结肿大，无化脓，杨梅舌，彩超提示冠状动脉损害，并有小的腹主动脉瘤，诊断为川崎病。应用丙种球蛋白和阿司匹林联合治疗。

　　1. 该患儿应该如何使用阿司匹林？

　　2. 使用药物期间应该注意什么？

　　3. 如果动脉瘤没有缩小，应该采用什么措施？

ER-17-3

课堂活动解析

【药物不良反应及防治】

1. 丙种球蛋白　注射丙种球蛋白可出现类过敏反应，如荨麻疹、咳嗽、发热等，严重者可能出现过敏性休克。

2. 抗凝药和溶栓药　阿司匹林最常见胃肠道反应，长期应用会出现凝血障碍引起异常出血。溶栓药最主要的不良反应为出血倾向。使用时应该注意剂量，密切监测血液学指标。

点滴积累 ∨

　　1. 川崎病主要病理改变为血管损害及炎症反应。

　　2. 川崎病的治疗一般采用联合用药如丙种球蛋白、阿司匹林等，一般不单独使用糖皮质激素，有血栓形成者使用溶栓药。

第三节 过敏性紫癜

导学情景 ∨

情景描述：

　　某患者膝盖部位被蚊虫叮咬后局部皮肤红肿明显，后来发现整个下肢零星分布针头大小的红色小瘀点，没有突起于皮肤，也没有疼痛或瘙痒，按压后不褪色，小瘀点逐渐融合成片，变成棕红色。同时还出现了腹痛、恶心等胃肠道症状。经过系列检查后诊断为过敏性紫癜。

学前导语：

　　过敏性紫癜典型的表现为皮肤瘀点或瘀斑，但也要注意与其他引起紫癜的疾病相鉴别。本节将带领同学们学习过敏性紫癜的一般情况和药物治疗。

　　过敏性紫癜（allergic purpura）是一种侵犯皮肤和其他器官微血管的变态反应性出血性疾病。发病原因可能是药物过敏、食物过敏、感染、花粉、昆虫叮咬等，致使体内形成 IgA 或 IgG 类循环免疫复合物，沉积于真皮上层毛细血管引起血管炎。

　　大多数患者以皮肤紫癜为首发症状。表现为针头至黄豆大小瘀点、瘀斑或粉红色斑丘疹，压之不褪色。常出现在下肢、关节周围及臀部，呈对称分布，大小不等，可融合成片，一般 1~2 周内消退，不留痕迹。严重者可发生水疱、血疱、坏死甚至溃疡。部分患者还会出现腹痛、关节痛和肾损害，但血小板不减少。临床上将过敏性紫癜分为单纯皮肤型、关节型、腹型、过敏性紫癜合并肾炎型及混合型。

　　积极寻找、治疗可能引起过敏性紫癜的病因是治疗的关键。但绝大多数过敏性紫癜难以找到明显诱因，且容易反复发作，难以根治，多采用一般治疗和药物对症治疗。对血清中有大量免疫复合物的严重患者，可尝试应用功能血浆置换的方法，可以防止血管阻塞和梗死。

> **知识链接**
>
> 过敏性紫癜的并发症
>
> 　　过敏性紫癜的并发症包括以下几种①肾炎：是最常见的并发症之一，一般发生于紫癜出现后 1~8 周内，轻重不一，有的仅有短暂血尿，有的很快进展为肾衰竭，主要表现为肉眼血尿、蛋白尿、水肿、高血压，偶可见肾病综合征；②呼吸道症状：哮喘偶见，声带部水肿引起的呼吸道阻塞是一种严重的并发症，但较为罕见；③消化道出血：与肠道黏膜受损有关。

【药物治疗原则】

　　治疗过敏性紫癜最根本的方法是对因处理，也是防止复发和治愈本病的根本措施。包括消除致病因素、控制感染、驱除寄生虫、避免过敏性食物和药物等。药物一般都是对症治疗，多采用联合用药。抗组胺药物能抑制过敏反应；止血药能有效防止出血的发生；糖皮质激素能抑制抗原 - 抗体反应，具有抗过敏及改善血管通透性作用；免疫抑制剂对并发的肾炎等有较好的疗效。

【治疗药物的选用】

1. 抗组胺药 能有效抑制过敏反应，适用于单纯型紫癜。可选用苯海拉明、异丙嗪、氯苯那敏、苯噻啶、特非那定等。可同时使用大剂量维生素 C 和静脉注射 10% 葡萄糖酸钙，除可解除支气管平滑肌痉挛外，尚能降低毛细血管通透性与减少渗出，从而改善靶器官的反应性。

2. 止血药 过敏性紫癜的病理改变是小动脉和小静脉的血管炎，使毛细血管通透性增加，最终引起异常出血。

卡巴克洛能增强毛细血管对损伤的抵抗力，降低毛细血管的通透性，增强受损毛细血管端，缩短止血时间，但不影响凝血过程。适用于因毛细血管损伤及通透性增加所致的出血。卡巴克洛 10mg 肌内注射，2~3 次 /d，或 40~60mg 加入葡萄糖溶液中静滴。

酚磺乙胺能增强毛细血管抵抗力，降低毛细血管通透性，并能增强血小板聚集性和黏附性，促进血小板释放凝血活性物质，缩短凝血时间，达到止血效果。酚磺乙胺 0.25~0.5g 肌内注射，2~3 次 /d。

3. 糖皮质激素 抑制抗原抗体反应，具有抗过敏及改善血管通透性的作用。对关节型、腹型和皮肤型疗效较好，但对肾脏病损无效。一般泼尼松 30mg/d，分次口服，如 1 周皮疹不退，可加至 40~60mg/d，症状控制后逐渐减量直至停用；也可用氢化可的松 100~200mg/d，病情好转后改用泼尼松口服。

4. 免疫抑制剂 过敏性紫癜并发肾炎，对激素疗法不佳或病情迁延者可加用免疫抑制剂，一般常与激素合用，可选用环磷酰胺、硫唑嘌呤等，但应注意并发感染。

5. 抗凝治疗 过敏性紫癜可有纤维蛋白原沉积、血小板沉积及血管内凝血的表现，尤其对并发急进性肾炎、肾病综合征等病例，除应用糖皮质激素、免疫抑制剂外，还要使用肝素或尿激酶治疗。

案例分析

案例

患者，男，17 岁。10 日前自觉轻度发热、周身不适，因双下肢棕红色斑丘疹 7 日，腹痛、便血 1 日就诊。查体：体温 37.3℃，脉搏 85 次 /min，呼吸 20 次 /min，血压 120/70mmHg，双下肢皮肤有散在出血点，大小不等，略突出于皮表，压之不褪色，心肺无异常，肝脾未触及。经相关实验室检查，诊断为过敏性紫癜。给予阿司咪唑 10mg 每日一次口服、维生素 C 10g 和葡萄糖酸钙 20ml 加入 10% 葡萄糖注射液中每日一次静脉滴注、泼尼松 30mg 每日一次口服，经治疗后好转。

分析

过敏性紫癜是临床常见的血管变态反应性疾病，由于毛细血管脆性和通透性增加，血液外渗，导致皮肤、黏膜及某些器官出血。治疗时除了要消除致病因素外，常采用下述药物治疗：①一般治疗

可用 H_1 受体拮抗药、维生素 C（宜大剂量静脉给药）、葡萄糖酸钙、曲克芦丁等，改善血管通透性；②糖皮质激素可抑制抗原 - 抗体反应、减轻炎症渗出、改善血管通透性，轻者口服，重者静脉滴注，症状减轻后改口服，一般疗程不超过 30 日；③对症治疗药物；④必要时可使用免疫抑制药。

【药物不良反应及防治】

1. **钙剂**　静脉注射可有全身发热，静脉注射过快可出现恶心、呕吐，严重者产生心律失常甚至心搏停止。剂量过大可致高钙血症。

2. **止血药**　卡巴克洛可产生水杨酸样反应，如恶心、呕吐、头晕、耳鸣等。

3. **抗凝药**　肝素和尿激酶等应用过量易引起自发性出血，表现为黏膜出血、关节积血或伤口出血等，一旦发生应立即停用，应用鱼精蛋白对抗肝素引起的出血，应用氨甲苯酸对抗尿激酶和链激酶引起的出血。

4. **免疫抑制剂**　常见的不良反应为骨髓抑制，如白细胞、血小板减少。环磷酰胺对膀胱刺激性大，可引起出血性膀胱炎。本类药物均有致畸作用，妊娠期妇女禁用。

▶ **课堂活动**

患者，女，37 岁，无明显诱因双下肢出现大量瘀点和瘀斑，色鲜红，压之不褪色。伴有腹痛和关节疼痛，体温 38.2℃。尿常规提示尿蛋白 ++、潜血 ++。诊断为过敏性紫癜、紫癜性肾炎，住院治疗。使用氢化可的松 100mg/d，高热已退，皮下出血未能控制，且出现柏油样大便。胃内镜报告：胃黏膜溃疡。

ER-17-4

**课堂活动
解析**

1. 可以选择哪些药物控制该患者的皮下出血？

2. 为什么出现柏油样便，应如何治疗？

3. 糖皮质激素治疗紫癜性肾炎应该如何使用？

【药物相互作用】

1. **钙剂**　禁与氧化剂、枸橼酸盐、可溶性碳酸盐、磷酸盐及硫酸盐配伍；与噻嗪类利尿药合用，可增加肾脏对钙的重吸收而致高钙血症。

2. **卡巴克洛**　抗组胺药、抗胆碱药的扩血管作用可影响卡巴克洛的止血效果，如合并用药应加大剂量。

3. **环磷酰胺**　可使血清中假胆碱酯酶减少，使血清尿酸水平增高，与抗痛风药如别嘌醇、秋水仙碱、丙磺舒等同用时，应调整抗痛风药物的剂量。

点滴积累 ∨

1. 过敏性紫癜药物治疗一般采用联合用药。

2. 抗组胺药物能抑制过敏反应；止血药能有效防止出血的发生；糖皮质激素抑制抗原 - 抗体反应，具有抗过敏及改善血管通透性的作用。

3. 对于出现肾炎等并发症时还可应用免疫抑制剂治疗。

第四节　过敏性皮炎

过敏性皮炎（allergic dermatitis）是由于接触过敏性抗原引起皮肤红肿、发痒、风团、脱皮等皮肤过敏反应，它主要是由 IgE 介导的 I 型变态反应。过敏原可以分为接触变应原、吸入变应原、食入变应原和注射入变应原四类。

过敏性皮炎主要的表现为多种多样的皮炎、湿疹、荨麻疹，突出的表现就是瘙痒，皮损区瘙痒程度不一，呈阵发性、间歇性，晚上更为明显。常见于颈部、膝部、肘部等外露部位，病情较严重时可延及全身。易反复出现，迁延不愈影响生活。

治疗过敏性皮炎重在预防，减少诱发因素及刺激因素如机械、物理化学或生物因素、精神紧张或情绪低落、消化功能紊乱；远离致敏因素，这是预防过敏性皮炎最根本的办法；脱敏疗法以增加机体的耐受力，逐渐减轻对变应原的敏感性达到治愈的目的；对症治疗可减轻皮肤瘙痒等表现，抗组胺药、糖皮质激素等效果较好。注意局部卫生，清洗时宜用偏凉的温开水或生理盐水，避免使用热水，同时应注意防止继发感染。

知识链接

脱 敏 疗 法

脱敏疗法又称为特异性免疫治疗或减敏疗法。在临床上确定过敏性疾病患者的变应原后，将该变应原制成变应原提取液并配制成不同浓度的制剂，经反复注射或通过其他给药途径与患者反复接触，剂量由小到大，浓度由低到高，从而提高患者对该种变应原的耐受性，当再次接触此种变应原时，过敏现象减轻或消失。脱敏治疗一般需要 3~6 个月起效，要维持长期疗效，应在症状消失后继续用药一段时间，一般建议 2 年，疗效可持续多年，甚至终身。

【药物治疗原则】

药物治疗宜全身用药与外用药相结合。全身用药以抗炎、止痒为目的，包括应用各种抗组胺药等，必要时可加用糖皮质激素。对于瘙痒引起精神烦躁患者可服用地西泮等镇静剂。急性期可选用钙剂、维生素 C、硫代硫酸钠等静脉注射。外用药物应选用适当药物和剂型，合并感染者加用抗生素。

▶▶ 课堂活动

　　患者，男，54 岁，去年 5 月份开始在进食海鲜后出现皮疹，以四肢和胸腹部最为明显，诊断为过敏性皮炎，口服西替利嗪后逐渐好转。前天在进食羊肉后又出现皮疹，且口服西替利嗪后无明显缓解，外用曲安奈德霜后逐渐好转。

　　1. 哪些物质容易引起过敏？

　　2. 外用糖皮质激素治疗过敏性皮炎的特点有哪些？

　　3. 外用糖皮质激素要注意哪些问题？

课堂活动
解析

【治疗药物的选用】

　　1. **全身用药**　全身用药是治疗过敏性皮炎的主要途径，根据病情的轻重程度不同选择药物。①轻症者：可口服抗组胺药如氯苯那敏 4mg，每日 3 次；赛庚啶 2mg，每日 3 次。还可口服维生素 C 200mg，每日 3 次，或第二代抗组胺药如西替利嗪、咪唑斯汀、氯雷他定 10mg，每日 1 次。也可静脉注射 10% 葡萄糖酸钙 10ml 或硫代硫酸钠 0.64g，每日 1 次，连用 7~10 日。②重症者：选用糖皮质激素，如泼尼松 10mg，每日 3 次。③过敏性休克：可用 0.1% 肾上腺素 0.5ml 皮下或肌内注射，或加用地塞米松 10mg 肌内或静脉注射。④其他：有支气管痉挛者可缓慢静脉滴注氨茶碱；伴腹痛、腹泻者可肌内注射山莨菪碱。

　　2. **局部用药**　过敏性皮炎的外用疗法应遵照外用药物的治疗原则，在皮炎不同阶段应用不同剂型及成分的药物。①急性期渗出明显者，可用 3% 硼酸溶液、1∶20 醋酸溶液或 1∶8 000 高锰酸钾溶液做冷湿敷。皮损为轻度红斑、丘疹、小水疱时，予炉甘石洗剂外涂。②亚急性和慢性期，可选用外用糖皮质激素，其治疗过敏性皮炎的药理作用主要包括抗炎、抗过敏、免疫抑制和抗增生作用，临床应选择高效而不良反应小的制剂。年幼或面部皮损应选用 1% 氢化可的松霜、0.1% 糠酸莫米松霜等不含氟的外用激素，其余部位可选用 0.1% 曲安奈德霜、0.05% 卤米松霜或 0.1% 哈西奈德乳膏等制剂。③有感染倾向者要合用抗菌药物，如 0.1% 或 0.03% 他克莫司软膏、1% 吡美莫司乳膏、2% 莫匹罗星乳膏、1% 益康唑霜等。

案例分析

案例

　　患者，女，26 岁，前胸部皮疹、瘙痒 3 个月，加重 3 日来诊。3 个月前无明显诱因前胸部皮肤发红，仔细观察有米粒样的丘疹。自行到药店购买氟轻松乳膏涂抹后有所缓解，但未完全消退。3 日前局部瘙痒明显，搔抓后丘疹面积扩大，局部皮肤有色素样沉着，并有少量渗出液。经仔细询问病史，结合临床表现，确定是因内衣过敏导致的化纤过敏性皮炎。建议停止应用氟轻松乳膏，选用炉甘石洗剂局部外用，每日2~3次，同时选用纯棉、柔软、透气性好、刺激性小的内衣，2个月后逐渐好转。

分析

1. 化纤过敏性皮炎表现为丘疹、红斑，是因衣料在制作过程加入了甲醛树脂、防皱处理剂、柔软加工剂及荧光增白剂等化学物质，刺激机体导致过敏反应。

2. 找到引起过敏性皮炎的病因后，避免接触是防止复发和痊愈的关键。

3. 该患者的局部色素沉着与长期外用糖皮质激素有关，还会引起局部皮肤变薄、血管扩张等，长期使用还会造成依赖性。

【药物不良反应及防治】

1. 外用糖皮质激素长期或大面积应用，可引起皮肤萎缩、色素沉着、皮肤毛细血管扩张以及易产生依赖性等。也可发生痤疮样皮炎和毛囊炎、口周皮炎，增加对感染的易感染性等。偶可引起变态反应性接触性皮炎。

2. 外用洗剂一般毒性不大。硼酸用于大面积皮肤损害时，吸收后可发生急性中毒，长期反复应用可能发生慢性中毒，表现为乏力、食欲缺乏、皮疹、脱发等。

3. 外用抗菌药益康唑霜局部用药可发生过敏反应，出现烧灼感、瘙痒、针刺感、充血等。

【药物相互作用】

1. H_1 受体拮抗药不宜与中枢抑制药等合用。

2. 硼酸溶液不宜与聚乙烯醇和鞣酸配伍。

点滴积累　∨

过敏性皮炎轻症一般选用抗组胺药，也可选择外用擦剂；重症者在应用抗组胺药基础上，可使用糖皮质激素；有感染者还可局部使用抗菌药。

第五节　荨麻疹

导学情景　∨

情景描述：

天气炎热，小明与小伙伴们相约去村头的池塘洗澡，可回家没多久觉得胳膊很痒，发现胳膊上有一直径约3cm的风团，表面发白，有点硬，后来逐渐增多，抓挠后部分融合成片，赶紧去医院，诊断为荨麻疹，可能与池塘洗澡有关系。抹药后逐渐消退，可第2日又出现了。

学前导语：

荨麻疹是一种常见的皮肤病，典型的表现是出现大小不一的风团，并伴有瘙痒。本节将带领同学们学习荨麻疹的一般情况和药物治疗。

荨麻疹（urticaria）又称风疹块，是由于皮肤、黏膜小血管扩张及渗透性增加出现的一种局限性水肿反应。病因非常复杂，多数急性荨麻疹可找到病因，但慢性荨麻疹的病因很难确定，常见病因包括食物及其添加剂、药物、感染、吸入物、物理因素、精神因素和内分泌改变、遗传因素等。发病机制至今尚不完全清楚，一般认为由变态反应性或非变态反应性两种方式介导。

荨麻疹典型的临床表现为大小不等的风团伴瘙痒，风团呈红色或苍白色，圆形、椭圆形或不规则形，孤立、散在或融合成片，持续时间一般不超过 24 小时，但新风团此起彼伏，不断发生，皮损瘙痒剧烈，部分患者可伴有恶心、呕吐、头痛、头胀、腹痛、腹泻，严重患者还可有胸闷、不适、面色苍白等全身症状。根据病程分为急性和慢性两类，急性荨麻疹通常在治疗后数日甚至数小时即可痊愈，而慢性荨麻疹则反复发作达 3 个月以上甚至数十年不愈。

荨麻疹的治疗目的是减轻症状，提高患者的生活质量，减少药物不良反应。一般治疗原则首先应详细询问病史，寻找病因并尽量去除。

知识链接

特殊类型的荨麻疹

1. 皮肤划痕症　用手搔抓或硬物划过皮肤后 5~15 分钟，沿划痕出现条索状隆起，伴瘙痒，不久即消退。

2. 寒冷性荨麻疹　接触冷物后，暴露或接触部位产生风团或斑状水肿。

3. 胆碱能性荨麻疹　由于运动、受热、情绪紧张、进食热饮使躯体深部温度上升，促使乙酰胆碱作用于肥大细胞而发生。

4. 日光性荨麻疹　由中波及长波紫外线或可见光引起，风团发生于暴露部位的皮肤，有痒和针刺感。

5. 压迫性荨麻疹　皮肤受压后约 4~6 小时，局部发生肿胀，累及真皮及皮下组织，持续 8~12 小时消退。

6. 血管性水肿　是一种发生于皮下组织较疏松部位和黏膜的局限水肿，主要发生于眼睑、口唇、面部、外生殖器和手足等处。皮损为突然发生的局限性肿胀，边界不清，肤色正常或淡红，表面光亮，持续 1~3 日可渐行消退。发生于喉黏膜者，可引起呼吸困难，甚至窒息死亡。

【药物治疗原则】

对因治疗是根本，找不到诱因者可通过药物治疗控制病情。药物治疗主要是抗组胺、降低血管通透性、对症止痒处理。最常用的是抗组胺药,也可用降低血管通透性药物,如维生素 C、维生素 P、钙剂等,常与抗组胺药合用。还可使用外用擦剂或洗剂能有效止痒。由感染因素引起者,可以选用适当的抗生素治疗。

【治疗药物的选用】

1. 治疗药物的分类和作用

(1)抗组胺药:①H_1 受体拮抗药。第二代 H_1 受体拮抗药是治疗荨麻疹的一线用药,其中咪唑斯汀等还具有抗迟发相的炎症介质及其受体的抗炎作用。②H_2 受体拮抗药。由于组胺还可激活 H_2 受体,引起血管扩张、血压下降、胃酸分泌增多等作用,因此 H_2 受体拮抗药与 H_1 受体拮抗药联合使用可以增强抗组胺疗效。常用西咪替丁 200mg,每日 4 次,或雷尼替丁 150mg,每日 2 次。③降低血管通透性的药物。如维生素 C 和钙剂与抗组胺药有协同作用。

(2)抑制肥大细胞脱颗粒减少组胺释放的药物:①特布他林为 β_2 肾上腺受体激动剂,在体内能增加 cAMP 的浓度,从而抑制肥大细胞脱颗粒;②酮替芬通过增加体内 cAMP 的浓度,抑制肥大细胞脱颗粒,阻止炎症介质的释放,其抑制作用较色甘酸钠强而快;③色甘酸钠能阻断抗原抗体的结合,抑制炎症介质的释放。若与糖皮质激素联合应用,可减少后者的用量,并增强疗效;④曲尼司特通过稳定肥大细胞膜而减少组胺的释放。

(3)糖皮质激素:为治疗荨麻疹的二线用药,一般用于严重急性荨麻疹、荨麻疹性血管炎、压力性荨麻疹对抗组胺药无效时,或慢性荨麻疹严重激发时,静脉滴注或口服,应避免长期应用。常用药物有泼尼松、曲安西龙、地塞米松等。紧急情况下可应用氢化可的松、地塞米松或甲泼尼龙静脉滴注。

(4)免疫抑制剂:当慢性荨麻疹患者具有自身免疫基础,病情反复,可应用免疫抑制剂。环孢素具有较好疗效,硫唑嘌呤、环磷酰胺、甲氨蝶呤及免疫球蛋白等均可试用。

2. 不同时期的治疗方案

(1)急性荨麻疹:首选第二代非镇静 H_1 受体拮抗药。①轻症者:口服抗组胺药治疗,且用药宜单一,维持用药至皮疹消失;②中症者:可考虑增加抗组胺药的剂量或联合其他治疗,如加用 H_2 受体拮抗药,必要时加用维生素 C 和葡萄糖酸钙静脉滴注,加强抗过敏作用;③重症者:联合短期应用泼尼松龙每次 20~30mg,每日 1 次,连续 3 日,可减轻疾病的严重程度和持续时间;④伴腹痛者:可给予抗胆碱药,如阿托品、山莨菪碱等。

(2)慢性荨麻疹:应首先查找可疑变应原,尽量避免接触。一般以抗组胺药为主,一种抗组胺药治疗效果不佳时,可 2~3 种联合或交替使用。糖皮质激素虽然有效,但必须长期较大剂量使用,不良反应限制了其临床应用。顽固性荨麻疹单纯用 H_1 受体拮抗药疗效不佳者,常联用 H_2 受体拮抗药,或用多塞平、酮替芬等。自身免疫性慢性荨麻疹在抗组胺治疗的基础上可静脉滴注免疫球蛋白。

案例分析

案例

患者，女，38岁，全身瘙痒3年。患者3年来皮肤日夜瘙痒，吃虾、葱、蒜等后加重。瘙痒时用手挠，皮肤立即出现白色及淡红色条状隆起。3年前曾在医院做变应原测定，有20多种物质过敏，在医院行脱敏疗法治疗两个月，病情稍稍缓解，此后每日服用一片阿司咪唑控制。3年来未曾停药，若一日不用则瘙痒难忍，难以入睡。

分析

①荨麻疹病因复杂，过敏因素多样，该患者对20多种物质过敏，日常生活中很难完全避免接触；②慢性荨麻疹持续时间久，不容易完全恢复，给患者的生活和学习带来很多不便；③最常用药物是第二代抗组胺药，该患者使用的阿司咪唑即属于这一类，与第一代相比中枢抑制作用轻，对患者生活影响较小；④糖皮质激素治疗荨麻疹效果也有效，但慢性荨麻疹不宜长时间应用，因其不良反应多。

【药物不良反应及防治】

1. 特布他林过量可致心悸、心动过速、高血压、头痛、恶心、震颤等，亦可能引起排尿困难。反复应用可产生耐受性。

2. 酮替芬常见有嗜睡、倦怠、口干、恶心等，偶见头痛、头晕、迟钝以及体重增加。

3. 色甘酸钠可出现皮疹、排尿困难。

4. 曲尼司特可出现恶心、呕吐、腹痛等胃肠道反应。可有红细胞数和血红蛋白量下降。偶出现肝功能异常，需注意观察，可采取减量、停药等适当措施。偶见膀胱刺激症状，应停止用药。

课堂活动

患者，女，31岁，刚开始表现为上身及头皮痒，第2日没经任何治疗缓解了，自己并没在意。但第2日晚上又出现瘙痒，洗澡后发现全身遍布红色凸起的风团，有些连成一片。去医院静脉注射葡萄糖酸钙，症状消失。

1. 为什么葡萄糖酸钙能缓解瘙痒症状？

2. 静脉推注钙剂应注意什么？

课堂活动
解析

【药物相互作用】

1. 酮替芬与多种中枢神经抑制剂或乙醇并用，可增强本品的镇静作用，应予避免；不得与口服降血糖药并用。

2. 曲尼司特与抗凝血药华法林合用或终止合用时，可增强或减弱其作用并降低或增高血栓试验值，故应注意观察凝血功能的变化。

点滴积累 ∨

    1. 治疗荨麻疹的药物主要是抗组胺药、抑制肥大细胞脱颗粒药、糖皮质激素，严重者还可使用免疫抑制剂。

    2. 慢性荨麻疹患者不宜长期糖皮质激素，避免出现多种不良反应。

执业考点 ∨

    1. 荨麻疹的病因和临床表现。

    2. 荨麻疹的治疗药物和不良反应。

目标检测

一、选择题

（一）单项选择题

1. 过敏性休克的首选药物是（   ）

    A. H_1 受体拮抗药   B. 糖皮质激素   C. 免疫抑制药

    D. 肾上腺素   E. H_2 受体拮抗药

2. 以下不是治疗川崎病的主要措施的是（   ）

    A. 应用大剂量抗生素抗炎

    B. 有心肌损害者给予 ATP、辅酶 A

    C. 首选阿司匹林抗凝

    D. 不单独应用糖皮质激素

    E. 发生动脉瘤高危因素的病儿可用大剂量丙种球蛋白静脉滴注

3. H_1 受体拮抗药常用的给药途径为（   ）

    A. 口服   B. 肌内注射   C. 皮下注射

    D. 静脉注射   E. 舌下含服

4. 可治疗过敏性紫癜的出血的药物是（   ）

    A. 氯苯那敏   B. 阿司匹林   C. 泼尼松

    D. 卡巴克洛   E. 尿激酶

5. 与 H_1 受体拮抗药合用后能增加药物治疗效果的是（   ）

    A. 红霉素   B. 伊曲康唑   C. 苯妥英钠

    D. 糖皮质激素   E. 地西泮

6. 治疗轻症荨麻疹首选的药物是（   ）

    A. 第一代抗组胺药   B. 第二代抗组胺药   C. 糖皮质激素

    D. 维生素   E. 葡萄糖酸钙

（二）多项选择题

1. 用于治疗变态反应性疾病的药物包括（   ）

　　A. H$_1$ 受体拮抗药　　　B. 肾上腺素　　　C. 糖皮质激素

　　D. 氨茶碱　　　　　　　　E. 普萘洛尔

2. 属于抗组胺药的是（　　）

　　A. 苯海拉明　　　　　　　B. 氯苯那敏　　　C. 地塞米松

　　D. 西咪替丁　　　　　　　E. 阿司咪唑

3. 使用第二代 H$_1$ 受体拮抗药可增加心脏毒性的因素有（　　　）

　　A. 有心脏疾病患者　　B. 低钾血症　　　　C. 低钙血症

　　D. 低镁血症　　　　　E. 大剂量用药

二、问答题

1. 过敏性休克应如何选择治疗药物？

2. 常用治疗变态反应性疾病的药物有哪些？

三、实例分析

　　患者，女，8 岁。今年自立夏以来，每日早上一起床就喷嚏不断，流清涕，经常搓鼻子、揉眼睛，开始时以为是感冒了，口服了半个月的感冒药不见好转，还经常伴有晚间咳嗽或哮喘，又按气管炎治疗了 3 个月也没见好转。请为此患者选择治疗药物，并说明其依据。

ER-17 章习题

（王　静）

第十八章

自身免疫性疾病的药物治疗

自身免疫性疾病是指因自身免疫应答反应导致各种组织、器官损伤和相应功能障碍为主要临床表现的一类疾病。病因和发病机制尚未完全明确,临床表现错综复杂,可累及多系统多器官,一般呈慢性,迁延反复发作,最后可导致多器官功能衰竭而死亡。本章主要介绍类风湿关节炎及系统性红斑狼疮的药物治疗。

第一节　类风湿关节炎

导学情景 ∨

情景描述:

李某,女,45岁。2年前无明显诱因下出现右腕关节肿痛,后逐渐出现双腕关节、双手掌指关节、双手各近端指间关节、双肘关节、双肩关节、双膝关节肿痛,时轻时重,早晨起来手像黏了胶一样不灵活,活动后症状减轻。入院检查诊断为类风湿关节炎。予以抗风湿药物治疗后病情缓解。

学前导语:

本节将带领同学们学习类风湿关节炎及其药物治疗的知识。

类风湿关节炎(rheumatoid arthritis,RA)是一种以关节滑膜炎为主要病理特征,以周围对称性多关节肿痛为主要临床表现的全身性自身免疫性疾病。发病高峰在35~50岁,女性居多。

RA病因尚未完全明确,已知与环境、感染、遗传、性激素等因素密切相关,此外,寒冷、潮湿、疲劳、创伤、精神因素等为常见诱发因素,也有许多患者无明显诱发因素。发病机制目前认为是在遗传的基础上,外来的抗原如某些病毒和细菌等微生物的致病性抗原或多肽,也可以是机体潜在的自身抗原如人类白细胞抗原、gp39软骨抗原、免疫球蛋白(IgG)、蛋白多糖等,启动了T细胞和MHC-Ⅱ型阳性的抗原递呈细胞的活化,及滑膜细胞的自身免疫应答,引起炎性细胞因子、自身抗体大量增多,导致关节组织的炎症损伤、滑膜增生、骨和软骨结构破坏,以及关节外的一系列炎症损伤。

RA的临床表现多样,主要有关节症状及关节外多系统受累。多以缓慢隐匿的方式起病,在出现明显的关节症状前可有数周的低热,以后逐渐出现典型的关节症状,常从四肢远端的小关节开始,最常受累的是近端指间关节,其次为掌指、趾、腕、肘、踝关节等,而远端指间关节、脊柱关节极少受累。受累的关节出现肿痛和"晨僵"现象,多呈对称性、持续性、反复发作,时轻时重,受累关节往往伴有压痛。晚期关节结构严重破坏,导致关节肌肉萎缩和关节畸形、功能障碍,最常见的关节畸形是腕和肘关节强直、掌指关节半脱位、手指向尺侧倾斜畸形和"天鹅颈""纽扣花"样畸形。少数患者可出现关节外病变,如肺、心、血管、肾、神经系统、眼等,其受累程度不同,临床表现也轻重不一。

类风湿关节炎的关节外表现

> **知识链接**
>
> "晨僵"现象
>
> "晨僵"现象指 RA 患者早晨起床后,感觉病变关节僵硬,犹如胶黏着样的感觉,持续约 1 小时以上,活动或温暖后症状可减轻或消失。持续时间长短与病变程度成正比,常被作为观察 RA 活动指标之一,当 RA 病情缓解时,晨僵持续时间缩短,程度减轻。
>
> 出现"晨僵"的原因是由于在睡眠或活动减少时,受累关节周围组织充血水肿或有渗出,引起关节肿痛或僵硬不适,随着肌肉活动,渗出液被淋巴管和小静脉吸收,晨僵现象随即缓解。

目前临床上尚无根治及预防 RA 的有效措施,主要措施包括一般性治疗、药物治疗、外科手术治疗,其中以药物治疗最为重要。治疗目的是减轻关节症状,延缓病情进展,防止和减少关节的破坏,维护关节功能和改善生活质量。

【药物治疗原则】

1. **早期用药**　早期发现进行性或侵袭性疾病患者,尽早应用缓解病情抗风湿药以控制病变的进展。

2. **联合用药**　联合用药可减少单独用药的剂量,减少不良反应的发生,尤其是重症患者应考虑联合用药。

3. **治疗方案个体化**　根据患者的病情及对药物的反应,制订个体化治疗方案。

【治疗药物的选用】

1. **药物的分类**　根据药物作用机制,治疗类风湿关节炎的药物分为五大类(表 18-1)。

表 18-1　类风湿关节炎的主要治疗药物

分类	药物
非甾体抗炎药(NSAIDs)	布洛芬、双氯芬酸、塞来昔布、萘丁美酮、美洛昔康、依托度酸
缓解病情抗风湿药(DMARDs)	甲氨蝶呤(MTX)、柳氮磺吡啶、羟氯喹、金诺芬、青霉胺、环磷酰胺(CTX)、来氟米特、环孢素、硫唑嘌呤
糖皮质激素(GCs)	泼尼松、泼尼松龙、曲安西龙、倍他米松
植物药	雷公藤、多苷青藤碱、白芍总苷
生物制剂	依那西普、阿巴西普、阿达木单抗、英夫利西单抗、利妥昔单抗、托珠单抗

2. 治疗药物的选择

（1）非甾体抗炎药（NSAIDs）：此类药物对改善关节炎症状有确切疗效，称为一线抗风湿药。特点是起效快，短时间内就可缓解关节肿痛及晨僵等症状，但对炎症过程本身几乎无作用，不能控制病情进展，易出现停药反跳，必须与缓解病情抗风湿药合用。NSAIDs的疗效并无太大差异，影响其选用的主要因素为药物的不良反应、作用持续时间和费用等。使用中必须注意剂量的个体化，应尽可能用最低有效量、短疗程，一般先用1种，一周无明显改善可加到足量，如仍无效则换另一种，避免2种或2种以上合用。

常用NSAIDs的用法用量如下：①塞来昔布0.2g，1次/d，疗效不明显者可增加至0.4g/d，分2次服，一日最大剂量为0.4g，对磺胺类药物过敏者禁用；②美洛昔康15mg，1次/d；③双氯芬酸钠75~150mg/d，分3次服，疗效满意后可逐渐减量；④吲哚美辛初始剂量25~50mg，2~3次/d，一日最大剂量不应超过150mg；⑤萘普生0.25g，每日早晚各一次，如无医师意见疗程不超过10日；⑥布洛芬0.4~0.6g，3~4次/d。

> **知识链接**
>
> #### DMARDs与RA的药物治疗
>
> 美国风湿学会（ACR）在2012年对化学合成类和生物制剂类缓解病情抗风湿药（DMARDs）治疗RA的建议更新，明确指出了DMARDs在RA治疗中的重要作用。欧洲抗风湿联盟（EULAR）在2013年在有关RA的最新治疗建议中进一步强调，RA患者一经确诊就应该立即启动DMARDs药物治疗，并将化学合成类DMARDs药物作为RA治疗的一线推荐药物。

（2）缓解病情抗风湿药（DMARDs）：DMARDs不能迅速抗炎止痛，但有改善和延缓病情进展的作用。特点是起效慢，明显改善症状约需1~6个月，也称慢作用抗风湿药，一旦确诊RA都应使用DMARDs。

常用药物的用法用量如下：①MTX初始剂量为每次7.5mg，每周1次，可酌情增加至每周20mg，分1~2次服。对口服吸收不良者可改用肌内注射或静脉注射，每次10~15mg，每周1次。1~2个月起效。②羟氯喹0.2~0.4g/d，分2次服。1~2个月起效，若6个月无效则停药。③青霉胺初始剂量口服125~250mg/d，以后每1~2个月增加125~250mg，平均日剂量为500~750mg，最大量一般每日不超过1.0g，常用维持量为250mg。3~6个月起效。④柳氮磺吡啶1.5~3.0g/d，分3次饭时服。初始每日用量宜小，对磺胺过敏者禁用。1~2个月起效。⑤来氟米特20mg，1次/d，1~2个月起效。

（3）糖皮质激素（GCs）：糖皮质激素可迅速改善急性发作期的关节肿痛和全身症状，但长期使用造成的依赖性导致停药困难，且不良反应较多，故常被作为等待DMARDs发挥疗效的"桥接"药物，一般不作为常规治疗。常在急性发作期使用NSAIDs无效者、或伴严重的关节外表现者、或局部治疗中应用。其剂量根据病情严重程度而调整，一般应不超过泼尼松10mg/d，重症患者可增加至30~40mg/d，症状控制后递减。

（4）植物药：植物药制剂较多，一般用于类风湿关节炎活动期的治疗。常用雷公藤多苷30~60mg/d，分3次饭后服；青藤碱20~60mg，3次/d，饭前服；白芍总苷0.3g，2~3次/d。

（5）生物制剂：该类药物具有抗炎和抑制骨破坏作用。起效快、疗效好，可作为传统DMARDs治疗无效或疗效差的替代治疗药物。常用依那西普25mg皮下注射，2次/w；阿达木单抗40mg皮下注射，1次/2w；利妥昔单抗500~1 000mg，在第0周、第2周1次静脉滴注，视病情在6~12个月后重复治疗；托珠单抗起始剂量为4mg/kg静脉滴注，1次/4w，视疗效可增至8mg/kg。

▶ 课堂活动

一中年妇女，早晨起床扣衣服纽扣非常困难，手像黏了胶一样不灵活，我们发现，她的双手指已经变形，如同"天鹅颈"样。请问她患了什么病？能早期诊治吗？

课堂活动解析

3. 推荐药物治疗方案　2013年欧洲抗风湿联盟（EULAR）依据最新的循证医学数据，提出了比美国风湿学会（ACR）在2012年推荐的RA治疗建议，更为简化、可操作性更强的分层和分阶段治疗方案。

（1）初始治疗方案：对于临床确诊的RA患者，应立即启动DMARDs治疗。在无禁忌证的前提下，推荐首选甲氨蝶呤单用或与其他化学合成类DMARDs合用；对甲氨蝶呤有禁忌证或不能耐受的患者，则推荐选用柳氮磺吡啶、来氟米特等单用或与其他化学合成类DMARDs合用；根据情况也可联合小剂量糖皮质激素，但激素类药物使用时间不宜超过6个月。

（2）初始治疗失败的方案调整：对于甲氨蝶呤或来氟米特单用或合用治疗失败的患者（治疗3个月病情未见缓解或治疗6个月病情评估未达标者），再分两种情况。一是伴有预后不良因素者，如关节炎症状严重、功能受限明显、或伴有关节外表现等，可加用生物制剂，如依那西普、阿达木单抗、托珠单抗等；二是不伴有预后不良因素者，可换用其他化学合成类DMARDs单用或合用，也可再次联合激素进行"桥接"治疗。

（3）方案调整后治疗不满意者，或因严重不良反应不能耐受者：推荐换另一种生物制剂，但不建议联合应用生物制剂。

案例分析

案例

患者，女，53岁。患类风湿关节炎2年，反复发作，有典型的掌指关节肿痛、晨僵伴低热，常用布洛芬治疗，效果欠佳。2个月前住院，住院后查血沉、类风湿因子滴度均高于正常。诊断为类风湿关节炎。予以药物治疗：塞来昔布0.2g/d，一次服用；MTX 10mg，1次/w；柳氮磺吡啶250mg，3次/d，以后每周增加500mg，直至剂量达到1 500mg/d。治疗一个月后，病情缓解。

分析

该病例诊断明确，治疗方案及药物选用合理。采取了NSAIDs和DMARDs联合治疗，以增强抗炎止痛、改善和延缓病情进展的作用。由于患者曾用布洛芬治疗效果欠佳，因此本次改用塞来昔布，加上两种DMARDs合用，其用法用量适当，使病情迅速缓解。

【药物不良反应及防治】

治疗 RA 的药物种类较多,每类药物不良反应都存在差异,这里主要介绍抗风湿药的常见不良反应及防治。

1. 多数 NSAIDs 共同的不良反应是胃肠道反应。如布洛芬最常表现为消化性溃疡;吲哚美辛可引起恶心、食欲缺乏、腹痛,诱发或加重消化性溃疡;双氯芬酸主要表现为上腹部不适等。防治措施:①饭后服药,或同服 H_2 受体拮抗药、质子泵抑制药或胃黏膜保护药;②一旦发现 NSAIDs 致消化性溃疡、出血时应立即停药,并用米索前列醇治疗;③有消化性溃疡病史者宜用选择性 COX-2 抑制剂如塞来昔布。

2. 多数 DMARDs 严重的不良反应是骨髓抑制,MTX 还有口腔炎、胃肠道反应、肝损害、肺间质病变等,来氟米特有肝损害、过敏反应等。防治措施:①用药期间定期检查血常规、肝功能,定期复查胸片,当白细胞 ≤ 3.0×10^9/L 或血小板 ≤ 5 000/L 时应准备停药。②加用升白细胞药物,如鲨肝醇 100mg, 3 次 /d,4~6 周为一疗程;沙格司亭 5~10μg/kg 皮下注射, 1 次 /d;使用 MTX 治疗适当补充亚叶酸钙。③对症处理,可用止血药、抗感染药,必要时成分输血等。

3. 糖皮质激素常见的不良反应有类肾上腺皮质功能亢进症、诱发或加重感染、诱发或加重溃疡、延缓伤口愈合、骨质疏松等;突然停药易出现停药反跳现象。故用药期间应注意监测电解质、血常规、大小便常规、肝肾功能等,并注意加服钙剂和维生素 D,以防骨质疏松;要逐渐减量停药,不可突然停药。

4. 其他生物制剂可增加机会感染的风险,使用前患者均应进行结核菌素皮肤试验,排除潜在的结核感染,并建议定期接受肺炎链球菌疫苗、每年注射流感疫苗。植物药雷公藤总苷主要对性腺有毒性作用,可致月经紊乱和精子数量减少、活力降低,也引起胃肠道反应、肝损害等。青藤碱常出现皮疹和白细胞减少等。故用药期间定期检查血象和肝功能,一般停药后可恢复正常。

【药物相互作用】

1. 糖皮质激素与 MTX 合用可加重后者的毒性,故应减少 MTX 的用量。两药长期合用有可能引起膀胱移行细胞癌,应定期作尿液检查。糖皮质激素与 CTX 合用可增强免疫抑制作用。

2. 几乎所有的 NSAIDs 都能抑制 MTX 经肾排泄,增加其毒性,老人、肾衰者及叶酸耗竭者易受影响,老人和肾功能不全者慎用。

对类风湿关节炎患者的健康教育

点滴积累 ∨

1. 类风湿关节炎的治疗药物主要分为五大类, 即非甾体抗炎药、缓解病情抗风湿药、糖皮质激素、植物药、生物制剂。

2. NSAIDs 是治疗 RA 的一线治疗药物, 但常见胃肠道反应, 甚至诱发或加重消化性溃疡; DMARDs 是治疗 RA 的重要药物, 常与 NSAIDs 合用, 但可引起骨髓抑制; 糖皮质激素长期使用不良反应大, 主要小剂量、短期使用, 作为等待缓解病情抗风湿药的"桥接"药物; 生物制剂存在增加机会感染的风险, 一般用于缓解病情抗风湿药无效的患者, 不建议联合使用。

执业考点 ∨

1. 类风湿关节炎的临床表现。

2. 治疗类风湿关节炎药物的合理使用。

3. 抗风湿药的用药注意事项与患者教育。

第二节　系统性红斑狼疮

导学情景 ∨

情景描述：

患者，女，32岁。已婚，育1女。半年前到海边游玩，日晒后面部出现红斑，未予重视。半月前感冒后出现颜面及双下肢水肿、四肢关节疼痛、尿量减少，面部红斑再次出现。入院检查后诊断为系统性红斑狼疮、狼疮性肾炎。予以糖皮质激素、免疫抑制剂冲击疗法及对症治疗后病情缓解。

学前导语：

本节将带领同学们学习系统性红斑狼疮及其药物治疗的知识。

系统性红斑狼疮（systemic lupus erythematosus，SLE）是自身免疫介导的，以免疫性炎症为突出临床表现的弥漫性结缔组织疾病。由于血清中存在针对细胞核成分的多种自身抗体和免疫复合物，可累及多系统、多器官，所以 SLE 的临床表现多样，病程迁延反复，预后差异较大。多见于育龄期妇女。

SLE 的病因主要有遗传倾向及家族史，SLE 易感性由多基因决定，易感基因主要是人类白细胞抗原（HLA）家族，如 HLA-Ⅲ类的 C4 或 C2 缺损，HLA-Ⅱ类的 HLA-DR2 或 HLA-DR3 频率异常。育龄期女性雌激素 / 雄激素比值升高，环境因素中暴露于紫外线照射都容易诱发本病活动。另外，药物、化学试剂、微生物、病原体感染及手术等也可诱发本病。

药物性狼疮

SLE 的发病机制主要是在遗传易感性、环境因素及性激素等多因素共同影响下，机体的免疫功能出现紊乱，免疫细胞不能正确识别自身组织，产生大量致病性自身抗体和免疫复合物，如抗核抗体（ANA）、抗双链 DNA 抗体（dsDNA）及抗 Sm 抗体等，再加上各种原因引起的免疫复合物清除障碍，最终导致多系统、多器官出现免疫损伤，引发 SLE。

SLE 临床症状多样，早期可仅累及 1~2 个器官，症状少而不典型。病情进展后可侵犯多系统、多器官，临床表现复杂。多数活动期患者有发热、疲乏无力和体重下降等全身症状；特征性皮肤黏膜损害有面部蝶形红斑、盘状红斑，也有患者表现为光敏反应、口腔溃疡、网状青斑、雷诺现象、荨麻疹样皮疹等非特异性损害；可出现游走性大关节疼痛，但一般不会发生关节畸形；约 75% 的患者肾脏受累，表现为狼疮性肾炎（LN），是 SLE 的主要死亡原因之一；SLE 反复发作还可累及多系统多器官损害,如心血管系统、胸膜和肺、神经系统、消化系统、血液系统、抗磷脂抗体综合征、干燥综合征、眼等。患者在活动期血沉加快、抗核抗体(ANA)、抗双链 DNA 抗体(dsDNA)及抗 Sm 抗体阳性,狼疮带试验呈阳性。根据临床表现常分为轻型、中度活动型、重型、狼疮危象四种类型。

SLE 目前尚无根治方法,目前治疗原则包括:①早期诊断,及时治疗,使病情缓解,避免或延缓脏器的损害,维持脏器功能;②急性活动期应卧床休息,避免诱发因素和各种影响疾病预后的因素,控制炎症反应,免疫调节及对症治疗;③重视心理治疗,帮助患者树立战胜疾病的信心。

【药物治疗原则】

1. 治疗方案个体化 由于 SLE 存有多种亚型,病情轻重不一,应根据患者的病情及过去治疗情况制订个体化给药方案。

2. 分期治疗 疾病活动期及病情重者以强有力的药物控制,使病情缓解,达到长期平稳。缓解后给予维持性治疗。

3. 权衡风险/效益比 许多药物可控制 SLE,但均有不同的毒性,必须在控制病情活动和药物毒性之间寻求最适宜的药物、剂量和疗程。

【治疗药物的选用】

1. 药物的分类及作用特点 ①糖皮质激素:有强大的抗炎抗免疫作用,是治疗 SLE 的主要药物和基本药物,如泼尼松或甲泼尼龙,鞘内注射时用地塞米松;②抗疟药:有抗光敏和稳定溶酶体膜作用,对皮肤损害、关节痛及轻型患者有效,常用羟氯喹;③免疫抑制药:本类药物有利于更好地控制 SLE 的活动,减少 SLE 暴发和减少激素的需要量,联合激素治疗可显著减少肾衰竭的发生,常用药包括 CTX、吗替麦考酚酯、环孢素、硫唑嘌呤等;④其他:生物制剂、大剂量免疫球蛋白等。

2. 治疗药物的选择

(1)轻型 SLE:症状轻微,以皮损和/或关节症状为主,无明显的内脏损害。对只有皮疹者,可短期局部应用激素,如 1% 醋酸氢化可的松软膏,但脸部应尽量避免使用,如需使用不应超过 1 周;对关节炎为主者,可用非甾体抗炎药(NSAIDs);对光过敏和伴有关节症状者,可用抗疟药羟氯喹;对于难治性病例,可选用小剂量激素或免疫抑制剂,但应权衡利弊。

常用药物的用法用量:羟氯喹 200~400mg/d,分 1~2 次服,治疗 2~3 周。也可用 NSAIDs 如双氯芬酸 25mg,3 次/d。以上治疗无效者可及早用小剂量糖皮质激素如泼尼松≤10mg/d,晨起顿服。

(2)中度活动型 SLE:皮损和/或关节症状明显,伴有一定的内脏损害,常选择个体化糖皮质激素联合免疫抑制剂治疗。通常泼尼松 0.5~1mg/(kg·d),甲氨蝶呤 7.5~15mg,每周 1 次,或硫唑嘌呤 1~2.5mg/(kg·d)。

(3)重度 SLE:治疗主要分诱导缓解和维持治疗两个阶段。诱导缓解指迅速控制病情,阻止或逆转内脏损害,力求完全缓解,糖皮质激素是治疗重度 SLE 的基础用药,常与免疫抑制剂合用;维持治疗的时间较长,宜选用不良反应少、使用方便的药物,目的在于防止复发。

常用药物的用法用量：泼尼松 1mg/（kg·d），晨起顿服，60~100mg/d，持续 6~8 周，病情好转后 2 周或疗程 8 周开始缓慢减量，减药速度视病情而定，最后以 ≤10mg/d 的剂量长期维持。CTX 通常采用冲击疗法，标准的 CTX 冲击疗法是 0.5~1.0g/m^2 加入 0.9% 氯化钠注射液 250ml 中静脉滴注，每 3~4 周 1 次。多数患者 6~12 个月后病情缓解，在维持治疗阶段也常需要 CTX 冲击治疗，但用药间期可延长至每 3 个月 1 次，维持 1~2 年。进入巩固维持阶段常选用泼尼松 7.5~10mg/d 或硫唑嘌呤 50~100mg/d，口服。根据疗效、药物不良反应和患者病情特点也可选用吗替麦考酚酯（MMF）、环孢素等药物治疗。

Ⅲ/Ⅳ型 LN 诱导缓解治疗方案（2012 ACR）

（4）狼疮危象：对于 SLE 危象，如出现急性肾功能衰竭、明显的精神症状或严重的溶血性贫血等，应使用大剂量激素冲击疗法，同时配合免疫抑制剂冲击疗法，以利于更好地控制 SLE 症状。激素冲击疗法：甲泼尼龙 500~1 000mg，加入 5% 葡萄糖注射液 200ml 中静脉滴注，1 次/d，连续 3 日，间隔 5~30 日，间隔期与冲击后每日服用泼尼松 0.5~1mg/kg。环磷酰胺冲击疗法：0.5~1.0g/m^2 静脉注射，每月 1 次，连续 3~6 个月后每 3 个月 1 次，共 2 年。值得注意的是：①激素的冲击疗法只能解决急性期的症状，疗效不能持久，必须与环磷酰胺冲击疗法配合使用，否则病情容易反复；②在大剂量冲击治疗前或治疗中应密切观察有无感染发生，如有感染应及时给予相应的抗感染治疗。

对于狼疮性脑病、肾炎或严重血小板减少的患者，可静脉滴注大剂量丙种球蛋白；对于使用激素及免疫抑制剂冲击治疗效果不佳者，可考虑血浆置换及免疫吸附疗法。

知识链接

SLE 与妊娠

若无中枢神经系统、肾脏或其他脏器严重损害，病情缓解达 1 年以上，细胞毒性免疫抑制剂停药半年以上，一般能安全妊娠并分娩正常婴儿。非缓解期易出现流产、早产和死胎，并可诱发 SLE 活动，特别在妊娠和产后 6 周，故应避孕。

妊娠期应用糖皮质激素可通过胎盘，泼尼松进入胎盘后可被胎盘产生的酶氧化，故不会对胎儿有害，而地塞米松、倍他米松不能被氧化，故能影响胎儿，不宜选用。妊娠期及产后一个月内可按病情需要给予激素治疗，产后避免哺乳。氯喹、硫唑嘌呤与激素合用有致畸作用，不宜选用。

【药物不良反应及防治】

1. 糖皮质激素类药　SLE 患者由于需要长期应用糖皮质激素治疗，不良反应较多，主要有①类肾上腺皮质功能亢进症：会出现满月脸、水牛背、多毛、痤疮，血糖、血脂及血压升高，血钾及血钙降低等。一般不需要特殊治疗，停药后可逐渐消失；用药期间应注意监测电解质、血糖、血脂、血常规、大小便常规及肝肾功能等，饮食上要注意低盐、低糖、低脂、富钾、高蛋白饮食，可减轻症状，必要时对症治疗；加服钙剂和维生素 D，以防骨质疏松；应注意 SLE 患者多为女性，需加强用药教育，提高依从性。②诱发或加重感染：如有感染应减少激素的用量，并加用足量、有效的抗生素治疗。③诱发或加重溃疡：可应用质子泵抑制药或 H_2 受体拮抗药保护胃黏膜，以防引起消化性溃疡或上消化道出血。④突然停药易出现停药反跳现象，故停药时要注意减量慢停。

▶ **课堂活动**

ER-18-6

SLE 好发于青年女性，部分患者担心糖皮质激素所带来的满月脸、水牛背、多毛、痤疮等不良反应会严重影响形体美观，因此，对激素治疗产生心理抵触，常拒绝服药或擅自减量停药，给疾病治疗带来影响。医药工作者应如何进行健康教育及用药指导？

课堂活动解析

2. 细胞毒性免疫抑制药 细胞毒性免疫抑制药如环磷酰胺、硫唑嘌呤、甲氨蝶呤等，几乎都有骨髓抑制、胃肠道反应、肝损害、脱发、闭经等不良反应。故用药期间应严密监护患者的体温、血象、肝肾功能；如白细胞数目持续降低，则需要进行升白治疗；也可以选用无骨髓抑制作用的环孢素治疗，但应注意其感染风险和肾损害；其他不良反应可对症处理。

环磷酰胺可致出血性膀胱炎，表现为尿频、尿急、血尿及蛋白尿等，应鼓励患者大量饮水，并给予美司钠 400mg 静脉注射；甲氨蝶呤可致间质性肺炎和肺纤维化，用药期间应定期做胸片检查。

3. NSAIDs 常见有消化道反应，易诱发消化性溃疡、出血。常采用饭后服药，或同服保护胃黏膜的药物，如出现消化性溃疡、出血，可用米索前列醇治疗；其次是肝肾损害，应定期监测肝肾功能。

4. 羟氯喹 主要不良反应是眼底病变，用药超过 6 个月者，应每半年检查眼底 1 次。禁用于心动过缓和房室传导阻滞者。

案例分析

案例

患者，女，40 岁。有十二指肠球部溃疡史，服药治疗已 3~4 年，无明显症状。近来因患系统性红斑狼疮，接受泼尼松治疗 1 个月后，突然上消化道出血，胃镜检查发现胃、十二指肠复合溃疡。

分析

患者有消化性溃疡史，又是长疗程接受泼尼松治疗，应同时服用抑制胃酸分泌药或胃黏膜保护药，因糖皮质激素能使胃酸、胃蛋白酶分泌增加，胃黏液分泌减少，诱发或加剧胃、十二指肠溃疡，甚至造成消化道出血或穿孔。

【**药物相互作用**】

ER-18-7

1. 硫唑嘌呤与糖皮质激素合用有致畸作用，妊娠期应禁用。

2. 糖皮质激素可使甲氨蝶呤血药水平升高，加重毒性反应，两药联用应减少甲氨蝶呤的用量。

3. 硫唑嘌呤与泼尼松联用可改善毛细血管功能并减轻免疫抑制副作用，但易致消化道出血。

对系统性红斑狼疮患者的健康教育

点滴积累　∨

1. 系统性红斑狼疮是一种多系统损害的慢性自身免疫性疾病，狼疮肾炎是最常见和最严重的临床表现，反复发作也可出现心血管系统、神经系统、消化系统、血液系统等多系统损害。

2. 系统性红斑狼疮的治疗药物主要有糖皮质激素、抗疟药、免疫抑制药，其中糖皮质激素是治疗的首选药。

执业考点　∨

系统性红斑狼疮药物治疗原则与方法。

目标检测

一、选择题

（一）单项选择题

1. 类风湿关节炎最常累及的关节是（　　　）

    A. 髋关节   B. 肘关节   C. 膝关节

    D. 肩关节   E. 四肢小关节

2. 类风湿关节炎的主要表现是（　　　）

    A. 全身关节肿痛伴发热、皮疹   B. 游走性大关节肿痛

    C. 对称性小关节肿痛伴晨僵   D. 腰骶痛伴晨僵

    E. 多关节肿痛伴四肢末梢感觉障碍

3. 能较快减轻症状，作为一线治疗类风湿关节炎的药物是（　　　）

    A. 糖皮质激素   B. 非甾体抗炎药   C. 生物制剂

    D. 缓解病情抗风湿药   E. 植物药

4. 甲氨蝶呤的不良反应不包括（　　　）

    A. 恶心、呕吐   B. 口腔炎   C. 骨髓抑制

    D. 出血性膀胱炎   E. 间质性肺炎

5. 口服甲氨蝶呤治疗类风湿关节炎，下列方法正确的是（　　　）

    A. 初始剂量 7.5mg，每日 1 次   B. 初始剂量 7.5mg，每周 1 次

    C. 初始剂量 7.5mg，每月 1 次   D. 初始剂量 7.5mg，每周 2 次

    E. 初始剂量 7.5mg，每月 2 次

6. 慢作用抗风湿药是（　　　）

    A. 雷公藤制剂   B. 来氟米特   C. 泼尼松

    D. 布洛芬   E. 托珠单抗

7. 关于 DMARDs 的描述，不正确的是（　　　）

    A. 起效慢，改善症状大约需 1~6 个月

    B. 能迅速减轻症状

    C. 可延缓关节病变进展

    D. 为治疗类风湿关节炎的一线药

    E. 常见不良反应是骨髓抑制

8. 有消化性溃疡的类风湿关节炎老年患者宜用（   ）

    A. 塞来昔布   B. 吲哚美辛   C. 双氯芬酸

    D. 阿司匹林   E. 美洛昔康

9. 系统性红斑狼疮典型的皮肤损害为（   ）

    A. 面部蝶形红斑   B. 结节性红斑   C. 环形红斑

    D. 多形性红斑   E. 网状青斑

10. SLE 最严重的病变是（   ）

    A. 狼疮性肺炎   B. 狼疮性肾炎   C. 狼疮性肝炎

    D. 狼疮性胸膜炎   E. 干燥综合征

11. 治疗 SLE 的首选药是（   ）

    A. 雷公藤制剂   B. 生物制剂   C. 糖皮质激素

    D. 非甾体抗炎药   E. 免疫抑制剂

12. 狼疮危象时,环磷酰胺的冲击疗法是（   ）

    A. $0.5\sim1.0\text{g/m}^2$ 静脉滴注,每日 1 次

    B. $0.5\sim1.0\text{g/m}^2$ 静脉滴注,每周 1 次

    C. $0.5\sim1.0\text{g/m}^2$ 静脉滴注,每月 1 次

    D. $0.5\sim1.0\text{g/m}^2$ 静脉滴注,每周 2 次

    E. $0.5\sim1.0\text{g/m}^2$ 静脉滴注,每月 2 次

13. 长期使用糖皮质激素治疗的患者,不会出现的不良反应是（   ）

    A. 高血糖   B. 高血脂   C. 高血压

    D. 高血钾   E. 女性男性化

14. 系统性红斑狼疮患者,在维持巩固治疗阶段,泼尼松的推荐剂量一般不超过（   ）

    A. 2.5mg   B. 5mg   C. 7.5mg

    D. 10mg   E. 15mg

15. SLE 合并妊娠的患者,可以选用的药物是（   ）

    A. 羟氯喹   B. 泼尼松   C. 甲氨蝶呤

    D. 硫唑嘌呤   E. 环磷酰胺

16. 女,20 岁,系统性红斑狼疮患者,狼疮肾,尿蛋白持续 ++,足量糖皮质激素治疗 4 周无效,此时应该（   ）

    A. 加大激素用量   B. 加用雷公藤   C. 加用抗疟药

    D. 加用利尿剂   E. 加用免疫抑制剂

（二）多项选择题

1. 能用于治疗类风湿关节炎的药物有（   ）

A. 阿司匹林   B. 泼尼松   C. 甲氨蝶呤

D. 雷公藤总苷   E. 环磷酰胺

2. 下列属于 NSAIDs 的抗类风湿药物的是（　　　）

A. 萘普生   B. 青霉胺   C. MTX

D. 双氯芬酸   E. 泼尼松

3. 下列属于 DMARDs 的抗类风湿药物的是（　　　）

A. 泼尼松   B. 青霉胺   C. MTX

D. 青藤碱   E. 柳氮磺吡啶

4. 糖皮质激素长期应用可引起的不良反应有（　　　）

A. 诱发或加重感染   B. 诱发或加重溃疡   C. 水肿、高血压

D. 骨质疏松   E. 类肾上腺皮质功能减退症

5. 系统性红斑狼疮常见的诱发因素是（　　　）

A. 阳光照射   B. 感染   C. 药物

D. 妊娠   E. 手术创伤

二、问答题

1. 简述类风湿关节炎的主要临床表现。

2. 简述类风湿关节炎治疗药物的合理选用。

3. 简述系统性红斑狼疮的主要治疗原则及药物选用。

4. 简述治疗系统性红斑狼疮药物的主要不良反应及防治措施。

三、实例分析

患者,女性,28 岁。因系统性红斑狼疮复发住院,给予地塞米松 20mg/d 静脉注射,病情好转后改为 15mg/d 口服,分 2 次服用,后又改为 7.5mg/d 晨间顿服。约 8 个月左右,患者出现高血压、皮肤感染、股骨头坏死,最后因感染不能控制死亡。请正确评价该病例的用药方案。

（韩　芳）

第十九章

内分泌系统及代谢性疾病的药物治疗 ▲

内分泌系统是机体的重要调节系统,它与神经系统共同调节机体的生长发育和各种代谢,维持机体内环境的稳定。在正常情况下,内分泌腺分泌的激素在血中的含量与人体组织器官的生理需要相适应。当某些因素导致激素的分泌量异常、激素的结构异常、激素的受体或激素 - 受体结合后的任何环节异常,都会扰乱机体内环境的稳定,出现代谢障碍,发生各种内分泌系统代谢性疾病。本章主要介绍甲状腺功能亢进症、糖尿病、骨质疏松症及痛风的药物治疗。

第一节 甲状腺功能亢进症

导学情景 ∨

情景描述:

患者,女,40 岁。2 个月前无明显诱因出现心慌、易出汗、脾气暴躁、食欲增加、体重减轻、乏力等症状,遂入院就诊。入院检查发现 T_3、T_4 水平较高,TSH 降低,TSAb 滴度升高,甲状腺弥漫性肿大,诊断为甲亢。予以抗甲状腺药物治疗后病情缓解。

学前导语:

本节将带领同学们学习甲亢及其药物治疗的知识。

甲状腺功能亢进症(hyperthyroidism)简称甲亢,是指由多种病因导致甲状腺本身分泌甲状腺激素(甲状腺素 T_4 和三碘甲腺原氨酸 T_3)过多引起的临床综合征。包括弥漫性毒性甲状腺肿、结节性毒性甲状腺肿、甲状腺自主性高功能腺瘤。临床上最常见的是弥漫性毒性甲状腺肿(diffuse toxic goiter,GD),又称 Graves 病。本节主要介绍 GD 的药物治疗。

GD 是一种伴有甲状腺激素分泌增多的器官特异性自身免疫性疾病,多见于成年女性,以 20~40 岁最多见。病因未明,一般认为在遗传易感性的基础上,加上感染、精神创伤等因素的作用,诱发机体免疫功能紊乱,机体不能控制针对自身组织的免疫反应,产生大量的异质性自身抗体,其中甲状腺刺激抗体(TSAb)是介导甲状腺功能亢进的最主要组分。TSAb 可与 TSH 受体结合,使 T_3、T_4 分泌增多导致 GD。

GD 患者多数起病缓慢,少数在精神创伤或感染后急性起病,严重程度与 T_3、T_4 水平、病史长短和患者年龄相关。典型的临床表现为高代谢综合征,如心悸、乏力、怕热、多汗、食欲亢进、消瘦、紧张多虑等,多数患者伴有甲状腺肿大、突眼征。少数患者可出现甲状腺危象。

GD 的诊断标准

知识链接

甲状腺危象

　　甲状腺危象是甲状腺毒症急性加重的一组临床综合征，多发生于较重甲状腺功能亢进症未予治疗或治疗不充分的患者，常因感染、手术、创伤、精神刺激等而诱发，主要表现为高热（39℃以上），心率快（140~240 次/min），可伴房颤或房扑，体重锐减、烦躁不安、呼吸急促、大汗淋漓、恶心呕吐、腹泻，终致虚脱、休克、嗜睡、谵妄或昏迷等。

　　GD 目前尚无有效的根治方案，主要采用三种疗法，即药物治疗、放射性碘治疗和手术治疗。放射性碘治疗和手术治疗疗程短、治愈率高，但甲减的发生率高；所以药物治疗应用最广，但时间长，复发率高。

【药物治疗原则】

　　1. **长期用药**　甲状腺功能亢进症的药物治疗疗程一般为 1.5~2 年，有时长达数年，如果维持时间不足，则容易复发。

　　2. **规则用药**　甲状腺功能亢进症长程治疗分为初治期、减量期及维持期，按病情轻重决定剂量，不能随意更改药物剂量，否则容易导致病情反复。

　　3. **安全用药**　抗甲状腺药物严重的不良反应是骨髓抑制和肝脏损害，在用药期间必须定期进行白细胞数目及肝功能监测。

【治疗药物的选用】

　　1. **药物的分类及作用特点**　甲状腺功能亢进症的治疗药物包括抗甲状腺药物、大剂量碘剂、甲状腺功能亢进症的辅助治疗药和放射性碘。

　　（1）抗甲状腺药物：硫脲类抗甲状腺药物分为硫氧嘧啶类和咪唑类。前者有甲硫氧嘧啶（MTU）和丙硫氧嘧啶（PTU），后者有甲巯咪唑（MMI，他巴唑）和卡比马唑（CMZ，甲亢平），临床常用 PTU 或 MMI，PTU 与 MMI 的等效剂量比是 10∶1~15∶1（即 PTU 100mg=MMI 7.5~10mg）。抗甲状腺药物主要是通过抑制甲状腺的过氧化物酶而减少甲状腺激素合成，还可抑制免疫球蛋白的生成，使甲状腺中淋巴细胞减少，TSAb 下降，对甲状腺功能亢进症有一定的病因治疗作用。优点：①疗效肯定；②应用方便、经济，依从性好；③一般不引起永久性甲状腺功能减退（甲减）。缺点：①起效慢、疗程长，用药 2 周左右才开始见效，疗程一般为 1.5~2 年，有时长达数年；②停药复发率高；③可发生严重的肝损害和粒细胞缺乏症。

　　（2）大剂量碘剂：主要有复方碘溶液（Lugol 液，卢戈液）、碘化钠等。通过抑制甲状腺球蛋白水解酶而抑制甲状腺激素的释放；还能对抗 TSH 的引起的甲状腺腺体增生，使腺体缩小变韧，有利于手术进行。优点是起效快、作用强。缺点是疗效不持久，反复应用可失效，不能单独用于甲状腺功能亢进症的内科治疗。

（3）甲状腺功能亢进症的辅助治疗药物：主要是 β 受体拮抗药，如普萘洛尔、阿替洛尔、美托洛尔等。能拮抗甲状腺激素所致的交感神经过度兴奋的症状，并抑制 T_4 转变成 T_3。起效快，与抗甲状腺药物合用效果较好。

（4）放射性碘：^{131}I 可浓集于甲状腺，其放出的 β 射线破坏部分甲状腺腺泡上皮细胞，起到类似手术切除的功效。优点：①安全、简便、经济，效益高，临床总有效率可达 95%，治愈率达 85%，复发率小于 1%；②不增加甲状腺癌和白血病等癌症的发病率；③不影响患者的生育能力和遗传缺陷的发病率；④主要浓集于甲状腺，对甲状腺以外的脏器不会造成急性辐射损伤。缺点是可引起甲减，禁用于妊娠、哺乳期妇女。

2. 治疗药物的选择

（1）甲状腺功能亢进症的内科治疗：抗甲状腺药物是甲状腺功能亢进症内科治疗的主要药物。其适应证为：①症状较轻，甲状腺轻、中度肿大的患者；②20 岁以下的青少年及儿童患者；③甲状腺次全切除后复发又不适合放射性碘（^{131}I）治疗的患者；④妊娠期妇女、年老体弱或兼有心、肝、肾、出血性疾病等而不宜手术者；⑤甲状腺功能亢进症手术前准备；⑥放射性 ^{131}I 治疗前后的辅助治疗。

抗甲状腺药物治疗分初治期、减量期及维持期。①初治期：PTU 300~450mg/d 或 MMI 30~40mg/d，分 2~3 次口服。重症患者开始服 PTU 剂量为 400~600mg/d。至症状缓解或 TT_3、TT_4、FT_3、FT_4、TSH 恢复正常或接近正常时即可进入减量期。②减量期：约每 2~4 周减量 1 次，PTU 每次减 50~100mg，MMI 每次减 5~10mg。待症状完全消除，体征明显好转后再减至最小维持量。③维持期：一般用 PTU 50~100mg/d 或 MMI 5~10mg/d，维持治疗约 1.5~2 年。必要时还可在停药前将维持量减半。疗程中除非有严重不良反应，一般不宜中断，并定期随访疗效。

▶▶ **课堂活动**

患者，女，25 岁。因易激动、怕热和疲乏 1 个月余就诊。脉搏 110 次 /min，甲状腺中度肿大，查血清甲状腺激素水平增高，确诊为甲状腺功能亢进症。给予 PTU 100mg，3 次 /d 口服。患者两周来连续加班工作劳累，未能坚持服药，一周来感冒不愈，出现高热、大汗淋漓、心率快、神志不清……该患者病情发生了什么变化？初诊时的用药是否正确？

ER-19-2
课堂活动
解析

（2）甲状腺危象的药物治疗：甲状腺危象（也称甲亢危象）是甲状腺功能亢进症最严重的并发症，病死率高，应及时抢救。首选 PTU 600mg 口服或胃管内注入，继用 200mg，1 次 /8h。病情严重者在服用 PTU 后 1~2 小时加用复方碘溶液，6 滴 / 次，1 次 /6h，或碘化钠 1.0g 加入 5% 葡萄糖盐水 500ml 中静脉滴注，第一个 24 小时可用 1~3g。为纠正危象时可能存在的应激反应，可用地塞米松 2mg/ 次，每 6~8h 静滴 1 次；为降低周围组织对甲状腺激素的反应性，在无哮喘或心力衰竭的情况下，可大剂量口服普萘洛尔 20~30mg，1 次 /6~8h；此外，要注意去除诱因，保证足够的热量及补充足够的液体，每日补液量可达 3 000~6 000ml。经上述治疗有效者在 1~2 日病情好转，1 周可恢复。此后碘剂和激素可逐渐减量停药。若疗效不满意，可选择腹膜透析、血液透析或血浆置换等措施迅速降低甲状腺激素水平。

（3）放射性碘治疗：目前是美国和其他西方国家治疗成人甲状腺功能亢进症的首选疗法。在我国一般用于抗甲状腺药物治疗失败、拒绝手术或有手术禁忌证者。育龄妇女如果选择 ^{131}I 治疗，治疗前应排除妊娠，治疗后 6 个月内不宜怀孕，以免影响胎儿健康。

（4）特殊人群甲状腺功能亢进症的治疗

1）怀孕前治疗方法选择：①患者 TRAb 滴度高、计划 2 年内怀孕者，建议选择手术切除；②选择抗甲状腺药物治疗，由于 MMI 有致畸的风险，建议计划怀孕前停用 MMI，改换 PTU；③ ^{131}I 治疗前 48 小时需要做妊娠试验，排除妊娠；④甲状腺手术或 ^{131}I 治疗后 6 个月可以怀孕，但在此阶段应采用甲状腺素片替代治疗，使 TSH 维持在 0.3~2.5mIU/L 的水平。

2）妊娠期甲状腺功能亢进症的药物治疗：常用的药物有 MMI 和 PTU，尽管 MMI 有致畸的风险，但 PTU 可引起肝损伤，甚至急性肝衰竭，所以建议除妊娠初期外，优先选择 MMI。

3）哺乳期甲状腺功能亢进症的治疗：①哺乳期应用抗甲状腺药物对后代相对安全，由于 MMI 的乳汁排泌量是 PTU 的 7 倍，所以哺乳期首选 PTU；②尽量在哺乳完毕后服药，间隔 3~4 小时再哺乳；③哺乳期妇女禁用 ^{131}I 治疗。

4）新生儿甲状腺功能亢进症和儿童甲状腺功能亢进症的治疗：①多数新生儿甲状腺功能亢进症是由于母亲的 TSAb 通过胎盘到达胎儿体内引起的，往往呈一过性。治疗时选用 MMI 0.5~1.0mg/（kg·d），或 PTU 5~10mg/（kg·d），1 次 /8h；普萘洛尔 1~2mg/d；卢戈液 1 滴 /8h。如疗效不满意，可增加 50% 的剂量，并给予糖皮质激素治疗。②儿童的抗甲状腺药物长程疗法，基本上同成人甲状腺功能亢进症。治疗药物宜选 MMI 1~2mg/（kg·d），分 3 次口服；对 MMI 不能耐受者，可换用 PTU 5~10mg/（kg·d），分 3 次口服，病情好转后减至维持量，总疗程 1~3 年。③儿童的抗甲状腺药物超长程疗法。多数儿童甲状腺功能亢进症用抗甲状腺药物不能治愈，只能采用超长程疗法，药物一般选择 MMI，疗程在 5 年以上。如情况不允许，必要时可采用其他治疗（如手术治疗或 ^{131}I 治疗）。

知识链接

关于甲状腺功能亢进症的复发与停药

甲状腺功能亢进症复发是指甲状腺功能亢进症经药物治疗完全缓解，停药半年以后症状又重新出现者。应积极寻找诱因，对药物治疗有不良反应或不能坚持服药者，可改用 ^{131}I 治疗或手术治疗。为减少复发，在甲状腺功能亢进症经药物治疗缓解后，应考虑达到以下指标方可停药：①甲状腺功能亢进症的症状消失，体征缓解；②检测甲状腺功能多次正常；③TSH 恢复正常且稳定、TSAb 降至正常。

【药物不良反应及防治】

硫脲类药物的主要不良反应有过敏反应、粒细胞减少症、肝损伤和血管炎等；碘制剂常见碘刺激症状、甲状腺功能紊乱和过敏反应。

1. **粒细胞减少症**　是硫脲类药物最严重的不良反应。常在用药后 1~3 月内发生，故应定期检查血象。若白细胞低于 3.0×10^9/L（或中性粒细胞低于 1.5×10^9/L）或伴有咽痛、发热、皮疹等，则应立即停药,同时使用促进白细胞增生药,如维生素 B_4、鲨肝醇、利血生等;必要时给予泼尼松 30mg/d 口服或重组人粒细胞集落刺激因子(rhG-CSF)75μg/d 皮下注射(过敏者禁用),白细胞上升后再继续应用或改用另一种抗甲状腺药物。由于 MMI 和 PTU 都可以引起本症,不可互相换用。

2. 过敏反应　是硫脲类药物最常见的不良反应。常表现为皮疹、皮肤瘙痒,少数伴有发热,可用 H_1 受体拮抗药对抗,不必停药。但应严密观察,皮疹一旦加重,则应立即停药,以免出现严重的剥脱性皮炎。硫脲类药物间存在交叉过敏反应,不宜换用。碘过敏的患者禁用碘制剂。

3. 肝损害　部分患者用硫脲类药物可出现药物性肝炎,故应定期检查肝功能。轻者应加用保肝药并在严密观察下减量用药,或者更换其他抗甲状腺药;转氨酶升高趋势明显则应立即停药抢救。

案例分析

案例

一位重症甲状腺功能亢进症住院患者,医生给予 PTU 200mg,2 次/d,口服,联合普萘洛尔 10mg,3 次/d,1 个月后改 PTU 100mg,3 次/d,并继续用普萘洛尔治疗。约 3 周后患者出现乏力、食欲缺乏、全身皮肤及巩膜黄染,肝功检查明显异常。停用 PTU,并加用保肝药,黄疸逐渐消退,肝功能恢复正常。行 [131]I 治疗,甲状腺功能亢进症状缓解出院。

分析

患者是重症甲状腺功能亢进症,医生用药符合治疗原则。出现乏力、食欲缺乏、全身皮肤及巩膜黄染,肝功检查异常应考虑 PTU 所致的药物性肝炎。故停用 PTU、加强保肝治疗、待肝功能恢复后再选择 [131]I 治疗是正确的处理方法。

【 药物相互作用 】

碘剂可明显延缓硫脲类起效时间,故在应用硫脲类前应避免服用碘剂。抗甲状腺药物也能干扰碘渗入甲状腺球蛋白,因此在应用放射碘前后应停用这类药物。

ER-19-3

对甲状腺功能亢进症患者的健康教育

点滴积累 ∨

1. 甲状腺功能亢进症的治疗药物　①抗甲状腺药(甲硫氧嘧啶、丙硫氧嘧啶、甲巯咪唑和卡比马唑);②辅助治疗药物(普萘洛尔、阿替洛尔、美托洛尔等);③碘剂(碘化钾、碘化钠、复方碘溶液);④[131]I。

2. 硫脲类药物最严重的不良反应为粒细胞减少症,最常见的不良反应为过敏反应。

3. 妊娠期甲状腺功能亢进症除妊娠初期外,优先选择 MMI;孕妇和哺乳妇禁用 [131]I 治疗。

执业考点 ∨

1. 甲状腺功能亢进症的临床表现。

2. 治疗甲状腺功能亢进症药物的合理使用。

3. 抗甲状腺药物的用药注意事项与患者教育。

第二节　糖尿病

导学情景 ∨

情景描述：

　　患者，男，68 岁。糖尿病病史 6 年，平时口服降糖药控制血糖，由于不重视饮食控制，血糖时高时低。半年前因手足麻木，应用偏方理疗足部，导致双足后跟溃烂，溃烂面积逐渐扩大，颜色变深伴渗液、恶臭。入院检查诊断为 2 型糖尿病，糖尿病足。予以抗感染、降血糖治疗后病情缓解。

学前导语：

　　本节将带领同学们学习糖尿病及其药物治疗的知识。

　　糖尿病（diabetes mellitus，DM）是一组由胰岛素分泌缺陷和 / 或胰岛素抵抗引起的糖、脂肪、蛋白质代谢紊乱，并以长期高血糖为主要特征的代谢性疾病。久病可引起多系统损害，病情严重或应急时可发生急性代谢紊乱，如糖尿病酮症酸中毒（DKA）或高渗性非酮症糖尿病昏迷（HNDC，简称高血糖昏迷）等。

　　DM 病因尚未完全明确，一般认为不是唯一病因所致的单一疾病，而是与遗传、自身免疫和环境因素有关的多因素综合征。根据病因、发病机制，临床上将糖尿病分为四大类型：1 型（胰岛素依赖型，T1DM）、2 型（非胰岛素依赖型，T2DM）、其他特殊类型（主要指某些继发性糖尿病）及妊娠期糖尿病。其中 2 型糖尿病占 90% 以上。

　　DM 典型的临床表现为"三多一少"，即多尿、多饮、多食和体重或体力下降。1 型糖尿病患者大多起病快，症状明显，病情严重；2 型糖尿病患者大多起病缓慢，症状不明显，病情相对较轻，部分患者常因伴发其他疾病或各种并发症就诊而被发现。糖尿病的诊断主要以临床症状和血糖值为依据：即空腹血糖 ≥7.0mmol/L 和 / 或餐后 2 小时血糖 ≥11.1mmol/L，对症状不典型，仅一次血糖达到糖尿病诊断标准者，必须在另一天复查证实。

ER-19-4

**糖尿病的
发病机制**

　　DM 的并发症包括急性并发症和慢性并发症。急性并发症主要有糖尿病酮症酸中毒、高血糖昏迷和各种感染。慢性并发症主要有：①大血管病变。动脉粥样硬化的发生率高、发病年龄轻、病情进展快。②微血管病变。DM 微血管的典型改变有微循环障碍、微血管瘤形成和微血管基底膜增厚。主要表现在视网膜、肾、神经、心肌组织，尤其以糖尿病肾病和视网膜病最多见。③神经病变。主要是由于微血管病变及山梨醇旁路代谢增强所致，以周围神经病变最常见。通常为对称性，下肢较上肢严重，先出现肢端感觉异常，分布如袜子或手套状。后期可出现肌张力减弱，甚至肌萎缩和瘫痪。④眼的其他病变，如白内障、青光眼等。⑤糖尿病足。因末梢神经病变、下肢动脉供血不足及细菌感染等多种因素，引起足部疼痛、皮肤深溃疡、肢端坏疽等病变，统称糖尿病足。

> **知识链接**
>
> ### 胰岛素抵抗
>
> 　　2型糖尿病发病机制主要是由于胰岛素抵抗和胰岛素分泌缺陷。前者指胰岛素作用的靶器官（主要是肝脏、肌肉和脂肪组织）对胰岛素作用的敏感性下降，分为急性抵抗和慢性抵抗。急性抵抗常由感染、创伤、手术、情绪激动等应激状态引起，慢性抵抗可能与胰岛素抗体产生和胰岛素受体数目减少等有关。

【治疗原则】

　　目前 DM 尚缺乏针对病因的有效治疗手段，一般强调早期治疗、长期治疗、综合治疗、治疗措施个体化的原则。治疗的近期目标是控制血糖，防止出现急性并发症；远期目标是使血糖达到或接近正常，纠正代谢紊乱，防止和延缓并发症，提高生活质量，延长寿命，降低病死率。具体的治疗措施包括在饮食控制、体育锻炼的基础上，根据不同病情给予降血糖药物治疗。

ER-19-5

糖尿病的饮食治疗措施

▶ 课堂活动

　　患者，男，68岁。多尿、多饮、乏力5年。5年前无明显诱因出现多尿、多饮、口干、全身乏力，无多食及体重降低。在当地医院检查空腹血糖明显升高，诊断为2型糖尿病。给予二甲双胍治疗1个月后，症状缓解即停药。以后症状反复出现，间断服药。3日前上述症状加重，查空腹血糖 9.6mmol/L，餐后2小时血糖 14.0mmol/L。

　　该患者能确诊为糖尿病吗？过去在诊断和药物治疗方面存在什么问题？

ER-19-6

课堂活动解析

【治疗药物的选用】

　　1. 药物的分类及作用特点　常用的降血糖药物包括胰岛素和口服降糖药物。

　　（1）胰岛素制剂：胰岛素是由胰岛 B 细胞合成释放的一种酸性蛋白质，主要调节糖、脂肪和蛋白质代谢，是机体内唯一降低血糖的激素。临床常用的胰岛素制剂种类与特点见表 19-1。

表 19-1　胰岛素制剂的种类与特点

类别	药物	给药途径	作用时间 /h			给药时间
			开始	高峰	维持	
短效	正规胰岛素 （普通胰岛素）	静脉注射	立即	0.5~1	1~2	用于急救
		皮下注射	0.5~1	2~4	6~8	餐前半小时
中效	低精蛋白锌胰岛素	皮下注射	3~4	8~12	18~24	早餐前半小时注射1次,必要时晚餐前加1次
	珠蛋白锌胰岛素	皮下注射	2~4	6~10	12~18	
长效	精蛋白锌胰岛素	皮下注射	3~6	16~18	24~36	早餐或晚餐前1小时,1次 /d
预混	精蛋白锌重组人胰岛素	皮下注射	0.5	2~8	24	早餐前半小时,1~2次 /d

（2）口服降糖药物：主要包括磺酰脲类（SUs）、双胍类、α-葡萄糖苷酶抑制药、非磺酰脲类促胰岛素分泌药、胰岛素增敏药（噻唑烷二酮类，TZDs）等。

1）磺酰脲类：目前临床应用的有三代，第一代甲苯磺丁脲（D_{860}）、氯磺丙脲等；第二代格列本脲、格列吡嗪等，降血糖作用比第一代强，低血糖反应较少；第三代格列美脲、格列齐特等，不仅降血糖作用强，作用时间长，还有抗血小板黏附与聚集、增高纤溶酶原活性的作用，有利于减轻或延缓糖尿病的血管并发症。降血糖机制主要是通过刺激胰岛 B 细胞分泌胰岛素，增加胰岛素与靶组织的结合能力，对正常人的血糖也有降低作用。

2）双胍类：包括苯乙双胍、二甲双胍，前者因常致乳酸中毒，临床上已少用。降血糖机制主要是通过促进组织对葡萄糖的摄取利用，增加肌肉组织中糖的酵解，减少葡萄糖的吸收，减少糖异生等途径。此外，还有降低甘油三酯、LDL、VLDL 和减轻体重的作用。对正常人的血糖无明显影响。

3）α-葡萄糖苷酶抑制药：常用阿卡波糖、伏格列波糖、米格列醇等。降血糖机制是在小肠上皮刷状缘与碳水化合物竞争 α-葡萄糖苷酶，抑制碳水化合物水解及产生葡萄糖的速度，延缓葡萄糖的吸收。主要降低餐后高血糖。

4）非磺酰脲类促胰岛素分泌药：又称"餐时血糖调节药"，有瑞格列奈、那格列奈等。降血糖机制是促进胰岛 B 细胞释放储存的胰岛素。本类药物最大的优点是促进糖尿病患者恢复胰岛素正常生理分泌曲线。

5）胰岛素增敏药：包括曲格列酮、罗格列酮、吡格列酮等。降血糖机制是通过增加外周组织对胰岛素的敏感性、改善胰岛素抵抗，并能改善与胰岛素抵抗有关的多种心血管危险因素。

2. 治疗药物的选择

（1）1 型糖尿病：1 型糖尿病患者需终身使用胰岛素治疗。根据病情和疗效，可选择常规治疗（基础胰岛素或预混胰岛素）和强化治疗（餐时胰岛素 + 基础胰岛素）。因强化治疗既补充基础胰岛素，也补充餐时胰岛素，能更好地模拟人体生理状态下的胰岛素分泌模式，从而更有效地控制血糖，故临床常推荐强化治疗。

用法与用量：多数采用每日餐前半小时，皮下注射短效或超短效胰岛素，每日给药剂量约为 0.6~0.8U/kg，应从小剂量开始，一般为计算剂量的 2/3。每日剂量分配以早餐前最多，晚餐前次之，午餐前最少，并根据患者空腹、餐后 2 小时或餐前血糖以及睡前血糖水平调整给药剂量和给药次数，必要时加用长效胰岛素制剂。胰岛素的剂量必须个体化，一般根据血糖水平每 3~4 日调整一次，每次调整 1~4U，直至血糖达标。

（2）2 型糖尿病：2 型糖尿病可分为肥胖和非肥胖两种类型。

1）肥胖的 2 型糖尿病患者：除饮食控制、加强锻炼外，首选二甲双胍。常用二甲双胍 0.25~0.5g，3 次/d，以后根据血糖水平调整剂量，一般 1~1.5g/d，最大剂量不超过 2g，可餐前即刻服用。

胰岛素强化治疗

2）非肥胖的 2 型糖尿病患者：可首选磺酰脲类药物，逐渐加入二甲双胍或 α-葡萄糖苷酶抑制药。用法：格列本脲 1.25~5mg，1~2 次/d；格列吡嗪 2.5~5mg，2~3 次/d；格列齐特 40~80mg，3 次/d；格列喹酮 30mg，3 次/d；格列美脲 1~4mg，1 次/d。以上药物均在餐前服用，同类药物不宜合用，也不宜与其他胰岛素促泌剂合用,与其他降血糖药合用,应该从推荐最小剂量用起。

3)2型糖尿病患者对其他口服降血糖药的选择:①对于肥胖型或以餐后血糖升高为主、使用磺酰脲类和/或双胍类药物血糖控制不理想者,可与α-葡萄糖苷酶抑制药联合应用。常用阿卡波糖,起始剂量为25mg,2~3次/d,以后逐渐增加至50mg/次,必要时可加至100mg/次,3次/d,一日量不宜超过300mg。餐前即刻吞服或与第一口主食一起咀嚼服用。②对于胰岛B细胞尚有一定分泌功能、餐后血糖升高明显者,也可单独应用餐时血糖调节药,或与二甲双胍合用。常用瑞格列奈,餐前30分钟内服用,3次/d,推荐起始剂量为0.5mg,已使用过另一种口服降糖药者开始可用1mg,最大单次剂量为4mg。③对于以胰岛素抵抗为主,伴有高胰岛素血症的2型糖尿病和糖耐量减低的患者,可选胰岛素增敏药如罗格列酮4~8mg,1次/d;吡格列酮15~30mg,1次/d。

4)2型糖尿病患者用口服降血糖药物治疗无效者,需要用胰岛素治疗。一般在晚餐前加用1次长效胰岛素,或睡前(22~23时)加用中效胰岛素。从小剂量开始,一般6~8U,皮下注射,以后根据空腹血糖水平调整给药剂量。值得注意的是胰岛素的注射部位对吸收有影响,常采取吸收较快的腹壁皮下注射,病情严重者应采取静脉滴注。

3. 妊娠期糖尿病　妊娠期糖尿病患者应避免使用口服降血糖药,当饮食治疗不能控制血糖时,应选用人胰岛素治疗,首选短效制剂,必要时加用中效制剂,保证孕期血糖水平对胎儿的正常发育非常重要。糖尿病妇女计划怀孕前,也应接受胰岛素强化治疗。

4. 糖尿病急性并发症　糖尿病常见的急性并发症常见的有糖尿病酮症酸中毒(DKA)、高渗性非酮症糖尿病昏迷(HNDC)、糖尿病乳酸性酸中毒等。

(1)DKA:一般是由于胰岛素不足或存在应激因素,如感染、创伤、药物等,引起的糖、脂肪、蛋白质代谢严重紊乱的综合征,主要临床表现为高血糖、高血酮、代谢性酸中毒等。DKA是糖尿病的急性严重并发症,一旦发生应立即抢救,具体措施有①小剂量胰岛素:推荐起始剂量为0.1U/(kg·h)静脉滴注,如在第1小时内血糖下降不明显,在脱水已纠正的前提下,胰岛素剂量可加倍。每1~2小时测血糖1次,根据血糖水平调整胰岛素用量。当血糖降至13.9mmol/L时,胰岛素剂量应减至0.05~0.1U/(kg·h)。②补液:补液能纠正失水,恢复肾灌注,有助于降低血糖和清除酮体。补液速度先快后慢,并根据血压、心率、尿量及周围循环情况决定输液量和输液速度,患者清醒后鼓励饮水。③纠正电解质紊乱和酸中毒:在开始胰岛素及补液治疗患者尿量正常后,如血钾低于5.5mmol/L时,即可静脉补钾;治疗前已有低钾血症、尿量≥40ml/h时,在应用胰岛素和补液的同时必须开始补钾;严重低钾血症(<3.3mmol/L),应立即补钾。血pH<7.0时,应考虑适当补碱,直至上升到7.0以上。④去除诱因和治疗并发症:主要采用对症治疗等措施。

(2)HNDC:是由于胰岛素不足、靶细胞功能不全和摄水不足或脱水等原因,在各种诱因的作用下,使原有糖代谢障碍加重,临床以严重高血糖而无明显酮症酸中毒、高渗透压、脱水和意识障碍为主要特征。发病率低于DKA,但病死率是DKA的10倍。治疗措施与DKA相似,主要是积极补液、纠正脱水;小剂量胰岛素控制血糖;纠正水、电解质、酸碱平衡紊乱;去除诱因和治疗并发症。

(3)糖尿病乳酸性酸中毒:大多发生在伴肝肾功能不全、慢性心肺功能不全等缺氧性疾病,尤其是大量服用苯乙双胍的患者。主要表现是血乳酸水平显著增高引起的综合征,发生率很低,但病死率很高。主要抢救措施是尽早充分补液扩容,纠正脱水、休克,补碱,必要时透析治疗。因二甲双胍很少引起乳酸性酸中毒,故建议需用双胍类药物的尽量选择二甲双胍。

知识链接

胰岛素的用药教育

使用胰岛素必须严格遵循医嘱,用药前应教会患者掌握自我监测的手段(尿糖、尿酮、血糖)。自行注射用药的患者,要嘱其精确抽取药液,经常更换注射部位。有些糖尿病患者在使用胰岛素过程中没按医嘱正规用药或擅自停药,常导致血糖控制不佳甚至出现严重的并发症,如糖尿病酮症酸中毒,故医药人员应耐心给患者介绍不正规用药的危害,并指导患者常规监测血糖,对有条件的患者可每日检测餐前血糖(指尖末梢血糖)来调整胰岛素的用量。用药期间除定期检查尿糖、血糖以外,还应检查肾功能、视力、眼底、血压及心电图等,有利于并发症的早期防治。

【药物不良反应及防治】

1. 胰岛素　常见的不良反应有低血糖反应、过敏反应、胰岛素抵抗及注射部位皮下脂肪萎缩等。

ER-19-8

糖尿病的
三级预防

(1)低血糖反应:最常见,轻者出现饥饿感、出汗、心悸、震颤等症状,严重者引起昏迷、休克,甚至死亡。为防止低血糖反应要认真监测血糖,逐步调整胰岛素用量并保证定时定量,规律饮食并教会患者感知反应。当发生低血糖反应较轻时摄食或饮糖水即可缓解,较重者立即静脉注射 50% 葡萄糖 40ml 以上,继以静脉滴注 10% 葡萄糖直至清醒状态。

案例分析

案例

患者,男,80 岁。糖尿病史 10 年,近几个月服用格列本脲 2.5mg,3 次/d,格列齐特 80mg,2 次/d。此期间因感冒进食少,在家出现头晕跌倒,昏迷 2 小时后送医院。查即时血糖 2.14mmol/L。

分析

格列本脲与格列齐特均为磺酰脲类降糖药,两者不宜同时服用。格列本脲虽降糖效果好,但易产生低血糖,患者为高龄,在进食较少情况下更易诱发低血糖。故这是一例因口服降糖药应用不当引起的严重低血糖反应。

---

(2)过敏反应:见于少数患者,可表现为局部性或全身性,前者较后者多。局部过敏表现为注射部位出现红斑、丘疹、硬结,多由于使用不纯制剂引起。全身性过敏反应在注射胰岛素后立即发生,出现荨麻疹、血管神经性水肿、哮喘,严重者发生过敏性休克,甚至死亡,这些反应与对胰岛素本身过敏有关。轻者可给予 H_1 受体拮抗药,重者除按过敏性休克抢救外,应立即停用胰岛素,改用口

服降糖药治疗。对必须使用胰岛素治疗的患者,应采用高纯度胰岛素制剂或重组人胰岛素,必要时进行脱敏治疗。

（3）其他:胰岛素抵抗的处理方法是换用高纯度胰岛素制剂或重组人胰岛素,并加大胰岛素用量;更换不同的注射部位可防止出现注射部位的皮下脂肪萎缩或硬结等。

2. 磺酰脲类　常见的不良反应是低血糖反应、胃肠道反应、肝损害、过敏反应,少数患者有白细胞、血小板减少及溶血性贫血等。较严重的是持久性低血糖,但第三代较少引起。用药期间应定期检查肝功能和血象。

3. 双胍类　主要不良反应为胃肠道反应,一般采用餐时给药可减轻;严重的不良反应是乳酸性酸中毒,多见于苯乙双胍,二甲双胍少见。禁用于肝肾功能不全、严重感染或缺氧的患者。

4. 其他口服降血糖药　噻唑烷二酮类药物主要的不良反应是体重增加和水肿,在与胰岛素合用时更易发生,故一般不与胰岛素合用。有增加骨折和心力衰竭的风险,故有心力衰竭、严重骨质疏松症或骨折病史者禁用本类药。α-葡萄糖苷酶抑制药如阿卡波糖易出现腹胀、腹泻的不良反应,一般不需要停药,一周左右自然消失。

【药物相互作用】

1. 胰岛素与普萘洛尔合用,因普萘洛尔能拮抗糖原分解,延长胰岛素作用,从而引起低血糖,同时掩盖心动过速和出汗等低血糖症状,因此在老年患者中应慎用。

2. 双胍类药物与胰岛素合用,其降血糖作用增强。促胰岛素分泌药可刺激内源性胰岛素的释放,与胰岛素联合应用时也可增强降糖作用,应调整剂量。

3. α-葡萄糖苷酶抑制药与磺酰脲类、双胍类、胰岛素合用,可能出现低血糖,应减少药物剂量。

ER-19-9

对糖尿病患者的健康教育

点滴积累 ∨

1. 胰岛素适用于 T1DM、T2DM 经饮食和口服降糖药未能良好控制者,可产生低血糖反应、耐受性、过敏等不良反应。

2. 口服降糖药的类型有磺酰脲类、双胍类、α-葡萄糖苷酶抑制药、非磺酰脲类促胰岛素分泌药、胰岛素增敏药。

3. 1 型糖尿病必须应用胰岛素治疗;2 型糖尿病伴肥胖者,宜首选双胍类;2 型糖尿病不伴肥胖者,宜首选磺酰脲类;妊娠期糖尿病必须选用胰岛素治疗。

执业考点 ∨

1. 糖尿病的分型及诊断依据。

2. 糖尿病的主要并发症。

3. 治疗糖尿病药物的合理使用。

4. 治疗糖尿病药物的用药注意事项与患者教育。

第三节　骨质疏松症

导学情景 ∨

情景描述：

患者，女，72 岁。反复腰背疼痛 4 年，驼背明显，3 日前因搬运重物后腰背疼痛突然加剧。入院检查诊断为 L_2 压缩性骨折。予以抗骨质疏松治疗、补充钙剂和维生素 D 及对症治疗后病情缓解。

学前导语：

本节将带领同学们学习骨质疏松症及其药物治疗的知识。

骨质疏松症（osteoporosis，OP）是一种以全身骨量减少和骨组织细微结构受损为特征，导致骨强度降低、骨脆性增加和骨折危险度升高的全身性骨代谢疾病。OP 是一种退化性疾病，随年龄增长而患病风险增加，好发于绝经后妇女和中老年男性。

OP 发病与中老年人性激素分泌减少、消化功能降低致使钙磷及微量元素摄入不足、户外运动减少、钙调节激素分泌失调、维生素 D 受体和雌激素受体基因变异等因素有关。发病机制是由于骨代谢过程中，骨吸收和骨形成的偶联功能异常，导致人体内的钙磷代谢失衡，使骨密度降低、骨脆性增加而引起临床症状。骨质疏松症分为原发性、继发性和特发性三大类，以原发性 OP 最常见。原发性骨质疏松症又可分为绝经后骨质疏松症（Ⅰ型）和老年性骨质疏松症（Ⅱ型）。

OP 早期常无明显症状，往往在骨折发生后经 X 线或骨密度检查才发现。典型的临床表现主要为①疼痛：以腰背痛多见。仰卧或坐位时疼痛减轻，直立后伸或久立、久坐时疼痛加剧，劳累或活动后加重，负重能力下降或不能负重。②脊柱变形：多在疼痛后出现。病情严重者可见驼背、身长缩短、脊柱畸形、伸展受限等。③骨折：是最常见和最严重的并发症。常见部位是脊椎、髋部和前臂远端，一般发生在弯腰、负重、挤压或摔倒后。发生过一次骨折后，再次发生骨折的风险明显增高。④呼吸功能下降：由于脊椎、胸廓变形，可导致肺活量和最大换气量减少，患者可表现为胸闷、气短、呼吸困难等症状。

骨质疏松症的治疗应遵循早期、综合治疗原则。早期治疗可减轻症状，延缓病变进展，改善预后，降低骨折发生率。综合治疗指除药物治疗外，还包括饮食、体育、心理治疗。

骨质疏松的风险评估

【药物治疗原则】

骨质疏松症的药物治疗原则是：①预防为主，防治结合；②局部治疗与整体治疗相结合；③个体化用药原则，根据患者年龄、性别、药物疗效和不良反应等制订不同的用药方案。

▶▶ **课堂活动**

一女性顾客到药店咨询："我听说女性进入更年期以后易发生骨质疏松，我现在正处于更年期，有什么药可预防骨质疏松吗？"如果你是药店销售员，该怎样为顾客推荐药物？

课堂活动
解析

【治疗药物的选用】

1. 药物的分类及作用特点 治疗骨质疏松症的药物主要有骨吸收抑制药、骨形成促进药、骨矿化促进药三类。

（1）骨吸收抑制药：常用的骨吸收抑制药包括雌激素、双膦酸盐类和降钙素等。

1）雌激素：主要作用是降低甲状旁腺激素对骨的作用，抑制骨吸收；促进降钙素的分泌，抑制骨破坏；促进维生素 D 活化，促进骨形成等。对绝经后骨质疏松症有特效。

2）双膦酸盐类药物：常用的有第一代依替膦酸二钠，第二代氯曲膦酸二钠和帕米膦酸二钠，第三代阿仑膦酸二钠等，是强效的骨吸收抑制药，第二、三代药物还可促进骨和软骨胶原的合成，增加骨密度。很多国家将其作为绝经后骨质疏松症的一线治疗药物。

3）降钙素：主要作用是抑制破骨细胞，降低骨转换；小剂量抑制肠道对钙的吸收，大剂量可促进钙吸收；抑制肾小管对钙磷的重吸收，促进血钙进入骨骼，降低血钙和血磷；对骨痛有一定的止痛作用。降钙素最适于骨转换率高和不愿接受或不宜采用雌激素的患者，也适于骨折时的急性疼痛。但用降钙素时需补充足量的钙剂，并且要长期治疗。因为停止药物治疗，会使骨质流失速度加快。

（2）骨形成促进药：常用的有氟制剂、甲状旁腺激素（PTH）、蛋白同化激素等。

1）氟制剂：常用的有氟化钠、一氟磷酸二钠、一氟磷酸谷酰胺等。能促进新骨形成，抑制破骨细胞的作用，阻碍骨钙的动员、移出等。作为治疗骨质疏松症的药物已经有 30 多年的历史，在应用时必须加用钙剂，必要时加用维生素 D，以保证新形成骨的矿化，不致滞缓。

2）甲状旁腺激素：能增加成骨细胞的数量，促进骨形成；也能增强破骨细胞的活性，促进骨吸收。故临床上常与骨吸收抑制药合用，治疗骨质疏松症。

3）蛋白同化激素：主要有苯丙酸诺龙。作为同化激素，可促进蛋白质和骨胶原的合成，刺激骨形成。

（3）骨矿化促进药：包括钙剂、维生素 D 等。钙剂可促进骨矿化，有利于骨形成；维生素 D 能增加小肠对钙、磷的吸收，维持钙磷平衡，增加成骨细胞活性，促进骨形成。钙剂和维生素 D 作为骨健康基本补充剂，是防治骨质疏松症的基础治疗药物。

2. 治疗药物的选择

（1）原发性 I 型 OP：又称绝经后骨质疏松症，为高转换型，即骨形成和骨吸收均增高，但骨吸收速度大于骨形成，主要与绝经后雌激素减少有关。治疗药物以骨吸收抑制药为主，对绝经后妇女首选雌激素治疗；对男性原发性骨质疏松症呈高转化型者，可首选双膦酸盐类药物。

雌激素用法：结合雌激素 0.625~1.25mg/d，连用 25 日；甲羟孕酮 5~10mg/d，第 15~25 日用药，停药 7 日后继续下一周期的治疗；尼尔雌醇 1~2mg，每 2 周 1 次，每月口服 2 次。由于单用雌激素会引起不规律阴道出血，增加子宫内膜癌和乳腺癌的发病率，故应根据患者的具体病情、权衡利弊，合理应用。目前倾向于雌孕激素联合治疗。

双膦酸盐类药物用法：常用阿仑膦酸钠 10mg/ 次，1 次 /d，早餐前半小时用温开水送服，服药后 30 分钟应保持直立体位（站立或坐立），连续服用两年左右效果较好；依替膦酸二钠 200mg/ 次，2 次 /d，空腹服用。需间歇、周期服用，即服药 2 周后停药 11 周为一周期，然后开始第二周期治疗；停药期间可补充钙剂和维生素 D。

降钙素用法：常用鲑鱼降钙素 50IU/ 次，皮下或肌内注射，1~2 次 /d，有效后减量，疗程半年至一年；另有鳗鱼降钙素 10IU/ 次，肌内注射，2 次 /w，连续 4 周后疼痛可明显减轻。

案例分析

案例

患者，女，55 岁。已绝经，有高血压病史，自述腰背部疼痛，于劳累或活动后加重，背微驼。药店销售员考虑顾客可能存在骨质疏松症，故为其推荐尼尔雌醇 1~2mg 口服，1 次 /2w；维生素 D 0.25μg，3 次 /d；碳酸钙 0.5g，3 次 /d。

分析

该药店销售员考虑顾客可能存在骨质疏松症的思路是正确的，但尼尔雌醇为处方药，须凭医师处方购买，且雌激素的应用原则应严格把握，因顾客并无雌激素缺乏的准确依据，加之有高血压病史，所以不能盲目用药。

（2）原发性 II 型 OP：为老年性骨质疏松症，多见于 65 岁以上的人群，为低转换型，即骨形成和骨吸收均低于正常，主要与年龄老化有关。治疗药物以骨形成促进药为主，同时补充维生素 D 和钙剂。

常用苯丙酸诺龙 25mg，肌内注射，每周或每 3 周 1 次；活性维生素 D 0.25μg，1~2 次 /d；碳酸钙 0.5~1g，2~3 次 /d。

从营养学角度看，终生摄入足够的钙是防治原发性骨质疏松症最重要的措施。目前钙剂的推荐剂量为绝经后妇女和老年人 500~600mg/d，维生素 D 的推荐剂量为成年人 200IU（5μg）/d；老年人因日照及摄入、吸收障碍，常有维生素 D 缺乏，故推荐剂量为 400~800IU（10~20μg）/d。

ER-19-12

骨健康基本补充剂治疗

知识链接

合 理 补 钙

1. 钙是人体不可缺少的营养素，也是预防和治疗骨质疏松症的重要药物，中年以后就应重视钙剂的补充。判断人体是否缺钙，应去正规医院检查。人体每日需要的钙应随不同的年龄、性别、身体状况而异。

2. 食物钙是最好的来源，其中奶制品的吸收量可达含钙量的 30%。口服钙剂应当选择高纯度、含钙量高的制剂。补钙应日日均衡，随三餐补充，同时适当补充锰、铜、锌、维生素 D、雌激素（绝经期妇女）及加强体育锻炼等均有利于钙的吸收和利用。

【药物不良反应及防治】

1. **雌激素**　不良反应与剂量有关,口服常引起食欲缺乏、恶心、呕吐、头昏等,适当减量或注射给药可减轻;长期大剂量应用可引起子宫内膜过度增生、子宫出血,故子宫内膜炎者慎用;有致癌、血栓形成、糖和脂代谢改变、胆石症、高血压等问题,一直为人们所关注。

2. **双膦酸盐类药物**　常见胃肠道反应,部分患者有消化道黏膜刺激症状,应指导患者用一大杯水服药,并在服药 30 分钟内不要进食或喝饮料,也不能躺卧,应保持立位(坐位或站位);不要咀嚼或吮吸药片,以防口咽部溃疡;食物、牛奶及饮料可影响其吸收,故应早餐前空腹服用;有报道该类药物可引起颌骨坏死、食管癌和肾衰竭等严重不良反应,应密切关注。

3. **降钙素**　常见恶心、呕吐、头昏及面部潮红等,一般随用药时间延长而减轻,必要时也可暂时性减少药物剂量;本药系多肽制剂,有引起过敏性休克的可能,应用前须做过敏试验,并做好抢救准备;用药中应警惕由于低血钙造成的四肢搐搦现象。

4. **其他**　苯丙酸诺龙长期应用可引起水钠潴留及女性轻微男性化的现象,有时会引起胆汁淤积性黄疸,故肝、肾功能不全者慎用;维生素 D 过量可引起高血钙综合征或钙中毒,故应用维生素 D 需定期监测血钙和尿钙。

【药物相互作用】

双膦酸盐类药物与钙剂、抗酸药等药物同时服用,后者会干扰双膦酸盐的吸收,因此要尽量避免同服;活性维生素 D 与噻嗪类利尿药合用会增加高钙血症的危险,正在应用洋地黄类药物治疗的患者如发生高钙血症可能会诱发心律失常,所以应谨慎确定药物剂量。

ER-19-13

对骨质疏松症患者的健康教育

点滴积累 ∨

1. 治疗骨质疏松症的常用药包括①骨吸收抑制药:雌激素、双膦酸盐类药物、降钙素等;②骨形成促进药:氟制剂、甲状旁腺激素、蛋白同化激素等;③骨矿化促进药:维生素 D、钙剂等。

2. ①原发性Ⅰ型 OP(高转换型),治疗药物以骨吸收抑制药为主,绝经后妇女首选雌激素治疗;男性原发性骨质疏松症呈高转化型者,可首选双膦酸盐类药物;②原发性Ⅱ型 OP(低转换型),治疗药物以骨形成促进药为主,同时补充维生素 D 和钙剂。

执业考点 ∨

1. 骨质疏松症的并发症。

2. 治疗骨质疏松症药物的合理使用。

3. 治疗骨质疏松症药物的用药注意事项与患者教育。

第四节　痛风

导学情景 ∨ ··

情景描述：

　　患者，男，46岁。3年前因饮酒后出现左脚第1跖趾关节红肿、剧烈疼痛，入院检查血尿酸明显升高，诊断为痛风（急性发作期）、痛风性关节炎，给予抗痛风药物治疗后缓解，缓解期除饮食控制外，一直服用降尿酸药物治疗，病情稳定。

学前导语：

　　本节将带领同学们学习痛风及其药物治疗的知识。

　　痛风是由于嘌呤代谢异常和尿酸排泄减少所致的血尿酸水平升高，尿酸盐晶体沉积于组织或器官并引起组织损伤的一组临床综合征。其临床特点除高尿酸血症外，患者可出现结缔组织（特别是软骨和滑膜）的尿酸盐结晶、沉积而引起特征性急性关节炎、痛风石，也可累及肾脏、心血管引起全身病变。痛风的发生与年龄、性别有关，多见于中老年人，男性高于女性。

　　根据发病原因，痛风分为原发性痛风和继发性痛风两种类型。临床所说的痛风多指原发性痛风，原发性痛风有明显的家族遗传倾向，常受种族、饮食、饮酒、职业、环境等多因素影响。越来越多的报告表明原发性痛风与肥胖、高血压、血脂异常、糖尿病、胰岛素抵抗关系密切；继发性痛风则主要由肾脏病、血液病等疾病或药物、高嘌呤食物等引起。

　　痛风患者在无症状期可仅有高尿酸血症，部分患者可终身不出现症状。急性关节炎常是痛风的首发症状，典型发作起病急骤，常在午夜痛醒，最易受累关节是第1跖趾关节，其他关节也可受累。受累关节出现关节红、肿、热、痛和活动受限，发作常呈自限性，数小时、数日、数周自然缓解，缓解时局部可出现本病特有的脱屑和瘙痒表现。缓解期可数月、数年甚至终生。但多数患者反复发作，尿酸盐在关节内外和其他组织的沉积逐步加重，导致痛风石、痛风石性慢性关节炎、关节畸形。也可累及肾脏、心血管引起全身病变。痛风石又称痛风结节，是痛风的特征性临床表现，常见于关节软骨和关节周围组织、耳轮，除中枢神经系统外，几乎在所有组织中均可形成。

知识链接

痛风的发生

　　临床只有部分高尿酸血症发展为痛风。当血尿酸浓度过高和／或在酸性环境下，尿酸可析出结晶，沉积在骨关节、肾脏和皮下等组织，造成组织病理学改变，导致痛风性关节炎、痛风肾和痛风石的发生。

痛风早期治疗一般预后良好,晚期尿酸盐广泛沉积在结缔组织或发生肾功能不全,则预后不佳。因此痛风防治的关键是早预防、早发现、早治疗。一般性治疗措施是嘱咐患者控制饮食总热量,限制饮酒和高嘌呤食物,多饮水增加尿酸排出。

痛风的
营养治疗

【药物治疗原则】

痛风的药物治疗原则是:①尽快终止急性关节炎的发作;②纠正高尿酸血症,预防尿酸盐沉积;③防止关节炎复发,防止尿酸结石形成和肾功能损害;④同时治疗伴发的其他疾病。

【治疗药物的选用】

1. 药物的分类及作用特点　治疗痛风的药物主要有抑制炎症反应药、抑制尿酸生成药、促进尿酸排泄药三类。

(1)抑制炎症反应药:常用非甾体抗炎药、秋水仙碱、糖皮质激素等。秋水仙碱主要通过抑制中性粒细胞的趋化和吞噬作用,对急性痛风性关节炎的炎症和止痛有特效,但毒性较大,应慎重选用;非甾体抗炎药有明显的消炎镇痛作用,且作用温和,已成为治疗急性痛风的一线用药;糖皮质激素由于不良反应较多,常用于不能耐受秋水仙碱和非甾体抗炎药或有相对禁忌证的多关节炎患者。

(2)抑制尿酸生成药:可选用别嘌醇,通过竞争性抑制黄嘌呤氧化酶,阻断黄嘌呤转化为尿酸,抑制尿酸生成,是治疗高尿酸血症的常用药物。

(3)促进尿酸排泄药:常用苯溴马隆、丙磺舒等。两者均通过抑制近端肾小管对尿酸的重吸收,从而促进尿酸排泄,但常引起尿酸盐晶体在尿路沉积及肾损害,故应从小剂量开始缓慢增加剂量,同时多饮水、碱化尿液。

2. 治疗药物的选择

(1)急性期的治疗:应及早、足量使用抑制炎症药物,见效后逐渐减停。暂缓使用降尿酸的药物,以免引起尿酸波动,延长发作时间或引起转移性痛风。同时注意卧床休息、抬高患肢、避免负重。

1)秋水仙碱:是治疗急性痛风性关节炎的特效药,应早期应用。用法用量①口服法:初始剂量为1mg,随后0.5mg/h,直到症状缓解、或出现严重的胃肠道反应、或达到一日的最大剂量(5~7mg);②静脉注射法:1~2mg溶于20ml生理盐水中,5~10分钟内缓慢静脉注射,4~5小时可再次注射,总剂量不超过4mg/d,可减轻胃肠道反应;③新指南推荐:秋水仙碱每次0.5mg,每日2或3次,可以减轻不良反应。

2)非甾体抗炎药:尽管疗效不如秋水仙碱,但较温和,发作超过48小时也可有效。此类药物较多,如吲哚美辛、布洛芬、双氯芬酸、尼美舒利、美洛昔康等。开始使用要足量,一旦症状减轻即逐渐减量,一周左右停药。禁止两种或两种以上的非甾体抗炎药合用。

3)糖皮质激素:患者不能使用秋水仙碱和非甾体抗炎药或上述药物治疗无效时可考虑使用糖皮质激素。如泼尼松,起始剂量为0.5~1mg/(kg·d),3~7日后逐渐减量或停用,疗程不超过2周。

(2)间歇期和慢性期的治疗:本阶段治疗的目的是控制血尿酸在正常水平,防治和保护已损害的脏器功能。对无痛风石的患者血尿酸应控制在6.0mg/dl以下,对有痛风石的患者血尿酸应控制在4.0mg/dl以下,但血尿酸的波动易诱发"二次痛风",故降尿酸治疗初期应合用非甾体抗炎药或小剂量秋水仙碱,同时碱化尿液来预防。

1）抑制尿酸生成药:别嘌醇适用于尿酸生成过多或不适合使用促进尿酸排泄药物者,100mg/次,3次/d,最大剂量600mg/d,与促进尿酸排泄药合用效果好。

2）促进尿酸排泄药:尿酸排泄减少是原发性痛风的主要原因,对肾功能良好者可选择促进尿酸排泄药。常用苯溴马隆25~100mg/次,1次/d;丙磺舒初始剂量0.25g,2次/d,逐渐增加剂量,最大剂量不超过2g/d。碳酸氢钠可碱化尿液,防止尿酸盐结晶,促进尿酸排泄,一般成人口服3~6mg/d。

3）无症状高尿酸血症的治疗:对于血尿酸水平在535μmol/L(9.0mg/dl)以下、无痛风家族史者,一般无须药物治疗,但应该控制饮食、避免诱因,并密切随访;反之可给予适当的降尿酸药物治疗。

案例分析

案例

患者张某,夜间突然右脚大踇趾疼痛惊醒,后疼痛难忍不能入睡,第二日早上去医院就诊。经检查血中尿酸升高,趾关节X光可见针尖大小颗粒尿酸盐结晶,确诊为痛风。在服用医生开的别嘌醇片和布洛芬片期间,因工作应酬,吃火锅,喝啤酒,治疗效果欠佳。

分析

患者诊断明确,别嘌醇可抑制尿酸生成,布洛芬可缓解痛风性关节炎,故医生用药正确。但患者未注意饮食治疗,未限制蛋白质摄入,且摄入含大量嘌呤的啤酒,故治疗效果不佳。

【药物不良反应及防治】

1. **秋水仙碱** 不良反应较多,并且与剂量有明显相关性。常见胃肠道反应,长期服用可出现出血性胃肠炎、骨髓抑制,故应定期监测血常规及肝肾功能。静脉注射时应避免药液外漏,以免引起剧烈疼痛和组织坏死。

2. **别嘌醇** 可引起胃肠道刺激、皮疹、发热、肝损害、骨髓抑制等。肾功能不全者剂量应减半。

3. **苯溴马隆** 不良反应轻,少数患者有胃肠道反应、过敏性皮炎。因在美国曾发现服用苯溴马隆引起肝衰竭,该药被FDA禁用,但国内仍使用广泛。

4. **丙磺舒** 约5%的患者出现皮疹、发热、胃肠刺激等不良反应。

课堂活动

高血压伴痛风患者,用下列药物是否合理? 并说明原因。

硝苯地平控释片、氢氯噻嗪片、丙磺舒片、阿司匹林肠溶片。

课堂活动解析

【药物相互作用】

1. 禁止同用两种或多种非甾体抗炎药,否则会加重不良反应。

2. 应用促进尿酸排泄药期间应多饮水,并同服碳酸氢钠,使尿酸不易在尿中形成结晶。

对痛风患者的健康教育

3. 秋水仙碱可导致可逆性的维生素 B_{12} 吸收不良。

4. 丙磺舒不能与噻嗪类利尿药等增加尿酸的药物合用；与阿司匹林或其他水杨酸盐同用时，可抑制本药的排尿酸作用。

点滴积累 ∨

1. 痛风的药物治疗原则为控制高尿酸血症，预防尿酸盐沉积；迅速终止急性关节炎的发作；防止尿酸结石形成和肾功能损害；治疗伴发的其他疾病。

2. 治疗痛风的药物主要有三类，为抑制炎症反应药、抑制尿酸生成药、促进尿酸排泄药。

3. 秋水仙碱是治疗急性痛风性关节炎的特效药，应早期应用。

执业考点 ∨

1. 痛风的临床表现和分期。

2. 治疗痛风药物的合理使用。

3. 治疗痛风药物的用药注意事项与患者教育。

目标检测

一、选择题

（一）单项选择题

1. 对抗甲状腺药物的描述，不正确的是（　　　）

　　A. 口服方便　　　　B. 治愈率高　　　　C. 疗程长

　　D. 起效慢　　　　　E. 复发率高

2. 轻度甲状腺功能亢进症的初治期，采用 PTU 治疗，初始剂量常用（　　　）

　　A. 300mg/d，分 2~3 次口服　　　　　B. 600mg/d，分 2~3 次口服

　　C. 800mg/d，分 2~3 次口服　　　　　D. 1 000mg/d，分 2~3 次口服

　　E. 1 200mg/d，分 2~3 次口服

3. 对甲状腺功能亢进症的诊断具有决定意义的是（　　　）

　　A. 甲状腺肿大　　　　　　　　　B. 食欲亢进

　　C. 体重下降　　　　　　　　　　D. 血清甲状腺激素测定值增高

　　E. 怕热、易出汗

4. 甲状腺功能亢进症的内科治疗宜选用（　　　）

　　A. 小剂量碘　　　　B. 大剂量碘　　　　C. 甲状腺素

　　D. 丙硫氧嘧啶　　　E. 放射性碘

5. 妊娠初期的甲状腺功能亢进症患者，首选的治疗药物是（　　　）

　　A. 放射性碘　　　　B. 复方碘溶液　　　C. 丙硫氧嘧啶

　　D. 甲巯咪唑　　　　E. 普萘洛尔

6. 妊娠期甲状腺功能亢进症患者除前三个月外，宜首选的抗甲状腺药物是（　　　）

A. 放射性碘　　　　　B. 复方碘溶液　　　　C. 丙硫氧嘧啶

D. 甲巯咪唑　　　　　E. 普萘洛尔

7. 儿童甲状腺功能亢进症的药物治疗疗程一般为(　　　)

　　A. 3~6 个月　　　　　B. 0.5~1 年　　　　　C. 1~2 年

　　D. 2~4 年　　　　　　E. 5 年以上

8. 硫脲类抗甲状腺药物最严重的不良反应是(　　　)

　　A. 胃肠道反应　　　　B. 肝损害　　　　　　C. 肾损害

　　D. 粒细胞缺乏症　　　E. 过敏反应

9. 糖尿病的发病机制复杂,但主要是由于(　　　)

　　A. 糖皮质激素分泌失调　　　　　　　　B. 肾上腺素分泌失调

　　C. 胰岛素分泌失调　　　　　　　　　　D. 甲状腺素分泌失调

　　E. 盐皮质激素分泌失调

10. 糖尿病患者多尿的主要原因是(　　　)

　　A. 高血糖　　　　　　B. 合并肾炎　　　　　C. 合并尿路感染

　　D. 脑垂体功能障碍　　E. 合并肾病

11. 糖尿病的并发症中,不属于慢性并发症的是(　　　)

　　A. 糖尿病视网膜病变　　　　　　　　　B. 糖尿病青光眼

　　C. 糖尿病心脏病　　　　　　　　　　　D. 糖尿病酮症酸中毒

　　E. 糖尿病足

12. 1 型糖尿病患者必须使用的降血糖药物是(　　　)

　　A. 磺酰脲类　　　　　　　　　　　　　B. 双胍类

　　C. 胰岛素　　　　　　　　　　　　　　D. α- 葡萄糖苷酶抑制药

　　E. 胰岛素增敏剂

13. 2 型糖尿病伴肥胖的患者,宜选用的降糖药物是(　　　)

　　A. 磺酰脲类　　　　　　　　　　　　　B. 双胍类

　　C. 胰岛素　　　　　　　　　　　　　　D. α- 葡萄糖苷酶抑制药

　　E. 胰岛素增敏剂

14. 妊娠期糖尿病患者,宜选用的降糖药物是(　　　)

　　A. 磺酰脲类　　　　　　　　　　　　　B. 双胍类

　　C. 胰岛素　　　　　　　　　　　　　　D. α- 葡萄糖苷酶抑制药

　　E. 胰岛素增敏剂

15. 胰岛素最常见的不良反应是(　　　)

　　A. 过敏反应　　　　　B. 低血糖反应　　　　C. 水肿

　　D. 肝损害　　　　　　E. 胰岛素抵抗

16. 磺酰脲类降糖药的主要作用机制是(　　　)

A. 直接刺激胰岛 A 细胞释放胰岛素

B. 直接刺激胰岛 B 细胞释放胰岛素

C. 直接刺激胰岛 A 细胞释放胰高血糖素

D. 直接刺激胰岛 B 细胞释放胰高血糖素

E. 体内直接转换成胰岛素

17. 2 型糖尿病伴胰岛素抵抗的患者,宜选用的降糖药物是(　　)

    A. 磺酰脲类　　　　　　　　　　　　B. 双胍类

    C. 胰岛素　　　　　　　　　　　　　D. α- 葡萄糖苷酶抑制药

    E. 胰岛素增敏剂

18. 抢救糖尿病酮症酸中毒的患者,应该用(　　)

    A. 小剂量胰岛素皮下注射　　　　　　B. 小剂量胰岛素肌内注射

    C. 小剂量胰岛素静脉滴注　　　　　　D. 大剂量胰岛素皮下注射

    E. 大剂量胰岛素静脉滴注

19. 骨质疏松症的严重并发症是(　　)

    A. 骨痛　　　　B. 驼背　　　　C. 脆性骨折

    D. 身材缩短　　E. 营养不良

20. 原发性 I 型骨质疏松症(绝经后 OP),首选的治疗药物是(　　)

    A. 雌激素　　　B. 氟化钠　　　C. 钙剂

    D. 维生素 D　　E. 降钙素

21. 原发性 II 型骨质疏松症(老年性 OP),首选的治疗药物是(　　)

    A. 雌激素　　　B. 氟化钠　　　C. 钙剂

    D. 维生素 D　　E. 降钙素

22. 具有止痛作用的抗骨质疏松症药物是(　　)

    A. 雌激素　　　B. 降钙素　　　C. 钙剂

    D. 维生素 D　　E. 双膦酸盐类

23. 属于骨吸收抑制剂的药物是(　　)

    A. 雌激素　　　B. 甲状旁腺素　　C. 钙剂

    D. 维生素 D　　E. 氟化钠

24. 属于骨矿化促进剂的药物是(　　)

    A. 雌激素　　　B. 降钙素　　　C. 氟化钠

    D. 维生素 D 和钙剂　　E. 阿仑膦酸钠

25. 痛风最具有特征性的临床表现是(　　)

    A. 关节肿痛　　B. 尿酸性尿路结石　　C. 痛风石

    D. 尿酸盐肾病　　E. 痛风性心脏病

26. 痛风最常累及的关节是(　　)

A. 四肢小关节　　　　B. 四肢大关节　　　　C. 近端指的关节

D. 远端指的关节　　　E. 第 1 跖趾关节

27. 对痛风急性期关节炎有特效的治疗药物是（　　）

A. 丙磺舒　　　　　　B. 苯溴马隆　　　　　C. 别嘌醇

D. 秋水仙碱　　　　　E. 布洛芬

28. 可促进尿酸排泄的降尿酸药物是（　　）

A. 呋塞米　　　　　　B. 苯溴马隆　　　　　C. 别嘌醇

D. 秋水仙碱　　　　　E. 布洛芬

29. 可抑制尿酸生成的降尿酸药物是（　　）

A. 别嘌醇　　　　　　B. 苯溴马隆　　　　　C. 丙磺舒

D. 秋水仙碱　　　　　E. 布洛芬

30. 下列痛风治疗中,不合理的是（　　）

A. 丙磺舒初始剂量 0.25g, 2 次 /d, 2 周后可逐渐增加剂量

B. 口服秋水仙碱初始剂量为 1mg,随后 0.5mg/h,直到症状缓解或达到最大剂量

C. 痛风性关节炎明显者需合用两种非甾体抗炎药

D. 用排尿酸药期间应多饮水,同服碳酸氢钠

E. 对不能应用秋水仙碱或非甾体抗炎药的患者,或治疗无效时可考虑使用糖皮质激素

（二）多项选择题

1. 抢救甲状腺危象,可以选用（　　）

A. 氢化可的松　　　　B. 复方碘溶液　　　　C. 丙硫氧嘧啶

D. 甲状腺素　　　　　E. 普萘洛尔

2. 甲状腺危象常见的诱发因素有（　　）

A. 感染　　　　　　　B. 创伤　　　　　　　C. 手术

D. 精神刺激　　　　　E. 过度劳累

3. 治疗糖尿病的药物包括（　　）

A. 磺酰脲类　　　　　B. 胰岛素增敏药　　　C. 双胍类

D. 胰岛素　　　　　　E. α- 葡萄糖苷酶抑制药

4. 下列哪些是糖尿病的并发症（　　）

A. 酮症酸中毒　　　　B. 视网膜病变　　　　C. 血管病变

D. 高渗性昏迷　　　　E. 糖尿病足

5. 当胰岛功能丧失时,仍有降糖作用的药物是（　　）

A. 胰岛素　　　　　　B. 格列齐特　　　　　C. 二甲双胍

D. 格列美脲　　　　　E. 阿卡波糖

6. 属于骨健康补充剂的是（　　）

A. 雌激素　　　　　　B. 降钙素　　　　　　C. 维生素 D

D. 钙剂　　　　　　　E. 氟化物

7. 骨质疏松症常见的临床表现有（　　　）

　　A. 疼痛　　　　　　B. 骨折　　　　　　C. 脊柱变形

　　D. 呼吸功能下降　　E. 活动受限

8. 控制高尿酸血症的药物包括（　　　）

　　A. 丙磺舒　　　　　B. 苯溴马隆　　　　C. 别嘌醇

　　D. 秋水仙碱　　　　E. 布洛芬

9. 痛风患者不宜食用（　　　）

　　A. 海鲜　　　　　　B. 动物内脏　　　　C. 啤酒

　　D. 坚果　　　　　　E. 豆制品

二、问答题

1. 简述抗甲状腺药物的合理应用。

2. 简述抗甲状腺药物的不良反应及用药指导。

3. 简述糖尿病的主要并发症。

4. 简述糖尿病的药物治疗原则及合理选药。

5. 简述骨质疏松症的临床分型及其治疗药物。

6. 简述治疗骨质疏松症药物的不良反应及用药指导。

7. 简述痛风的临床表现、分期及其药物治疗。

8. 简述治疗痛风药物的主要不良反应及用药指导。

三、实例分析

1. 张某,女性,19 岁。消瘦、怕热、心悸、出汗、多食 1 个月余。1 个月前,患者开始出现食欲亢进,但体重下降,并有出汗伴心悸。烦躁易怒,与家人、同学、邻里常有争吵,性格明显改变。查体:甲状腺无明显肿大。血液检查:T_3、T_4 均升高,TSH 降低。诊断为甲状腺功能亢进症。请为该患者制订药物治疗方案并说出依据。

2. 男性,1 型糖尿病患者,体重 60kg。无急、慢性并发症,无感染、手术、外伤及脑卒中、心肌梗死等。请为该患者推荐合适的治疗药物并说出剂型、用法与用量。

3. 患者,男性,68 岁。反复腰背部疼痛,活动受限。X 片检查可见椎体变扁、压缩性骨折,诊断为老年性骨质疏松症。请为该患者推荐合适的治疗药物并说出剂型、用法与用量。

ER-19复习题

（韩　芳）

第二十章

病毒感染性疾病的药物治疗

2012 年国际病毒分类学委员会（International Committee on Taxonomy of Viruses，ICTV）公布的病毒有 2 284 种，目前临床上发现可使人类致病的有 500 多种。大多数病毒缺乏酶系统，不能独立生存，必须依赖宿主的酶系统才能进行复制、繁殖，并且在不断复制过程中容易产生变异。抗病毒药物在某种意义上只是抑制病毒的繁殖，但不能直接杀死和破坏病毒，否则也会损害宿主细胞，因此，病毒感染性疾病由于缺少理想的抗病毒药物而成为当今医学的一大难题。本章主要介绍病毒性肝炎、艾滋病及水痘 - 带状疱疹的药物治疗。

ER-20-1

病毒感染性疾病治疗药物的分类

第一节　病毒性肝炎

导学情景 ∨

情景描述：

　　某女，21 岁。半年前无明显诱因出现乏力，厌油、畏食，上腹部不适等症状。3 日前因劳累后上述症状加重，伴发热，自服"板蓝根"等药，症状不见缓解，来院就医。查体：体温 38℃，巩膜轻度黄染，肝肋下 3cm，质软，轻触痛，脾未及。肝功能检查：GPT 200U/L，GOT 180U/L，血清总胆红素 275μmol/L，血清白蛋白 35g/L。病原学检查：HBsAg（＋），HBeAg（＋）。诊断为慢性乙型肝炎。予以抗病毒药物和对症治疗后病情缓解。

学前导语：

　　本节将带领同学们学习病毒性肝炎及其药物治疗的知识。

　　病毒性肝炎是由各种肝炎病毒感染引起的以肝脏损害为主的全身性传染病。目前，根据病原学明确分类的有甲、乙、丙、丁、戊五型病毒性肝炎。其中甲型、戊型肝炎病毒一般引起的是急性肝炎，有自限性，治疗上以保证休息和摄入易消化吸收的营养为主，过度治疗对患者无益；乙型、丙型和丁型肝炎易转变为慢性，少部分患者可发展为肝硬化，甚至肝癌。本节主要介绍乙型和丙型肝炎的药物治疗。

一、乙型肝炎

　　乙型肝炎（hepatitis B）是由乙型肝炎病毒（HBV）感染引起的传染性肝脏疾病。全世界 HBsAg 携带者约有 3.5 亿，其中我国约有 9 千多万。HBV 的主要传播途径是通过血液或血液制品传播、经黏膜及破损的皮肤传播、母婴传播和接触传播。潜伏期一般为 1~6 个月,平均为 3 个月,可表现为急性或慢性肝炎。急性乙型肝炎可分为急性黄疸性肝炎和急性无黄疸性肝炎。急性黄疸性肝炎常见全身乏力、厌油、食欲缺乏、恶心、呕吐、右季肋部疼痛,尿色逐渐加深,巩膜和皮肤黄染等;急性无黄疸性肝炎较急性黄疸性肝炎常见,但症状较轻,整个病程不出现黄疸,仅表现为乏力、食欲减退、腹胀、肝区疼痛等症状。急性乙型肝炎血清转氨酶 GPT、GOT 先明显升高后降低,HBsAg、HBeAg、IgM 型抗 HBc 高滴度阳性,HBV-DNA 中低水平阳性。

慢性乙型肝炎可无明显症状,也可有乏力、食欲减退、腹胀等非特异性临床表现。实验室检查主要表现为 HBsAg 阳性,HBeAg 或抗 -HBe 阳性,抗 -HBc 阳性,HBV-DNA 中高水平阳性,血清转氨酶 GPT、GOT 轻到中度升高。

乙型肝炎"大三阳"和"小三阳"

【药物治疗原则】

1. 急性乙型肝炎 成人病例大多数可自行恢复,一般不需要抗病毒治疗,采用休息和对症治疗。但对于症状重、有肝衰竭倾向或病程迁延者可考虑予以核苷类抗病毒药物治疗。

2. 慢性乙型肝炎 传统的乙型肝炎治疗包括抗病毒、抗纤维化、保肝、免疫调节等方面,但系统、规范地应用抗病毒药物是治疗的关键。抗病毒药物治疗目的是抑制病毒复制,减轻肝组织炎症坏死和纤维化,减少或延缓肝硬化和肝癌的发生。

抗病毒治疗的适应证为 HBeAg 阳性者 HBV-DNA $\geq 10^5$ 拷贝 /ml 或 HBeAg 阴性者 HBV-DNA $\geq 10^4$ 拷贝 /ml,同时具备下列 3 条之一:①GPT $\geq$ 正常上限的 2 倍;②GPT< 正常上限的 2 倍,但肝组织学显示有明显的炎症坏死或纤维化;③已发生肝硬化者、有肝细胞癌家族史者或年龄 >40 岁者,不受 GPT 水平限制。

知识链接

乙型肝炎病毒的复制

HBV 侵入人体后,与肝细胞膜上的受体结合,脱去包膜,穿入肝细胞质内,然后脱去衣壳,部分双链环状 HBV-DNA 进入肝细胞核内,在宿主酶的作用下,以负链 DNA 为模板延长正链,修补正链中的裂隙区,形成共价闭合环状 cccDNA,然后以 cccDNA 为模板,在宿主 RNA 聚合酶Ⅱ的作用下,转录成几种不同长短的 mRNA,其中 3.5kb 的 mRNA 含有 HBV-DNA 序列上全部遗传信息,称为前基因组 RNA(pgRNA)。后者进入肝细胞质,作为模板在 HBV 逆转录酶作用下,合成负链 DNA;再以负链 DNA 为模板,在 HBV-DNA 聚合酶作用下,合成正链 DNA,形成子代的部分双链环状 DNA,最后装配成完整的 HBV,释放至肝细胞外。胞质中的子代部分双链环状 DNA 也可进入肝细胞核内,再形成 cccDNA 并继续复制。cccDNA 半衰期长,很难从体内彻底清除。

【治疗药物的选用】

抗病毒药物在改善 HBV 感染者生活质量、延长寿命的同时,也使得垂直传播和水平传播机会减少。目前临床常用的治疗药物是干扰素和核苷（酸）类似物。

1. 干扰素　干扰素（IFN）的生物活性非常广泛，具有抗病毒、抗细胞增殖、抗肿瘤、免疫调节和抗肝脏纤维化的作用。大量的临床研究和应用表明，慢性病毒性肝炎经干扰素治疗后，HBsAg的阴转率可高达8%，且有直接防治肝硬化和肝癌的作用，干扰素是HBV、HCV和HDV感染的标准治疗药物。

IFN本身不直接灭活病毒，它直接激活靶细胞引起细胞核内基因表达的变化，从而产生一些抗病毒蛋白，以降解病毒RNA，随之逆转录停止，DNA复制消失。干扰素还通过激活巨噬细胞，调节细胞毒性T细胞和NK细胞活性，发挥协同抗病毒效应。常用的有聚乙二醇化干扰素-α2a和普通α干扰素。

聚乙二醇化干扰素-α2a：180μg，皮下注射，每周1次。HBeAg阳性慢性乙型肝炎的疗程1年，HBeAg阴性慢性乙型肝炎的疗程至少1年。

普通α干扰素：5MU，每周3次，皮下或肌内注射。HBeAg阳性慢性乙型肝炎的疗程6个月~1年，HBeAg阴性慢性乙型肝炎的疗程至少1年。

IFN治疗的局限性：①疗效不很满意，治疗慢性乙型病毒性肝炎只有30%~40%病例有持久应答，且个体差异大，使个体化治疗不能很好地开展。②不良反应多且发生率高，常导致药物减量和治疗暂停。常见的如流感样综合征、恶心、头痛等发生率高达95%左右，少部分患者甚至会发生骨髓抑制、甲状腺功能亢进症、肝损害加重，尤其是胆红素升高等，使得治疗适应证和患者的依从性受到一定的限制。用药期间需密切随访，尤其要注意血象的变化。③有严格的适应证及禁忌证，肝功能失代偿者禁用。④肌内注射，使用不便。⑤长期应用易诱导IFN抗体产生，降低疗效。⑥普通IFN半衰期较短，致使血药浓度反复波动，影响疗效。

知识链接

聚乙二醇干扰素

聚乙二醇干扰素（PegIFN）的研制成功进一步提高了干扰素的抗病毒效果和减少了副作用，是病毒性肝炎治疗史上的一次重要突破。PegIFN不仅疗效比IFNα提高了10%左右，而且毒副反应没有增加。PegIFN与利巴韦林合用，对丙型肝炎病毒感染的持久疗效接近70%，这是一个突破性的数据。此外，PegIFN还有如下特点：①半衰期长，所以又称其为"长效干扰素"，只需一周给药一次，减少痛苦，方便用药，提高了患者的依从性；②可降低干扰素抗体的产生，减少治疗失败的可能；③降低白细胞的副作用比传统干扰素明显和发生率高。

2. 核苷（酸）类似物　这类药物最初是用于治疗其他病毒感染的，1998年美国FDA批准将拉米夫定治疗慢性乙型肝炎纳入新的适应证后，核苷（酸）类似物成为继干扰素之后又一类全新的抗乙肝病毒药物。其抗病毒机制是抑制松弛环状DNA向cccDNA转化，长期服用这类药物能够清除细胞内的cccDNA池，有效降低病毒复制及受染肝细胞数，消除肝损伤及有效降低肝癌危险性。常用的药物有拉米夫定、阿德福韦、恩替卡韦等。

拉米夫定是一种很强的逆转录酶抑制剂,在 AIDS 治疗方面发挥了很重要的作用。后来的研究证实,它抑制 HBV 复制的有效药物浓度远远低于抑制 HIV 之所需,因此转而成为抗 HBV 的重点药物。该药的主要特点是抑制 HBV 复制的能力强,且副作用较少、较轻,每日只需一次给药,患者的依从性好。但该药的耐药发生率最高,5 年耐药率高达 70%。停药后有可能加重病情,迄今无法确定疗程等缺陷,尤其对肝硬化失代偿期患者可能会产生严重后果。常用拉米夫定每次 100mg,每日 1 次,口服。

阿德福韦于 2002 年经美国 FDA 批准用于治疗慢性乙肝,该药除了与拉米夫定一样有依从性好、抗病毒效果确实等特点外,它的另一个特点是对拉米夫定耐药的患者有效,故可以作为使用拉米夫定后发生临床耐药的替代药物,也可以用于初治患者。但该药抑制病毒复制的作用比拉米夫定弱,用药后发生病毒学应答的速度慢。长期使用可能有潜在的肾毒性。常用阿德福韦每次 10mg,每日 1 次,口服。

恩替卡韦于 2005 年经美国 FDA 批准用于治疗慢性乙型肝炎,该药对 HBV 的抑制作用很强,耐药的发生率很低。目前尚未发现明显和严重的毒副反应,但需空腹服用。常用恩替卡韦每次 0.5mg,每日 1 次,口服。

核苷(酸)类似物的疗程:对于 HBeAg 阳性慢性乙型肝炎,治疗至 HBeAg 血清学转换(HBeAg 转阴、抗 -HBe 出现)后至少再继续巩固治疗 1 年,且总疗程不短于 2 年时可考虑停药观察。对于 HBeAg 阴性慢性乙型肝炎,治疗至 HBV-DNA 检测不出、肝功能正常后至少巩固 1 年半,且疗程不短于 2 年时可考虑停药观察。已发生肝硬化者,原则上应长期治疗。

核苷(酸)类似物治疗的局限性:①核苷(酸)类似物的 HBeAg 血清转换率低于 IFN,接近自然阴转率,且停药后易复发;②需长期用药,晚期肝病患者需终身用药,因耐药发生病毒反弹的晚期肝病患者,易导致肝功能衰竭;③长期用药易诱导病毒基因发生突变,导致耐药株产生,引起 HBV-DNA 反弹,从而降低疗效甚至导致治疗失败;④停药标准难以确定,停药后持续应答率低,复发率高,拉米夫定停药 6 个月,持续应答率不到 5%,疗程 48 周,停药后几乎所有患者复发;⑤阿德福韦有一定的肾毒性,应定期监测血清肌酐、血磷及骨密度。

【药物不良反应及防治】

1. 注射干扰素的不良反应　常出现在用药初期,多为一过性和可逆性反应,常见乏力、头痛、肌肉酸痛、食欲缺乏等类似流感样症状,以及白细胞、血小板减少、转氨酶增高、脱发、皮疹等,多可耐受。如发生中等程度至严重的不良反应,可考虑调整用药剂量或对某些病例停药。

2. 核苷(酸)类似物的不良反应　一般较轻,常见乏力、食欲缺乏、腹泻及脱发等。严重不良反应罕见,如乳酸酸中毒和伴有脂肪变性的严重肝脏肿大,停药后肝炎严重急性加剧,应注意监护。

▶ **课堂活动**

学习本节课程内容后,请同学针对对慢性乙型肝炎治疗认识的转变,自由发言。最好能介绍自己熟悉的患者情况,供大家讨论,以消除对慢性乙型肝炎认识的误区。

二、丙型肝炎

丙型肝炎（hepatitis C）是由丙肝病毒（HCV）感染引起的传染性疾病。HCV 主要经血液传播，母婴传播的发生率相对较低。丙型肝炎呈全球流行，2006 年血清流行病学调查显示，我国一般人群的抗 -HCV 阳性率为 0.43%，其中 HCV 1b 基因型在我国最为常见，约占 60%。HCV 感染后的慢性化率很高，50%~75% 可转变为慢性丙型肝炎，在欧美及日本等国家是终末期肝病的最主要原因。

丙型肝炎的临床表现多轻微。急性丙型肝炎可有低热、乏力、食欲低下、尿色加深等症状，很少导致急性或亚急性肝衰竭；慢性丙型肝炎多无明显的临床症状，仅有轻微的转氨酶升高等肝功能检查异常，肝超声检查异常等。丙型肝炎的诊断主要依靠血清抗 -HCV 阳性和 HCV-RNA 阳性。

【药物治疗原则】

1. 只有血清 HCV-RNA 阳性的丙型肝炎患者才需要抗病毒治疗，单纯抗 -HCV 阳性而 HCV-RNA 阴性者不需要抗病毒治疗。

2. 抗病毒药物治疗的目标是清除或持续抑制体内的 HCV，以减轻肝损害，阻止进展为肝硬化、肝衰竭或癌变。

【治疗药物的选用】

利巴韦林可阻碍病毒核酸合成，具有广谱抗病毒作用，对多种 DNA 和 RNA 病毒都有效，常与干扰素联合用药，治疗甲型和丙型肝炎。目前在我国丙型肝炎治疗的标准方案是聚乙二醇化干扰素联合利巴韦林。近年国际上有关口服小分子直接抗病毒药物的研究进展较快，本类药物能大大提高疗效、缩短疗程、减少不良反应，有望使大部分患者得到临床治愈。欧美等国家已经批准上市的有 4 种，我国正在进行有关药物的临床试验。

1. 急性丙型肝炎　对于急性丙型肝炎，如果 HCV-RNA 阳性，即给予普通 α 干扰素 3MU，隔日 1 次，肌内或皮下注射，疗程为 24 周，同时服用利巴韦林 800~1 000mg/d；也可采用聚乙二醇干扰素联合或不联合利巴韦林治疗。

2. 慢性丙型肝炎

1）对于 HCV 基因 1 型和 / 或 HCV-RNA ≥106 拷贝 /ml 者，可选用下列方案之一：①聚乙二醇化干扰素 -α2a 135~180μg，皮下注射，每周 1 次；同时口服利巴韦林 800~1 000mg/d；基本疗程为 48 周。②聚乙二醇化干扰素 -α2b 1~1.5μg/kg，皮下注射，每周 1 次；同时口服利巴韦林 800~1 000mg/d；基本疗程为 48 周。③普通 α 干扰素 3MU，皮下注射，隔日 1 次；口服利巴韦林 800~1000mg/d；基本疗程为 24 周。

2）对于 HCV 基因 2、3 型和 / 或基因 1 型且 HCV-RNA<106 拷贝 /ml 者，可选用下列方案之一：①聚乙二醇化干扰素 -α2a 135~180μg，皮下注射，每周 1 次；同时口服利巴韦林 800~1 000mg/d；基本疗程为 24 周。②聚乙二醇化干扰素 -α2b 1~1.5μg/kg，皮下注射，每周 1 次；同时口服利巴韦林 800~1 000mg/d；基本疗程为 24 周。③普通 α 干扰素 3MU，皮下注射，隔日 1 次；口服利巴韦林 800~1 000mg/d；基本疗程为 24 周。

【药物不良反应及防治】

1. 利巴韦林常见的不良反应 ①胃肠道反应：常见食欲减退，胃部不适，恶心呕吐，轻度腹泻，便秘等；②溶血性贫血：其严重的不良反应，在口服治疗最初 1~2 周内出现血红蛋白、红细胞及白细胞下降，其中约 10% 的患者可能伴随心肺方面的副作用，一般通过减少用量来减轻症状；③致畸胎：孕妇禁用。

2. 干扰素的不良反应 参见乙型肝炎的治疗部分。

ER-20-3

对病毒性
肝炎患者
的健康教
育和宣传

点滴积累 ∨

1. 系统的乙肝治疗包括抗病毒、抗纤维化、保肝、免疫调节等几方面，最关键的措施是抗病毒治疗。

2. 干扰素和核苷（酸）类似物在临床上的广泛使用是乙型肝炎治疗的重要进展。

3. 只有血清 HCV-RNA 阳性的丙型肝炎患者才需要抗病毒治疗，单纯抗 -HCV 阳性而 HCV-RNA 阴性者不需要抗病毒治疗。

4. 丙型肝炎治疗的标准方案是聚乙二醇化干扰素联合利巴韦林。

执业考点 ∨

1. 病毒性肝炎的分型及诊断依据。

2. 治疗病毒性肝炎药物的合理使用。

3. 对病毒性肝炎患者的健康教育和宣传。

第二节 艾滋病

导学情景 ∨

情景描述：

某男，31 岁，自由职业者，有静脉吸毒史。近 2 个月来因原因不明的发热、呕吐、腹泻，伴体重明显减轻，曾多次就医治疗，症状时轻时重。现因呕吐、腹泻症状加重再次入院就诊。体检：体温 38.5℃，全身多处淋巴结肿大，质韧、无压痛和粘连。口唇苍白，口腔黏膜布满白色膜状物。血液检查发现 HIV 及 HIV 抗体阳性，CD4$^+$ T 淋巴细胞明显下降。诊断为艾滋病。予以抗艾滋病毒的药物及对症治疗后病情缓解。

学前导语：

本节将带领同学们学习艾滋病及其药物治疗的知识。

艾滋病是获得性免疫缺陷综合征（acquired immune deficiency syndrome，AIDS）的简称，是由人类免疫缺陷病毒（HIV）感染引起的慢性传染病。本病主要经性接触、血液及母婴传播。HIV 主要侵犯、破坏 CD4$^+$ T 淋巴细胞，导致机体细胞免疫功能严重受损，以发生各种机会感染及肿瘤为特征，预后差，病死率极高。由于 HIV 的易感性、后果的严重性和目前尚无特效治疗方法，AIDS 已经成为世界性的公共卫生问题。在我国艾滋病被列为乙类法定传染病，并被列为国境卫生监测传染病之一。

知识链接

人类免疫缺陷病毒（HIV）

1983 年发现 HIV-1 型，典型的病毒颗粒呈球形，病毒核心由单链 RNA、逆转录酶和结构蛋白组成。核心之外为病毒衣壳，含有蛋白质。病毒最外层为包膜，包膜上有刺突，含有与宿主细胞结合的部位。1986 年分离到 HIV-2 型。HIV-1、HIV-2 型的包膜糖蛋白 gp120 和 gp41 有高度的免疫原性，且易发生抗原变异。HIV 主要存在于患者或感染者的血液、淋巴液、精液和阴道分泌物中，而唾液、眼泪、尿、乳汁、粪便中较少。

HIV 为严重损害患者免疫系统的逆转录病毒，它主要攻击 CD4$^+$ 辅助 T 淋巴细胞及其前体细胞，进入细胞内释放病毒 RNA，在逆转录酶的作用下转录成 DNA，与宿主细胞的染色体 DNA 整合。此后，病毒 DNA 被宿主细胞转录成病毒 mRNA，并翻译合成病毒所需要的结构蛋白。RNA 与结构蛋白在细胞膜上重新装配新的病毒颗粒，通过芽生而释放。

【药物治疗原则】

目前尚无根治 HIV 感染的有效药物，基本措施是抗 HIV 治疗。治疗原则包括：

1. 发现即治疗　我国对所有 HIV 感染者和患者均建议实施抗病毒治疗。

2. 综合治疗　艾滋病是一种难治的传染病，应强调综合治疗的原则，具体包括抗感染治疗、抗病毒治疗、抗肿瘤治疗和免疫调节及免疫重建治疗。

3. 营养支持及对症治疗　艾滋病的治疗目标是：最大限度和持久地降低病毒载量；获得免疫功能重建和维持免疫功能；提高生活质量；降低 HIV 相关的发病率和死亡率。

ER-20-4

艾滋病的
临床表现

ER-20-5

攻克 HIV，
我们需知
的 6 大治
疗现状

【治疗药物的选用】

1. 抗 HIV 治疗的相关药物　艾滋病的治疗强调综合治疗，常用的治疗药物包括抗病毒药物、抗感染药物、抗肿瘤药物及免疫调节药物等。下面主要介绍常用的抗病毒药物和抗菌药物。

（1）抗病毒药物：临床上常用的抗 HIV 药主要是通过抑制逆转录酶或 HIV 蛋白酶发挥作用的。按作用机制分为四类：核苷类逆转录酶抑制剂（NRTIs）、非核苷类逆转录酶抑制剂（NNRTIs）、蛋白酶抑制剂（PIs）及融合抑制剂（FIs）。

1）核苷类逆转录酶抑制剂（NRTIs）：NRTIs 是第一类临床用于治疗 HIV 感染的药物，为核苷类似物,可被动弥散进入被感染细胞内,然后被磷酸化形成具有活性的三磷酸化合物,竞争抑制HIV-1 逆转录酶,阻止病毒 RNA 基因的逆转录,导致病毒的双股 DNA 的合成受阻。主要用于 HIV 阳性患者。常用药物有齐多夫定(AZT)、拉米夫定(3TC)、替诺福韦(TDF)、去羟肌苷(ddI)、扎西他滨(ddC)、司他夫定(d4T)等。

2)非核苷类逆转录酶抑制剂(NNRTIs):是一组化学结构与核苷无关的特异性 HIV-1 逆转录酶抑制剂,通过与 HIV-1 逆转录酶活性点附近的疏水区结合而干扰酶的活性。口服给药生物利用度高,但单独应用易产生耐药性,常与核苷逆转录酶抑制剂和蛋白酶抑制剂联合用药,治疗 HIV 感染。常用的药物有奈韦拉平(NVP)、依法韦仑(EFV)、地拉韦定(DLV)等。

3)蛋白酶抑制剂(PIs):本类药物选择性抑制 HIV 蛋白酶,阻止前体蛋白裂解成小分子功能蛋白,使新产生的病毒不成熟或无感染力。单用易耐药但较 NRTIs 慢,与 NRTIs 联合用药有协同作用,是联合用药治疗 HIV 感染的主要药物。临床常用的有沙奎那韦(SQV)、茚地那韦(IDV)、利托那韦(RTV)、奈非那韦(NFV)和安普那韦(APV)等。

4)融合抑制剂(FIs):本类药物可与病毒包膜糖蛋白结合,阻止病毒与 CD_4^+ T 细胞等接触融合所必需的构象变化,干扰 HIV-1 进入 CD_4^+ T 细胞,从而抑制 HIV-1 的复制。融合抑制剂与已有的抗病毒药物不同之处在于它是通过作用在 CD_4^+ T 细胞外部来防止艾滋病毒侵入细胞。恩夫韦肽是第一个用于 HIV 感染的融合抑制剂,常与核苷逆转录酶抑制剂合用来抑制艾滋病毒的生长。

知识链接

鸡尾酒疗法

该疗法是在新思路指导下的联合用药,被誉为艾滋病治疗中的一个里程碑。临床实践表明:单独使用任何一种抗逆转录病毒药物,均易产生耐药性,并且毒性很大,往往不能达到满意效果,目前,已经不再推崇单一的治疗。相反,积极鼓励选用没有重叠毒性作用,而又有抗病毒协同作用的药物联合治疗,是目前针对 AIDS 公认有效的治疗方法。

鸡尾酒疗法就是将逆转录酶抑制剂和蛋白酶抑制剂联合应用,分别作用于 HIV 复制周期中的不同阶段、不同细胞群和细胞部位,减少抗药病毒株出现,减少各协同药物剂量和毒性。大多数情况下,连续治疗几个月,就能使病毒负荷量降低 90% 以上。一般选用 2 种核苷类(AZT/ddI、AZT/ddC、AZT/3TC、d4T/3TC 或 d4T/ddI)和 1 种二代的蛋白酶抑制剂(RTV、IDV 或 NFV),这种疗法对病毒负荷量的降低能达到 99%,且 3 年内保持稳定。鸡尾酒疗法也有一些缺陷:如强烈的消化道反应,有人甚至因为无法忍受而拒绝服药。此外治疗费用昂贵(每年仅药费一项可达 2 万美元)。

---

(2)其他抗感染药物:主要治疗艾滋病患者的继发感染。

1)抗真菌药物:①两性霉素 B 对多种深部真菌如新隐球菌、白念珠菌、皮炎芽生菌及组织胞浆菌等有强大的抑制或杀灭作用;②咪唑类合成抗真菌药能抑制真菌细胞膜麦角固醇的合成,改变细胞膜的通透性,导致细胞内重要物质丢失而使真菌死亡。常用药物有氟康唑、伊曲康唑等。

2）抗菌药物：①大环内酯类抗生素如克拉霉素和阿奇霉素等，可抑制细菌蛋白质的合成，从而抑制细菌的生长繁殖；②氟喹诺酮类如环丙沙星和氧氟沙星等，可抑制细菌 DNA 回旋酶导致细菌死亡；③磺胺类药物如磺胺嘧啶、复方磺胺甲噁唑等，可干扰细菌的叶酸代谢而抑制细菌生长繁殖；④抗结核分枝杆菌药物，如异烟肼、利福平等。

2. 推荐药物治疗方案

（1）抗 HIV 治疗：目前临床尚未确切证实某一种药物可以根除 HIV 感染，但联合用药可减少病毒复制，改善免疫状态，延长生命或提高生活质量。目前，美国卫生部对初始抗病毒治疗提出首选和替代治疗（DHHS）方案，见表 20-1。

表 20-1　抗 HIV 感染的首选和替代药物联合应用方案

首选药物：	2 种 NRTI（拉米夫定 + 齐多夫定或司他夫定）+1 种 NNRTI（依法韦仑）
	2 种 NRTI（拉米夫定 + 替诺福韦或司他夫定）+1 种 NNRTI（依法韦仑）
	2 种 NRTI（恩曲他滨 + 替诺福韦或司他夫定）+1 种 NNRTI（依法韦仑）
	2 种 NRTI（拉米夫定 + 齐多夫定或司他夫定）+1 种 PI（利托那韦）
替代药物：	1 种 NRTI（齐多夫定或司他夫定）+1 种 NNRTI（奈韦拉平）+1 种 PI（利托那韦）
	3 种 NRTI（拉米夫定 + 替诺福韦 + 司他夫定）+1 种 PI（阿巴卡韦）
	1 种 NRTI+1 种 NNRTI+1 种 PI

常用剂量与用法：首次治疗最常用的是齐多夫定，标准口服用量为 200mg/ 次，3 次 /d；或 300mg/ 次，2 次 /d。司他夫定的标准口服用量为 40mg/ 次，2 次 /d。去羟肌苷的标准剂量为 200mg/ 次，2 次 /d，餐前口服。扎西他滨的标准口服剂量 0.75mg/ 次，3 次 /d。拉米夫定的标准剂量为 150mg/ 次，2 次 /d，口服。奈韦拉平的推荐剂量为 200mg/ 次，1 次 /d，口服；2 周后改为 200mg/ 次，2 次 /d。沙奎那韦的推荐剂量为 600mg/ 次，3 次 /d，餐后服。茚地那韦的推荐剂量为 800mg/ 次，3 次 /d，餐前服。利托那韦的推荐剂量为 300mg/ 次，2 次 /d，餐后服；2 周后逐渐加量至 600mg/ 次，2 次 /d。奈非那韦的推荐剂量为 750mg/ 次，3 次 /d。

（2）抗机会性感染的治疗

1）合并其他病毒感染的治疗：①巨细胞病毒感染引起的视网膜炎可用更昔洛韦或膦甲酸钠治疗，有效率可达 80%～90%，但易复发。更昔洛韦 5mg/kg，2 次 /d，静脉滴注，疗程为 2～3 周；之后改为 5mg/（kg·d），1 次 /d，静脉滴注，终身维持。病情危重或单一药物不能控制时，可联合膦甲酸钠 90mg/kg 静脉滴注，1 次 /d。②单纯疱疹病毒感染可口服阿昔洛韦 5mg/kg，3 次 /d，连用 7 日；后加大剂量，每次 400mg，5 次 /d，疗程 2～3 周。

2）合并真菌感染的治疗：①白念珠菌感染。口腔感染首选制霉菌素局部涂抹，加碳酸氢钠溶液漱口。如果无效可给予氟康唑 50～100mg，1 次 /d，口服，连用 1～2 周。食管念珠菌感染用氟康唑，首剂 200mg/d，后改为每次 100mg，1 次 /d，应用 1～2 周；重症患者可增加剂量和延长疗程。对复发性念珠菌感染建议用氟康唑 100mg/d，长期服用。②新型隐球菌感染。首选两性霉素 B，第 1 日 1mg，加入 5% 葡萄糖注射液 500ml 中缓慢静脉滴注。若无严重反应，则按 2～5mg/d 逐日增加剂量，一般达 30～40mg/d（最高剂量为 50mg/d），疗程需要 3 个月以上。两性霉素 B 与氟胞嘧啶（5-FC）合用具有协同作用。氟胞嘧啶的剂量为 100mg/（kg·d），3 次 /d，疗程至少 8~12 周。

3）合并分枝杆菌感染的治疗：艾滋病患者易发生分枝杆菌感染，相应的治疗措施有①鸟分枝杆菌感染：克拉霉素 500mg，2 次 /d；或阿奇霉素 600mg/d，加乙胺丁醇 15mg/（kg·d）（分次服）；重症患者可同时联合应用利福布汀（300~600mg/d）或阿米卡星（10mg/kg，肌内注射，1 次 /d），疗程为 6 个月。替代治疗方案为利福布汀 + 阿米卡星 + 环丙沙星（750mg，2 次 /d），疗程为 6 个月。②结核分枝杆菌感染与治疗单纯结核相同，但疗程更长，多数需要 3 种抗结核药物联合治疗至少 9 个月以上，直至 3 次细菌培养阴性后 6 个月为止。

4）合并寄生虫感染的治疗：①肺孢子菌感染。肺孢子菌为单细胞生物，长期以来被划归为原虫，称为卡氏肺孢子（囊）虫，1988 年通过对其核糖体小亚基 rRNA 的序列分析证实其属于真菌，更名为肺孢子菌。肺孢子菌对于免疫缺陷的患者、早产儿或营养不良等免疫功能低下者可引起肺孢子菌肺炎（PCP）。该病死亡率高，但早期治疗反应较好，多数可以得到恢复，故关键在于早期诊断和治疗。a. 复方磺胺甲噁唑（SMZ-TMP）是治疗艾滋病患者合并 PCP 首选的药物，对于高度怀疑而未明确者，也是首选的试验性治疗药物。剂量为 TMP 每日 20mg/kg，SMZ 每日 100mg/kg，分 4 次口服，首剂加倍，疗程为 2~3 周。b. 喷他脒对肺孢子菌有杀灭作用，但毒副反应大，主要用于常规药物不能耐受或无效的患者，剂量为每日 3~4mg/kg，1 次 /d，缓慢静脉滴注，疗程为 10~21 日，艾滋病患者应少使用 3 周以上。c. 克林霉素 - 伯氨喹治疗艾滋病患者合并的轻、重度 PCP 有效率可达 90%~93%，主要用于对 SMZ-TMP 或喷他脒治疗无效的患者。用法：克林霉素 600~900mg，口服或静脉注射，1 次 /6~8h；伯氨喹 15~30mg，1 次 /d，口服，3 周为 1 个疗程。d. TMP- 氨苯砜为复方制剂，疗效与复方磺胺甲噁唑相当，但不良反应较少。TMP 常规剂量为 20mg/（kg·d），分 3~4 次口服。氨苯砜 100mg，1 次 /d，口服。e. 三甲曲沙为甲氨蝶呤的脂溶性衍生物，对肺孢子菌双氢叶酸脱氢酶具有很强的抑制作用。主要用于对 SMZ-TMP 禁忌、不耐受或治疗失败的中至重度 PCP 患者。剂量为 45mg/m^2（成人）静脉滴注，1 次 /d，疗程 21 日。f. 肾上腺糖皮质激素可辅助治疗艾滋病患者的 PCP。在抗 PCP 开始的同时或 72 小时内，常用泼尼松 40mg，2 次 /d，口服；5 日后改为 20mg，2 次 /d，连用 5 日；再改为 20mg，1 次 /d，直至抗 PCP 治疗结束。如静脉用甲泼尼龙，其用量为上述泼尼松剂量的 3/4。②弓形虫感染。乙胺嘧啶（负荷量为 100mg，口服，2 次 /d，此后 50~75mg/d 维持）+ 磺胺嘧啶（1~1.5g，口服，4 次 /d），疗程一般为 3 周，重症患者可延长至 6 周以上。不能耐受者或磺胺过敏患者，可换用克林霉素联合乙胺嘧啶。为减少不良反应，再联合亚叶酸治疗。

（3）抗肿瘤治疗：根据不同肿瘤类型选择化疗、放疗及免疫调节疗法方案。放疗对症状缓解作用较好，可配合化疗应用。

（4）其他治疗：免疫调节药物如 α- 干扰素、白细胞介素 -2、粒细胞 - 巨噬细胞集落刺激因子以及自体骨髓移植、胸腺移植、输注转移因子、丙种球蛋白等，提高机体的免疫系统功能；支持和预防性治疗防止母婴垂直传播等。

【药物不良反应及防治】

1. 消化道症状 大多数患者在治疗的早期和换药时出现恶心、腹胀、腹泻等常

世界艾滋病的标志"红丝带"的含义

见副作用,一般为期不会太长,可通过改变饮食或对症处理来缓解。但要注意 AIDS 本身也可出现上述表现,如果腹泻持续多日,而且不是因为新的药物组合造成,就要多做一些检查,以确定有无继发感染。

2. 过敏反应综合征 许多抗艾滋病药物都会导致皮疹,但是皮疹的严重程度和持续时间则各有不同,有时会导致严重的后果,尤其因为服用奈韦拉平出现过敏性反应停用之后又再服用,其死亡概率是 4%,过敏者须禁用奈韦拉平。一般原因的皮疹多为轻、中度斑丘疹,在治疗的第 4~6 周出现,位于颜面和躯干部,可伴有瘙痒,大多表现为自限性,不治疗就会消失,抗组胺药物治疗有效。

3. 周围神经病变 是一些抗艾滋病药物相当普遍的副作用,特别是核苷类似物多见,很难确定到底是什么造成的,也有可能是 HIV 感染引起。但如果双手或双脚都麻痛,很可能是药物的副作用。在开始有症状时就应该立即换药,越早换药,症状越有可能恢复,中度和严重的神经病变很少能完全恢复的,但换药能阻止症状恶化。

4. 肝脏毒性 大部分抗艾滋病药物都会影响肝脏,尤其 PIs。女性、肝炎、饮酒、吸毒等因素会增加肝脏毒性的风险。若怀疑可能有肝脏毒性时,一般要停药让肝脏休息以复原。当肝功能恢复正常时,即可恢复服用抗艾滋病毒药物,但有必要改变抗艾滋病药物组合或减少剂量,以防止再发生肝脏损害。对同时合并 HCV 或 HBV 感染的艾滋病患者,应首先进行有效的抗肝炎病毒治疗。

5. 乳酸毒性反应 虽然少见但却有潜在的致命危险。核苷类似物在阻止病毒复制的同时,也可干扰线粒体氧化磷酸化过程,使用药者发生乳酸增多症。临床以不明原因的躯体不适、恶心、呕吐、疲劳、呼吸急促为特征,随之可很快出现肝功能衰竭、心律不齐而致命。线粒体功能受损还引起肝脏的氧化磷酸化代谢障碍,脂肪酸氧化减少,丙酮酸堆积,甘油三酯大量增加,导致肝脏的脂肪变性。长期应用核苷类似物者,持续存在轻、中度血清高乳酸症,提示患者已有潜在线粒体功能的丧失,此时停药后可使高乳酸血症缓慢消失,受损的线粒体功能亦可逐渐恢复。

6. 其他 依法韦恩可导致异常梦、白日梦、性格改变,严重的副作用导致包括想自杀及妄想等忧郁症状。齐多夫定易于引起疲劳、头痛和贫血。很多服用茚地那韦的患者都有皮肤干燥、嘴唇破裂、头发稀少变化,换药后可改善或复原。大约 20% 的患者在肾脏产生茚地那韦结晶体,4%~10% 的患者出现肾结石,在服药后应立刻大量喝水。约半数治疗 1 年以上的患者可发生脂肪代谢障碍,以颜面、四肢、臀部等周围脂肪减少,胸、腹部向心性脂肪堆积为特征。抗 HIV 药物还有导致骨质疏松的可能,治疗期间戒烟、戒酒、运动、饮食摄取适量的钙质、蛋白质、维生素 D 可以减缓骨损害。

【药物相互作用】

1. 大部分 NRTIs(扎西他滨、齐多夫定、恩曲他滨)经肾脏清除,不宜与有肾毒性药物(两性霉素 B、氨基糖苷类抗生素)合用。如需合用,应酌减剂量。

2. NRTIs 可诱发胰腺炎或周围神经炎,应避免与氯霉素、顺铂、异烟肼、甲硝唑、利巴韦林、长春新碱等可引起周围神经炎的药物合用。

3. PIs 为肝酶 CYP3A4 及其同工酶抑制剂,可极大提高通过 CYP3A4 及其同工酶代谢药物的血浆浓度,故宜与免疫抑制剂、组胺拮抗药、大环内酯类抗生素、抗真菌药、钙通道阻滞药、抗抑郁药、口服避孕药联用。因利福平可诱导肝药酶活性,降低 PIS 的血浆浓度,也不宜联合应用。

对艾滋病患者的健康教育和宣传

点滴积累 〉

1. 艾滋病是获得性免疫缺陷综合征（AIDS）的简称，是由人类免疫缺陷病毒（HIV）感染引起的慢性传染病。本病主要经性接触、血液及母婴传播。
2. HIV 主要侵犯、破坏 $CD4^+$ T 淋巴细胞，导致机体细胞免疫功能严重受损，以发生各种机会感染及肿瘤为特征，预后差，病死率极高。目前 HIV 尚无特效治疗方法。
3. 抗 HIV 药物分四类，为核苷类逆转录酶抑制剂（NRTIs）、非核苷类逆转录酶抑制剂（NNRTIs）、蛋白酶抑制剂（PIs）及融合抑制剂（FIs）。

执业考点 〉

1. 治疗艾滋病药物的合理使用。
2. 对艾滋病患者的健康教育和宣传。

第三节　水痘和带状疱疹

导学情景 〉

情景描述：

　　患者，女，62 岁。3 日前出现左腰背部刺痛。局部皮肤发红，自以为是虫咬性皮炎，局部涂风油精治疗效果不佳。今因疼痛加剧，夜晚不能入睡来院就诊。检查发现：左腰背部大面积的红斑及群集性水疱，部分水疱已经融合，呈带状分布。诊断：泛发性带状疱疹。予以抗病毒及对症治疗后病情缓解。

学前导语：

　　本节将带领同学们学习带状疱疹及其药物治疗的知识。

　　水痘（chickenpox）和带状疱疹（herpes zoster）是由水痘 - 带状疱疹病毒（varicella-zoster virus，VZV）感染所引起的不同表现的两种疾病。VZV 属于嗜神经及皮肤的疱疹病毒，只累及人，传播途径主要是通过呼吸道和直接接触传播。水痘是由水痘 - 带状疱疹病毒感染引起的儿童常见的急性出疹性传染病，临床表现为皮肤黏膜相继出现红色斑疹、丘疹、疱疹，皮疹呈向心性分布。该病传染性极强，患者感染后可获得持久性免疫，但恢复后残留的病毒可长期潜伏于脊神经后根及脑神经的感觉神经节内，当机体免疫力下降或某些诱因可以使病毒被激活，沿感觉神经轴索下行，到达该神经所支配区域的皮肤内侧复制，产生水疱，同时受累神经发生炎症、坏死，产生神经痛，引起带状疱疹。

带状疱疹的潜伏期难以确定,发疹持续 7~10 日,各年龄段都可发病,但以成人多见且症状重。可在任何感觉神经分布区出现,以脊神经胸段最常见,沿神经走行的成簇带状水疱多限于身体一侧,皮损很少超过躯干中线,伴有疼痛。无疹性带状疱疹或皮疹尚未出时易误诊为肋间神经痛、心绞痛、胸膜炎或阑尾炎等,需引起注意。带状疱疹最常见的并发症为疱疹后遗神经痛(PHN),其关节疼痛可持续 3 个月以上。严重带状疱疹患者发生播散性带状疱疹,出现带状疱疹肺炎和脑膜炎等,病死率高。

ER-20-8

水痘和带状疱疹的关系

【治疗原则】

水痘轻者对症处理,重症者尽早使用抗病毒药。患者应隔离至全部皮疹干燥结痂,注意休息,保持皮肤清洁,注意水分和营养补充,避免因抓伤而继发细菌感染。

带状疱疹的治疗目标是缓解急性期疼痛,限制皮损的扩散,预防或减轻神经痛及其他各种并发症,缩短病程。治疗原则是及时、足量、足疗程应用抗病毒药,辅以止痛、抗炎等药物。

【治疗药物的选用】

1. 治疗药物的分类

(1)抗病毒药:用于水痘 - 带状疱疹病毒感染的一线治疗药物包括阿昔洛韦、伐昔洛韦和泛昔洛韦等,均为鸟嘌呤腺苷类似物。

阿昔洛韦:为广谱高效抗病毒药,是目前最有效的抗Ⅰ型和Ⅱ型单纯疱疹病毒药物之一,对水痘 - 带状疱疹病毒、巨细胞病毒等其他疱疹病毒均有效。该药进入疱疹病毒感染的细胞后,与脱氧核苷竞争病毒胸苷激酶或细胞激酶,干扰病毒 DNA 聚合酶和在 DNA 聚合酶的作用下与增长的 DNA 链结合,引起 DNA 链的延伸中断。口服或静脉滴注给药,能广泛分布至各组织与体液中。口服,每次 400~800mg,5 次 /d;静脉滴注,每次 5~10mg/kg,3 次 /d,连用 5~10 日。阿昔洛韦凝胶外用,涂抹于患处。

伐昔洛韦:是阿昔洛韦的前体药物,吸收快,生物利用度高,半衰期更长,能明显减少带状疱疹急性疼痛和疱疹后遗神经痛的发生率及持续时间。只能口服,每次 300mg,2 次 /d,连用 7 日。

泛昔洛韦:是喷昔洛韦的前体药物,作用机制与阿昔洛韦相似。对Ⅰ型和Ⅱ型单纯疱疹病毒、水痘 - 带状疱疹病毒、EB 病毒均有抑制作用。是口服治疗无并发症带状疱疹最常用的抗病毒药。每次 250mg,3 次 /d,连用 7 日。

膦甲酸钠:能特异性地抑制病毒 DNA 聚合酶和逆转录酶,对带状疱疹病毒有一定的抑制作用,属于二线治疗药物。主要用于对阿昔洛韦、泛昔洛韦及伐昔洛韦耐药的带状疱疹患者。静脉滴注 40~60mg/kg,1 次 /d,疗程为 7~10 日。

(2)治疗神经痛的药物:治疗疱疹引起的外周神经痛的药物有非甾体抗炎药(对乙酰氨基酚、双氯芬酸等)、麻醉性镇痛药(曲马多、羟考酮等)、卡马西平等。局部外用镇痛的药物有局麻药、非甾体抗炎药乳膏等。也可选用维生素 B_1、维生素 B_{12} 等神经营养剂。

（3）外用药：早期使用 3% 硼酸溶液冷湿敷，每日 2~3 次，每次 15~20 分钟；水疱少时可涂炉甘石洗剂；皮疹晚期使用聚维酮碘、呋喃西林、苯扎氯铵溶液等湿敷，能去除结痂，预防继发性感染。

2. 治疗方案

（1）水痘的药物治疗：①12 岁以下的儿童患者，应进行对症处理。瘙痒时，外用炉甘石洗剂或碳酸氢钠溶液等涂搽止痒，瘙痒严重时可口服抗组胺药；疱疹破裂时，涂抗生素软膏预防继发性感染；发热时，口服对乙酰氨基酚退热。②青少年或成年患者，如果 24 小时内皮疹有发展，应口服抗病毒药；若病情稳定，无并发症，抗病毒治疗并无意义，应进行对症处理；若病情恶化，应立即进行抗病毒治疗并对症处理。糖皮质激素可降低机体免疫力，对水痘病程有不利影响，一般不应用，但是病程后期水痘已结痂，若并发重症肺炎或脑炎、中毒症状重、危及生命者可酌情使用。③孕妇患水痘更易发生并发症。妊娠前 20 周应给予水痘 - 带状疱疹病毒免疫球蛋白，在接触病毒后的 10 日内有效；妊娠 20 周以后推荐在皮疹出现 24 小时内口服抗病毒药。④母亲在围产期感染水痘，新生儿应预防性应用水痘 - 带状疱疹病毒免疫球蛋白。⑤免疫功能低下者如有水痘接触史，应尽早预防性给予水痘 - 带状疱疹病毒免疫球蛋白，72 小时内最有效，10 日内仍可能缓解病情。所有免疫低下及免疫缺陷的水痘患者，发展为重症水痘和出现并发症的风险都很高，应静脉注射抗病毒药物。

（2）带状疱疹的药物治疗：①伴危险因素的中老年带状疱疹患者，须尽早（72 小时内）足量、足疗程地系统应用抗病毒药。这类患者包括 >50 岁、免疫功能低下或缺陷、有恶性原发性疾病、伴有严重的特应性皮疹或严重湿疹等。②50 岁以上、相对健康的局部带状疱疹患者，系统应用抗病毒药和糖皮质激素联合治疗，能够缩短急性疼痛的持续时间和皮损愈合时间，但对 PHN 基本无效。在没有系统性抗病毒治疗时不推荐单独使用糖皮质激素。③伴有明显神经痛的带状疱疹者，应积极进行抗病毒治疗，限制病毒对神经的损害，可显著降低带状疱疹急性疼痛及后遗神经痛的发生，联合糖皮质激素治疗能提高疗效，但不能够绝对避免。补充治疗措施包括三环类抗抑郁药、抗癫痫药、镇痛药及神经阻滞药。

抗抑郁药应早期使用，能够改善睡眠障碍，降低神经痛的发生率，尤其是对于老年患者。阿米替林是治疗 PHN 的标准疗法，60 岁以上的带状疱疹患者可从 25mg 起始，在 2~3 周内逐渐增至 50~75mg。

镇痛应采用阶梯治疗方案①第一阶梯：非甾体镇痛药，如对乙酰氨基酚 1.5~5g/d，分 3~4 次口服；也可用阿司匹林、双氯芬酸钠、塞来昔布等；②第二阶梯：加服低效麻醉性镇痛药，如曲马多每次 50~100mg，2~3 次 /d；可待因每次 30~60mg，4~6 次 /d；③第三阶梯：适用于对基本治疗方法反应不佳的患者。除外周止痛药外，还可给予高效阿片类镇痛药，如丁丙诺啡舌下含服，每次 0.2~0.8mg，3 次 /d；吗啡口服，每次 5~15mg，15~60mg/d。

对严重的神经痛，可以将第一或第二阶梯联合一种抗癫痫药，如加巴喷丁，开始每次 100mg，3 次 /d，可以逐渐增加到每次 600~900mg，3 次 /d。抗癫痫药能减轻针刺样痛，但对持续性疼痛无效。

除口服药物外，还可局部外用利多卡因凝胶治疗带状疱疹急性疼痛及 PHN。

【药物不良反应及防治】

1. **肾损害**　阿昔洛韦、伐昔洛韦和泛昔洛韦都有一定的肾毒性,肝、肾功能不全时更容易发生肾损害。用药期间须监测肝、肾功能,尤其是首次静脉滴注阿昔洛韦时必须检测血清肌酐清除率,血清肌酐清除率降低的患者应适当延长给药间隔时间。用药期间应注意补水,以增加尿量。

腈甲酸钠的肾毒性更大,可能发生严重不可逆的肾功能损害,因此肾功能不全患者禁用膦甲酸钠。

2. **耐药性**　水痘-带状疱疹病毒对阿昔洛韦、伐昔洛韦和泛昔洛韦易产生耐药性,耐药的原因可能是胸腺嘧啶脱氧核苷激酶或聚合酶基因发生突变,这种情况下,可静脉滴注膦甲酸钠每次 40m/kg, 3 次 /d。

3. **胃肠道反应**　抗病毒药常引起恶心、呕吐、腹泻等胃肠道反应,可能导致患者脱水,尿量减少,增加其肾损害风险。

ER-20-9

对带状疱疹患者的健康教育和宣传

点滴积累 ∨

1. 水痘和带状疱疹是由水痘-带状疱疹病毒（VZV）感染所引起的不同表现的两种疾病。水痘好发于儿童，带状疱疹好发于成人，带状疱疹最常见的并发症是疱疹后遗神经痛。

2. 带状疱疹的治疗目标是缓解急性期疼痛，限制皮损的扩散，预防或减轻神经痛及其他各种并发症，缩短病程。治疗原则是及时、足量、足疗程应用抗病毒药，辅以止痛、抗炎等药物。

3. 用于水痘-带状疱疹病毒感染的一线治疗药物包括阿昔洛韦、伐昔洛韦和泛昔洛韦等，二线治疗药物是膦甲酸钠，两者均有肾毒性。

执业考点 ∨

1. 治疗带状疱疹药物的合理使用。

2. 对带状疱疹患者的健康教育和宣传。

目标检测

一、选择题

（一）单项选择题

1. 感染后能引起乙型肝炎的病毒是（　　　）

　　A. HIV　　　　　　　B. HAV　　　　　　　C. HBV

　　D. HCV　　　　　　　E. HDV

2. 乙型肝炎的主要传播途径是（　　　）

　　A. 粪-口传播　　　　B. 接触传播　　　　C. 空气传播

　　D. 昆虫传播　　　　　E. 血液和体液传播

3. 丙型肝炎最佳治疗药物是（　　　）

A. 聚乙二醇干扰素　　　　　　　　B. 普通干扰素

C. 利巴韦林　　　　　　　　　　　D. 聚乙二醇干扰素 + 利巴韦林

E. 拉米夫定

4. 临床上需要抗病毒治疗的病毒性肝炎的是（　　　）

A. HCV-RNA 阳性的患者　　　　　　B. HCV-RNA 阴性的患者

C. 单纯抗 -HCV 阳性的患者　　　　　D. 抗 -HCV 阴性的患者

E. HBsAg 阴性的患者

5. 感染后能引起艾滋病的病毒是（　　　）

A. HIV　　　　　　B. HAV　　　　　　C. HBV

D. HCV　　　　　　E. HDV

6. 艾滋病毒侵入机体,主要破坏（　　　）

A. 巨噬细胞　　　　B. CD4$^+$T 淋巴细胞　　　C. 红细胞

D. 中性粒细胞　　　E. 凝血系统

7. 艾滋病感染的主要途径是（　　　）

A. 粪 - 口传播　　　B. 接触传播　　　　C. 空气传播

D. 昆虫传播　　　　E. 血液和体液传播

8. 艾滋病死亡的主要原因是（　　　）

A. 发热　　　　　　B. 呼吸衰竭　　　　C. 循环衰竭

D. 机会性感染　　　E. 肿瘤

9. 可导致性格改变、异常梦、白日梦的抗 HIV 药物是（　　　）

A. 齐多夫定　　　　B. 茚地那韦　　　　C. 奈韦拉平

D. 依法韦恩　　　　E. 拉米夫定

10. 感染后能引起水痘 - 带状疱疹的病毒是（　　　）

A. HIV　　　　　　B. HAV　　　　　　C. HBV

D. HCV　　　　　　E. VZV

11. 水痘好发于（　　　）

A. 儿童　　　　　　B. 孕妇　　　　　　C. 女性

D. 男性　　　　　　E. 成人

12. 水痘 - 带状疱疹传播的主要途径是（　　　）

A. 粪 - 口传播　　　B. 呼吸道传播　　　C. 血液传播

D. 昆虫传播　　　　E. 体液传播

13. 带状疱疹最好发的部位是（　　　）

A. 面部　　　　　　B. 上肢　　　　　　C. 下肢

D. 脊神经胸段　　　E. 脊神经腹段

14. 不属于抗疱疹病毒一线药物的是（　　　）

A. 阿昔洛韦　　　　B. 伐昔洛韦　　　　C. 泛昔洛韦

D. 更昔洛韦　　　　E. 膦甲酸钠

（二）多项选择题

1. 主要表现为急性肝炎的是（　　）

A. 甲型肝炎　　　　B. 乙型肝炎　　　　C. 丙型肝炎

D. 丁型肝炎　　　　E. 戊型肝炎

2. 治疗慢性乙型肝炎的措施有（　　）

A. 保肝　　　　　　B. 抗纤维化　　　　C. 降转氨酶

D. 增强免疫功能　　E. 抗病毒

二、问答题

1. 简述慢性乙型肝炎抗病毒治疗的适应证。

2. 简述干扰素的临床应用和主要不良反应。

3. 简述艾滋病的主要治疗原则及治疗目标。

4. 简述抗艾滋病毒的药物分类及临床应用。

5. 简述带状疱疹的主要治疗原则及治疗目标。

6. 简述带状疱疹治疗的三阶梯止痛方案。

三、实例分析

患者,女,25 岁,2 年前感乏力、食欲减退,肝功能检查发现转氨酶升高,诊断为急性肝炎。经护肝及中药治疗,效果不明显,近 1 个月来因症状加重就诊。检查:巩膜轻度黄染,颜面及颈部有数枚蜘蛛痣,肝在肋下 1.5cm,质软,压痛,表面光滑,脾可及 0.5cm,质软,压痛,HBsAg（+）,HBeAg（+）,抗 -HBc（+）,GPT 2 000U/L,血清白蛋白 30g/L,球蛋白 40g/L。

1. 该患者最可能的诊断是什么？请列出诊断依据。

2. 请根据患者情况给出合适治疗方案。

（韩 芳）

临床药物治疗学实训

模块一　处方调配与处方分析实训

实训一　处 方 调 配

【实训目的】

1. 学会处方调配的方法。

2. 熟练掌握处方调配的程序。

【实训内容】

1. 判断合格处方和不合格处方。

2. 对合格处方,严格按处方调配程序进行调配。

3. 将合格处方分类。

【实训步骤】

1. 每位同学将 20 张处方中的合格处方和不合格处方区分开来,并向教师说明不合格的原因。

2. 调配合格处方。发药时详细交代用法、用量、不良反应和用药注意事项,回答教师提出的有关用药指导的问题(教师充当患者)。

3. 分组讨论,总结处方不合格的原因、处方调配的程序及注意事项、处方调配过程中遇到的问题及解决办法,每组推出 1 位同学作总结性发言。

4. 在总结讨论结果的基础上,每组推出 1 位同学作处方调配示范,其他同学注意观看,进行自由点评。

5. 将所有的合格处方按普通处方、急诊处方、儿科处方、麻醉药品处方、第一类精神药品处方及第二类精神药品处方分类,并说明保存期限。

6. 教师总结。

【实训提示】

一、处方解读

(一)处方概念

处方是指由注册的执业医师和执业助理医师在诊疗活动中为患者开具的、由取得药学专业技术职务任职资格的药学专业技术人员审核、调配、核对、并作为发药凭证的医疗文件。处方包括医疗机构病区用药医嘱单。

（二）处方结构

处方由前记、正文、后记三部分组成（见处方结构示例）。

1. **处方前记** 包括医疗机构名称、门诊或住院病历号、处方编号、科别或病室和床位号、费别、患者姓名、性别、年龄、临床诊断、开具日期等，并可添列专科要求的项目。麻醉药品和第一类精神药品处方还应当包括患者身份证明编号、代办人姓名及身份证明编号。

2. **处方正文** 以处方头 Rp 或 R 标示，分列药物名称、剂型、规格、数量、用法用量。

3. **处方后记** 医生签名和/或加盖专用签章、药品金额以及审核、调配、核对、发药的药学专业技术人员签名和/或加盖专用签章。

处方结构示例

```
                    ×××××医院
                   门诊处方（现金）
        年    月    日              No
        科   自费   公费   其他      门诊病历号：
   姓名      男 女   年龄    诊断：
   Rp.
        硝酸甘油片              0.5mg×30
        S.    0.5mg           舌下含化
        普萘洛尔片             10mg×30
        S.    10mg            t.i.d.  p.o.

   医生
   审批           调配
   核对           发药                 收讫章
   金额
   注：1. 本处方有效期：2日    3日
       2. 延长处方用量时间原因：慢性病   老年病   外地   其他
```

处方前记：含医院至诊断部分；处方正文：Rp.部分；处方后记：医生至金额部分。

（三）处方常用拉丁文缩写

缩写	中文含义	缩写	中文含义
q.d.	每日1次	t.c.s.	敏感性皮肤试验
b.i.d.	每日2次	A.S.T.；p.t.c.	皮试后
t.i.d.	每日3次	Rp.	取
q.i.d.	每日4次	Sig.；S.	标记（用法）
q2d.	每2日1次	aa	各
q.o.d.	隔日一次	Co.	复方的
q.h.	每小时1次	ad.	加至
q6h.	6小时1次	q.s.	适量
q.w.	每周一次	U	单位
q2w.	每2周1次	IU	国际单位

缩写	中文含义	缩写	中文含义
q.m.	每晨	Tab.	片剂
q.n.	每晚	Inj.	注射剂
h.s.	睡时	Amp.	安瓿剂
a.c.	饭前	Caps.	胶囊剂
p.c.	饭后	Pil.	丸剂
a.m.	上午	Sol.	溶液剂
p.m.	下午	Syr.	糖浆剂
p.r.n.	必要时（可重复数次；长期医嘱）	Mist.	合剂
s.o.s.	需要时（限用一次；短期医嘱）	Tinct.	酊剂
cito!	急！急速地！	Inhal.	吸入剂
stat!；st!	立即	Ung.	软膏剂
lent!	慢慢地！	Ocul.	眼膏剂
p.o.	口服	Gtt.	滴眼剂
i.d.	皮内注射	Aur.	滴耳剂
i.h.	皮下注射	Nar.	滴鼻剂
i.m.	肌内注射	Supp.	栓剂
i.v.	静脉注射	us int	内服
i.v.drip；iv.gtt	静脉滴注	us ext	外用

（四）处方规则

1. 处方必须在专用处方笺上书写。普通处方、急诊处方、儿科处方的印刷用纸颜色分别为白色、淡黄色、淡绿色，麻醉药品和第一类精神药品处方的印刷用纸颜色为淡红色，第二类精神药品处方的印刷用纸颜色为白色，并在右上角以文字注明。

处方种类	处方印刷用纸颜色	处方右上角标注
普通处方	白色	
急诊处方	淡黄色	急诊
儿科处方	淡绿色	儿科
麻醉药品和第一类精神药品处方	淡红色	麻、精一
第二类精神药品处方	白色	精二

2. 处方内容必须填写完整，字迹清晰，不得涂改；如需修改，须在修改处签名并注明修改日期。

3. 一般项目填写清晰完整，除特殊情况外，应注明临床诊断，并与病历记录一致。患者年龄应当填写实足年龄，新生儿、婴幼儿应填写日龄、月龄，必要时要注明体重。

4. 每个药物占一行，在药名后写明剂型，规格和数量写在药名右面，用药方法写在下一行。所开药物为2种或2种以上时，按主次顺序写。每张处方不得超过5种药物。

5. 药品名称、剂型、规格、数量、用法、用量必须准确规范。药品名称应使用药品通用名称、新活性化合物的专利药品名称或复方制剂药品名称,不得自行编制药品缩写名称或使用代号;药品剂量、数量用阿拉伯数字书写;药品用量单位采用药典规定的法定计量单位,重量以克(g)、毫克(mg)、微克(μg)、纳克(ng)为单位,容量以升(L)、毫升(ml)为单位,国际单位(IU)、单位(U),其中 g 和 ml 可省略,其他单位不能省略;片剂、丸剂、胶囊剂、颗粒剂分别以片、丸、粒、袋为单位,溶液剂以支、瓶为单位,软膏及乳膏剂以支、盒为单位,注射剂以支、瓶为单位,应注明含量。药物浓度一般采用百分比浓度;药物用法应写明每次剂量,每日给药次数,给药途径如口服、皮下注射、肌内注射、静脉注射、静脉滴注或外用等,以及给药时间等,不得使用"遵医嘱""自用"等含糊不清字句;药物剂量应按药典规定的常规剂量使用,一般不得超过药典规定的极量,如因病情特殊需要超过极量时,应注明原因并在剂量旁边签名。

6. 药物总量应根据病情和药物的性质决定。

(1)普通处方一般不得超过 7 日用量;急诊处方一般不得超过 3 日用量;对于某些慢性病、老年病或特殊情况,处方用量可适当延长,但医师应当注明理由。

(2)为门(急)诊患者开具的麻醉药品、第一类精神药品注射剂,每张处方为一次常用量;控缓释制剂,每张处方不得超过 7 日常用量;其他剂型,每张处方不得超过 3 日常用量。哌甲酯用于治疗儿童多动症时,每张处方不得超过 15 日常用量。第二类精神药品一般每张处方不得超过 7 日常用量;对于慢性病或某些特殊情况的患者,处方用量可以适当延长,医师应当注明理由。

(3)为门(急)诊癌症疼痛患者和中、重度慢性疼痛患者开具的麻醉药品、第一类精神药品注射剂,每张处方不得超过 3 日常用量;控缓释制剂,每张处方不得超过 15 日常用量;其他剂型,每张处方不得超过 7 日常用量。

(4)为住院患者开具的麻醉药品和第一类精神药品处方应当逐日开具,每张处方为 1 日常用量。

(5)对于需要特别加强管制的麻醉药品,盐酸二氢埃托啡处方为一次常用量,仅限于二级以上医院内使用;盐酸哌替啶处方为一次常用量,仅限于医疗机构内使用。

(6)医疗用毒性药品每次处方剂量不得超过 2 日极量。

除治疗需要外,医师不得开具麻醉药品、精神药品、医疗用毒性药品和放射性药品处方。医师不得为自己开具麻醉药品和第一类精神药品处方。

7. 处方开具当日有效;特殊情况下需延长有效期的,需由开具处方的医师注明有效期限,但最长不得超过 3 日。麻醉药品、精神药品、医疗用毒性药品等特殊管理药品的处方以及急诊处方当日有效。

8. 利用计算机开具、传递普通处方时,应当同时打印出纸质处方,其格式与手写处方一致;打印的纸质处方经签名或者加盖签章后有效。

9. 处方医师的签名式样和专用签章应当与院内药学部门留样备查的式样相一致,不得任意改动,否则应当重新登记留样备案。

10. 开具处方后的空白处划一斜线以示处方完毕。

二、处方调配

处方调配程序为:收方→审方→计价→调配→包装、标示→核对→发药。

调配处方过程必须做到"四查十对"：查处方，对科别、姓名、年龄；查药品，对药名、剂型、规格、数量；查配伍禁忌，对药品性状、用法用量；查用药合理性，对临床诊断。

1. 收方　从患者处接收处方。

2. 审方　审方包括"处方规范性审核"和"处方用药适宜性审核"。

（1）处方规范性审核：开方医师的资质是否符合？不同的药品是否用规定的处方笺开写？处方内容是否完整？书写是否规范？字迹是否清晰？

（2）处方用药适宜性审核：①对规定必须作皮试的药物，处方医师是否注明过敏试验及结果的判定；②处方用药与临床诊断的相符性；③药品剂量、用法的正确性；④选用的剂型与给药途径的合理性；⑤是否有重复给药现象；⑥是否有潜在的临床意义的药物相互作用和配伍禁忌；⑦其他用药不适宜情况。

审方后如认为存在用药不适宜时，应拒绝调配，并及时告知处方医师，但不得擅自更改或配发代用药品。

3. 计价　自费药品先经患者同意，处方上注明"自费"字样。

4. 调配　①仔细阅读处方，按处方药品顺序自上而下逐一调配；②取药完毕后应及时将储放药品的容器或包装归原位；③药品配齐后，与处方逐条自下而上核对药名、剂型、规格、数量和用法，调配的药品必须完全与处方相符；④调配好一张处方上的所有药品后再调配下一张处方，以免发生差错；⑤严禁用手直接接触药品；⑥配方人签名。

5. 包装、标示　于分装袋或分装容器上贴上或写上患者姓名和药品名称、规格、用法、用量、用药注意事项、有效期限。对需特殊贮存条件的药品应加贴醒目标签，以提示患者注意。标注用法、用量及用药注意事项要明确易懂。

6. 核对　药品调配后由另一药师进行核查，内容包括全面审核一遍处方内容，逐一核对处方与调配的药品、规格、剂量、用法、用量是否一致，逐一检查药品的外观质量是否合格，有效期等应确认无误。在核对剂量时，对老年人和婴幼儿患者尤应仔细。核对人签名。

7. 发药　①核对患者姓名，最好询问患者就诊科室；②逐一核对药品与处方的相符性，检查药品剂型、规格、剂量、数量、包装，并签名；若发现处方调配错误，应将处方和药品退回调配者，并及时更正；③详细交代每种药品的用法、用量、不良反应和用药注意事项，耐心回答患者的询问。

三、处方保存

处方由调剂、出售处方药品的医疗、预防、保健机构或药品零售企业妥善保存。普通处方、急诊处方、儿科处方保存1年，医疗用毒性药品、精神药品及戒毒药品处方保存2年，麻醉药品处方保存3年。处方保存期满后，经医疗、预防、保健机构或药品零售企业主管领导批准、登记备案，方可销毁。

【实训思考】

1. 如何正确审方？

2. 调配处方时的注意事项是什么？

【实训报告】

1. 分析处方不合格的原因，并将不合格处方修改为合格处方。

2. 写出处方调配程序。

3. 针对所调配的处方,写出应向患者交代的用法、用量、不良反应和用药注意事项。

4. 回答实训思考中提出的问题。

5. 写出实训体会。

【实训测试】1~4 为单项选择题,5、6 为多项选择题,7~10 为简答题。

题型	问题	标准分	实得分
1 单选	处方中药品名称应使用 A. 商品名　　B. 通用名　　C. 化学名 D. 缩写名　　E. 汉语拼音名	1	
2 单选	处方中每日 2 次的缩写词是 A. q.d.　　B. q2d.　　C. b.i.d. D. t.i.d.　　E. q.i.d.	1	
3 单选	处方中缩写词 i.m. 的含义是 A. 皮内注射　　B. 皮下注射　　C. 肌内注射 D. 静脉注射　　E. 静脉滴注	1	
4 单选	处方中可以省略的单位是 A. g、L　　B. g、ml　　C. mg、L D. mg、ml　　E. μg、ml	1	
5 多选	处方正文包括 A. Rp.　　B. 患者姓名、性别、年龄 C. 药物名称、剂型、规格、剂量　　D. 用法 E. 临床诊断	1	
6 多选	发药时应向患者详细交代的内容包括 A. 用法　　B. 用量　　C. 不良反应 D. 药品价格　　E. 用药注意事项	1	
7 简答	不同处方印刷用纸的颜色分别是什么?保存年限是什么?	2	
8 简答	处方由哪几部分组成?每一部分包括哪些内容?	3	
9 简答	简述处方规则。	4	
10 简答	处方调配程序是什么?调配处方时"四查十对"的内容是什么?	4	
	答题流畅	1	
总分		20	

（曹 红）

实训二　处 方 分 析

【实训目的】

1. 学会处方分析的方法。

2. 掌握不合理处方的分析与处理。

【实训内容】

处方 1. 医生给一位虹膜炎伴有青光眼的患者开了下列处方,请分析是否合理,为什么?

Rp.

1% 硝酸毛果芸香碱滴眼液　　　　　　10ml

S. 滴眼　q.i.d.

1% 硫酸阿托品滴眼液　　　10ml

S. 滴眼　q.i.d.

（交替滴眼）

处方 2. 某全身感染患者,同时出现荨麻疹,医生开具以下处方,请分析是否合理,为什么?

Rp.

硫酸庆大霉素注射液　　　　　8 万 U

5% 葡萄糖注射液　　　　　　500ml　｜ × 10

S. iv.gtt　q.d.

盐酸苯海拉明片　　　　　　　　25mg × 42

S. 50mg　t.i.d.　p.o.

处方 3. 一位孕妇出现失眠,医生给开了下列处方,请分析是否合理,为什么?

Rp.

地西泮片　　　　　5mg × 10

S. 5mg　p.o.　st！

1. 分析处方,说明用药缘由。

2. 判断处方是否合理。

3. 如不合理,写出改进意见。

【实训步骤】

1. 分析处方

（1）方法:5~8 人为一个小组,对指定的处方进行分析,详细记录分析内容,每组推出 1 位同学发言。

（2）分析内容

1）患者疾病:患者疾病的特点,该病的治疗原则。

2）选用药物:分析所用药物的类别、药理作用、在此处方中的用药目的、不良反应。

3）分析合理性:药物之间、药物与患者潜在疾病之间有无相互作用,是否合理。

2. 讨论　分组讨论,指出其成功与不足之处,每组推出 1 名同学总结发言。

3. 改进　处方根据讨论结果,提出合理调整建议。

4. 教师总结　带同学进行分析,详细说明依据。

【实训提示】

医师给患者开处方时,应充分注意到药物的相互作用、患者的并发症、给药方式和患者的一般状况,以达到最好的疗效和最轻的不良反应,反之就会开出不合理处方。药学人员应学会审查处方,如发现有不合理之处甚至差错,必须经医师修改。

处方分析应从以下几个方面入手:

1. 药物相互作用

(1)配伍禁忌:药物尚未进入机体之前,药物相互间发生化学或物理性相互作用,使药性发生变化。

(2)药动学相互作用:是指一种药物使另一种并用的药物发生药动学改变,而使后一种药物的血药浓度发生改变,进而影响疗效或加重不良反应。

(3)药效学相互作用:一种药物增强或减弱另一种药物的药物效应,而对血药浓度没有明显影响。

2. 药物与患者相互影响

(1)药物的不良反应对患者的影响:药物的不良反应可能会加重患者的症状,如氢氯噻嗪加重糖尿病,水杨酸类诱发潜在性溃疡等。

(2)患者的身体状况或并发症对药物的影响:患者的病理状态能改变药物在体内的药动学,并能改变机体对药物的敏感性,从而影响药物的效应。

3. 给药方式 用药时也应注意根据药物的特点和患者的情况选择合理的给药方式,如硝酸甘油、胰岛素不能口服,小儿尽量不要皮内注射,控制哮喘的药物尽量采用吸入给药。

处方举例:

1. 琥乙红霉素 + 阿莫西林、乙酰螺旋霉素 + 头孢氨苄

阿莫西林、头孢氨苄为 β- 内酰胺类抗生素,与细菌细胞膜上的青霉素结合蛋白结合而妨碍细菌细胞壁黏肽的合成,使之不能交联而造成细胞壁的缺损,致使细菌细胞破裂而死亡。这一过程发生在细菌细胞繁殖期,是繁殖期杀菌药。琥乙红霉素、乙酰螺旋霉素为大环内酯类抗生素,主要阻碍细菌蛋白质的合成,抑制细菌细胞分裂,使细菌繁殖力下降,从而降低 β- 内酰胺类的杀菌效果。

2. 雷尼替丁(或法莫替丁或奥美拉唑)+ 多潘立酮(或甲氧氯普胺)

雷尼替丁等主要抑制胃酸分泌,使溃疡面修复,其疗效与胃内滞留时间密切相关。而多潘立酮、甲氧氯普胺均能促进胃肠蠕动,使雷尼替丁等在胃内停留时间缩短而降低生物利用度。

3. 医生给一位风湿性关节炎的患者开出下列处方,请分析。

Rp.

    双氯芬酸钠缓释胶囊　　　　10mg × 10

    S.　10mg　p.o.　t.i.d

双氯芬酸钠缓释胶囊为缓解制剂,通过缓慢释放药物达到长效目的。每日一次既可达到有效血药浓度,又不易发生蓄积中毒。根据药动学原理,药物剂量增加,并不能使药物作用强度相应增

加,只能增加毒副作用。

4. 医生给 2 型糖尿病患者开出下列处方,请分析。

消渴丸 6g　p.o.　t.i.d

格列本脲片 2.5mg　p.o.　t.i.d.

吡格列酮片 15mg　p.o.　q.d.

该处方存在的主要问题是由于不了解中药复方制剂的组成而导致重复用药。消渴丸每 10 丸（2.5g）含格列本脲 2.5mg,患者每次服用 6g 消渴丸和 2.5mg 格列本脲,相当于每日总量为 25.5mg,极易诱发低血糖、癫痫发作、脑血管意外及偏瘫等不良反应,严重时有致死的危险,因此服用消渴丸时禁止加服磺酰脲类药物。此外,吡格列酮、格列本脲合用有协同降血糖的效果,联用更易导致低血糖的发生。建议避免同时应用消渴丸与格列本脲或其他磺酰脲类降糖药物。

【实训思考】

一位癫痫患者,又因感染结核,医生开写下列处方。

Rp.

　　丙戊酸钠片　　0.2g×50

　　S.　0.4g　p.o.　t.i.d.

　　异烟肼片　　0.1g×30

　　S.　0.3g　p.o.　t.i.d.

　　利福平片　　0.15g×50

　　S.　0.15g　p.o.　t.i.d.

分析用药原由、处方合理性、该处方的修改措施。

【实训报告】

1. 根据处方,写出分析处方的步骤、用药的注意事项。

2. 回答实训思考中提出的问题。

3. 写出实训体会。

【实训测试】 1~4 为单项选择题,5、6 为处方分析题,7~9 为简答题。

题型	问题		标准分	实得分
1 单选	联合用药时产生协同作用的是 A. 乳酶生 + 四环素 C. 华法林 + 维生素 K E. 硝酸甘油 + 普萘洛尔	B. 林可霉素 + 红霉素 D. 鱼精蛋白 + 肝素	1	
2 单选	可发生竞争性拮抗作用的是 A. 肾上腺素和去甲肾上腺素 C. 毛果芸香碱和新斯的明 E. 酚妥拉明和酚苄明	B. 苯海拉明和组胺 D. 阿托品和后马托品	1	
3 单选	与呋塞米合用可加重对第八对脑神经损害的药物是 A. β- 内酰胺类　　B. 大环内酯类　　C. 氨基糖苷类 D. 磺胺类　　　　E. 喹诺酮类		1	

续表

题型	问题	标准分	实得分
4 单选	联合用药正确的是 A. 地高辛 + 葡萄糖酸钙　　B. 青霉素 + 红霉素 C. 硫酸亚铁 + 维生素 C　　D. 庆大霉素 + 阿米卡星 E. 胰岛素 + 普萘洛尔	1	
5 处方 分析	一消化性溃疡患者,伴有血栓栓塞,请分析下列处方是否合理。 Rp. 　阿司匹林片　0.1g×30 　S.　0.1g　q.d.　p.o. 　华法林片　5mg×20 　S.　5mg　q.d.　p.o.	4	
6 处方 分析	一支气管哮喘患者,车祸引起粉碎性骨折,请分析下列处方是否合理。 Rp. 　盐酸吗啡注射液　10mg×1 　S.　10mg　i.h.　st!	3	
7 简答	分析处方的步骤是什么?	3	
8 简答	分析处方应从哪几方面入手?	3	
9 简答	分别举例说明药物的相互作用表现在哪几方面。	2	
	答题流畅	1	
总分		20	

（宋 芸）

模块二　药物治疗方案的制订与评价实训

实训三　癫痫的药物治疗方案制订与评价

【实训目的】

1. 学会制订和评价癫痫药物治疗方案的方法。

2. 学会正确推荐和介绍治疗癫痫的药物,培养用药指导和用药咨询的能力。

3. 掌握治疗癫痫的常用药物及其用量、用法。

4. 熟悉癫痫的问病内容。

【实训内容】

患儿,女,4岁,间断性全身痉挛发作2次,可自行缓解,多发生于玩耍时。

1. 向患者详细询问病情。

2. 给出最可能的诊断。

3. 制订药物治疗方案。

4. 介绍治疗方案中的药品。

【实训步骤】

1. 问病练习

（1）方法：2位同学一组，其中一人充当典型的癫痫患者，另一人充当问病者，抽签决定问病者和患者，进行问病练习，其余同学注意观看（每位同学课前须认真预习）。

（2）问病内容

1）问主要症状：发作前是否有先兆；发作时肢体抽搐是双侧还是单侧；先后顺序如何；有无咬舌、尿失禁及外伤；有无意识障碍或精神失常；有无口吐白沫、牙关紧闭、握拳等症状；持续时间是多少；发作有无昏迷→熟睡→清醒的规律变化；发作后期有无意识朦胧、昏睡、头痛、肌肉痛、疲乏无力等。

2）问诱因：发病前是否有情绪波动。

3）问发作的频度：先后发作过几次。

4）问诊疗经过：发病后做过什么检查，结果如何，有无确诊；用过什么药治疗，药物的剂型、剂量、用法是什么，疗效如何。

5）问一般情况：饮食、睡眠、大小便、体重是否受影响。

6）问既往病史，对家族史及生长发育史也必须详尽了解。

根据对病史的详细了解，初步判断发作类型：全面性或部分性发作；全面发作中，是全面性强直-阵挛发作（癫痫大发作）或失神性发作（癫痫小发作）；部分发作中，是单纯部分发作还是复杂部分发作（精神运动性发作）。

2. 讨论　分组讨论，指出其问病和回答的成功和不足之处，每组推出1位同学作总结性发言。

3. 优化问病练习　在总结讨论结果的基础上，另选2位同学再次进行问病练习。

4. 制订药物治疗方案

（1）分组讨论，能否将上述病例确定为癫痫？属于何种类型？列出诊断依据，制订药物治疗方案。

（2）每组推出1位同学代表发言。

（3）教师总结，并带同学进行病例分析，详细说明给药依据。

5. 介绍　介绍上述治疗方案中的药品，说明药物名称、作用、用法、用量、不良反应及用药注意事项等。

【实训提示】

癫痫是一组由大脑神经元异常放电所引起的短暂中枢神经系统功能失常为特征的慢性脑部疾病。疲劳、饥饿、饮酒、情感冲动、睡眠不足、颅脑肿瘤、颅内寄生虫等是激发癫痫发作的常见诱因。

临床特征：癫痫根据临床类型不同而表现迥异。癫痫全面性强直-阵挛发作的特点为意识丧失及全身抽搐；癫痫失神性发作的特征为突然短暂的意识障碍；部分运动性发作则局限于一侧肢体、口角、拇指或足趾的抽动,也可涉及整个一侧面部或一个肢体远端,有时表现语言中断;感觉性发作的表现为局限于口角、手指、足等部位的感觉异常;复杂部分发作的主要特征是在意识障碍为背景的基础上,出现错觉、幻觉等精神症状以及自动症等。

诊断要点:根据典型症状及发作时的脑电图波可做出诊断。

治疗原则:消除诱因,控制症状。早期控制癫痫发作极为重要,因为它能够保证患者的正常生活,避免急性的身体伤害和与癫痫反复发作有关的长期病态心理。

药物治疗:以抗癫痫药物为主,明确药物治疗原则、药物作用及机制,根据癫痫发作类型和脑电图特征、药物作用特点、患者个体差异和耐受性合理选用抗癫痫药物。临床常用的抗癫痫药物包括:

(1)二苯乙内酰脲类:如苯妥英钠、卡马西平、丙戊酸钠、乙琥胺等。

(2)巴比妥类:如苯巴比妥、扑米酮等。

(3)苯二氮䓬类:如地西泮、氯硝西泮等。

(4)其他类:如加巴喷丁等。

药物治疗方案举例:

(1)癫痫全面性强直-阵挛发作

苯妥英钠片 0.1g t.i.d p.o.

苯巴比妥钠首次静脉注射剂量为 150~200mg,速度不超过 25mg/min,以后每隔 15~20 分钟注入 25~50mg,直至抽搐停止或总量达 400mg。

丙戊酸钠片 0.1g t.i.d. p.o.

(2)癫痫失神性发作

乙琥胺胶囊 0.5g b.i.d. p.o.

丙戊酸钠片 0.1g q.d. p.o.

(3)癫痫复杂部分发作

卡马西平片 0.1g t.i.d. p.o.

(4)癫痫持续状态:首选地西泮首次静脉注射剂量为 5~10mg,速度不超过 5mg/min,以后每隔 10~20 分钟重复一次,直至抽搐控制或总量达 30mg。

或:苯妥英钠首次静脉注射量为 0.125~0.25g 加 5% 葡萄糖注射液 20~40ml,缓慢静脉注射,速度不超过 0.05g/min。

根据患者的症状控制情况和耐受情况随时调整药物剂量,注意个体化用药。

(5)疗程:预防治疗、发作期治疗和防治并发症。注意全程、规律用药,减少发作次数。

【实训思考】

患者,男,83 岁,1 周前曾因做噩梦心情不悦,昨日与家人发生矛盾,5 分钟后突然倒地,并全身痉挛、牙关紧闭、神志不清,持续约 60 秒后自行缓解。今晨无明显诱因再次发作,伴口吐白沫,口唇发绀,双手紧握,持续约 5 分钟,于是来院就诊。查体:神志不清,消瘦,面色发青。右侧顶部有一 10cm×8cm 左右肿块,颈项稍硬,肌张力增强,巴彬征阳性、布鲁氏征阳性,心率 85 次 /min,心律齐。

肺部未闻及干湿啰音。体温 37℃、脉搏 85 次 /min、呼吸 22 次 /min,余未见异常。无外伤史。诊断为继发性癫痫。

处方用药:

20% 甘露醇注射液 150ml　iv.gtt　q.d.

苯妥英钠注射液 0.25g+5% 葡萄糖注射液 100ml　iv.gtt

丙戊酸钠片 0.1g　t.i.d.　p.o.

请分析用药是否合理,说明理由。

【实训报告】

1. 根据问病练习中的实训病例,制订出癫痫患者的药物治疗方案,说明选药依据,写出应向患者交代的用药注意事项。

2. 回答实训思考中提出的问题。

3. 写出实训体会。

【实训测试】1~4 为单项选择题,5、6 为多项选择题,7~10 为简答题。

题型	问题	标准分	实得分
1 单选	癫痫全面性强直 - 阵挛发作的特征是 A. 意识丧失及全身抽搐　　　　　B. 突然短暂的意识障碍 C. 一侧拇指的抽动　　　　　　　D. 出现错觉及自动症 E. 局限于口角等部位的感觉异常	1	
2 单选	治疗癫痫持续状态的首选药物是 A. 丙戊酸钠　　　B. 苯巴比妥　　　C. 劳拉西泮 D. 地西泮　　　　E. 苯妥英钠	1	
3 单选	失神性发作的特点是 A. 出现错觉及自动症　　　　　　B. 突然短暂的意识丧失 C. 局限于口角等部位的感觉异常　D. 全身抽搐 E. 昏迷	1	
4 单选	癫痫的诊断要点是 A. 典型症状及脑电图　　　　　　B. 典型热型及体温升高 C. 典型热型　　　　　　　　　　D. 体温升高 E. 体温正常	1	
5 多选	诱发癫痫发作的常见因素有 A. 疲劳　　　　　B. 睡眠不足　　　C. 情感冲动 D. 饮酒　　　　　E. 颅内占位变	2	
6 多选	治疗癫痫全面性强直 - 阵挛发作有效的药物是 A. 苯妥英钠　　　B. 丙戊酸钠　　　C. 苯巴比妥 D. 地西泮　　　　E. 乙琥胺	2	
7 简答	癫痫的常见类型有哪些? 如何对症选药?	2	
8 简答	治疗癫痫药物的用药原则是什么?	2	

续表

题型	问题	标准分	实得分
9 简答	癫痫的治疗包括哪些？药物治疗时应向患者交代的用药注意事项有哪些？	4	
10 简答	癫痫的治疗原则有哪些？	3	
	答题流畅	1	
总分		20	

（王　静）

实训四　抑郁症的药物治疗方案制订与评价

【实训目的】

1. 学会制订和评价抑郁症药物治疗方案的方法。

2. 学会正确推荐和介绍治疗抑郁症的药物，培养用药指导和用药咨询的能力。

3. 掌握治疗抑郁症的常用药物及其用量、用法。

4. 熟悉抑郁症的问病内容。

【实训内容】

患者，女，49 岁，自觉高兴不起来，兴趣减退伴消极意念 8 个月，加重 1 个月。

1. 向患者详细询问病情。

2. 给出最可能的诊断。

3. 制订药物治疗方案。

4. 介绍治疗方案中的药品。

【实训步骤】

1. 问病练习

（1）方法：2 位同学一组，其中一人充当典型的抑郁症患者，另一人充当问病者，抽签决定问病者和患者，进行问病练习，其余同学注意观看（每位同学课前须认真预习）。

（2）问病内容

1）问主要症状：是否有情绪低落、常感觉悲伤、沮丧、失望，是否有愉快感，有无烦躁、紧张、恐惧感，有无自责、无用感，是否有过自杀念头。有无睡眠障碍。症状轻重是否与季节有关，是否与昼夜有关。症状持续多长时间。

2）问诱因：发病前是否有精神刺激、突发事件及负性社会心理因素。

3）问伴随症状：有无躯体运动障碍，有无躁狂发作。

4）问诊疗经过：发病后做过什么检查，结果如何，有无确诊；用过什么药治疗，药物的剂型、剂量、用法是什么，疗效如何。

5）问一般情况：有无酗酒或使用过精神药物，饮食、大小便、体重有无改变，从事何种工作、是否受影响。

6）问既往病史及家族史：过去患过何种疾病及相关的童年经历，对生活环境中的哪些情形或事件不适应，有无外伤史，家中有无相同症状患者。

2. 讨论　分组讨论，指出其问病和回答的成功和不足之处，每组推出 1 位同学作总结性发言。

3. 优化问病练习　在总结讨论结果的基础上，另选 2 位同学再次进行问病练习。

4. 制订药物治疗方案

（1）分组讨论，能否将上述病例确定为抑郁症？列出诊断依据，制订药物治疗方案。

（2）每组推出 1 位同学代表发言。

（3）教师总结，并带同学进行病例分析，详细说明给药依据。

5. 介绍　介绍上述治疗方案中的药物，说明药物名称、作用、用法、用量、不良反应及用药注意事项等。

【实训提示】

抑郁症是以显著而持久的心境低落为主要特征的疾病。遗传因素在发病中占有重要地位，可能与 5-HT、NA 及 DA 功能降低有关。心理社会因素如应激性生活事件或长期不良处境可为诱因。大多数为急性或亚急性起病，好发季节为秋冬季，平均病程为 6~8 个月。女性患病率高于男性。

临床特征：抑郁症以心境低落、思维迟缓、意志活动减退和躯体症状为主要临床表现。心境低落主要表现为显著而持久的情感低落、抑郁悲观，是抑郁的中心症状。典型病例的抑郁心境有晨重晚轻的特点。在心境低落的影响下，患者自我评价低，产生无用感、无希望感、无价值感、自责感、无助感。思维迟缓表现为主动性语言减少、语速明显减慢、声音低沉、反应迟钝。意志活动减退表现为行为缓慢、生活被动。严重抑郁发作的患者常伴有消极自杀观念或行为，这是抑郁症最危险的症状。躯体症状主要有睡眠障碍、乏力、食欲减退、体重下降、便秘、身体任何部位的疼痛、性欲减退、阳痿、闭经等，其中睡眠障碍主要表现为早醒，醒后不能再入睡。

诊断要点：根据典型病史、患者表现和病程特点确定诊断。

治疗原则：抑郁症的治疗包括药物治疗、电休克疗法和心理治疗。以药物治疗为主；对有严重消极自杀企图或抗抑郁药物治疗无效的抑郁发作患者，可采用电休克疗法；心理治疗应贯穿治疗的全过程，以提高疗效和治疗依从性，预防复发。

药物治疗：以抗抑郁药物为主，明确药物治疗原则、药物作用及机制，根据临床症状特点、药物作用特点、患者躯体状况和耐受性选择药物。临床常用的抗抑郁药物包括：

（1）三环类抗抑郁药（TCAs）：如丙米嗪、氯米帕明、曲米帕明、地昔帕明、阿米替林、去甲替林、多塞平等。

（2）四环类抗抑郁药：如马普替林等。

（3）单胺氧化酶抑制药（MAOIs）：如吗氯贝胺等。

（4）选择性 5-HT 再摄取抑制药（SSRIs）：如氟西汀、帕罗西汀、氟伏沙明、舍曲林、西酞普兰等。

（5）选择性 NA 再摄取抑制药（NRIs）：如瑞波西汀、阿莫沙平等。

（6）NA 能和特异性 5-HT 能抗抑郁药（NaSSAs）：如米安色林、米塔扎平等。

（7）5-HT 和 NA 再摄取抑制药（SNRIs）：如文拉法辛等。

（8）5-HT 受体拮抗药 / 再摄取抑制药（SARIs）：如曲唑酮、萘法唑酮等。

（9）NA 和 DA 再摄取抑制药（NDRIs）：如安非他酮等。

（10）5-HT 再摄取促进药：如噻奈普汀等。

药物治疗方案举例：

（1）丙米嗪片 100mg　b.i.d.　p.o.

（2）阿米替林片 25mg　b.i.d.　p.o.

（3）帕罗西汀片 20mg　q.d.　p.o.

根据患者的症状改善情况和耐受情况调整药物剂量，注意足量用药，以控制症状。

（4）疗程：急性期治疗、巩固期治疗、维持期治疗。注意足疗程用药，以防复发。

【实训思考】

患者，女，25 岁，自觉情绪低落 1 年，2 个月来明显加重。患者经常无故哭泣，对以前的业余爱好失去兴趣，觉得没有能力胜任最基本的工作，连累了家庭。食欲下降，体重下降 6kg。近来出现睡眠障碍，经常半夜醒来，无法再入睡，白天精力差。曾经有过自杀念头。体格检查和实验室检查正常，甲状腺功能正常，未服用精神类药品，不酗酒。

处方用药：舍曲林片 50mg　q.d.　p.o.

请分析用药是否合理，说明理由。说出舍曲林的不良反应和用药注意事项。

【实训报告】

1. 根据问病练习中的实训病例，制订出抑郁症患者的药物治疗方案，说明选药依据，写出应向患者交代的用药注意事项。

2. 回答实训思考中提出的问题。

3. 写出实训体会。

【实训测试】 1~5 为单项选择题，6 为多项选择题，7~11 为简答题。

题型	问题			标准分	实得分
1 单选	抑郁发作患者睡眠障碍的特点是 A. 入睡困难　　B. 睡眠过多　　C. 早醒 D. 多梦　　E. 易惊醒			1	
2 单选	抑郁症最危险的症状是 A. 心境低落　　B. 思维迟缓　　C. 精力减退 D. 兴趣缺失　　E. 自杀行为			1	
3 单选	抑郁发作的平均病程约为 A. 2~4 个月　　B. 4~6 个月　　C. 6~8 个月 D. 8~10 个月　　E. 10~12 个月			1	
4 单选	对伴有精神病性症状的抑郁症患者不宜选用 A. 阿莫沙平　　B. 安非他酮　　C. 舒必利 D. 利培酮　　E. 奥氮平			1	

题型	问题	标准分	实得分
5 单选	对双相情感障碍抑郁发作应慎用的治疗药物是 A. 锂盐　　　　　B. 拉莫三嗪　　　　C. 丙戊酸钠 D. 卡马西平　　　E. 抗抑郁药	1	
6 多选	抑郁症的药物治疗原则包括 A. 个体化用药原则 B. 单一药物治疗原则 C. 小剂量开始用药、逐渐增量和逐渐减量的原则 D. 早发现、早治疗原则 E. 全程治疗原则	1	
7 简答	抑郁发作的临床表现是什么？好发于什么季节？	2	
8 简答	常用的 TCAs 有哪些？如何应用？有何不良反应？应向患者交代的用药注意事项是什么？	4	
9 简答	常用的 SSRIs 有哪些？如何应用？有何不良反应？应向患者交代的用药注意事项是什么？	4	
10 简答	服用 MAOIs 类抗抑郁药期间，能否进食奶酪、酵母、鸡肝、葡萄酒等，为什么？	2	
11 简答	简述抑郁症的药物治疗分期。	1	
	答题流畅	1	
总分		20	

（曹　红）

实训五　失眠的药物治疗方案制订与评价

【实训目的】

1. 学会制订和评价失眠药物治疗方案的方法。

2. 学会正确推荐和介绍治疗失眠的药物，培养用药指导和用药咨询的能力。

3. 掌握治疗失眠的常用药物及其用量、用法。

4. 熟悉失眠的问病内容。

【实训内容】

患者，女性，54 岁，入睡困难 1 个月余。

1. 向患者详细询问病情。

2. 给出最可能的诊断。

3. 制订药物治疗方案。

4. 介绍治疗方案中的药品。

【实训步骤】

1. 问病练习

（1）方法：2 位同学一组，其中一人充当失眠患者，另一人充当问病者，抽签决定问病者和患者，进行问病练习，其余同学注意观看（每位同学课前须认真预习）。

（2）问病内容

1）问主要症状：睡眠诱导时间，睡眠持续时间，有无早醒。

2）问诱因：近期有无精神刺激，有无突发作息规律改变和生活环境改变。

3）问伴随症状：有无白天嗜睡和疲乏，有无梦魇、打鼾，有无肢体末端的"针刺感"或"虫爬感"。

4）问诊疗经过：发病后用过什么药治疗，效果如何；做过什么检查，有无确诊。

5）问一般情况：饮食、大小便、体重有无改变，工作是否受影响，有无吸烟、酗酒、饮茶等生活习惯。

6）问既往病史，问家族史：有无癫痫、头痛、外伤、哮喘等疾病及相关精神疾病。

2. 讨论 分组讨论，指出其问病和回答的成功和不足之处，每组推出 1 位同学作总结性发言。

3. 优化问病练习 在总结讨论结果的基础上，另选 2 位同学再次进行问病练习。

4. 制订药物治疗方案

（1）分组讨论，能否将上述病例确定为失眠症？列出诊断依据，制订药物治疗方案。

（2）每组推出 1 位同学代表发言。

（3）教师总结，并引导同学进行病例分析，详细说明给药依据。

5. 介绍 介绍上述治疗方案中的药物，说明药物名称、作用、用法、用量、不良反应及用药注意事项等。

【实训提示】

失眠通常指患者对睡眠时间和 / 或质量不满足并影响白天社会功能的一种主观体验。失眠的诊断是建立在主观感受基础之上的，是一种持续相当长时间的睡眠的质和 / 或量令人不满意的状况。常表现为难以入睡，维持睡眠困难和早醒。失眠比较常见，一般人群患病率 10%~20%，男女差别不大。

临床特征：主要症状为睡眠发动或维持困难，或醒后仍疲乏，睡眠障碍又引起显著的苦恼或职业社交受损。

诊断要点：根据典型病史，需排除其他的躯体疾病（如癫痫、头痛、外伤、心血管疾病等）、精神疾病（心境障碍、焦虑障碍）和精神类药物滥用。

治疗主要包括：非药物治疗、药物治疗。

治疗原则：消除病因，消除导致失眠的各种因素，治疗原发性疾病。可给予镇静催眠药，应根据患者潜在的原因及其自诉病程的长短，制订符合于每个患者需要的药物和非药物治疗方案。

药物治疗：目前临床应用的镇静催眠药可大体分为：①苯二氮䓬类，包括地西泮、硝西泮、艾司唑仑、氟西泮、三唑仑和咪哒唑仑等；②新型镇静催眠药和抗焦虑药，如丁螺环酮、佐匹克隆和唑吡坦等；③巴比妥类；④水合氯醛。

药物治疗方案举例：

1. 地西泮片 5~10mg p.o. q.n.

2. 唑吡坦片　　10mg　p.o.　q.n.

【实训思考】

患者,女,51 岁,干部。3 个月前因丧偶出现入睡困难,关灯后至少需 3 小时才能入睡,睡眠维持 4 小时左右,醒后难以再次入睡,次日感觉疲乏困倦,严重影响工作。这种状况每周至少出现 4 次。曾经自行服用镇静催眠药,睡眠未见明显改善。

处方用药:艾司唑仑片　　2mg　p.o.　q.n.

请分析用药是否合理,说明理由。

【实训报告】

1. 根据问病练习中的实训病例,制订出失眠患者的药物治疗方案,写出应向患者交代的用药注意事项。

2. 回答实训思考中提出的问题。

3. 写出实训体会。

【实训测试】1、2 为单项选择题,3~5 为多项选择题,6~9 为简答题。

题型	问题	标准分	实得分
1 单选	下列关于失眠的描述,错误的是 A. 入睡困难 B. 睡眠持续时间短 C. 睡眠中频发梦魇 D. 偶然一次失眠立即使用镇静催眠药治疗 E. 轻度失眠可采用非药物治疗的方法	1	
2 单选	下列不属于治疗失眠的药物是 A. 苯妥英钠　　B. 三唑仑　　C. 地西泮 D. 苯巴比妥　　E. 水合氯醛	1	
3 多选	失眠的非药物治疗措施可以包括 A. 建立良好的医患关系　　B. 保持固定的卧床时间和觉醒时间 C. 避免白天打瞌睡　　D. 晚间剧烈锻炼 E. 少用酒精、咖啡、烟草	1	
4 多选	失眠的发病原因包括 A. 心理因素　　B. 环境因素　　C. 睡眠节律改变 D. 药物和食物因素　　E. 精神障碍	1	
5 多选	确诊失眠症应包括 A. 排除躯体疾病引起的继发性失眠 B. 排除精神障碍引起的继发性失眠 C. 排除偶尔失眠 D. 持续一个月以上 E. 对社会功能有损害	1	
6 简答	可用于催眠的药物种类有哪些? 代表药物有哪些?	2	
7 简答	应用药物治疗失眠时,应提醒患者哪些注意事项?	4	

续表

题型	问题	标准分	实得分
8 简答	长期大量使用苯二氮䓬类药物后突然停药引起的戒断症状有哪些? 如何预防与处理?	4	
9 简答	长效和短效苯二氮䓬类药物作用有何不同?	4	
	答题流畅	1	
总分		20	

（宋 芸）

实训六　冠心病的药物治疗方案制订与评价

【实训目的】

1. 学会制订和评价冠心病药物治疗方案的方法。

2. 学会正确推荐和介绍治疗冠心病的药物,培养用药指导和用药咨询的能力。

3. 掌握治疗冠心病的常用药物及其用量、用法。

4. 熟悉冠心病的问病内容。

【实训内容】

患者,女性,62 岁,胸闷 10 日,劳累后心前区疼痛 2 日。查心电图 ST 段严重缺血性改变,来院就医前曾在某医院做冠脉造影,检查结果显示冠状动脉左前降支严重狭窄。

1. 向患者详细询问病情。

2. 给出最可能的诊断。

3. 制订药物治疗方案。

4. 介绍治疗方案中的药品。

【实训步骤】

1. 问病练习

（1）方法:2 位同学一组,其中一人充当典型的冠心病患者,另一人充当问病者,抽签决定问病者和患者,进行问病练习,其余同学注意观看(每位同学课前须认真预习)。

（2）问病内容

1）问主要症状:疼痛程度、性质、定位是否清楚,休息能否缓解;是否有典型的放射痛。

2）问诱因:发病前是否有发热、咳嗽、咳痰。

3）问伴随症状:有无呕吐、肢体活动障碍、大汗、气促。

4）问诊疗经过:发病后做过什么检查,有无确诊;用过什么药治疗,药物的剂型、剂量、用法是什么,疗效如何。

5）问一般情况:饮食、睡眠、大小便、体重有无改变,工作是否受影响。

6）问既往病史、家族史(家中有无相同症状患者)。

2. 讨论　分组讨论,指出其问病和回答的成功和不足之处,每组推出 1 位同学作总结性发言。

3. 优化问病练习　在总结讨论结果的基础上,另选 2 位同学再次进行问病练习。

4. 制订药物治疗方案

(1)分组讨论,能否将上述病例确定为冠心病? 列出诊断依据,制订药物治疗方案。

(2)每组推出 1 位同学代表发言。

(3)教师总结,并带同学进行病例分析,详细说明给药依据。

5. 介绍　介绍上述治疗方案中的药物,说明药物名称、作用、用法、用量、不良反应及用药注意事项等。

【实训提示】

冠心病是指冠状动脉粥样硬化性心脏病,也称缺血性心脏病。一些病变使本来平滑的冠状动脉内膜变得凹凸不平,管腔变窄甚至完全堵塞,导致心脏本身的血液供应减少,造成心肌缺血、缺氧和功能下降,患者可表现为心绞痛、心律失常、心肌梗死或猝死。

临床特征:由于冠心病患者的年龄、性别、体质状态、敏感程度、病情进展程度和侧支循环建立情况的差异,使临床表现千差万别,多种多样。最初患者可无任何症状或不适,偶尔在查体时发现。若冠状动脉粥样硬化病变进一步发展,管腔狭窄程度≥75% 时,便可严重影响心肌供血而发生心绞痛。多数表现为发作性胸骨后或心前区的压榨样或紧缩样疼痛,并向左肩、左臂、左手指内侧放射。而有的心绞痛发生在胸部以外,或表现为头痛、牙痛、咽痛,或表现为上腹部胀痛或不适,有的单独表现为腿痛等,常需要与相应器官所致的不适相鉴别。某些老年人,特别是合并糖尿病的患者,仅表现为胸闷或呼吸困难等症状,而不发生胸痛,甚至发生了急性心肌梗死却无胸痛的症状(即无痛性心肌梗死),常以休克为主要临床表现而就诊。

诊断要点:①有心绞痛或心肌梗死,而无主动脉瓣或冠状动脉病变者;②中年以上发现心脏增大、心力衰竭,或严重心律失常而无明显高血压等疾病者;③隐性冠心病诊断要点为中年以上无临床症状,但休息心电图有缺血、损伤或运动后心电图阳性。

治疗主要包括:药物治疗、手术治疗、导管介入治疗。

治疗原则:①改善冠脉循环,改善心肌缺血;②减少和防治冠脉痉挛;③防止诱发因素;④降低高血黏状态;⑤有高血压者进行降压治疗,使血压保持适宜水平;⑥对高脂血症给予降血脂治疗;⑦适当体力活动,防止过度劳累;⑧防止心律失常;⑨改善饮食结构,少吃高胆固醇食物;⑩预防心肌梗死及猝死。

药物治疗:

(1)β 受体拮抗药:如美托洛尔等。

(2)硝酸酯类:如硝酸甘油等。

(3)钙通道阻滞药:如硝苯地平等。

(4)抗血小板药物:如阿司匹林、噻氯匹定等。

(5)ACEI 类:如卡托普利、依那普利等。

药物治疗方案举例:

（1）降低心肌耗氧量

| 美托洛尔片 | 12.5~50mg | b.i.d. | p.o. |

| 普萘洛尔片 | 10mg | t.i.d. | p.o. |

（2）扩张血管,改善心肌供血

| 硝酸甘油皮肤喷雾剂 | 发作时1~2喷,10分钟内可重复同样剂量 |

| 卡托普利片 | 12.5~25mg | b.i.d. | p.o. |

| 硝苯地平控释片 | 30mg | q.d. | p.o. |

（3）预防血栓形成

| 阿司匹林片 | 50~300mg | q.d. | p.o. |

| 双嘧达莫片 | 25~50mg | t.i.d. | p.o. |

（4）疗程:药物治疗需长期坚持。

【实训思考】

患者,女,65岁。发作性心前区闷痛1月,加重1日。近1个月来经常无明显诱因劳累后出现心前区闷痛,持续2~5分钟,休息后缓解。近1日情绪欠佳,爬四层楼后再次出现心前区闷痛,但较前加重,伴有发绀。

处方用药:硝苯地平控释片　　30mg　　q.d.　　p.o.

阿司匹林片　　50~300mg　　q.d.　　p.o.

请分析用药是否合理,说明理由。

【实训报告】

1. 根据问病练习中的实训病例,制订出冠心病患者的药物治疗方案,说明选药依据,写出应向患者交代的用药注意事项。

2. 回答实训思考中提出的问题。

3. 写出实训体会。

【实训测试】1~4为单项选择题,5、6为多项选择题,7~9为简答题。

题型	问题	标准分	实得分
1 单选	硝酸甘油、普萘洛尔治疗心绞痛的共同作用是 A. 缩小心室容积　　B. 缩小心脏体积　　C. 减慢心率 D. 降低心肌耗氧量　　E. 抑制心肌收缩力	1	
2 单选	同时具有抗心绞痛和抗心律失常作用的药物是 A. 普萘洛尔　　B. 硝酸甘油　　C. 硝酸异山梨酯 D. 单硝酸异山梨酯　　E. 硝苯地平	1	
3 单选	治疗变异型心绞痛的最佳药物是 A. 普萘洛尔　　B. 硝酸甘油　　C. 硝酸异山梨酯 D. 硝苯地平　　E. 阿替洛尔	1	
4 单选	冠心病患者服用抗血小板药物的治疗目的是 A. 扩张冠脉　　B. 防止血栓形成　　C. 减少心肌耗氧量 D. 增加心肌收缩力　　E. 增加心肌供氧量	1	

题型	问题	标准分	实得分
5 多选	冠心病的药物治疗包括下列哪些作用 A. 改善冠脉循环,改善心肌缺血 B. 减少和防治冠脉痉挛 C. 降低高血黏状态 D. 对高脂血症给予降血脂治疗 E. 预防心肌梗死及猝死	1	
6 多选	药物缓解心绞痛的途径是 A. 舒张冠状动脉 B. 促进侧支循环的形成 C. 降低前后负荷 D. 减慢心率 E. 减弱心肌收缩力	1	
7 简答	哪些治疗冠心病的药物可以缓解心绞痛的发作?	5	
8 简答	请简述普萘洛尔治疗冠心病的作用。	5	
9 简答	简述冠心病的治疗原则。	4	
	答题流畅	1	
总分		20	

（宋　芸）

实训七　高血压的药物治疗方案制订与评价

【实训目的】

1. 学会制订和评价高血压药物治疗方案的方法。

2. 学会正确推荐和介绍治疗高血压的药物,培养用药指导和用药咨询的能力。

3. 掌握治疗高血压的常用药物及其用量、用法。

4. 熟悉高血压的问病内容。

【实训内容】

患者,女性,62 岁,头痛伴头晕、耳鸣、头面部红胀 2 个月。

1. 向患者详细询问病情。

2. 给出最可能的诊断。

3. 制订药物治疗方案。

4. 介绍治疗方案中的药品。

【实训步骤】

1. 问病练习

（1）方法:2 位同学一组,其中一人充当典型的高血压患者,另一人充当问病者,抽签决定问病者和患者,进行问病练习,其余同学注意观看（每位同学课前须认真预习）。

（2）问病内容

1）问主要症状：头痛程度、性质、定位是否清楚，是否为血管搏动性疼痛；休息能否缓解。

2）问诱因：发病前是否有发热、精神刺激、用某些药。

3）问伴随症状：有无呕吐、肢体活动障碍、胸闷、气促。

4）问诊疗经过：发病后做过什么检查，有无确诊？用过什么药治疗，药物的剂型、剂量、用法是什么，疗效如何。

5）问一般情况：饮食、睡眠、大小便、体重有无改变，工作是否受影响。

6）问既往病史、家族史（家中有无相同症状患者）。

2. 讨论　分组讨论，指出其问病和回答的成功和不足之处，每组推出 1 位同学作总结性发言。

3. 优化问病练习　在总结讨论结果的基础上，另选 2 位同学再次进行问病练习。

4. 制订药物治疗方案

（1）分组讨论，能否将上述病例确定为高血压？列出诊断依据，制订药物治疗方案。

（2）每组推出 1 位同学代表发言。

（3）教师总结，并带同学进行病例分析，详细说明给药依据。

5. 介绍　介绍上述治疗方案中的药物，说明药物名称、作用、用法、用量、不良反应及用药注意事项等。

【实训提示】

高血压是指收缩压（SBP）和 / 或舒张压（DBP）升高的临床综合征，成人 SBP ≥40mmHg 和 / 或 DBP ≥90mmHg。根据发病原因可分为原发性高血压和继发性高血压。

临床特征：早期无症状或症状轻微，不易被发现，高血压常见症状有头痛目花、心悸、失眠、脚步轻飘、注意力不集中、容易疲倦等。

诊断要点：根据典型病史、血压监测等可做出诊断，应明确有无并发症。

治疗主要包括：非药物治疗、药物治疗。

治疗原则：

（1）非药物治疗：即采取健康的生活方式。降低血压的主要生活方式的调整包括：超重和肥胖者减轻体重；采用终止高血压膳食疗法，指富含钾和钙的饮食方法；减少钠的摄入；增加体力活动；限制饮酒。调整生活方式能降低血压，提高降压药物的疗效，降低心血管危险。

（2）药物治疗

1）个体化用药：应根据年龄、病程、血压水平、心血管病危险因素、靶器官损害程度、血流动力学状态及并发症等选择合适药物。

2）降压应逐步进行：除非是血压较高或高血压急症，降压药物应从小剂量开始，使血压逐渐下降，老年人尤应如此。

3）药物治疗时，一般从一线药物、单种药物开始。药物的选择一般先单独应用利尿药或β受体拮抗药，并同时配合非药物治疗；无效时可采用β受体拮抗药与利尿药联合用药；仍无效时可加用肼屈嗪或哌唑嗪或硝苯地平；对有外周血管疾病、哮喘、房室传导阻滞等不适合β受体拮抗药治疗者,可先用硝苯地平,无效时加用利尿药,仍无效时,加用可乐定。

4）药物治疗需长期坚持,一般都要坚持长期甚至终身治疗。

治疗药物:

（1）利尿降压药:如氢氯噻嗪、呋塞米等。

（2）血管紧张素转化酶抑制药（ACEI）及血管紧张素Ⅱ受体（AT$_1$受体）拮抗药:依那普利、氯沙坦等。

（3）钙通道阻滞药:氨氯地平、尼莫地平等。

（4）β受体拮抗药:美托洛尔、普萘洛尔等。

（5）交感神经抑制药（包括中枢性抗高血压药、神经节拮抗药、去甲肾上腺素能神经末梢抑制药、其他肾上腺素受体拮抗药）:如可乐定、利血平等。

（6）扩血管药（包括直接扩血管药、钾通道开放药）:如肼屈嗪、硝普钠等。

药物治疗方案举例:

（1）降低血容量

氢氯噻嗪片	12.5mg	q.d.	p.o.
吲达帕胺片	1.25~2.5mg	q.d.	p.o.

（2）扩张血管

卡托普利片	12.5~25mg	b.i.d.	p.o.
贝那普利片	10~20mg	q.d.	p.o.
氯沙坦片	50~100mg	q.d.	p.o.
硝苯地平控释片	30mg	q.d.	p.o.
氨氯地平片	5~10mg	q.d.	p.o.
拉西地平片	4~6mg	q.d.	p.o.
维拉帕米缓释片	120~240mg	q.d.	p.o.

（3）降低心肌收缩力

美托洛尔片 50mg 每日 1~2 次

阿替洛尔片 50mg 每日 1~2 次

（4）疗程:坚持长期甚至终身治疗。

【实训思考】

患者,男,45 岁,汽车司机,近 1 个月来经常加班开长途,渐出现头痛、头晕伴耳鸣等症状,近 4 日加重。期间曾测血压 2 次,分别为 160/100mmHg、164/102mmHg,未曾用药治疗。

处方用药:氢氯噻嗪片　　　12.5mg　　　q.d.　　　p.o.

　　　　　肼屈嗪片　　　0.2g　　　t.i.d.　　　p.o.（首剂加倍）

请分析用药是否合理,说明理由。

【实训报告】

1. 根据问病练习中的实训病例,制订出高血压患者的药物治疗方案,说明选药依据,写出应向患者交代的用药注意事项。

2. 回答实训思考中提出的问题。

3. 写出实训体会。

【**实训测试**】1~5 为单项选择题,6、7 为多项选择题,8~10 为简答题。

题型	问题	标准分	实得分
1 单选	高血压非药物治疗不包括下列哪种措施 A. 超重和肥胖者减轻体重　　B. 高脂饮食 C. 富含钾和钙的饮食　　D. 减少钠盐摄入 E. 限制饮酒	1	
2 单选	下列哪种药物可迅速降低血压 A. 甲基多巴　　B. 氢氯噻嗪　　C. 硝普钠 D. 哌唑嗪　　E. 酚妥拉明	1	
3 单选	长期服用噻嗪类药物,应告诉患者进食哪种元素含量高的食物 A. 钙　　B. 钾　　C. 镁 D. 铁　　E. 硒	1	
4 单选	高血压治疗的疗程是 A. 血压下降 20mmHg 即可停止治疗 B. 血压下降正常时可停止治疗 C. 没有临床症状时即可停止治疗 D. 并发症治疗痊愈后即可停止治疗 E. 需终身治疗	1	
5 单选	伴有轻度水肿的高血压患者宜服用哪类药物 A. 直接扩张血管药　　B. 降低心肌收缩力药　　C. 交感神经抑制药 D. 利尿药　　E. ACEI	1	
6 多选	如果高血压患者同时患有慢性支气管炎,应该避免服用下列哪些药物 A. 普萘洛尔　　B. 硝苯地平　　C. 卡托普利 D. 氯沙坦　　E. 氨氯地平	1	
7 多选	哪些药物通过扩张血管而降低血压 A. 卡托普利　　B. 氯沙坦　　C. 硝苯地平 D. 氨氯地平　　E. 维拉帕米	1	
8 简答	为什么高血压要强调个体化治疗?	3	
9 简答	老年人治疗高血压时应注意什么?	3	
10 简答	请说明各类治疗高血压药物的不良反应。	6	
	答题流畅	1	
总分		20	

（宋 芸）

实训八　支气管哮喘的药物治疗方案制订与评价

【实训目的】

1. 学会制订和评价支气管哮喘药物治疗方案的方法。

2. 学会正确推荐和介绍治疗支气管哮喘的药物,培养用药指导和用药咨询的能力。

3. 掌握治疗支气管哮喘的常用药物及其用量、用法。

4. 熟悉支气管哮喘的问病内容。

【实训内容】

患者,女,24岁,反复发作性胸闷、气喘13年,复发伴呼吸困难2日。每次发作持续5~10分钟不等,冬春季好发。

1. 向患者详细询问病情。

2. 给出最可能的诊断。

3. 制订药物治疗方案。

4. 介绍治疗方案中的药品。

【实训步骤】

1. 问病练习

(1)方法:2位同学一组,其中一人充当典型的支气管哮喘患者,另一人充当问病者,抽签决定问病者和患者,进行问病练习,其余同学注意观看(每位同学课前须认真预习)。

(2)问病内容

1)问主要症状:发作前有无诱因和先兆;发作时是否连续喷嚏或干咳、流涕伴有哮鸣音的呼气性呼吸困难;是否自行缓解;发作持续时间多长。

2)问诱因:发病前是否接触过敏物质等;或反复患气管炎。

3)问伴随症状:发作时有无胸闷、气喘、发绀等。

4)问诊疗经过:发病后做过什么检查,结果如何,有无确诊;用过什么药治疗,药物的剂型、剂量、用法是什么,疗效如何。

5)问一般情况:饮食、睡眠、大小便、体重有无改变,工作是否受影响。

6)问既往史及家族史:详细询问患者的职业及家族史、过敏史。

2. 讨论　分组讨论,指出其问病和回答的成功和不足之处,每组推出1位同学作总结性发言。

3. 优化问病练习　在总结讨论结果的基础上,另选2位同学再次进行问病练习。

4. 制订药物治疗方案

(1)分组讨论,能否将上述病例确定为支气管哮喘?列出诊断依据,制订药物治疗方案。

(2)每组推出1位同学代表发言。

(3)教师总结,并带同学进行病例分析,详细说明给药依据。

5. 介绍　介绍上述治疗方案中的药物,说明药物名称、作用、用法、用量、不良反应及用药注意事项等。

【实训提示】

支气管哮喘是由多种原因引起的发作性气道慢性炎症。嗜酸性粒细胞、肥大细胞和 T 淋巴细胞等多种炎症细胞是引起支气管平滑肌痉挛的主要环节。遗传因素、过敏因素与支气管哮喘有一定关系,如接触变应原、细胞内 cAMP/cGMP 的比例倒置等。

临床特征:多数患者有明显的变应原接触史。发作前常有鼻痒、连续喷嚏、干咳等黏膜过敏先兆,继之出现伴有哮鸣音的呼气性呼吸困难,胸闷时被迫采取坐位,严重时出现发绀。持续数分钟至数小时或更长时间。可自行缓解或治疗后缓解。有些青少年表现为运动时出现胸闷和呼吸困难(运动性哮喘)。

诊断要点:根据典型临床症状与体征可做出诊断,应明确有无过敏、感染或左心功能不全。

治疗原则:消除病因,控制症状。避免接触变应原,以及合理用药。即:平喘、缓解呼吸困难、预防发作。

药物治疗:以平喘药为主,明确药物治疗原则、药物作用及机制,根据临床症状特点、药物作用特点、患者躯体状况和耐受性选择药物。临床常用的平喘药包括:

(1)肥大细胞稳定药:如色甘酸钠、酮替芬等。

(2)糖皮质激素类:如倍氯米松等。

(3)茶碱类:如氨茶碱、二羟丙茶碱等。

(4)β_2 受体激动药:如沙丁胺醇、特布他林、克仑特罗等。

(5)抗胆碱药:如异丙托溴铵等。

(6)白三烯调节药:如扎鲁司特、孟鲁司特等。

药物治疗方案举例:

(1)氨茶碱片 0.1g   t.i.d.   p.o.

(2)沙丁胺醇控释片 8mg   b.i.d.   p.o.

(3)倍氯米松气雾剂   2~3 揿 / 次   2~3 次 /d   吸入

(4)异丙托溴铵气雾剂   0.02~0.04mg   3~6 次 /d   吸入

(5)酮替芬胶囊 1mg   b.i.d.   p.o.

【实训思考】

患者,女,5 岁,18kg。3 日前曾患"上呼吸道感染(咽痛、流涕、咳嗽)",未进行任何药物治疗,近 2 日患者出现明显呼吸困难和咳嗽进行性加重,于是来就诊(患者近 2 年内已数次患过支气管炎,并在 3 个月前因为肺炎住院治疗)。查体:患儿焦虑,处于中度呼吸窘迫状态并可闻及呼气相哮鸣音,偶尔咳嗽,呼气相延长,胸部过度充气以及三凹征阳性(胸骨上窝、锁骨上窝和肋间隙凹陷),听诊发现吸气相和呼气相哮鸣音和左上肺呼吸音减弱。体温 37.8℃,呼吸 30 次 /min,血压 110/83mmHg,心率 130 次 /min。余未见异常。诊断为急性支气管哮喘。

处方用药:0.5% 沙丁胺醇溶液 0.5ml 雾化吸入 10 分钟以上。

请分析用药是否合理,说明理由。

【实训报告】

1. 根据问病练习中的实训病例,制订出支气管哮喘患者的药物治疗方案,说明选药依据,写出应向患者交代的用药注意事项。

2. 回答实训思考中提出的问题。

3. 写出实训体会。

【实训测试】1~4 为单项选择题,5、6 为多项选择题,7~10 为简答题。

题型	问题	标准分	实得分
1 单选	支气管哮喘的本质是 A. 发作性气道慢性炎症　B. 支气管松弛　　C. 气道畸形 D. 气道癌变　　　　　E. 气道无效腔扩大	1	
2 单选	用于治疗过敏性哮喘的药物是 A. 沙丁胺醇　　　　B. 肾上腺素　　　C. 酮替芬 D. 氨茶碱　　　　　E. 异丙托溴铵	1	
3 单选	治疗急性支气管哮喘的常用药物是 A. 色甘酸钠　　　　B. 酮替芬　　　　C. 美沙酮 D. 甘草　　　　　　E. 沙丁胺醇	1	
4 单选	不明原因的哮喘治疗药物常选用 A. 酮替芬　　　　　B. 沙丁胺醇　　　C. 异丙托溴铵 D. 氨茶碱　　　　　E. 倍氯米松	1	
5 多选	支气管哮喘的诊断要点有 A. 是否接触变应原　　　　　　B. 是否有家族遗传史 C. 进行性呼气性呼吸困难　　　D. 三凹征阳性 E. 肺部闻及呼气性哮鸣音	1	
6 多选	引起支气管哮喘的炎性细胞主要有 A. 嗜酸性粒细胞　　B. 肥大细胞　　　C. 嗜碱性粒细胞 D. 单核细胞　　　　E. T 淋巴细胞	1	
7 简答	支气管哮喘的主要临床表现特点是什么?好发于什么季节?	2	
8 简答	与支气管哮喘有直接关联的常见因素是什么?	2	
9 简答	支气管哮喘的治疗原则有哪些?	4	
10 简答	治疗支气管哮喘的常用药物有哪几类?每一类列举一个药物。	5	
	答题流畅	1	
总分		20	

（邓元荣）

实训九　肺结核的药物治疗方案制订与评价

【实训目的】

1. 学会制订和评价肺结核药物治疗方案的方法。

2. 学会正确推荐和介绍治疗肺结核的药物,培养用药指导和用药咨询的能力。

3. 掌握治疗肺结核的常用药物及其用量、用法。

4. 熟悉肺结核的问病内容。

【实训内容】

患者,女,18 岁,午后低热、乏力、食欲减退、消瘦、盗汗半年余,近日出现咳嗽伴少量鲜血。

1. 向患者详细询问病情。

2. 给出最可能的诊断。

3. 制订药物治疗方案。

4. 介绍治疗方案中的药品。

【实训步骤】

1. 问病练习

（1）方法:2 位同学一组,其中一人充当典型的肺结核患者,另一人充当问病者,抽签决定问病者和患者,进行问病练习,其余同学注意观看(每位同学课前须认真预习)。

（2）问病内容

1）问主要症状:发病前是否有持续性干咳等。发病后的表现:近期是否出现体重下降,连续咳嗽并伴有低热、乏力、食欲减退;是否有盗汗;出现的时间;是否有咯血;咯血的次数和量;是否有痰;量多还是量少;痰液黏稠还是稀薄;是否容易咳出等。

2）问诱因:发病前是否有劳累;是否营养不良或者接触过结核患者。

3）问伴随症状:咳嗽时有无胸痛;发病期有无高热;持续时间;有无月经失调或闭经。

4）问诊疗经过:发病后做过什么检查,结果如何,有无确诊;用过什么药治疗,药物的剂型、剂量、用法是什么,疗效如何。

5）问一般情况:食欲、体重有无改变,学习是否受影响。

6）问既往病史、家族史及结核患者接触史,是否接种过卡介苗。

2. 讨论　分组讨论,指出其问病和回答的成功和不足之处,每组推出 1 位同学作总结性发言。

3. 优化问病练习　在总结讨论结果的基础上,另选 2 位同学再次进行问病练习。

4. 制订药物治疗方案

（1）分组讨论,能否将上述病例确定为肺结核?列出诊断依据,制订药物治疗方案。

（2）每组推出 1 位同学代表发言。

（3）教师总结,并带同学进行病例分析,详细说明给药依据。

5. 介绍　介绍上述治疗方案中的药物,说明药物名称、作用、用法、用量、不良反应及用药注意事项等。

【实训提示】

肺结核是由结核分枝杆菌引起的慢性呼吸道传染病,排菌患者为重要传染源。结核分枝杆菌侵入人体后4~8周,身体组织对结核菌及其代谢产物发生敏感反应,使局部出现变性、渗出炎症,甚至干酪样坏死,是其主要发病环节。

临床特征:表现为午后低热、乏力、食欲缺乏、体重减轻、盗汗等。当肺部病灶急剧进展播散时,可有高热,妇女可有月经失调或闭经。呼吸系统症状一般有干咳或只有少量黏液痰。伴继发感染时,痰呈黏液性或脓性。约1/3患者有不同程度咯血。多为痰中带血,一旦病灶损伤小血管或空洞的血管瘤破裂则咯血量较多。

诊断要点:根据典型临床症状与体征,以及结核菌素试验、痰涂片可做出诊断,应明确有无结核患者或结核分枝杆菌接触史,以及是否接种过卡介苗。

治疗原则:早期、联合、适量、规律和全程使用敏感药物。

药物治疗:以抗结核药物为主,明确药物治疗原则、药物作用及机制,根据临床症状特点、药物作用特点、患者个体差异选择药物。临床常用的抗结核药物包括:

(1)一线抗结核病药:如异烟肼、利福平、乙胺丁醇、吡嗪酰胺、链霉素等。

(2)二线抗结核病药:如对氨基水杨酸、卡那霉素、丙硫异烟胺、环丝氨酸等。

药物治疗方案举例(MCPO疗法):

①硫酸链霉素注射剂　0.5g　i.m.　b.i.d.

②异烟肼片　0.3g　q.d.　p.o.

③利福平胶囊　0.45~0.6g/d　空腹顿服

根据患者的症状改善情况和耐受情况随时调整药物剂量,注意个体化用药,以减少不良反应。

【实训思考】

患者,男,28岁。半年来反复感冒,近3个月连续咳嗽,痰少、淡黄色,低烧,自行服用润肺合剂、阿莫西林等药物,咳嗽症状稍有改善。近日加班后咳嗽加剧,再次服用润肺合剂未见好转(6个月前同宿舍同学曾患肺结核),于是来院就诊。主诉头晕、乏力、手脚发热、食欲减退伴进行性体重减轻1个月余。查体:患者精神萎靡,神志清楚,体温38.3℃,血压100/70mmHg,心率84次/min,呼吸21次/min。余正常。实验室检查:血沉加快,抗"O"阳性,结核菌素试验阳性。X线片:右侧肺门有一1.6cm×2.0cm左右阴影。诊断为右肺原发性肺结核。

处方用药:异烟肼片0.3g　q.d.　p.o.

请分析用药是否合理,说明理由。

【实训报告】

1. 根据问病练习中的实训病例,制订出肺结核患者的药物治疗方案,说明选药依据,写出应向患者交代的用药注意事项。

2. 回答实训思考中提出的问题。

3. 写出实训体会。

【实训测试】 1~4 为单项选择题，5、6 为多项选择题，7~10 为简答题。

题型	问题	标准分	实得分
1 单选	肺结核的病原菌是 A. 结核分枝杆菌　　B. 麻风杆菌　　C. 伤寒沙门菌 D. 痢疾志贺菌　　E. 破伤风杆菌	1	
2 单选	治疗肺结核的常用药物是 A. 阿米卡星　　B. 异烟肼　　C. 异丙嗪 D. 青霉素　　E. 氯霉素	1	
3 单选	肺结核的治疗不包括 A. 药物治疗　　B. 肺成熟度测定　　C. 对症治疗 D. 心理治疗　　E. 依据个体差异选药	1	
4 单选	纤维空洞性肺结核的传播途径主要是 A. 消化道　　B. 生殖道　　C. 泌尿道 D. 呼吸道　　E. 血液	1	
5 多选	治疗结核病的一线药物有 A. 异烟肼　　B. 吡嗪酰胺　　C. 乙胺丁醇 D. 乙胺嘧啶　　E. 利福平	1	
6 多选	属于二线抗结核病的药物有 A. 对氨基水杨酸　　B. 环丝氨酸　　C. 对乙酰氨基酚 D. 丙硫异烟胺　　E. 卡那霉素	1	
7 简答	肺结核的主要临床表现特点是什么？	2	
8 简答	肺结核药物的治疗原则有哪些？	2	
9 简答	肺结核的诊断要点有哪些？	4	
10 简答	肺结核的分型及主要症状有哪些？	5	
	答题流畅	1	
总分		20	

（邓元荣）

实训十　消化性溃疡的药物治疗方案制订与评价

【实训目的】

1. 学会制订和评价消化性溃疡药物治疗方案的方法。

2. 学会正确推荐和介绍治疗消化性溃疡的药物，培养用药指导和用药咨询的能力。

3. 掌握治疗消化性溃疡的常用药物及其用量、用法。

4. 掌握消化性溃疡的问病内容。

【实训内容】

患者，女性，26 岁，间断上腹疼痛 3 年，进食后缓解，冬春季多发。

1. 向患者详细询问病情。

2. 给出最可能的诊断。

3. 制订药物治疗方案。

4. 介绍治疗方案中的药品。

【实训步骤】

1. 问病练习

（1）方法：2位同学一组，其中一人充当典型的胃溃疡或十二指肠溃疡患者，另一人充当问病者，抽签决定问病者和患者，进行问病练习，其余同学注意观看（每位同学课前须认真预习）。

（2）问病内容

1）问主要症状：上腹疼痛居中或偏左偏右，隐痛还是胀痛，有无放射，餐前或餐后出现，进食后能否缓解；好发季节。

2）问诱因：发病前是否饮食不规则、压力大、用某些药。

3）问伴随症状：有无反酸、嗳气、上腹饱胀、食欲缺乏；有无黑便。

4）问诊疗经过：发病后用过什么药治疗，效果如何；做过什么检查，有无确诊。

5）问一般情况：饮食、睡眠、大小便、体重有无改变，工作是否受影响。

6）问既往病史及家族史：家中有无相同症状患者。

2. 讨论　分组讨论，指出其问病和回答的成功和不足之处，每组推出1位同学作总结性发言。

3. 优化问病练习　在总结讨论结果的基础上，另选2位同学再次进行问病练习。

4. 制订药物治疗方案

（1）分组讨论，能否将上述病例确定为消化性溃疡？列出诊断依据，制订药物治疗方案。

（2）每组推出1位同学代表发言。

（3）教师总结，并带同学进行病例分析，详细说明给药依据。

5. 介绍　介绍上述治疗方案中的药物，说明药物名称、作用、用法、用量、不良反应及用药注意事项等。

【实训提示】

消化性溃疡是指发生在胃和十二指肠的慢性溃疡。胃酸分泌过多、幽门螺杆菌（Hp）感染、胃黏膜保护作用减弱是引起消化性溃疡的主要环节。遗传因素、环境因素与消化性溃疡也有一定关系，如各种刺激性药物的使用、酗酒、吸烟以及精神因素等。

临床特征：大多数患者以中上腹疼痛开始起病。少数患者可无症状，或以出血、穿孔等并发症为首次症状。消化性溃疡的特点：慢性过程、周期性发作、节律性上腹疼痛（其中十二指肠溃疡表现为空腹痛和午夜痛，胃溃疡疼痛常在餐后1小时左右发生），疼痛多呈钝痛、烧灼样或饥饿痛，可有反酸、嗳气、上腹饱胀、食欲缺乏等其他消化道症状。

诊断要点：根据典型病史、纤维胃镜或X-线钡餐检查可做出诊断，应明确有无幽门螺杆菌感染。

治疗主要包括：一般治疗、药物治疗。

治疗消化性溃疡的原则是：消除病因，控制症状、促进溃疡愈合、预防复发和避免并发症。必须坚持联合用药、定时服药和完成必要的疗程，同时重视非药物治疗，精神治疗，劳逸结合，生活有规律,戒烟戒酒,以保证疗效。

药物治疗:

（1）降低胃内酸度:①抗酸药;②抑酸药,如 H_2 受体拮抗药、质子泵抑制药、M 受体拮抗药、促胃液素受体拮抗药。

（2）保护胃黏膜:①铋剂;②硫糖铝;③前列腺素衍生物。

（3）根除 Hp 治疗（三联疗法）:铋剂 +2 种抗菌药;质子泵抑制药 +2 种抗菌药。

药物治疗方案举例:

（1）抑制胃酸

法莫替丁片	20mg	b.i.d.	p.o.

或:

奥美拉唑片	20mg	q.d.	p.o.

（2）保护胃黏膜

枸橼酸铋钾胶囊	240mg	b.i.d.	p.o.

或:

硫糖铝片 1.0		t.i.d.	p.o.

（3）根除 Hp

奥美拉唑片	20mg	b.i.d.	p.o.
阿莫西林片	1 000mg	b.i.d.	p.o.
甲硝唑片	400mg	b.i.d.	p.o.

连续用药 1 周

或:

枸橼酸铋钾胶囊	240mg	b.i.d.	p.o.
克拉霉素片	250mg	b.i.d.	p.o.
替硝唑片	400mg	b.i.d.	p.o.

连续用药 1 周

（4）疗程:十二指肠溃疡（DU）4 周,胃溃疡（GU）6 周。

【实训思考】

患者,男,45 岁,汽车司机,反复上腹痛、反酸、嗳气 5 年,加重 4 日,黑便 2 次,呕血 1 次。5 年来常因饮食不规律及吃辛辣食物后,出现上腹部隐痛,多发生在餐后 2 小时或深夜,伴反酸嗳气和胃部灼热感,每次发作持续 5~10 日不等,自服法莫替丁可使症状缓解。4 日前因过劳、关节疼痛服用吲哚美辛,出现上述症状。诊断为十二指肠溃疡并出血。

处方用药:氢氧化铝凝胶	10ml	t.i.d.	p.o.
云南白药	0.5	t.i.d.	p.o.
奥美拉唑片	20mg	i.v.	

请分析用药是否合理,说明理由。

【实训报告】

1. 根据问病练习中的实训病例,制订出消化性溃疡患者的药物治疗方案,说明选药依据,写出应向患者交代的用药注意事项。

2. 回答实训思考中提出的问题。

3. 写出实训体会。

【实训测试】1~4 为单项选择题,5、6 为多项选择题,7~10 为简答题。

题型	问题			标准分	实得分
1 单选	与消化性溃疡发病有关的细菌是 A. 大肠埃希菌　　　B. 克雷伯菌　　　C. 幽门螺杆菌 D. 溶血性链球菌　　E. 铜绿假单胞菌			1	
2 单选	在消化性溃疡形成过程中起决定性作用的因素是 A. 胃酸　　　　　　B. 胃蛋白酶　　　C. 饮食不规则 D. 精神因素　　　　E. 遗传因素			1	
3 单选	解热镇痛药参与消化性溃疡形成的机制是影响了 A. 黏液 -HCO$_3^-$ 屏障的功能　　　　　B. 黏膜的血运 C. 前列腺素的合成　　　　　　　　　D. 细胞的更新 E. 表皮生长因子的产生			1	
4 单选	治疗十二指肠溃疡的药物疗程为 A. 2~3 周　　　　　B. 3~4 周　　　　C. 4~6 周 D. 5~7 周　　　　　E. 6~8 周			1	
5 多选	根除幽门螺杆菌感染联合用药治疗方案中包括以下哪三种药物 A. 奥美拉唑　　　　B. 阿莫西林　　　C. 雷尼替丁 D. 甲硝唑　　　　　E. 硫糖铝			1	
6 多选	消化性溃疡的常见并发症有 A. 出血　　　　　　B. 穿孔　　　　　C. 幽门梗阻 D. 栓塞　　　　　　E. 癌变			1	
7 简答	消化性溃疡临床表现的三大特点是什么?消化性溃疡好发于什么季节?			3	
8 简答	常用的 H$_2$ 受体拮抗药和质子泵抑制药有哪些?如何应用?有何不良反应?应向患者交代的用药注意事项是什么?			4	
9 简答	枸橼酸铋钾治疗消化性溃疡的机制是什么?如何应用?有何不良反应?应向患者交代的用药注意事项是什么?			4	
10 简答	消化性溃疡的发病与哪些因素有关?			3	
	答题流畅				
总分				20	

(胡清伟)

实训十一　缺铁性贫血的药物治疗方案制订与评价

【实训目的】

1. 学会制订和评价缺铁性贫血药物治疗方案的方法。

2. 学会正确推荐和介绍治疗缺铁性贫血的药物,培养用药指导和用药咨询的能力。

3. 掌握治疗缺铁性贫血的常用药物及其用量、用法。

4. 熟悉缺铁性贫血的问病内容。

【实训内容】

患者,女性,42岁,头晕乏力,面色苍白2年。

1. 向患者详细询问病情。

2. 给出最可能的诊断。

3. 制订药物治疗方案。

4. 介绍治疗方案中的药品。

【实训步骤】

1. 问病练习

（1）方法:2位同学一组,其中一人充当典型的缺铁性贫血患者,另一人充当问病者,抽签决定问病者和患者,进行问病练习,其余同学注意观看(每位同学课前须认真预习)。

（2）问病内容

1）问主要症状:发病时间;持续性或阵发性。

2）问诱因:有无明显诱因;是否有出血情况存在。

3）问伴随症状:有无耳鸣、眼花;有无心慌、胸闷;有无注意力、记忆力障碍。

4）问诊疗经过:发病后用过什么药治疗,剂量、用法是什么;效果如何;是否做过心电图、血常规检查,有无确诊。

5）问一般情况:饮食、睡眠、大小便、体重有无改变,工作是否受影响。

6）问既往病史、家族史:尤其是否有心血管病、神经系统病史,家中有无相同症状患者。

2. 讨论　分组讨论,指出其问病和回答的成功和不足之处,每组推出1位同学作总结性发言。

3. 优化问病练习　在总结讨论结果的基础上,另选2位同学再次进行问病练习。

4. 制订药物治疗方案

（1）分组讨论,能否将上述病例确定为缺铁性贫血？列出诊断依据,制订药物治疗方案。

（2）每组推出1位同学代表发言。

（3）教师总结,并带同学进行病例分析,详细说明给药依据。

5. 介绍　介绍上述治疗方案中的药物,说明药物名称、作用、用法、用量、不良反应及用药注意事项等。

【实训提示】

缺铁性贫血是由于体内铁缺乏时,引起血红蛋白合成减少所致的小细胞低色素性贫血,占贫血类型的80%左右,在青少年和妇女中发病率高。慢性失血、铁的需要量增加、铁的吸收障碍是导致缺铁的主要原因。通过问诊和查体往往能找到病因,为诊断和治疗提供帮助。

临床特征:常有头晕乏力、心慌气短、面色苍白和注意力不集中、记忆减退以及原发病症状,如消化性溃疡患者有嗳气、反酸、上腹痛及黑便病史;女性患者可能有月经过多病史;儿童患者可能有食欲缺乏、偏食病史。血常规检查可见血红蛋白减少、红细胞计数减低、平均红细胞体积降低、红细胞比容降低。

诊断要点：根据典型病史，应考虑贫血，根据血常规化验检查结果可做出明确诊断，应进一步做相关检查以明确病因。如怀疑消化性溃疡出血，应做胃镜或钡餐透视及大便潜血试验等。

治疗主要包括：病因治疗、药物治疗。缺铁性贫血找到病因是关键。

治疗原则：消除病因，治疗原发病，补充铁剂。使用铁剂的基本原则是：①首选口服铁剂，安全且疗效可靠；②去除原发病因后，铁剂治疗无效应考虑铁剂的质量和生物利用度；③血象恢复正常后，铁剂仍需继续服用 3~6 个月，以补充机体铁的储备；④有持续出血或溶血伴血红蛋白尿患者要持续补铁。

药物治疗：

（1）首选口服铁剂。可根据患者的状况选择不同制剂。如因铁剂胃肠道刺激明显者，可选用葡萄糖酸亚铁、富马酸亚铁；儿童不能吞服药片者，可选用枸橼酸铁铵。

（2）不能耐受口服铁剂、消化道吸收障碍或需迅速获得疗效者，可给予注射铁剂。

（3）同时服用维生素 C 可促进铁的吸收。

药物治疗方案举例：

（1）硫酸亚铁片 0.3　t.i.d.　p.o.　p.c.

　　维生素 C 片 0.2　t.i.d.　p.o.

（2）右旋糖酐铁注射剂 100mg　i.m.　q.d.

（3）应用铁剂治疗 5~7 日，应检查网织红细胞计数是否升高；2~4 周时应检查血红蛋白含量是否增高；2 个月左右应检查血红蛋白是否恢复正常。血红蛋白恢复正常后还应半量服药 3 个月，以补充铁的储备。

【实训思考】

患者，女，48 岁，因"心慌、乏力 3 年"，自己怀疑有心脏病，到当地医院心内科就诊，经心电图、血压等检查未发现有心血管疾病，血常规检查发现有贫血。请血液内科会诊，建议做骨髓穿刺，以明确诊断。患者拒绝。后因同样症状来医院就诊，血常规检查结果：Hb 75g/L，RBC 3.6×10^{12}/L，MCV 78fl。进一步追问病史，患者说出月经不规则 4 年，每次持续近 20 日。遂建议到妇科检查。妇科检查结果：宫颈息肉，子宫肥大症。建议手术治疗。后经手术及补充铁剂治疗痊愈。

许多贫血患者常因心慌、乏力、头晕、记忆减退、耳鸣、食欲缺乏等症状到心内科、神经内科、消化内科等科室就诊，尤其老年人、农村贫困人口，对自己病情不重视，女性患者不愿说出甚至故意隐瞒妇科病史，给诊断增加困难。因此，应仔细询问病史，找到病因，才能根治。这是缺铁性贫血诊疗的关键。

（1）如何帮助患者找到缺铁的原因？病因可能有哪些？

（2）患者拿到药物后，应嘱咐患者哪些用药注意事项（如不能与哪些药物同时服用、何时服药、注意复查等）？

【实训报告】

1. 根据问病练习中的实训病例，制订出缺铁性贫血患者的药物治疗方案，说明选药依据，写出应向患者交代的用药注意事项。

2. 回答实训思考中提出的问题。

3. 写出实训体会。

【实训测试】1~5 为单项选择题,6 为多项选择题,7~10 为简答题。

题型	问题	标准分	实得分
1 单选	诊断缺铁性贫血主要依据 A. 头晕乏力、面色苍白等症状 B. 体格检查结果 C. 血常规检查血红蛋白含量、红细胞计数低于正常 D. 血常规检查全血细胞减少 E. 补充铁剂治疗有效	1	
2 单选	判断铁剂治疗缺铁性贫血有效的最早指标是 A. 网织红细胞计数　　　　　　B. 血红蛋白含量 C. 红细胞计数　　　　　　　　D. 临床表现 E. 平均红细胞体积	1	
3 单选	注射用铁剂右旋糖酐铁和山梨醇铁每毫升含铁元素 A. 25mg　　　　B. 50mg　　　　C. 100mg D. 200mg　　　　E. 75mg	1	
4 单选	服用硫酸亚铁治疗后 2 个月,血红蛋白为 140g/L,此时应 A. 停止口服,以免中毒 B. 继续按原剂量口服半年 C. 剂量减半,继续服药 3 个月 D. 在 1 个月内逐渐减量,以免出现反跳 E. 改为注射给药	1	
5 单选	硫酸亚铁片剂每片为 0.3g,儿童误服多少片以上就可能中毒甚至死亡 A. 2 片　　　　B. 7 片　　　　C. 20 片 D. 50 片　　　　E. 100 片	1	
6 多选	下列哪些情况下应采用铁剂注射给药 A. 口服铁剂胃肠刺激强　　　　B. 慢性腹泻患者 C. 胃大部切除　　　　　　　　D. 胃十二指肠溃疡 E. 儿童患者	1	
7 简答	患者口服铁剂后出现明显的恶心呕吐,是什么原因?应如何处理?	4	
8 简答	血常规检查,血红蛋白含量、红细胞、白细胞、血小板的正常值分别是多少?	4	
9 简答	如何计算注射用铁剂的总用量?	3	
10 简答	各种口服铁剂的特点是什么?	3	
总分		20	

(王国明)

实训十二　泌尿道感染的药物治疗方案制订与评价

【实训目的】

1. 学会制订和评价泌尿道感染药物治疗方案的方法。

2. 学会正确推荐治疗泌尿道感染的药物,培养用药指导和用药咨询的能力。

3. 掌握治疗泌尿道感染的常用药物及其用量、用法。

4. 熟悉泌尿道感染的问病内容。

【实训内容】

患者,女性,26 岁,尿频、尿急、尿痛 3 日。

1. 向患者详细询问病情。

2. 给出最可能的诊断。

3. 制订药物治疗方案。

4. 介绍治疗方案中的药品。

【实训步骤】

1. 问病练习

(1)方法:2 位同学一组,其中一人充当典型的泌尿道感染患者,另一人充当问病者,抽签决定问病者和患者,进行问病练习,其余同学注意观看(每位同学课前须认真预习)。

(2)问病内容

1)问主要症状:尿路症状如尿频、尿急、尿痛等具体表现,发病时间;持续时间;是否有全身症状如寒战、发热。

2)问诱因:是否有不注意会阴部卫生的习惯。

3)问伴随症状:有无血尿、腰痛;尿量多少。

4)问诊疗经过:发病后用过什么药治疗,剂量、用法是什么;效果如何;做过什么检查尤其尿常规,有无确诊。

5)问一般情况:饮食、睡眠、大便、体重有无改变,工作是否受影响。

6)问既往病史、家族史、婚姻史:是否有糖尿病、尿路结石病史;是否已婚。

2. 讨论 分组讨论,指出其问病和回答的成功和不足之处,每组推出 1 位同学作总结性发言。

3. 优化问病练习 在总结讨论结果的基础上,另选 2 位同学再次进行问病练习。

4. 制订药物治疗方案

(1)分组讨论,能否将上述病例确定为泌尿道感染? 定位诊断是什么? 列出诊断依据,制订药物治疗方案。

(2)每组推出 1 位同学代表发言。

(3)教师总结,并带同学进行病例分析,详细说明给药依据。

5. 介绍 介绍上述治疗方案中的药物,说明药物名称、作用、用法、用量、不良反应及用药注意事项等。

【实训提示】

泌尿道感染由细菌等微生物引起的泌尿系统急慢性炎症反应。女性居多,其中已婚妇女、孕妇发病率高。这与女性泌尿系统的解剖结构特点有关。其他易感因素有:尿路梗阻、器械检查、机体免疫力低下、尿道周围炎症等。病原体多为细菌,尤其大肠埃希菌多见。

临床特征:急性膀胱炎主要表现为尿频、尿急、尿痛、排尿不畅、下腹不适等,一般无全身感染症状,可有血尿、白细胞尿。其致病菌多为大肠埃希菌。急性肾盂肾炎急性起病,可有或无尿频、尿急、尿痛,常有腰痛和全身感染症状如寒战、发热及血白细胞计数升高等。慢性肾盂肾炎多有急性肾盂肾炎病史及反复发作经过,尿路感染表现不明显,可有乏力、低热等全身表现,反复发作、病情迁延可合并肾小管功能损害,出现夜尿增多,低渗、低比重尿等,静脉肾盂造影有助鉴别。

诊断要点:根据典型病史,应考虑泌尿道感染。临床表现结合尿细菌学检查、尿沉渣白细胞计数等可做出病因诊断和定位诊断。

治疗原则:多饮水、勤排尿,注意阴部的清洁卫生;避免使用尿路器械,尽可能除去结石、梗阻等易感因素;治疗原发病,提高机体免疫力;发现有尿路畸形或功能异常,及时处理。

药物治疗:根据病原体的种类选择敏感的抗菌药物。在未出药敏试验结果前,应选用对革兰氏阴性杆菌有效的药物。

(1)喹诺酮类:如吡哌酸、诺氟沙星、环丙沙星等。

(2)β-内酰胺类抗生素:阿莫西林、头孢噻肟等。

(3)氨基糖苷类抗生素:庆大霉素、阿米卡星等。本类药物口服难吸收,需注射给药。

药物治疗方案举例:

(1)吡哌酸片 0.5 t.i.d. p.o.

(2)阿莫西林片 0.5 t.i.d. p.o.

(3)庆大霉素注射液 8 万 U i.m. b.i.d.

(4)疗程:急性膀胱炎 3 日,急性肾盂肾炎 14 日。

【实训思考】

患者,女,35 岁,已婚。因畏寒、发热伴尿频、尿急、尿痛 3 日入院。患者 3 日前突然出现畏寒、发热、头痛、乏力、恶心、呕吐、食欲缺乏,每日排尿十多次,量不多、但排不尽,并伴有腰酸及下腹胀痛。患者平素健康,无特殊病史。查体:体温 39℃,心率 100 次 /min,呼吸 20 次 /min,血压 110/75mmHg,神清,急性病容,皮肤黏膜无皮疹、瘀点,心肺(−),腹软、肝脾未触及,肋腰点压痛,双肾区叩击痛。实验室检查:RBC 4.5×10^{12}/L, Hb 120g/L, WBC 12×10^9/L。尿常规:尿略混浊,白细胞(+++),红细胞(+),白细胞管型少许。临床诊断为急性肾盂肾炎。

处方用药:

氨苄西林 2.5(皮试)+0.9% 氯化钠注射液　　　　100ml　　iv.gtt　　b.i.d.

阿米卡星 0.2+5% 葡萄糖注射液　　　　　　　　250ml　　iv.gtt　　b.i.d.

碳酸氢钠片　1.0　t.i.d.　p.o.

(1)请分析用药是否合理,说明理由。泌尿道感染是否需要做出定位诊断?给药方法和疗程是否一样?

(2)泌尿道感染的病原体多为大肠埃希菌或其他革兰氏阴性杆菌,选用青霉素治疗是否有效?

【实训报告】

1. 根据问病练习中的实训病例,制订出泌尿道感染患者的药物治疗方案,说明选药依据,写出应向患者交代的用药注意事项。

2. 回答实训思考中提出的问题。

3. 写出实训体会。

【实训测试】1~4 为单项选择题,5、6 为多项选择题,7~10 为简答题。

题型	问题			标准分	实得分
1 单选	泌尿道感染最常见的病原体是 A. 大肠埃希菌　　　B. 金黄色葡萄球菌　　C. 真菌 D. 厌氧菌　　　　　E. 链球菌			1	
2 单选	泌尿道感染最常见于 A. 未婚青年女性　　B. 已婚青年女性　　　C. 老年男性 D. 青年男性　　　　E. 儿童			1	
3 单选	急性膀胱炎的主要症状是 A. 腰痛　　　　　　B. 尿频、尿急、尿痛　　C. 全身无力、发热 D. 血白细胞计数增高　E. 多饮、多食、多尿			1	
4 单选	药物治疗急性膀胱炎的疗程一般为 A. 3 日　　　　　　B. 5 日　　　　　　C. 10 日 D. 15 日　　　　　E. 30 日			1	
5 多选	对革兰氏阴性杆菌有效的抗菌药物包括 A. 青霉素　　　　　B. 氨基糖苷类　　　C. 喹诺酮类 D. 第三代头孢菌素　E. 氨苄西林			1	
6 多选	肾盂肾炎与膀胱炎的表现不同之处有 A. 尿频、尿急、尿痛　B. 发热　　　　　C. 管型尿 D. 腰痛　　　　　　E. 尿细菌含量多少			1	
7 简答	泌尿道感染为什么多见于女性（根据女性泌尿系统结构特点阐述）?			2	
8 简答	泌尿道感染时如何联合应用抗菌药物可使疗效增强?			4	
9 简答	孕妇发生泌尿道感染时选用哪些抗菌药物是较安全的?			4	
10 简答	泌尿道感染除了药物治疗,一般治疗还有哪些?			3	
	答题流畅			1	
总分				20	

（王国明）

实训十三　荨麻疹的药物治疗方案制订与评价

【实训目的】

1. 学会制订和评价荨麻疹药物治疗方案的方法。

2. 学会正确推荐和介绍治疗荨麻疹的药物,培养用药指导和用药咨询的能力。

3. 掌握治疗荨麻疹的常用药物及其用量、用法。

4. 熟悉荨麻疹的问病内容。

【实训内容】

患者,男,18 岁,全身反复起风团,瘙痒 3 年,每年冬春发作,遇冷尤甚,得暖后减轻。

1. 向患者详细询问病情。

2. 给出最可能的诊断。

3. 制订药物治疗方案。

4. 介绍治疗方案中的药品。

【实训步骤】

1. 问病练习

（1）方法:2 位同学一组,其中一人充当典型的荨麻疹患者,另一人充当问病者,抽签决定问病者和患者,进行问病练习,其余同学注意观看(每位同学课前须认真预习)。

（2）问病内容

1）问主要症状:风疹块出现前的主观感受(局部是否有发痒或麻刺感),风疹块的大小、颜色、形状、边界、数目、出现部位,是否可以自行消失及持续时间,疹退后是否留有痕迹;好发季节;与温度是否有关。

2）问诱因:发病前的饮食、接触物,是否有理化因素刺激;是否有感染、用过哪些药;发病与精神因素及内分泌的关系。

3）问伴随症状:有无恶心、呕吐、心跳加快、腹泻及腹痛、头痛或发热等不适症状;有无局部淋巴结肿大;有无食欲减退。

4）问诊疗经过:发病后做过什么检查,结果如何;有无确诊;用过什么药物治疗,药物的剂型、剂量、用法是什么,疗效如何。

5）问一般情况:饮食、睡眠、大小便、体重有无改变,工作是否受影响。

6）问既往病史及家族史:过去患过何种疾病,家中有无相同症状患者。

2. 讨论 分组讨论,指出其问病和回答的成功和不足之处,每组推出 1 位同学作总结性发言。

3. 优化问病练习 在总结讨论结果的基础上,另选 2 位同学再次进行问病练习。

4. 制订药物治疗方案

（1）分组讨论,能否将上述病例确定为荨麻疹?列出诊断依据,制订药物治疗方案。

（2）每组推出 1 位同学代表发言。

（3）教师总结,并带同学进行病例分析,详细说明给药依据。

5. 介绍 介绍上述治疗方案中的药物,说明药物名称、作用、用法用量、不良反应及用药注意事项等。

【实训提示】

荨麻疹俗称风团、风疹块、风疙瘩,是一种常见的皮肤黏膜过敏性疾病,好发于过敏体质。引起荨麻疹的原因很多,如食物(动物性食物如鱼、虾、蟹、蛋、奶、牛肉等,植物性食物如草莓、核桃、番茄等及食品的添加剂如调味品、色素、防腐剂等)、药物(如青霉素类、磺胺类药物、血液制品、疫苗等)、感染、昆虫叮咬(如螨、跳蚤、臭虫等)、吸入物(各种花粉、汽油、粉尘、真菌的孢子等)、接触物(动物的毛、皮屑,某些纺织品等)、内科疾病(肿瘤、结缔组织病、血管炎、糖尿病等)、遗传以及精神因素、理化因素（冷、热、日光、摩擦等及某些化学物质）等均可诱发。

临床特征：根据病程，荨麻疹一般分为急性和慢性两类。①急性荨麻疹：迅速出现风疹块，在出疹前几分钟，局部常发痒或有麻刺感。有的患者在风疹块出现数小时或一两日内有全身症状，如食欲减退、恶心、呕吐、腹痛、发热或头痛等。风疹块大小不等，数目不定，形态不规则，扁平发红或呈苍白色水肿性斑，边缘有红晕，多时会融合成片，伴明显瘙痒，皮损多时可遍布全身。风疹块出现快，消失也快，一般在24小时内可自行消退，但其他部位常有新皮损陆续出现。风疹块消失后皮肤恢复正常，有时有暂时的色素斑。②慢性荨麻疹：风疹块时多时少，此起彼伏，反复发生，病程常达数月或数年之久。

诊断要点：询问病史与查体，应尽量找出病因，必要时行实验室检查（如胸部X线检查、腹部B超等）及皮肤试验、变应原检测。

治疗主要包括：一般治疗、药物治疗。

治疗原则：能明确病因的，可针对病因进行特异性治疗。但有些荨麻疹患者的病因无法查明，故对症治疗仍占有重要地位。患者应穿棉质宽松衣物、皮带不要系得太紧、不要用热水洗澡、不要搔抓皮损处，同时应注意控制感染、戒酒。荨麻疹主要由组胺引起，抗组胺药有良好的疗效。

药物治疗：

（1）内用药：①H_1受体拮抗药如氯苯那敏、苯海拉明、阿司咪唑、西替利嗪、咪唑斯汀等；②降低血管壁通透性的药物如维生素C、钙剂；③糖皮质激素如氢化可的松、泼尼松等，一般不宜长期应用。

（2）局部用药：具有止痒和收敛作用的洗剂，如以薄荷酚洗剂、氧化锌洗剂或炉甘石洗剂涂敷。

药物治疗方案举例：

（1）内用药

1）H_1受体拮抗药：氯苯那敏片　　　　4mg　t.i.d.　p.o. 或

　　　　　　西替利嗪片　　　　10mg　q.d.　p.o.

2）降低血管壁通透性的药物：葡萄糖酸钙片　1g　t.i.d.　p.o.

　　　　　　　　维生素C片　100mg t.i.d.　p.o.

3）糖皮质激素：泼尼松片　　　　10mg　t.i.d.　p.o.

（2）局部用药

薄荷酚洗剂　t.i.d.　涂敷　 或

炉甘石洗剂　t.i.d.　涂敷

【实训思考】

患者，女，30岁，全身皮肤反复起风团，瘙痒5年。每年冬春即发作，遇冷水、冷风后加重，得暖后减轻。一周前接触冷水后，身体遍发风团、瘙痒难忍。查体：胸背、四肢散发大小不等的灰白色风团，稍隆起，部分皮疹连成片，可见抓痕、血痂。诊断为慢性荨麻疹急性发作。

处方用药：氯苯那敏片　　　4mg　　　t.i.d.　　p.o.

　　　　葡萄糖酸钙片　　1g　　　t.i.d.　　p.o.

　　　　维生素C片　　100mg　　t.i.d.　　p.o.

　　　　炉甘石洗剂　　t.i.d.　　　涂敷

请分析用药是否合理,说明理由。说出氯苯那敏的特点。

【实训报告】

1. 根据问病练习中的实训病例,制订出荨麻疹患者的药物治疗方案,说明选药依据,写出应向患者交代的用药注意事项。

2. 回答实训思考中提出的问题。

3. 写出实训体会。

【实训测试】1~3 为单项选择题,4~7 为多项选择题,8~10 为简答题。

题型	问题	标准分	实得分
1 单选	严重的荨麻疹或其他药物治疗效果不明显时才使用的药物是 A. 泼尼松　　　　B. 西替利嗪　　　　C. 乳酸钙 D. 维生素 C　　　E. 氯苯那敏	1	
2 单选	急性荨麻疹伴咽充血、扁桃体肿大者除了使用西替利嗪、维生素 C 治疗外,宜加用 A. 肾上腺素　　　B. 阿奇霉素　　　　C. 阿托品 D. 氯苯那敏　　　E. 大剂量泼尼松	1	
3 单选	下列治疗荨麻疹的药物中给药方式与其他药物不同的是 A. 西替利嗪　　　B. 氢化可的松片　　C. 薄荷酚洗剂 D. 乳酸钙　　　　E. 维生素 C 片	1	
4 多选	风疹块的特点有 A. 出现快,消失快　B. 形态规则　　　　C. 伴瘙痒 D. 一般可自行消退　E. 多时可融合成片	1	
5 多选	与荨麻疹发病有关的因素是 A. 花粉　　　　　B. 昆虫叮咬　　　　C. 食用虾、蟹 D. 穿棉质宽松衣物　E. 家里养宠物	1	
6 多选	荨麻疹患者使用糖皮质激素治疗时应 A. 早期使用　　　　　　B. 其他药物治疗效果不明显时使用 C. 长期使用　　　　　　D. 短期使用 E. 大剂量使用	1	
7 多选	对荨麻疹的正确描述是 A. 俗称风团　　　　　　B. 俗称风疹块 C. 俗称风疙瘩　　　　　D. 属于皮肤黏膜过敏性疾病 E. 好发于过敏体质	1	
8 简答	荨麻疹的临床特征是什么?	4	
9 简答	荨麻疹在治疗时应注意哪些问题?	4	
10 简答	举出几种常用的治疗荨麻疹的药物并分析其主要作用。	4	
	答题流畅	1	
总分		20	

(王 静)

实训十四　类风湿关节炎的药物治疗方案制订与评价

【实训目的】

1. 学会制订和评价类风湿关节炎药物治疗方案的方法。

2. 学会正确推荐和介绍治疗类风湿关节炎的药物,培养用药指导和用药咨询的能力。

3. 掌握治疗类风湿关节炎的常用药物及其用量、用法。

4. 熟悉类风湿关节炎的问病内容。

【实训内容】

患者,女性,45岁,近日来乏力,左手拇指指间关节梭形肿胀,硬而疼痛。

1. 向患者详细询问病情。

2. 给出最可能的诊断。

3. 制订药物治疗方案。

4. 介绍治疗方案中的药品。

【实训步骤】

1. 问病练习

(1)方法:2位同学一组,其中一人充当典型的类风湿关节炎患者,另一人充当问病者,抽签决定问病者和患者,进行问病练习,其余同学注意观看(每位同学课前须认真预习)。

(2)问病内容

1)问主要症状:倦怠乏力、关节肿胀开始的时间,关节疼痛是单侧还是双侧,肿胀局部有无发红,晨起关节活动情况如何。关节处有无硬结、有无游走性关节疼痛,疼痛有无进行性加重。

2)问诱因:发病前是否有受凉、过度疲劳;有无创伤、感染和精神刺激等。居住环境是否潮湿。

3)问伴随症状:病程中有无发热,是否测过体温,热度如何。

4)问诊疗经过:发病后做过什么检查,有无确诊;用过什么药治疗,药物的剂型、剂量、用法是什么,疗效如何。

5)问一般情况:是否能胜任日常生活和各项活动,饮食、睡眠、大小便、体重有无改变,工作是否受影响。

6)问既往病史及家族史:过去有无患病,家中有无相同症状患者,有无吸烟嗜好。

2. 讨论　分组讨论,指出其问病和回答的成功和不足之处,每组推出1位同学作总结性发言。

3. 优化问病练习　在总结讨论结果的基础上,另选2位同学再次进行问病练习。

4. 制订药物治疗方案

(1)分组讨论,能否将上述病例确定为类风湿关节炎?列出诊断依据,制订药物治疗方案。

(2)每组推出1位同学代表发言。

(3)教师总结,并带同学进行病例分析,详细说明给药依据。

5. 介绍　介绍上述治疗方案中的药物,说明药物名称、作用、用法、用量、不良反应及用药注意事项等。

【实训提示】

类风湿关节炎是一种以关节滑膜炎为特征的慢性全身性自身免疫疾病,主要侵犯手足小关节。

临床特征:对称性、慢性、进行性多关节炎,早期有关节红肿热痛和功能障碍,最常出现的部位为腕、掌指关节、近端指间关节,其次是足趾、膝、踝、肘、肩等关节。多呈对称性、持续性,疼痛的关节有压痛。95%以上的患者早晨起床后感觉病变关节僵硬,可伴有发热、皮下结节及淋巴结肿大等关节外表现。病变呈持续、反复发作过程,最终导致关节畸形,影响功能。血清抗双链DNA抗体(+),类风湿因子(+)。

诊断要点:根据典型的症状、体征及辅助检查可明确诊断。

治疗原则:类风湿关节炎应争取早期诊断和早期治疗,包括药物治疗、外科手术治疗及恢复期关节功能锻炼。其中以药物治疗最为重要。

药物治疗:临床常用治疗类风湿关节炎的药物如下。

(1)非甾体抗炎药(NSAIDs):如布洛芬、双氯芬酸钠、塞来昔布、萘丁美酮、美洛昔康、依托度酸等。

(2)改变病情抗风湿药(DMARDs):如甲氨蝶呤(MTX)、金制剂、雷公藤、青霉胺等。

(3)糖皮质激素:如泼尼松等。

药物治疗方案举例:

(1)改善关节炎症状

双氯芬酸钠片	25mg	q.d.	p.o.	或
美洛昔康片	15mg	q.d.	p.o.	

(2)改变病情抗风湿

甲氨蝶呤片	7.5mg	q.w.	p.o.	或
青霉胺片	125mg	q.d.	p.o.	或
雷公藤片	20mg	b.i.d.	p.o.	

(3)有关节外症状或上述治疗无效时

泼尼松片	20mg	b.i.d.	p.o.	或
甲氨蝶呤片	7.5mg	q.w.	p.o.	或
氯喹片	0.25g	q.d.	p.o.	或
青霉胺片	125mg	q.d.	p.o.	

(4)疗程:应用糖皮质激素在症状控制后递减;DMARDs在病情缓解后减量维持治疗。

【实训思考】

患者,男,56岁,因反复多关节疼痛2年伴活动受限半年余。2年前患者开始出现关节痛,仅累及双腕关节,经服用止痛药后缓解。半年前关节痛再次反复出现伴发热,体温37.6℃,且疼痛关节数增加,累及双手、双足小关节和膝、肘关节,疼痛程度加重伴肿胀,有晨僵现象,每日持续2小时,影响持物。查:血沉加快,类风湿因子阳性、抗双链DNA抗体阳性。初步诊断为类风湿关节炎。

处方用药:双氯芬酸钠片　　　　25mg　　　　q.d.　　　　p.o.

	美洛昔康片	15mg	q.d.	p.o.
	泼尼松片	20mg	b.i.d.	p.o.

请分析用药是否合理,说明理由。说出双氯芬酸钠的主要不良反应。

【实训报告】

1. 根据问病练习中的实训病例,制订类风湿关节炎患者的药物治疗方案,说明选药依据,写出应向患者交代的用药注意事项。

2. 回答实训思考中提出的问题。

3. 写出实训体会。

【实训测试】1~4 为单项选择题,5、6 为多项选择题,7~10 为简答题。

题型	问题	标准分	实得分
1 单选	提示类风湿关节炎活动期的指征之一是 A. 关节红肿痛　　　B. 晨僵　　　C. 关节畸形 D. 淋巴结肿大　　　E. 心包炎	1	
2 单选	关于 DMARDs 的描述,不正确的是 A. 起效慢　　　　　　　　B. 改善症状大约需 1~6 个月 C. 能减轻症状　　　　　　D. 延缓关节病变进展 E. 为治疗类风湿关节炎的一线药	1	
3 单选	塞来昔布治疗类风湿关节炎,一日最大剂量为 A. 0.4g　　　　　　B. 0.1g　　　　　　C. 0.3g D. 0.2g　　　　　　E. 0.5g	1	
4 单选	有消化性溃疡的类风湿关节炎老年患者宜用 A. 阿司匹林　　　　B. 吲哚美辛　　　　C. 双氯芬酸 D. 塞来昔布　　　　E. 萘普生	1	
5 多选	下列属于一线抗风湿的药物有 A. 萘普生　　　　　B. 双氯芬酸　　　　C. MTX D. 青霉胺　　　　　E. 泼尼松	2	
6 多选	下列哪些药不属于 DMARDs A. 泼尼松　　　　　B. 青霉胺　　　　　C. 美洛昔康 D. 金制剂　　　　　E. 环孢素	2	
7 简答	一位药品销售员给类风湿关节炎患者推荐布洛芬加双氯芬酸联合治疗,是否恰当? 为什么?	3	
8 简答	阐述 NSAIDs 治疗类风湿关节炎出现消化性溃疡的处理。	3	
9 简答	简述 MTX 引起骨髓抑制的防治措施。	3	
10 简答	类风湿关节炎患者,医生给予泼尼松 10mg,3 次 /d;MTX 20mg,1 次 /w,分析用药是否合理? 为什么?	2	
	答题流畅	1	
总分		20	

（韩　芳）

实训十五　系统性红斑狼疮的药物治疗方案制订与评价

【实训目的】

1. 学会制订和评价系统性红斑狼疮药物治疗方案的方法。

2. 学会推荐和介绍治疗系统性红斑狼疮的药物,培养用药指导和用药咨询的能力。

3. 掌握治疗系统性红斑狼疮的常用药物及其用量、用法。

4. 熟悉系统性红斑狼疮的问病内容。

【实训内容】

患者,女性,已婚,27 岁,反复发热 1 个月余,伴双膝关节疼痛、面部红斑 15 日。

1. 向患者详细询问病情。

2. 给出最可能的诊断。

3. 制订药物治疗方案。

4. 介绍治疗方案中的药品。

【实训步骤】

1. 问病练习

(1)方法:5 位同学一组,其中 1 人充当系统性红斑狼疮(SLE)患者,其余学生充当问病者(1 人主问),主问者和患者均由抽签决定,其余同学注意观看(每位同学课前必须认真预习)。

(2)问病内容

1)问主要症状:发热开始的时间,发热前有无畏寒,发热时是否测量过体温,热度多少;关节疼痛的时间、性质、是否影响活动,有无关节红肿和其他关节疼痛;面部红斑的形状,有无瘙痒、水肿、光敏感现象。

2)问诱因:发病前是否有受凉,是否有长期服药史。

3)问伴随症状:是否有肌痛、乏力、体重下降,有无脱发现象。

4)问诊疗经过:发病后是否自服过药物,效果如何;做过什么检查,有无确诊。

5)问一般情况:饮食、睡眠、大小便如何;工作是否受影响。

6)问既往病史及家族史:既往患过什么病;家族中有无相同症状患者。

7)问生育情况。

2. 讨论　分组讨论,指出其问病和回答的成功和不足之处,每组推出 1 位同学作总结性发言。

3. 优化问病练习　在总结讨论结果的基础上,另选 3 位同学再次进行问病练习。

4. 制订药物治疗方案

(1)分组讨论,能否将上述病例确定为 SLE?列出诊断依据,制订药物治疗方案。

(2)每组推出 1 位同学代表发言。

(3)教师总结,并带同学进行病例分析,详细说明给药依据。

5. 介绍　介绍上述治疗方案中的药物,说明药物名称、作用、用法、用量、不良反应及用药注意事项等。

【实训提示】

系统性红斑狼疮（SLE）是一种多系统损害的慢性自身免疫性结缔组织病。患者血清中出现以抗核抗体为代表的多种自身抗体。发病与环境、性激素、药物和遗传等多种因素有关，多见于育龄期妇女。

临床特征：大多数活动期患者有发热等全身症状，80%患者出现皮疹，以面部蝶形、盘状红斑最具特征性，无明显瘙痒，损害呈多形性，以水肿性红斑最常见。SLE还可出现光敏感、脱发等。同时可伴有对称性多关节疼痛、肿胀、常累及膝关节，通常不引起骨质破坏。反复发作可出现肾、心血管、神经系统、消化系统、血液系统等多系统损害。狼疮性肾炎（LN）所引起的肾衰竭是患者死亡原因之一。

诊断要点：根据典型病史、患者表现和辅助检查可明确诊断。

治疗原则：SLE应早期诊断，及时治疗，使病情缓解，避免或延缓脏器的损害，维持脏器功能；急性活动期应卧床休息，避免阳光暴晒，控制炎症反应，免疫调节及对症治疗；应重视心理治疗，去除各种诱因。

药物治疗：

（1）控制炎症：①糖皮质激素如泼尼松等；②免疫抑制剂如环磷酰胺、环孢素、硫唑嘌呤等。

（2）抗光敏：抗疟药，如氯喹、羟氯喹等。

药物治疗方案举例：

（1）轻型SLE

氯喹片	200mg	q.d.	p.o. 或
羟氯喹片	200mg	q.d.	p.o.（疗程2~3周）

（2）重型SLE

诱导期（约半年到一年）：

泼尼松片	20mg	t.i.d.	p.o.（持续6~8周病情好转后缓慢减量）
环磷酰胺片	50mg	b.i.d.	p.o.

巩固维持：

泼尼松片	7.5mg	q.d.	p.o.
硫唑嘌呤片	0mg	b.i.d.	p.o.

（3）急性暴发性危重SLE

1）激素冲击疗法：甲泼尼龙注射液1 000mg+5%葡萄糖注射液200ml，iv.gtt（1小时），q.d.，连续3日为1个疗程，间隔5~30日。间隔期与冲击后：

泼尼松片	10mg	t.i.d.	p.o.

2）环磷酰胺冲击疗法：环磷酰胺注射液1 000mg+0.9%氯化钠注射液500ml，iv.gtt，每月1次，连续3~6个月后每3个月1次，共2年。

【实训思考】

患者，女，30岁，有十二指肠球部溃疡史，服药治疗已3~4年，无明显症状。以后两年间关节疼痛反复发作，未作治疗。3周前出现发热和关节肿痛，以近端指间关节、腕关节为主，体温38.5℃，1日前关节痛加重并伴有面部皮疹。查：抗核抗体阳性。初步诊断为系统性红斑狼疮。

处方用药：羟氯喹片	200mg	q.d.	p.o.

双氯芬酸钠片	25mg	t.i.d.	p.o.
硫糖铝片	1.0	t.i.d.	p.o.

请分析用药是否合理,说明理由。如果上述方案治疗效果不好,应如何处理?

【实训报告】

1. 根据问病练习中的实训病例,制订出系统性红斑狼疮患者的药物治疗方案,说明选药依据,写出应向患者交代的用药注意事项。

2. 回答实训思考中提出的问题。

3. 写出实训体会。

【实训测试】 1~4 为单项选择题,5、6 为多项选择题,7~10 为简答题。

题型	问题	标准分	实得分
1 单选	药店人员对疑似 SLE 顾客的问病内容不包括 A. 问关节情况　　B. 问体温情况　　C. 问皮疹情况 D. 问骨折情况　　E. 问发病前的服药情况	1	
2 单选	SLE 典型的红斑是 A. 环形红斑　　B. 结节性红斑　　C. 网状红斑 D. 蝶形红斑　　E. 不规则红斑	1	
3 单选	目前治疗 SLE 的基本药物是 A. 免疫抑制剂　　B. 非甾体抗炎药　　C. 抗疟药 D. 糖皮质激素　　E. 以上都是	1	
4 单选	轻型 SLE,皮疹多,对光过敏者可选用 A. 羟氯喹　　B. MTX　　C. 泼尼松 D. 环磷酰胺　　E. 双氯芬酸	1	
5 多选	小剂量泼尼松治疗轻型 SLE,下列不正确的是 A. 0.5mg/kg,晨起顿服　　B. 60~100mg/d C. 0.25mg/kg,晨起顿服　　D. 30~40mg/d E. 500~1 000mg/d	2	
6 多选	SLE 合并妊娠时,下列哪些药物不能使用 A. 泼尼松　　B. 地塞米松　　C. 氯喹 + 泼尼松 D. 倍他米松　　E. 硫唑嘌呤 + 泼尼松	2	
7 简答	当青年女性 SLE 患者因担心影响美容而拒绝服用糖皮质激素时,你如何处理?	2	
8 简答	如何防治用环磷酰胺治疗 SLE 引起的出血性膀胱炎?	3	
9 简答	简述 SLE 的药物治疗原则。	3	
10 简答	简述激素冲击疗法治疗急性暴发性危重 SLE 的方法。	3	
	答题流畅	1	
总分		20	

(韩　芳)

实训十六　甲状腺功能亢进症的药物治疗方案制订与评价

【实训目的】

1. 学会制订和评价甲状腺功能亢进症药物治疗方案的方法。

2. 学会推荐和介绍治疗甲状腺功能亢进症的药物,培养用药指导和用药咨询的能力。

3. 掌握治疗甲状腺功能亢进症的常用药物及其用量、用法。

4. 熟悉甲状腺功能亢进症的问病内容。

【实训内容】

患者,女,35岁,甲状腺肿大2个月余。近来因小事常与家人、邻居争吵,说话情绪激动,紧张、焦虑。两眼炯炯有神,瞬目减少。

1. 向患者详细询问病情。

2. 给出最可能的诊断。

3. 制订药物治疗方案。

4. 介绍治疗方案中的药品。

【实训步骤】

1. 问病练习

(1)方法:通过当地社区卫生医疗服务机构,聘请一位甲状腺功能亢进症患者到课堂,推荐5位学生代表扮演医药人员,进行问病练习,其余同学注意观看(每位同学课前须认真预习)。

(2)问病内容

1)问主要症状:何时起病,主要表现是什么,有无颈部肿大,有无怕热、易饥饿现象,食量与平时相比有无增加,过去性格、人际关系如何,近来性情是否有较明显的变化,体重有无下降。

2)问诱因:发病前是否压力大、有无受到过精神刺激。

3)问伴随症状:有无肌肉软弱无力、心慌及注意力不集中的表现。

4)问诊疗经过:做过什么检查,有无确诊;发病后用过什么药治疗,效果如何。

5)问一般情况:睡眠、大小便、体重如何,工作是否受影响。

6)问月经情况:有无经量少或闭经现象。

7)问既往病史及家族史:过去患过什么病,家族中有无相同症状患者。

2. 讨论　分组讨论,指出其问病的成功和不足之处,并提出改进意见。每组推出1位同学作代表性发言。

3. 优化问病练习　在总结讨论结果的基础上,另选2位同学再次进行问病练习(患者、医药人员均由学生扮演)。

4. 制订药物治疗方案

(1)分组讨论:该社区患者能否确定为甲状腺功能亢进症?列出诊断依据,提出药物治疗方案。

(2)每组推出1位同学代表发言。

（3）教师总结,并带同学进行病例分析,强调问诊时应注意观察患者的情绪、注意甲状腺肿大的程度及突眼的程度。详细说明给药依据。

5. 介绍 介绍上述治疗方案中的药物,说明药物名称、作用、用法用量、不良反应及用药注意事项等。

【实训提示】

甲状腺功能亢进症是由多种原因引起甲状腺激素分泌过多所致的一组内分泌疾病。常以感染、精神刺激为主要诱因。

临床特征:起病缓,部分患者有甲状腺肿大、突眼、手舌颤抖。典型的表现为乏力、怕热多汗、皮肤潮湿,患者经常有饥饿感,进食多反而体重减轻。容易激动、焦虑烦躁,有的出现性情改变;失眠多梦、注意力不集中、记忆力减退,也可出现心律失常,稀便、排便次数增多。女性常有月经减少或闭经,男性有阳痿。实验检查甲状腺激素（T_3、T_4）升高、促甲状腺激素（TSH）降低。

诊断要点:典型病例通过详细询问病史、依靠临床症状及体征和实验室检查,方可确定诊断。

治疗原则:目前临床普遍采用三种疗法,即药物治疗、放射性碘治疗和手术治疗。

药物治疗:甲状腺功能亢进症的药物治疗主要包括抗甲状腺药物、碘剂、β受体拮抗药。其中,抗甲状腺药物治疗是甲状腺功能亢进症的基础治疗,也用于手术和放射性碘治疗前的准备阶段。

（1）抗甲状腺药物:如丙硫氧嘧啶（PTU）、甲巯咪唑（MMI）等。

（2）β受体拮抗药:常用普萘洛尔。

（3）甲状腺激素:甲状腺片（为防止药物性甲状腺功能减退）。

药物治疗方案举例:

（1）初治期

丙硫氧嘧啶片 0.1 t.i.d. p.o.

若患者心悸明显,精神紧张或伴失眠,可用:

①甲巯咪唑片 10mg t.i.d. p.o.

②普萘洛尔片 10mg t.i.d. p.o.

③地西泮片 2.5mg h.s. p.o.

当症状缓解或 T_3、T_4 恢复正常,药物可减量。为防止药物性甲状腺功能减退,可加服甲状腺片。

（2）维持期

丙硫氧嘧啶片 50mg q.d. p.o. 或

甲巯咪唑片 50mg q.d. p.o.

（3）疗程:维持治疗一般为1.5~2年。不能随意中断药物,定期复查 T_3、T_4、肝功能和血常规。

【实训思考】

患者,女,25岁,易激动、怕热、心悸1个月余。患者1个月前开始出现怕热多汗,食量增加,伴体重进行性下降。查:甲状腺肿大,T_3、T_4 升高。诊断为甲状腺功能亢进症。

处方用药：丙硫氧嘧啶片　　　　50mg　　　　q.d.　　　　p.o.

　　　　　　复方碘溶液　　　　　1ml　　　　t.i.d.　　用水稀释后口服

请分析用药是否合理，说明理由。

【实训报告】

1. 根据问病练习中的实训病例，制订出甲状腺功能亢进症患者的药物治疗方案，说明选药根据，写出应向患者交代的用药注意事项。

2. 回答实训思考中提出的问题。

3. 写出实训体会。

【实训测试】1~4 为单项选择题，5、6 为多项选择题，7~10 为简答题。

题型	问题	标准分	实得分
1 单选	对甲状腺功能亢进症的诊断具有决定意义的是 A. 甲状腺肿大　　　　B. 食欲亢进　　　　C. 体重下降 D. 情绪不稳定　　　　E. 血清甲状腺激素测定值增高	1	
2 单选	抗甲状腺药物最严重的不良反应是 A. 胃肠道反应　　　　B. 骨髓抑制　　　　C. 粒细胞减少 D. 过敏反应　　　　　E. 消化性溃疡	1	
3 单选	甲状腺功能亢进症的内科治疗宜选择使用 A. 小剂量的碘　　　　B. 大剂量的碘　　　　C. 甲状腺素 D. 甲巯咪唑　　　　　E. 三碘甲腺原氨酸	1	
4 单选	药物治疗甲状腺功能亢进症的疗程一般为 A. 5~10 周　　　　　B. 1~3 周　　　　　C. 半年 ~1 年 D. 1.5~2 年　　　　　E. 6~8 周	1	
5 多选	下列哪些药物可抑制甲状腺功能，在与硫脲类药物合用时应调整剂量 A. 磺胺类　　　　　　B. 巴比妥类　　　　C. 磺酰脲类 D. 酚妥拉明　　　　　E. 对氨基水杨酸	2	
6 多选	治疗甲状腺危象时可选用的药物包括 A. 小剂量碘剂　　　　B. 大剂量的 PTU　　C. 复方碘溶液 D. 普萘洛尔　　　　　E. 肾上腺皮质激素	2	
7 简答	抗甲状腺药物的适应证有哪些？药物治疗分哪三期？	3	
8 简答	药物治疗甲状腺功能亢进症，停药的指征有哪些？	3	
9 简答	产生甲状腺危象的诱因是什么？预防措施包括哪些？	3	
10 简答	甲状腺功能亢进症时用普萘洛尔的目的是什么？	2	
	答题流畅	1	
总分		20	

（韩　芳）

实训十七　糖尿病的药物治疗方案制订与评价

【实训目的】

1. 学会制订和评价糖尿病药物治疗方案的方法。

2. 学会推荐和介绍治疗糖尿病的药物,培养用药指导和用药咨询的能力。

3. 掌握治疗糖尿病的常用药物及其用量、用法。

4. 熟悉糖尿病的问病内容。

【实训内容】

患者,男,52 岁,近 1 个月来烦渴、多尿。

1. 向患者详细询问病情。

2. 综合分析经问诊所取得的资料,给出最可能的临床诊断。

3. 制订药物治疗方案。

4. 介绍治疗方案中的药品。

【实训步骤】

1. 问病练习

(1)方法:5 位同学一组,通过与社区卫生服务中心联系,征得患者同意,上门对糖尿病患者进行一次用药情况调查。每位同学课前必须认真预习糖尿病药物治疗的相关内容。

(2)问病内容

1)问主要症状:何时起病,起病时有哪些不适,有无多尿现象,饮水的程度,有无易饥、多食及体重下降。

2)问伴随症状:有无乏力、水肿及视物模糊、恶心、嗜睡等症状。

3)问一般情况:询问饮食、睡眠、精神、大小便及工作是否受影响。

4)问诊疗经过:发病后自服过什么药治疗,效果如何;做过什么检查,结果如何,是否确诊。

5)问既往病史及家族史:过去有无患病史,家庭中有无类似疾病患者。

2. 讨论　调查结束后回校进行分组讨论,将收集的情况进行归纳、分析、总结,找出成功和不足之处,每组推出一位同学作汇报总结发言。

3. 优化问病练习　分组讨论,在总结讨论结果的基础上,另选 2 位同学,分别模拟糖尿病患者、医药人员再次进行问病练习。

4. 制订药物治疗方案。

(1)分组讨论:能否将所调查病例确诊为糖尿病? 属于哪一类型? 列出诊断依据,制订药物治疗方案。

(2)每组推出 1 位代表发言。

(3)教师总结,并带同学进行病例分析,详细说明给药依据。

5. 介绍　介绍上述治疗方案中的药物,说明药物名称、作用、用法用量、不良反应及用药注意事项等。

【实训提示】

糖尿病是一组由胰岛素分泌和／或作用缺陷引起的慢性代谢性疾病。发病与遗传、自身免疫、感染、肥胖及环境因素有关。人群中以2型糖尿病居多。

临床特征：为慢性血葡萄糖（简称血糖）水平增高，同时可伴有蛋白质、脂肪代谢异常。临床上出现典型的"三多一少"症状，即多尿、多饮、多食和体重减少。患者还可有皮肤瘙痒，尤其是外阴瘙痒，有的患者伴有视力障碍。久病可引起多系统损害，导致大血管、微血管、神经、眼及其他病变。病情严重或应激时可发生急性代谢紊乱，发生酮症酸中毒、高渗性昏迷等。

诊断要点：根据患者临床上出现典型的"三多一少"症状及血糖检查即可确诊。

治疗原则：临床上主张早期治疗、长期治疗和综合治疗原则。包括药物、膳食、运动及心理治疗。

药物治疗：糖尿病的治疗药物包括胰岛素和口服降糖药。后者包括：

（1）磺酰脲类：如格列本脲、格列齐特、格列吡嗪、格列喹酮、格列美脲等。

（2）双胍类：二甲双胍。

（3）α-葡萄糖苷酶抑制药：如阿卡波糖等。

（4）非磺酰脲类促胰岛素分泌剂：如瑞格列奈等。

（5）胰岛素增敏药（噻唑烷二酮类）：如罗格列酮等。

药物治疗方案举例：

（1）T1DM

胰岛素注射液	10U/早、6U/中、8U/晚	i.h.	餐前15分钟
二甲双胍片	0.25g	t.i.d.	p.o.（必要时）或
阿卡波糖片	50mg	t.i.d.	p.o.（必要时）

（2）T2DM 体胖患者

二甲双胍片	0.25g	t.i.d.	p.o.
阿卡波糖片	50mg	t.i.d.	p.o. a.c.

T2DM 体瘦患者

格列美脲片	1mg	q.d.	p.o. a.c.
阿卡波糖片	50mg	t.i.d.	p.o. a.c.

T2DM 用磺酰脲类效果无效的患者

瑞格列奈片	1mg	t.i.d.	p.o. 餐前或餐时
二甲双胍片	0.25g	t.i.d.	p.o.

【实训思考】

患者，男，56岁。近半年来出现口渴、喜饮水，每日饮水量约在3 000ml以上，小便次数及每次尿量明显增加，常有饥饿感，食量增加，体重下降5kg。偶有心慌、头昏、乏力、出冷汗等表现，每次喝糖水或进食糕饼后症状消失。近半个月来双下肢水肿，睡前明显，晨起消退。3个月前两次查血糖：空腹8.6mmol/L、9.0mmol/L，餐后2小时14.6mmol/L、16.8mmol/L。确诊为T2DM。医生嘱其控制饮食、体育锻炼，暂不用药。1周前再次复查血糖，空腹及餐后血糖均未下降。

处方用药：格列美脲片　　　　1mg　　　　q.d.　　　早餐前　即服

阿卡波糖片　　　　25mg　　　t.i.d.　　　餐前　即服

请分析用药是否合理，说明理由。

【实训报告】

1. 根据问诊练习中的实训病例，制订出糖尿病患者的药物治疗方案，说明选药依据，写出应向患者交代的用药注意事项。

2. 回答实训思考中提出的问题。

3. 写出实训体会。

【实训测试】1~4 为单项选择题，5、6 为多项选择题，7~10 为简答题。

题型	问题	标准分	实得分
1 单选	糖尿病患者多尿的主要因素是 A. 喝水多　　　　B. 合并肾病　　　　C. 合并尿路感染 D. 高血糖　　　　E. 脑垂体功能障碍	1	
2 单选	适用于 T2DM 体胖患者的口服降糖药是 A. 格列本脲　　　B. 格列齐特　　　　C. 格列吡嗪 D. 格列美脲　　　E. 二甲双胍	1	
3 单选	T1DM 必须使用的降糖药物是 A. 磺酰脲类　　　　　B. 双胍类 C. 胰岛素　　　　　　D. 非磺酰脲类胰岛素促泌剂 E. α- 葡萄糖苷酶抑制药	1	
4 单选	胰岛素治疗 T2DM 可以从小剂量开始，即 A. 4~6U　　　　　B. 6~8U　　　　　C. 8~12U D. 10~20U　　　　E. 16~30U	1	
5 多选	下列哪些是糖尿病的并发症 A. 酮症酸中毒　　B. 感染　　　　　C. 血管病变 D. 高渗性昏迷　　E. 眼的病变	2	
6 多选	当胰岛功能丧失时，下述哪些药仍有降糖作用 A. 胰岛素　　　　B. 格列齐特　　　C. 二甲双胍 D. 格列美脲　　　E. 阿卡波糖	2	
7 简答	作为药品销售人员，如何针对 T2DM 患者的病情介绍和推荐口服降糖药？	3	
8 简答	糖尿病患者临床表现的"三多一少"是什么？	3	
9 简答	目前治疗糖尿病的口服药分几大类？举出每一类中的一种药物。	2	
10 简答	目前国际上将糖尿病分为哪些类型？以哪一型最常见？	3	
	答题流畅	1	
总分		20	

（韩　芳）

实训十八　普通感冒的药物治疗方案制订与评价

【实训目的】

1. 学会对治疗普通感冒药物和常用复方制剂的正确评价和合理选用。

2. 学会正确推荐和介绍药品,提高普通感冒用药指导和咨询能力。

3. 熟悉老人、婴幼儿、孕产妇、患有其他疾病等感冒患者的用药特点。

4. 熟悉普通感冒与流感的区别、病毒性感冒与细菌性感冒的鉴别。

5. 了解普通感冒常见并发症。

【实训内容】

1. 讨论病毒性感冒的症状、诊断、治疗原则。

2. 正确评价常用治疗病毒性感冒药物的处方。

【实训步骤】

1. 问诊和用药调查

（1）分组进行,小组成员轮流担任问病者和模拟患者,进行问病练习。

（2）问诊内容包括诱因、主要症状、伴随症状、既往病史、诊疗经过、检查情况、用药情况和治疗效果。

（3）有条件时,可以小组为单位到学校附近药店或社区卫生服务站进行感冒用药情况调查。

2. 讨论　分组讨论,根据收集的相关病例资料列出诊断依据,重点分析用药情况,提出合理的药物治疗方案。

3. 答辩　在总结讨论结果的基础上每组推出 1 位同学代表,参加班级汇报答辩。指导教师对汇报答辩情况进行点评。

4. 完成实训测试和实训报告。

【实训提示】

普通感冒,俗称"伤风",是由多种病毒引起的一种呼吸道常见病。一般不会引起其他疾病,而且有自愈性。任何季节都可发生,但多发于初冬,一般人在受凉、淋雨、过度疲劳后,因抵抗力下降发病。特点是散发性不引起流行,以上呼吸道症状为主,症状较轻,若处理不当,常易合并细菌感染。

流感是由流感病毒引起的,特点是具有流行性,季节性流感的症状非常典型,一发病即出现高烧,常达 39℃以上,伴有肌肉酸痛、头痛、咽痛、乏力,并可能导致严重并发症,甚至死亡。此病极易传播,故应及早隔离和治疗。

临床特征:感冒起病时鼻内有干燥感及痒感、打喷嚏、全身不适或有低热,以后渐有鼻塞、嗅觉减退、流大量清水鼻涕、鼻黏膜充血、水肿、有大量清水样或脓性分泌物等。若无并发症,病程约为7~10 日。

诊断要点:排除流感和其他病毒感染,根据典型症状可做出诊断,应明确有无细菌感染。

治疗原则:缓解症状,预防继发细菌感染,避免并发症是药物治疗感冒的主要目的。

药物治疗:

（1）对因治疗：普通感冒一般无特效对因治疗药物。可供选用的抗病毒药物有：

金刚烷胺：一次100mg，一日2次，常见副作用有精神不集中，出现幻觉、失眠、食欲缺乏及吞咽困难等，停药后上述症状便可消失。

利巴韦林：一次100~200mg，一日3次，对呼吸道合胞病毒、流感病毒有效，但在动物实验中有致胎儿畸形作用，故孕妇禁用。

吗啉胍：一次100~200mg，一日3次，对鼻病毒、呼吸道合胞病毒、腺病毒及流感病毒均有效，常见副作用有胃肠不适、出汗、低血糖等，与氯苯那敏、维生素C合用，可减轻上述副作用。如发热明显、鼻腔有脓性分泌物、中性粒细胞增高时可考虑适当应用抗菌药。

（2）对症治疗：普通感冒一般疼痛不明显，无须专门处理；体温高于38.5℃才有必要使用退烧药，使用时一定要注意安全剂量。一般来说，用退烧药要做到见好就收，以免产生毒性。如果连续3日服用退烧药物，但仍无明显好转，应到医院做进一步的详细检查和治疗。若有明显的呼吸道症状，如：鼻塞、流涕、流泪，可用1%麻黄碱滴鼻，一次2~4滴，一日3次，并可口服氯苯那敏4~8mg，一日3次。咽痛者可口含碘喉片，一次1~2片，一日3~4次，或溶菌酶片，一次1~2片，一日4~6次。咳嗽频繁者，可服复方甘草合剂，一次10ml，一日3次；喷托维林，一次25mg，一日3次。若咳嗽痰多，痰液黏稠，则可加用溴己新，一次16mg，一日3次；若咳嗽剧烈，影响工作和休息时，可临时或短时口服磷酸可待因，一次30mg。其他如感冒清热冲剂、速效感冒胶囊等也可部分缓解上述症状。

（3）复方制剂：以下是处方分析示例。

处方组成：金刚烷胺100mg、对乙酰氨基酚250mg、人工牛黄10mg、咖啡因15mg、氯苯那敏2mg。

组方说明：①金刚烷胺抗病毒药物，主要是抗A型流感病毒，能阻止病毒进入人体细胞，故有预防作用；实验证明对病毒有明显抵抗作用；②对乙酰氨基酚解热镇痛作用出现快，副作用少；③人工牛黄有退热、解毒、消炎、祛痰作用；④咖啡因缓解头痛，对抗金刚烷胺嗜睡、眩晕的副作用；⑤氯苯那敏减轻鼻黏膜充血水肿，改善鼻塞流涕等症状。

处方特点：兼有解热、镇痛、抗炎、抗过敏、预防亚洲A型流感病毒作用。

复方制剂虽然组方不同，药物的剂量、用法、副作用各有特点，但复方制剂固有的缺陷始终存在，法定的药物成分使得对症选药较为困难，部分无治疗意义的药物强加给患者增加了不良反应的发生率。为减少不良反应，患者不可同时服用两种以上含有多种成分的复方制剂。

【实训思考】

根据以下示例，收集2种OTC感冒药，分析同时服用的危险。

示例：请根据药物成分分析同时服用以下2种以上感冒药物是否合理？

1. 速效伤风胶囊含对乙酰氨基酚、咖啡因、氯苯那敏、人工牛黄。

2. 感冒清含对乙酰氨基酚、吗啉胍、氯苯那敏、大青叶。

3. 康必得含对乙酰氨基酚、葡萄糖酸锌、二氧丙嗪、板蓝根。

4. 复方氨酚烷胺片含对乙酰氨基酚、咖啡因、金刚烷胺、人工牛黄。

5. 复方大青叶片含对乙酰氨基酚、咖啡因、异戊巴比妥、维生素C、大青叶提取物。

6. 维生素C银翘片含对乙酰氨基酚、维生素C、氯苯那敏、金银花、连翘、牛蒡子。

【实训报告】

1. 根据问病练习中的实训病例,制订出普通感冒的药物治疗方案,说明选药依据,写出应向患者交代的用药注意事项。

2. 回答实训思考中提出的问题。

3. 写出实训体会。

【实训测试】1~4 为单项选择题,5、6 为多项选择题,7~10 为简答题。

题型	问题			标准分	实得分
1 单选	普通感冒最常见的病原体是 A. 流感杆菌 D. 流感病毒	B. 柯萨奇病毒 E. 鼻病毒	C. 冠状病毒	1	
2 单选	抑制病毒进入细胞的药物是 A. 阿司匹林 D. 伪麻黄碱	B. 右美沙芬 E. 利巴韦林	C. 金刚烷胺	1	
3 单选	解热镇痛药对何种感冒症状无效 A. 卡他症状 D. 关节痛	B. 发热 E. 肌肉痛	C. 头痛	1	
4 单选	青光眼患者感冒时应选用 A. 速效伤风胶囊 D. 复方大青叶片	B. 康必得 E. 维生素C银翘片	C. 复方氨酚烷胺片	1	
5 多选	金刚烷胺对下列何种疾病有效 A. 普通感冒 D. 细菌性感冒	B. 流行性感冒 E. 禽流感	C. 艾滋病	1	
6 多选	感冒的并发症是 A. 鼻窦炎 D. 中耳炎	B. 气管炎 E. 咽炎	C. 肺炎	1	
7 简答	普通感冒和流感是不是一回事,如何鉴别?			2	
8 简答	普通感冒的典型症状有哪些?			3	
9 简答	哪些感冒患者必须预防性地使用抗菌药物?			4	
10 简答	如何正确选用复方感冒药物?			4	
	答题流畅			1	
总分				20	

(邓元荣)

实训十九 头痛的药物治疗方案制订与评价

【实训目的】

1. 学会制订和评价头痛药物治疗方案的方法。

2. 学会正确推荐和介绍治疗头痛的药物,培养用药指导和用药咨询的能力。

3. 掌握治疗头痛的常用药物及其用量、用法。

4. 熟悉头痛的问病内容。

【实训内容】

患者,女,24 岁。感冒后出现前额、双颞部阵阵胀痛,较剧烈,影响夜间休息,伴发热,体温 37.8℃,持续 2 日,不伴恶心、呕吐、咳嗽、咳痰、复视、视物不清等。服用美息伪麻片(含对乙酰氨基酚、盐酸伪麻黄碱、右美沙芬、盐酸苯海拉明),2 日后,体温 36.8℃,头痛无明显改善,睡眠不佳。

1. 向患者详细询问病情。

2. 给出最可能的诊断。

3. 制订药物治疗方案。

4. 介绍治疗方案中的药品。

【实训步骤】

1. 问病练习

(1)方法:2 位同学一组,其中一人充当头痛患者,另一人充当问病者,抽签决定问病者和患者,进行问病练习,其余同学注意观看(每位同学课前须认真预习)。

(2)问病内容

1)问主要症状:头痛的部位、性质、程度、持续时间及发作次数,持续性还是阵发性,症状轻重是否与时间有关,与原发病的病情变化是否有关。

2)问诱因:发病前是否有受凉、劳累、用药、外伤或感染等诱因。

3)问伴随症状:有无咳嗽、咽喉肿痛等呼吸系统症状,有无恶心、呕吐、视力障碍等颅压升高的症状,有无精神症状、颅神经麻痹及其他自主神经症状等。

4)问诊疗经过:发病后作过什么检查,结果如何,有无确诊;用过什么药治疗,药物的剂型、剂量、用法是什么,疗效如何。

5)问一般情况:饮食、睡眠、大小便、体重有无改变,工作是否受影响。

6)问既往病史及家族史:过去患过何种疾病,家中有无相同症状患者。

2. 讨论 分组讨论,指出其问病和回答的成功和不足之处,每组推出 1 位同学作总结性发言。

3. 优化问病练习 在总结讨论结果的基础上,另选 2 位同学再次进行问病练习。

4. 制订药物治疗方案

(1)分组讨论,能否将上述病例确定为感冒引起的头痛?列出诊断依据,制订药物治疗方案。

（2）每组推出 1 位同学代表发言。

（3）教师总结，并带同学进行病例分析，详细说明给药依据。

5. 介绍　介绍上述治疗方案中的药物，说明药物名称、作用、用法、用量、不良反应及用药注意事项等。

【实训提示】

头痛是最常见的临床现象之一，它不是一个独立的疾病，而是某种疾病伴随的症状。根据病因可将头痛分为原发性头痛（即没有明确病因的头痛）和继发性头痛（即继发于颅内、外器质性病变而产生的头痛）。根据头痛的性质可分为以下几类：①牵引性头痛，常见于颅内占位病变等疾病；②血管性头痛，主要见于偏头痛、颅脑损伤、严重感染等；③肌张性头痛，主要见于原因不明的原发性肌紧张头痛和继发于颈部疾病的症状性肌紧张头痛；④放射性神经痛，多见于三叉神经炎等；⑤牵涉性头痛，主要见于五官疾病反射性地引起头面部的牵涉性疼痛；⑥心因性头痛，常见于心理紧张、焦虑、抑郁等心境障碍引起的神经功能失调。因病因复杂，极易导致误诊误治，采取正确有效的治疗尤为重要。

诊断要点：根据头痛的性质、部位、时间性、诱因以及先兆症状和其他伴随症状等病史，可以概括了解头痛的原因，缩小诊断范围，借助于辅助检查，确定诊断。

治疗主要包括：一般治疗、药物治疗。药物治疗的主要方案是止痛药与其他对症治疗药联合应用，使头痛缓解。

治疗原则：消除病因，缓解疼痛，防治并发症。

治疗药物：

（1）麦角胺类药物：是治疗偏头痛发作的第一类特效药。主要优点是价格便宜，疗效确切；缺点是口服吸收不稳定，且有持续收缩血管的作用，过量易致头痛反跳，每次处方不应超过日常用量。常用药物及用法：麦角胺咖啡因，口服一次 1~2 片，如无效，隔 0.5~1 小时后再服 1~2 片，每次发作一日总量不超过 6 片；酒石酸麦角胺，口服，一次 1~2mg，一日不超过 6mg，一周不超过 10mg。

（2）非甾体抗炎药：对终止偏头痛发作有一定的疗效。该类药应用于偏头痛的治疗时必须强调不能随意联用，原则上单药短期使用。根据半衰期长短，选择一日用药 1~3 次，一周最多用 2~3 日，剂量不能过大，疗程不能过长，避免造成耐受性、滥用或导致严重的药物不良反应。常与咖啡因制成复方制剂用于肌收缩性头痛。常用药物及用法：阿司匹林，口服一次 0.3~0.6g，一日 3 次；对乙酰氨基酚，一日 0.6~1.8g，日量不超 2g，疗程不超 10 日。

（3）中枢性镇痛药：该类药主要是阿片类受体激动药，包括吗啡、哌替啶、喷他佐辛、布桂嗪等，其镇痛作用强，但容易成瘾，故一般情况不用。另外，罗通定也为中枢性镇痛药，有镇痛、镇静作用，但为非吗啡类，无成瘾性，广泛应用于临床，口服一次 60~120mg，一日 1~4 次。

（4）普坦类药物：为选择性 5-HT 受体激动药，对缓解中、重度偏头痛发作效果良好，已成为治疗中、重度偏头痛发作的一线药物。常用药物及用法：舒马普坦，口服每次 100mg，依病情可间隔

2小时反复给药;皮下注射每次6mg,用于中、重度偏头痛患者治疗,10分钟起效,1小时症状明显减轻或消失;静脉注射每次3mg。佐米曲普坦,治疗偏头痛发作的推荐剂量为2.5mg,如果24小时内症状持续或复发,再次服药仍有效,如需二次服药,时间应与首次服药时间最少相隔2小时,服用本品2.5mg,头痛减轻不满意者,在随后的发作中,可服用5mg,通常服药1小时内效果最明显,偏头痛发作期间无论何时服用本药,都同样有效,建议发病后尽早服用,反复发作时,建议24小时内服用总量不超过15mg,本品不作为偏头痛的预防性药物,肾损害患者使用本品无须调整剂量。

（5）抗癫痫药:卡马西平对三叉神经痛效果好,常见副作用有嗜睡、眩晕、胃肠道症状、皮疹、白细胞一过性减少等,长期用药应定期查血常规。用法与剂量:镇痛,开始一次0.1g,一日2次;第2日后每隔一日增加0.1~0.2g,直到疼痛缓解,维持量每日0.4~0.8g,分次服用;最高量每日不超过1.2g。

（6）苯二氮䓬类药物:小剂量、短疗程应用地西泮等药物,除镇静、抗焦虑作用外,还有肌肉松弛作用,有利于缓解慢性肌收缩性头痛症状。常用药物及用法:地西泮,抗焦虑,一次2.5~10mg,一日2~4次;催眠,一次5~10mg,睡前服用。艾司唑仑,镇静、抗焦虑,口服,一次1~2mg,一日3次;催眠,口服,一次1~2mg,睡前服。

（7）三环类抗抑郁药:阿米替林是预防偏头疼复发的有效药物,伴有睡眠障碍和抑郁的偏头痛患者首选。用法与剂量:口服一次25mg,一日2次,维持量一日50~150mg,老年患者和青少年一日50mg,分次或夜间1次服。

药物治疗方案举例:

处方用药:复方对乙酰氨基酚片　1片　　　t.i.d　　　p.o.

　　　　　罗通定片　　　　60mg　　　h.s.　　　p.o.

　　　　　维生素C片　　　25mg　　　t.i.d　　　p.o.

注:复方对乙酰氨基酚每片含对乙酰氨基酚250mg、异丙安替比林150mg、咖啡因50mg。

【实训思考】

王某,女,30岁,公司高级职员。右侧头痛,呈搏动性,每周发病2次,每次持续6~12小时,伴烦躁,夜晚不能入睡,口服麦角胺咖啡因片,无明显改善。自20岁开始,偶尔发作,头痛之前常有极度疲劳感,当头痛发作时,对光和声音特别敏感,常有恶心症状,但没有呕吐过。头痛发作时靠服用布洛芬和躲在黑暗的房间里来缓解头痛。查体结果未见异常,不吸烟,偶尔饮酒。

处方用药:舒马普坦片　　　100mg　　　t.i.d　　　p.r.n.　　　p.o.

　　　　　艾司唑仑片　　　2mg　　　h.s.　　　p.o.

请分析用药是否合理,说明理由。

【实训报告】

1. 根据问病练习中的实训病例,制订出头痛患者的药物治疗方案,说明选药依据,写出应向患者交代的用药注意事项。

2. 回答实训思考中提出的问题。

3. 写出实训体会。

【实训测试】1~5 为单项选择题,6、7 为多项选择题,8~11 为简答题。

题型	问题	标准分	实得分
1 单选	一感冒患者因头痛到药店购药,下列哪项不是售药人员必须做的 A. 问感冒后用过何药,效果如何 B. 问体温、伴随症状及是否影响睡眠等情况 C. 根据用药情况推荐给药,避免重复用药 D. 建议到医院 CT 检查 E. 交代所售药物的不良反应及防治措施	1	
2 单选	非甾体抗炎药治疗头痛,下列说法正确的是 A. 可长期用药 B. 剂量越大镇痛效果越好 C. 应用乙酰氨基酚的疗程一般不超 10 日 D. 为头痛首选药物 E. 对偏头痛无效	1	
3 单选	可用于预防偏头痛复发的有效药物是 A. 阿司匹林　　B. 麦角胺咖啡因　　C. 阿米替林 D. 佐米曲普坦　　E. 哌替啶	1	
4 单选	肌张性头痛宜选用 A. 麦角胺类药物　　　　　B. 非甾体抗炎药与咖啡因的复合制剂 C. 中枢性镇痛药　　　　　D. 普坦类药物 E. 其他镇痛药物	1	
5 单选	治疗三叉神经痛引起的放射性头痛首选 A. 阿司匹林　　B. 卡马西平　　C. 吗啡 D. 阿米替林　　E. 舒马普坦	1	
6 多选	关于普坦类药物,下列说法正确的是 A. 选择性激动 5-HT 受体 B. 对缓解中、重度偏头痛发作效果良好 C. 佐米曲普坦治疗偏头痛发作的推荐剂量为 2.5mg D. 肾损害患者使用佐米曲普坦时应减小剂量 E. 舒马普坦可依病情间隔 2 小时反复给药	1	
7 多选	头痛的治疗原则包括 A. 消除病因　　B. 缓解疼痛　　C. 防治并发症 D. 以药物治疗为主　　E. 首选特效药	1	
8 简答	简述头痛的分类。	3	
9 简答	简述头痛的问病内容有哪些要点。	3	
10 简答	治疗头痛的常用药物有哪些?简述其作用特点。	4	
11 简答	试列举其他缓解头痛的治疗方法。	2	
	答题流畅	1	
总分		20	

（胡清伟）

模块三　非处方药推荐和介绍实训

实训二十　非处方药的推荐和介绍

【实训目的】

1. 学会正确推荐和介绍非处方药的方法。

2. 掌握推荐和介绍非处方药的基本程序和注意事项。

【实训内容】

假如你是药店销售员,请根据以下情景,向患者推荐和介绍非处方药。

情景:

1. 患者为中学生,因面临考试,过于紧张和劳累,昨天上学途中又遭雨淋,现在感觉头痛、咽痛,在家测体温升高,怀疑自己感冒了,想买治疗感冒的药。

2. 患者为一中年男性,最近经常出现上腹部疼痛、恶心、反酸、嗳气、呕吐等症状,怀疑自己得了胃病,来药店购买治疗的药物。

3. 患者,男性,25岁,在每年春天花开季节出现阵发性鼻痒、打喷嚏、流水样鼻涕,医生诊断为过敏性鼻炎。今年又出现这样的症状,来药店购买治疗的药物。

4. 某大学男生,同宿舍同学患有足癣,某天误穿其拖鞋,几日后出现脚趾间刺痒、糜烂,怀疑被传染,来药店购药。

5. 患者,男,55岁,经常有排便困难、腹胀、食欲缺乏等症状,这次已有3日未排便,来药店购买治疗的药物。

6. 患者,女,50岁,多年以来乘坐汽车、火车等交通工具时都会出现头晕、出汗、恶心、呕吐等晕动病的症状,最近又要出门去旅游,来药店购买预防的药物。

7. 患者,女,22岁,月经前和月经期间出现下腹疼痛,医生诊断为痛经,无生殖系统器质性疾病,来药店购买止痛的药物。

8. 患者,男,22岁,在路边小吃摊吃完饭后出现腹痛、腹泻,来药店购买治疗的药物。

9. 患者,男,31岁,因感冒引起剧烈干咳,尤其夜间加重,影响睡眠,来药店购买止咳的药物。

10. 患者,女,17岁,游泳回来后感觉双眼痒、畏光,结膜发红、有脓性分泌物,来药店购买治疗的眼药水。

【实训步骤】

1. 问病荐药　2位同学一组,抽签决定药店销售员和患者,抽签选情景,进行问病荐药,其余同学注意观看(每位同学课前须认真预习)。

(1)向患者详细询问病情,做出诊断并说出诊断依据。

（2）向患者推荐药品并说出药品选择依据。

（3）向患者介绍药品并指导患者合理用药。

2. 讨论　分组讨论,指出其问病荐药的成功和不足之处,每组推出 1 位同学作总结性发言。

3. 教师归纳总结,当场打分。

其他各组依次按上述步骤进行。

【实训提示】

推荐和介绍非处方药是药店为公众提供药学服务的重要方式之一,系指不需要医师处方,由具有一定医药理论知识和实践经验的药学专业技术人员根据患者的病情,售给非处方成药并指导合理用药。

1. 问病内容

（1）问症状:患者感受最明显最严重的症状及其发生时间、部位、性质、持续时间,伴随症状有哪些。症状是持续性还是间歇性、是进行性加重还是逐渐减轻或持续未变、是规律性或周期性发作还是时愈时发。哪些症状减轻或消失,又有哪些新症状出现。

（2）问病史:患者是否作过检查和治疗,结果怎样。若已进行过治疗,则应问明使用过的药物名称、剂型、剂量、用法和疗效。过去健康状况如何,患过何种疾病,预防接种情况以及手术、外伤、中毒和过敏史等。

（3）问病后一般情况:饮食、睡眠、体重、体力、大小便及精神状态有无改变等。

（4）必要时需了解的一般内容:社会经历、职业及工作条件、起居与卫生习惯、饮食规律与质量、烟酒嗜好与摄取量、个人性格及有无精神创伤。婚否、对方健康状况。双亲与兄弟、姐妹及子女的健康与疾病状况,特别应询问是否有与患者同样的疾病,有无与遗传有关的疾病等。

（5）必要时需了解的女性患者的内容:月经初潮年龄、月经周期和经期天数、经血的量和色、经期症状、有无白带、末次月经日期、闭经日期、绝经年龄。妊娠与生育次数和年龄、人工或自然流产的次数、有无死胎、手术产、产褥热及计划生育情况等。

2. 问病注意事项

（1）态度:亲切和蔼、热情耐心,让患者感觉到值得信赖。

（2）语言:一般要先问患者感受最明显、最容易回答的问题,其次询问患者需要经过思考才能回答的问题。注意应避免套问和暗示性诱问。语言要通俗易懂,避免患者在不甚解其意的情况随声附和,给疾病的判断和药品的推荐造成困难。

（3）过程:在问病的过程中,要边听患者的叙述,边观察患者,并随时分析患者所陈述的各种症状间的内在联系,分清主次、辨明因果、抓住重点、深入询问。在倾听患者陈述病情的时候,要根据所述事实,联想到有哪些可能的疾病。以此为指导详细询问,并逐步将一些疾病排除,将某些疾病保留。对诊断和鉴别诊断有意义的部分,一定要询问清楚。

【实训思考】

1. 推荐和介绍非处方药的基本程序是什么？注意事项有哪些？

2. 从哪些方面对患者进行用药指导？如何对患者进行用药指导？

【实训报告】

1. 针对实训情景中的患者，写出推荐的非处方药，说明选择推荐的依据，写出应向患者交代的药物的用法、用量、不良反应及用药注意事项等。

2. 回答实训思考中提出的问题。

3. 写出实训体会。

【实训测试】

1. 问病态度和蔼、语言通俗（2分）。

2. 问病要点清楚、全面（4分）。

3. 疾病判断准确（2分）。

4. 推荐药品正确，并能准确说出所推荐药品的选择依据（4分）。

5. 介绍药品准确、全面（4分）。

6. 指导合理用药清楚、全面（4分）。

注：凡疾病判断错误、推荐药物错误、推荐药物之间存在配伍禁忌等情况，均不给分，须重新准备，再次表演。

（曹 红）

模块四　合理用药调查实训

实训二十一　抗菌药物的合理应用

【实训目的】

1. 学会全面、辩证地评价抗菌药物，能够正确地开展抗菌药物用药指导。

2. 熟悉常用抗菌药物体内过程、给药方法、抗菌范围、不良反应和适应证。

3. 熟悉联合用药和预防用药的意义及注意事项。

4. 了解老人、婴幼儿、孕产妇及患有其他疾病患者的用药特点。

【实训内容】

1. 进行抗菌药物使用情况调查。

2. 正确评价常用抗菌药物药物的处方。

3. 针对特定病例，拟订合理的药物治疗方案。

【实训步骤】

1. 用药调查

（1）方法：分组到医院、药店或社区卫生服务站进行抗菌药物使用情况调查。

（2）门诊处方抗菌药物的使用情况调查：从成人普通处方中随机抽样100张处方；设定为每病例一张处方，填写门诊处方用药情况调查表（表1），并统计每次就诊平均用药品种数、每张门诊处方平均用药金额、就诊使用抗菌药物的百分率、就诊使用注射剂的百分率、每张抗菌药物处方平均用药金额。

（3）住院患者抗菌药物的使用情况调查：从出院患者病历中随机抽取30份，填写住院患者抗菌药物使用情况调查表（表2），并统计住院患者使用抗菌药物的百分率。

（4）汇总调查结果。

2. 分组讨论　根据调查数据，重点分析抗菌药物使用药情况，提出合理用药建议。

3. 汇报答辩　在总结讨论结果的基础上每组推出1位同学代表，参加班级汇报答辩，指导教师进行点评。

4. 完成实训测试和实训报告

表1　门诊处方用药情况调查表 *

填表日期：　年　月　日　　　填表人：

序号	年龄	诊断	药品品种数	抗菌药使用情况 **						处方金额/元
				通用名	规格	包装	数量	用法/用量	给药途径 ***	
1										
2										
…										
…										
…										
99										
100										

100张处方统计分析

A 处方用药总品种数 =　　　　　　B 平均用药品种数（A/100）=

C 使用抗菌药物的处方数 =　　　　D 就诊使用抗菌药物的百分率（C/100）=　　%

E 处方总金额 =　　　　　　　　　F 处方平均金额（E/100）=

G 使用抗菌药物的处方总金额 =　　H 每张抗菌药物处方平均金额（G/C）=

注：* 从门诊成人普通（除急诊、老年、传染、儿科、中药）处方中，随机抽样100张处方，填写表1。

** 本项统计的抗菌药物，包括抗生素类和合成抗菌药物类，抗皮肤感染药、抗眼科感染药及抗菌药的复方药。不含植物成分的抗菌药、抗结核病药、抗麻风病药、抗真菌药、抗病毒药、抗寄生虫药。

*** ①口服；②肌内注射；③静脉注射；④外用；⑤其他。

表2 住院患者抗菌药物使用情况调查表

序号　　调查日期：　年　月　日　　　调查人：　　　病历号：

1	基本情况	性别：男　女　　年龄：____岁　　入院时间_____　　出院时间_____
2	诊断	1.　　　　　　　　2.　　　　　　　　3.
3	过敏史	青霉素类　头孢菌素类　氨基糖苷类　四环素类　大环内酯类　喹诺酮类　磺胺类　其他
4	科别	内　外　妇　儿　中医　眼科　口腔　耳鼻喉　ICU　其他
5	用药目的	□治疗　　感染　有（诊断）　　　无　　△预防　未用药
6	围手术期用药	手术名称_____　　　　　　　　切口类别 Ⅰ / Ⅱ / Ⅲ 术前用药时间≤ 2h　>2h　未用　　术中追加　有 / 无　　　手术持续时间____ 术后停药时间≤ 24h　>24h　　≤ 48h　>48h　　3~7 日　>7 日

7	用药情况 治疗在 □✓ 预防在 △✓	通用名	用法用量	用药频数	总用量	起止时间（ 年 月 日 ）
		□ △				
		□ △				
		□ △				
		□ △				
		□ △				
		□ △				
		□ △				
		累计使用抗菌药 _____ 种 _____ 日				

8	费用 / 元	住院总费用：　　住院药品总费用：　　住院抗菌药物总费用：
9	治疗用药前	体温：　白细胞：　　GPT：　　GOT：　　BUN：　　Ccr： 病原检测：做（检出 / 未检出）　未做　　药敏试验：做（相符 / 不相符）　未做
10	治疗用药后	体温：　白细胞：　　GPT：　　GOT：　　BUN：　　Ccr： 病原检测：做（检出 / 未检出）　未做　　药敏试验：做（相符 / 不相符）　未做
11	抗感染治疗结果	治愈　好转　无效　死亡　继发（医院）感染　有 / 无
12	用药合理性（小组意见）合理○不合理◇	○◇适应证　○◇病原学检测　○◇药敏试验　○◇药物选择 ○◇用法用量　○◇用药途径　○◇治疗用药疗程 ○◇联合用药（品种多 / 有拮抗 / 无指征 / 增加毒性 / 理论上无协同） 围手术期用药时间（○◇术前　○◇术中　○◇术后） ○◇发生 ADR 处治　◇频繁换药　◇禁忌证

13	用药合理性 (教师评价) 合理○ 不合理◇	○◇适应证　　○◇病原学检测　　○◇药敏试验　　○◇药物选择 ○◇用法用量　　○◇用药途径　　○◇治疗用药疗程 ○◇联合用药(品种多/有拮抗/无指征/增加毒性/理论上无协同) 围手术期用药时间(○○术前　　○○术中　　○○术后) ○◇发生 ADR 处置　　◇频繁换药　　◇禁忌证
14	备注	

表 2 填写说明:

1. 基本情况:在性别项上划"√",年龄填实足年龄,入院及出院时间填年、月、日。

2. 诊断:填写本次住院的最后诊断。

3. 过敏史:既往对某一抗菌药发生过过敏反应,即在该药上"√"。

4. 科别:指该患者所属科室。妇科不含分娩和计划生育手术。

5. 用药目的:指本次使用抗菌药物的目的,在治疗与预防项选一项划"√",并在感染有或无选一项划"√",同时写明感染诊断。

预防:针对有或无潜在感染的危险因素而使用抗菌药物,以防止感染的发生。包括无感染指征但有污染的伤口、伴有免疫缺陷疾病或严重并发症、手术操作可能污染(如手术时间长、手术部位受损严重、各种介入性操作等)以及老年、营养不良、长期使用激素或抗生素及长期进行放疗、化疗的患者。

治疗:指使用抗菌药物医治细菌性感染。即实验室检查证实有细菌感染;有明确的感染部位、性质和诊断(如外科伤口感染的局部表现红、肿、热、痛等以及感染的伤口存在)。

6. 围手术期用药:手术名称为本次住院所做手术名称。

切口类别:Ⅰ.指非感染性手术切口,手术中未发现炎症,也未进入呼吸道、消化道、生殖道或泌尿道。Ⅱ.指清洁-污染之间切口,是在控制条件下侵入呼吸道、消化道、生殖道或泌尿道的手术,且未发生意外的污染。Ⅲ.指污染切口,此类切口包括开放性新鲜伤口或肠道有渗出物,在炎症部位附近开刀,原有创伤、坏死组织、内脏穿孔,附近有感染组织。

术前用药时间:手术开始之前用药时间,三项中选一项"√"。

术中追加:手术过程中是否使用抗菌药物,两项选一项"√"。

术后停药时间:手术结束后继续使用抗菌药物的停药时间,三组中选一组中的一项"√"。

手术持续时间:从手术开始到手术结束所用时间。

7. 用药情况:填写所用药物的通用名、用法用量、用药频数、总用量、用药起止时间、累计使用抗菌药物种数及天数。

11. 抗感染治疗结果:在疗效结果中选一项"√"。选择"预防"用药者仅在继发感染"有/无"上选一项"√",其他四种结果不必"√"。

12、13. 用药合理性评价:参考评价标准(请结合患者病情,参照抗菌药物临床应用指导原则和表3,个别具体情况与指导教师讨论后判断),评价结果逐项"√"。

表 3　围手术期患者抗菌药物使用合理性评价标准

		合理	不合理
适应证		有	无
术前给药时间		术前 2h 内	术前 >2h 或术后
术中追加		手术时间≥3h 即追加	手术时间 >4h 未追加
术后 用药	Ⅰ类切口	不用或 24h 内停药	时间 >24h
	Ⅱ类切口	用药 48h 内停药	时间 >48h
	Ⅲ类切口	用药 3~7d	时间 >7d
联合用药		有指征,两种药物有协同作用	无指征或使用不正确

	合理	不合理
药物选择	正确	不正确
用药途径	正确	不正确
用法用量	正确	不正确
发生 ADR	正确处置	处治不当,病情加重

【实训提示】

1. 抗菌药物应用的基本原则

（1）诊断为细菌性感染者,方有指征应用抗菌药物。诊断不能成立者,以及病毒性感染者,均无指征应用抗菌药物。

（2）抗菌药物品种的选用原则上应根据细菌药物敏感试验的结果而定。对于危重患者、无药敏试验条件者可根据经验给予抗菌药物治疗,并根据疗效及时调整治疗方案。

（3）按照药物的抗菌作用特点及其体内过程特点选择用药。

（4）应根据病原菌、感染部位、感染严重程度和患者的生理、病理情况制订抗菌药物治疗方案,包括抗菌药物的选用、剂量、给药次数、给药途径、疗程及联合用药等。

2. 抗菌药物的联合应用的指征

（1）病原菌尚未查明的严重感染,包括免疫缺陷者的严重感染。

（2）单一抗菌药物不能控制的混合感染,两种或两种以上病原菌感染。

（3）单一抗菌药物不能有效控制的感染性心内膜炎或败血症等重症感染。

（4）需长程治疗,但病原菌易对某些抗菌药物产生耐药性的感染。

（5）联合用药时宜选用具有协同或相加抗菌作用的药物联合,通常采用两种药物联合。此外必须注意联合用药时应将毒性大的抗菌药物剂量减少,从而减少其毒性反应。

3. 抗菌药物预防性应用原则

（1）有针对性地预防特定病原菌感染,可能有效;但禁用于常规预防感染。

（2）预防在一段时间内发生的感染可能有效;长期预防用药,常不能达到目的。

（3）病毒性疾病、免疫缺陷、应用糖皮质激素等患者,预防用药应尽量不用或少用。

（4）外科手术应根据手术野有无污染或污染可能,决定是否预防用抗菌药物。

清洁手术:手术野为人体无菌部位,通常不需预防用抗菌药物。但下列情况可考虑预防用药:手术范围大、时间长、异物植入、涉及重要脏器,一旦感染将造成严重后果者和免疫功能低下等高危人群。

清洁-污染手术:与外界相通的组织和器官以及开放性骨折或创伤手术时,由于手术部位存在大量人体寄殖菌群,手术时可能污染手术野引致感染,需用抗菌药物预防。

术前已存在细菌性感染的手术:属抗菌药物治疗性应用范畴。

4. 抗菌药物分级管理原则　根据疗效、安全性、细菌耐药性、药品价格等因素,将抗菌药物划分为非限制使用、限制使用和特殊使用三级,实行分级管理。轻度与局部感染患者应首先选用非限制使用抗菌药物治疗；严重感染、免疫功能低下者合并感染或病原菌只对限制使用抗菌药物敏感时，可选用限制使用抗菌药物治疗；特殊使用抗菌药物的选用应从严控制。

临床医师可开具非限制使用抗菌药物处方；应用限制使用抗菌药物治疗时，应经主治医师以上专业技术职务的医师同意并签名；应用特殊使用抗菌药，应具有严格临床用药指征，经专家会诊同意，处方需经高级专业技术职务医师签名。

紧急情况下临床医师可以越级使用高于权限的抗菌药物，但仅限于 1 日用量。

【实训思考】

患者，女，13 岁。10 日前在村卫生室诊断为"急性菌痢"。先后应用了氧氟沙星、庆大霉素、氨苄西林、头孢唑林等多种抗菌药物，症状有所缓解，连续用药 5 日后病情又出现反复，持续高热，腹泻频繁，为黏液性血便，故转院。体检：体温 38℃，脉搏 129 次/min，血压 90/60mmHg，腹膨隆，叩鼓音，肝肋下 1cm。大便常规：WBC（+++），RBC（+++）。入院后第 2 日大便中发现灰白色膜状物，病理报告为坏死组织及纤维蛋白渗出物，粪便培养报告有难辨梭状芽孢杆菌生长。诊断为假膜性肠炎。

（1）治疗用药是否合理？

（2）连续使用多种抗菌药物后病情为何反而加重？

（3）为何发生假膜性肠炎？如何处理？

【实训报告】

1. 书面讨论抗菌药物使用情况的调查分析结果。

2. 回答实训思考中提出的问题。

3. 写出实训体会。

【实训测试】1~4 为单项选择题，5、6 为多项选择题，7~10 为简答题。

题型	问题	标准分	实得分
1 单选	扁桃体化脓最常见的病原体是 A. 大肠埃希菌　　　B. 流感杆菌　　　C. 葡萄球菌 D. 链球菌　　　E. 厌氧菌	1	
2 单选	对肠杆菌科细菌和铜绿假单胞菌等革兰氏阴性杆菌具强大抗菌活性、对葡萄球菌属亦有良好作用的氨基糖苷类抗生素不包括 A. 链霉素　　　B. 庆大霉素　　　C. 妥布霉素 D. 阿米卡星　　　E. 奈替米星	1	
3 单选	MRSA 即 A. 耐甲氧西林凝固酶阴性葡萄球菌 B. 耐甲氧西林金黄色葡萄球菌 C. 耐苯唑西林葡萄球菌 D. 耐青霉素肺炎链球菌 E. 艰难梭菌	1	
4 单选	主要由肝脏清除并对肝脏有一定毒性的药物是 A. 红霉素　　　B. 克林霉素　　　C. 阿奇霉素 D. 麦迪霉素　　　E. 红霉素酯化物	1	

续表

题型	问题			标准分	实得分
5 多选	可用于支原体、衣原体、立克次体感染的抗生素是 A. 磺胺嘧啶 B. 环丙沙星 C. 阿奇霉素 D. 四环素 E. 利福平			1	
6 多选	青霉素的适应证有 A. 破伤风 B. 气性坏疽 C. 肺炎球菌肺炎 D. 淋病 E. 梅毒			1	
7 简答	抗菌药物的分级和分级依据是什么？			2	
8 简答	简述无指征使用抗菌药物的危害和原因。			3	
9 简答	手术患者如何预防性使用抗菌药物？			4	
10 简答	妊娠期妇女应用抗菌药物需考虑哪些因素？			4	
	答题流畅			1	
总分				20	

（宋 芸）

模块五 社会实践

实训二十二 参观医院药房和社会药房

【实训目的】

1. 熟悉医院药房、社会药房工作的基本流程。

2. 了解医院药房、社会药房中药学服务的相关内容。

【实训内容】

1. 参观医院门诊药房。

2. 参观医院住院药房。

3. 参观社会药房。

【实训步骤】

以班级为单位，分为若干组，每组 5~10 人。

1. 在带教教师的带领下，分别参观医院门诊、住院药房和社会药房，见习工作流程。

2. 根据实训目的分组讨论，每组推选 1 名同学就参观和讨论情况汇报发言。

3. 实训指导教师总结点评。

【实训提示】

医院药房和社会药房是药学专业学生的工作场所。通过参观,熟悉药房的基本情况及药品调剂过程、药品营销过程、用药咨询等药学服务的开展情况,为学生尽快适应工作岗位奠定了基础。

1. 门诊药房工作流程　收方→审方→计价→调配→包装标示→核对→发药→指导用药。

要求:门诊药房工作一定要有高度责任心。收方人员收方后首先应按"处方制度"的有关规定进行详细的核查,审查无误才能调配;划价人员应熟记各类药品的价格、剂量及主要用途,划价不准确可使患者产生不信任感;调配处方时要细心、准确,禁止用手直接接触药物,注意检查药品有效期,严防把过期药品发给患者,麻醉药品、毒性药品、精神药品的处方调配发放,要严格按此类药品管理的有关规定执行;发药前核对药名、品名、剂量、患者姓名、门诊号,经核对无误后,将患者姓名、用法及注意事项写在药袋和瓶签上,并耐心向取药人员交代清楚有关注意事项。

2. 住院药房工作流程　①处方调配程序:收方→审方→计价→调配→核对→发药;②医嘱调配程序:医嘱→处理医嘱→核对发药单→调配→核对→发给病房护士。

要求:医嘱分长期和临时医嘱,发药人员应严格按照医嘱的药品名称、数量、剂量、给药次数发药;发药实行核对制度,老人、儿童用药的剂量必须特别注意,如因病情需要剂量超过常用量时,医师在超过剂量下签字。防止配伍禁忌和不合理用药,核对医师是否签字。如发现问题应立即与医师联系,问明原因,商定办法,不可随意处理;临时口服与非口服药医嘱核对无误后开始调配药品,调配完毕后在发药单上签字;发药单与药品一起交窗口核对人员核对,窗口核对人员核对无误后交领药人员,并需双方签字以备查询;对出院患者发药时,应将患者姓名、用药方法及注意事项详细写在药袋或瓶签上,并耐心向患者交代清楚;麻醉药品、毒性药品、精神药品的处方调配发放,要严格按此类药品管理有关规定执行;对有效期药品,应注意检查,严防把过期失效药品发给患者。定期检查病房小药柜的管理情况,如有问题及时解决。

3. 社会药房工作流程　问病→推荐用药→配方售药→用药指导→售后服务。

要求①问病:通过询问等方法,了解患者基本情况及病情;②推荐用药:根据患者对疾病症状的描述,推荐最佳用药方案;③配方售药:根据医生处方进行调配或销售推荐用药,注意检查药品有效期,严防把过期药品发给患者;④用药指导:根据药物说明书向患者交代用药剂量、服药时间、药物间的相互影响、不良反应等;⑤售后服务:为患者建立药历,随访用药者疗效和不良反应,及时进行用药咨询。

【实训思考】

1. 试比较医院药房、社会药房的工作流程有何异同。

2. 试述药房工作人员在药学服务中的职责。

【实训报告】

1. 回答实训思考中提出的问题。

2. 写出参观体会。

【实训测试】

药房收方发药操作技能评定

项目	评定内容	要求	标准分	实得分
职业素养	着装	衣帽整洁,形象良好	0.5	
	服务态度	热情有效地与患者沟通	0.5	
	工作用语	服务用语规范	1	
处方解读	处方组成	正确解读处方	2	
	药用拉丁语缩写	正确识别拉丁语缩写	2	
处方审核	四查十对	四查十对正确	2	
	药物配伍	药物相互作用分析正确	2	
处方调配	调配程序	调配程序正确	2	
	调配操作	调配药品正确	2	
		正确填写药品包装袋	2	
		调配速度快	1	
用药指导	交代药物用法、用量,注意事项	指导患者用药正确	2	
		指导患者用药全面	1	
合计得分			20	

(刘 莲)

模块六　用药咨询和用药指导实训

实训二十三　用药咨询和用药指导

【实训目的】

1. 学会面向社区开展正确的用药咨询服务,指导患者合理用药。

2. 掌握用药咨询、用药指导的基本程序和注意事项。

【实训内容】

以小组为单位,面向社区开展用药咨询、用药指导活动。

【实训步骤】

1. 走访患者

(1)方法:5~8人为一个小组,到社区走访典型患者,进行用药咨询和用药指导,并对活动内容做详细记录。

(2)用药咨询、用药指导内容

1）向患者详细询问病情及诊治过程。

2）评价药物治疗的合理性。

3）讲授安全用药知识，提供用药指导。

2. 讨论　回校后，对实训内容在班级组织汇报和答辩。各组同学在预先充分讨论的基础上推选 1 名代表参加，同组同学可作补充。指导教师在汇报和答辩结束时进行总结，指出各组咨询和指导的成功和不足之处，并现场评分。

【实训提示】

用药咨询一般来自于患者、医师、护士及公众，以被动咨询居多，亦为被动用药指导；用药指导多为主动向社区人员讲授安全用药知识，通过询问患者的主要症状、诊疗经过，指导患者合理用药，亦为主动咨询。

1. 用药咨询提示　患者用药咨询的主要内容有：

（1）药品名称：包括商品名、通用名、别名。

（2）药品适应证：患者病情是否为药品的适应证。

（3）药品使用方法：包括口服药品的正确服用方法、服用时间和服用时需要注意的问题；栓剂、气雾剂等剂型的正确使用方法；如何避免漏服药物，漏服后可采取的补救方法。

（4）药品用量及用法：包括首次剂量、维持剂量、每日用药次数、用药间隔时间及疗程。

（5）药品疗效：包括起效时间、用药后的预计疗效、作用维持时间等。

（6）药品不良反应及药物相互作用。

（7）其他：如是否属于医疗保险报销药品、是否有替代药品、药品价格、药品的贮存和有效期、药品的鉴定辨识等。

2. 用药指导提示　特殊情况下的用药指导主要有：

（1）患者同时使用了两种或两种以上含有同一成分的药品；合并用药较多时；正在使用的药物中有配伍禁忌或配伍不当时（必要时应及时联系该医师以避免发生医疗纠纷）。

（2）患者用药后出现了不良反应；既往曾有过药品不良反应史；患者所用的药品近期发现有严重或罕见的不良反应。

（3）患者依从性差时。

（4）根据病情需要，使用了非药品说明书中的用法、用量时；超说明书范围的适应证；药品说明书在近期有修改的（如商品名、剂量、适应证、不良反应、禁忌证、有效期、贮存条件等）。

（5）需要进行 TDM 的患者。

（6）使用了麻醉药品、精神药品或其他特殊药物（如抗生素、抗真菌药、激素、镇静催眠药、抗精神病药等）。

（7）其他情况，如同一种药品有多种适应证且用药剂量相差较大时；使用需特殊贮存条件的药品或临近有效期的药品时等。

3. 用药咨询与用药指导时应注意的问题

（1）特殊人群：对老年人解释时语速宜慢，可适当采用图片形式或使用通俗例子以方便其理解和记忆;对女性患者要注意询问是否打算受孕或已经妊娠、是否正在哺乳;对小儿要问清年龄、体重;患者的疾病状况是否影响到药物的代谢和排泄等。

（2）特殊患者:应尽量为其提供书面材料,如第一次用药的患者,使用治疗窗窄的药物如地高辛、茶碱等的患者,用药依从性差的患者等。

（3）解释技巧:对于患者的咨询,尽量使用通俗易懂的医学术语来解释,使用描述性语言以便患者能正确理解,必要时可口头与书面解释方式并用。

（4）保护隐私:尊重患者的意愿,保护患者的隐私,对患者的信息资料保密。

（5）实事求是:对于患者咨询的问题,能够当场给予解答的就及时回答不拖延,不能当场答复或不十分清楚的问题,不要冒失地回答,要待进一步查询相关资料后尽快给予正确的答复。

【实训思考】

1. 开展用药咨询、用药指导服务的意义是什么?

2. 在用药咨询和用药指导工作中药师应具备哪些素质及工作技巧?

【实训报告】

1. 根据用药咨询、用药指导的社区实训病例,制订出该患者的药物治疗方案,对不合理的方案进行调整,并写出应对患者进行的用药指导。

2. 回答实训思考中提出的问题。

3. 写出实训体会。

【实训测试】

1. 咨询、指导的态度和蔼亲切,语言通俗,气氛融洽(4分)。

2. 咨询、指导要点清楚、全面(8分)。

3. 能够制订及调整相应的给药方案(8分)。

（曹 红）

参考文献

1. 李俊. 临床药物治疗学总论. 北京:人民卫生出版社,2015

2. 张幸国,胡丽娜. 临床药物治疗学各论(上册、下册). 北京:人民卫生出版社,2015

3. 姜远英. 临床药物治疗学.4版. 北京:人民卫生出版社,2016

4. 王秀兰,张淑文. 临床药物治疗学.8版. 北京:人民卫生出版社,2007

5. 程德云,陈文彬. 临床药物治疗学.4版. 北京:人民卫生出版社,2012

6. 胡晋红. 临床药物治疗学. 北京:高等教育出版社,2009

7. 廖瑞芳,姚继红. 临床药物治疗学. 北京:科学出版社,2009

8. 曹红. 临床药物治疗学.2版. 北京:人民卫生出版社,2014

9. 葛均波,徐永健,王辰. 内科学.9版. 北京:人民卫生出版社,2018

10. 郝伟,陆林. 精神病学.8版. 北京:人民卫生出版社,2018

11. 国家食品药品监督管理总局执业药师资格认证中心. 2018年执业药师资格考试应试指南:药学综合知识与技能. 北京:中国医药科技出版社,2018

12. 全国卫生专业技术资格考试用书编写专家委员会. 2018全国卫生专业技术资格考试指导. 北京:人民卫生出版社,2018

13. 陈新谦,金有豫,汤光. 新编药物学.18版. 北京:人民卫生出版社,2018

目标检测参考答案

第二章　药物治疗的基本程序及原则

一、选择题

（一）单项选择题

1. A　　2. A　　3. B　　4. C　　5. C　　6. D　　7. C　　8. B

（二）多项选择题

1. ABD　2. ABCDE　3. ABCDE　4. ABCD　5. ABCDE　6. AD　7. ABCD　8. ABCDE

9. ABCDE

二、问答题（略）

三、计算题

1. 要点　由公式 2-1 可知：

$$D=\frac{\overline{C_{ss}}\cdot K\cdot V_d\cdot \tau}{F}=\frac{40\times 0.2\times 30.5\times 6}{0.3}=4\,880(\text{mg})=4.88(\text{g})$$

2. 要点　由公式 2-2 可知：

$$\tau_{max}=1.44\cdot t_{1/2}\cdot \ln\left[(C_{ss})_{max}/(C_{ss})_{min}\right]=1.44\times 12\times \ln(50/25)=12(\text{h})$$

3. 要点　由公式 2-1 可得：

$$\frac{D}{\tau}=\frac{\overline{C_{ss}}\cdot Cl}{F}=\frac{36\times 60}{1}=2\,160(\mu\text{g/h})=2.16(\text{mg/h})$$

第三章　治疗药物评价

一、选择题

（一）单项选择题

1. D　　2. C　　3. B　　4. E　　5. B　　6. C

（二）多项选择题

1. ABCDE　2. ACD　3. ABCE　4. ABCE　5. AC　6. ABC

二、问答题（略）

三、实例分析

1. 要点

（1）提出问题：对患胃溃疡的男性患者,使用埃索美拉唑治疗能否达到症状缓解、溃疡愈合的疗效?

（2）证据检索：①可提供的数据文献检索资源,如维普资讯、CNKI 等数据库;②关键词及检索策略。

关键词:埃索美拉唑;奥美拉唑;胃溃疡。

检索策略:埃索美拉唑和奥美拉唑和胃溃疡。

③检索结果:检索到相关文献共计14篇,其中选择用以进行评价的文献为《埃索美拉唑与奥美拉唑治疗胃溃疡的疗效比较》。

(3)评价证据:证据表明,埃索美拉唑对胃溃疡患者能起到治愈效果且安全性较好,说明将其运用于临床实践具有一定的根据性。但由于研究人群样本量较小,对于治疗实验结果的精确度估计不高,因此对于患者来说治疗措施的利弊问题需要进一步通过循证实践得以解决。

(4)应用证据(实践决策):根据文献实践决策,通过对文献的原文剖析及讨论评价,可以认为埃索美拉唑治疗胃溃疡是有效的且较为安全,可以将该证据结果运用到案例中的患者进行治疗,对于可能出现的与证据不符的情况应通过干预措施进一步地解决处理,并不断地进行循证实践。

2. 要点　采用成本 - 效果分析法分析如下:

组别	氟西汀 (n=41 例)	帕罗西汀 (n=42 例)	西酞普兰 (n=43 例)
痊愈率成本 - 效果比	43 169.6	46 214.4	42 960.4
平均每例成本 - 效果比	1 052.9	1 100.3	999.1
有效率成本 - 效果比	36 370.8	38 997.2	36 463.1
平均每例成本 - 效果比	887.1	928.5	848.0

临床结果表明3种药物治疗抑郁症的疗效没有显著性差异,说明3种药疗效相似。但成本 - 效果分析结果表明西酞普兰成本最低,疗效最好,成本 - 效果比也最低,而且在三者中起效最快,对5-HT 选择性最强,与其他药物相互作用较小。综上比较,西酞普兰组治疗方案最佳。

第四章　药品不良反应

一、选择题

(一)单项选择题

1. D　　2. C　　3. D　　4. B　　5. E　　6. A

(二)多项选择题

1. CD　2. ABC

二、问答题(略)

三、实例分析

1. 要点　本病例中,虽然患者经过皮肤过敏试验,显示阴性,但患者在用药过程中出现的症状是过敏性休克。根据分类的标准,过敏性休克属于 B 型不良反应。

2. 要点　硫酸链霉素是具有耳毒性的氨基糖苷类抗生素,老年人由于排泄功能减退,应减少用药剂量。而本病例中,给予患者正常成年人的用药剂量,即可能造成药物蓄积中毒,引起耳毒性。

第五章　药物相互作用

一、选择题

（一）单项选择题

1. A　　2. D　　3. E　　4. A　　5. C　　6. D

（二）多项选择题

1. ABCD　2. ABE　3. ABCD

二、问答题（略）

三、实例分析

1. 要点　氯磺丙脲是降糖药，氯霉素抑制肝药酶的活性，导致氯磺丙脲血药浓度升高，降糖作用加强，患者出现的症状属于低血糖症状。应当立即静脉注射50%葡萄糖。

2. 要点　华法林属于双香豆素类抗凝血药，血浆蛋白结合率高，阿司匹林可置换与血浆蛋白结合的华法林，使血液中游离型华法林浓度大幅度提高，抗凝作用增强，引起了出血。

第六章　疾病对临床用药的影响

一、选择题

（一）单项选择题

1. A　　2. D　　3. D　　4. D

（二）多项选择题

1. BCDE　2. BCE　3. AB　4. ABCDE　5. ABC

二、问答题（略）

三、实例分析

1. 已知D=500mg，τ=12h，Ccr=38ml/min

从表6-1中查得K=0.25h^{-1}，α=0.002 4，K_{nr}=0.01h^{-1}

$\hat{K}=K_{nr}+\alpha \cdot \text{Ccr}=0.01+0.002\ 4\times 38=0.101\text{h}^{-1}$

$\hat{\tau}=\dfrac{K}{\hat{K}}\cdot \tau=\dfrac{0.25}{0.101}\times 12=29.7（\text{h}）$

$\hat{D}=\dfrac{\hat{K}}{K}\cdot D=\dfrac{0.101}{0.25}\times 500=202（\text{mg}）$

该肾功能减退患者，如仍维持500mg给药剂量时，给药间隔时间应调整为30h；如仍按每12h给药一次，则剂量应改为每次200mg。

2. 已知患者年龄A=57岁，体重W=85kg，血清肌酐Scr=4.4mg/dl，从表6-1中查得青霉素K=1.4h^{-1}，α=0.013 7，K_{nr}=0.03h^{-1}

根据公式：

（1）Ccr $\dfrac{（140-A）\cdot W}{72\text{Scr}}$ （男）=（140-57）×85/（72×4.4）=22.3ml/min

（2）$\hat{K} = K_{nr} + \alpha \cdot Ccr = 0.03 + 0.013\ 7 \times 22.3 = 0.34 h^{-1}$

（3）$\hat{D} = \dfrac{\hat{K}}{K} \cdot D = 0.34/1.4 \times 2\ 400 = 583$ 万 U ≈ 600 万 U

故该肾功能减退患者,剂量应改为每日 600 万 U。

第七章　特殊人群用药

一、选择题

（一）单项选择题

1. D　　2. B　　3. B　　4. A　　5. D

（二）多项选择题

1. ACDE　2. ABCDE

二、问答题（略）

三、实例分析

1. 要点　选择适宜的给药途径对于小儿来说非常重要,经胃肠给药较安全,应尽量采用口服给药,静脉用药能达到快速控制病情的效果,但不是不管病情的轻重一概用之。患儿的轻度腹泻,不需要静脉用药,只要口服一些药加上饮食的调整,疾病会很快治愈的。因患儿年龄较小,自控能力差,盲目选择静脉用药可能会造成不必要的皮肉之苦和精神上的惊吓,有相对的危险性。

2. 要点　普萘洛尔为 β 受体拮抗药,可作用支气管平滑肌引起收缩,呼吸道阻力增高,致哮喘加剧。

第八章　抗菌药物的合理应用

一、选择题

（一）单项选择题

1. E　　2. C　　3. E　　4. A　　5. D　　6. D

（二）多项选择题

1. ABCD　2. ABDE

二、问答题（略）

三、实例分析

1. 要点　本病例中,首次治疗选择药物种类不当,且用药时间过长,造成二重感染。转院后选用适宜于治疗尿路感染的氟喹诺酮类,治疗效果良好。

2. 要点　本病例中预防用药不合理因素有:①Ⅰ类切口手术无高危因素不宜预防使用抗菌药物;②预防抗菌药物选择不合理,同类药物不宜联用;③预防用药使用时间过长。

第九章　临床常见症状的药物治疗

一、选择题

（一）单项选择题

1. C　　2. B　　3. E　　4. D　　5. E

（二）多项选择题

1. ABCD　2. ACDE　　3. AB

二、问答题（略）

三、实例分析

要点：此患者已是癌症晚期，疼痛明显，按癌痛三阶梯治疗原则，小剂量吗啡无效，应逐步增加剂量，同时加用非阿片类镇痛药，直到疼痛得到满意控制，但要防止发生过量中毒；同时应配合镇静催眠药、抗焦虑药等辅助治疗。

第十章　神经系统疾病的药物治疗

一、选择题

（一）单项选择题

1. C　　2. A　　3. A　　4. A　　5. C　　6. A

（二）多项选择题

1. ABCD　2. ABE

二、问答题（略）

三、实例分析

1. 要点　由于此患者处于急性期，所以建议：①在卧床休息、维持水、电解质平衡的基础上，及时补液或给予适当的升压药物如多巴胺、间羟胺等控制血压。②使用脱水药如甘露醇，主要降低颅内压防止脑水肿。③应用抗凝血药如肝素、阿司匹林等进行抗凝治疗，目的是防止血栓扩展和新血栓形成。

2. 要点　根据患者的发病情况和临床症状，考虑为癫痫大发作。治疗药物的选择：若患者处于大发作状态可选用苯妥英钠或苯巴比妥控制症状；若已有癫痫病史，预防发作则选用丙戊酸钠，但必须定期检查肝功能。选药依据是：①根据癫痫发作类型和脑电图特征合理选用抗癫痫药物；②全面性强直 - 阵挛发作（大发作）可选用卡马西平、苯妥英钠、苯巴比妥等；③苯妥英钠通过阻滞钠离子和钙离子内流，抑制癫痫灶及其周围神经元放电。

第十一章　精神疾病的药物治疗

一、选择题

（一）单项选择题

1. A　　2. B　　3. C　　4. B　　5. D　　6. C　　7. A　　8. B　　9. D　　10. C

（二）多项选择题

1. ABCDE　2. ABCDE　3. DE　4. ABCDE

二、问答题（略）

三、实例分析

1. 要点　此患者以被害妄想、幻听为主要临床表现，可选择第一代抗精神病药物如氯丙嗪、奋乃静、氟奋乃静、氟哌啶醇、三氟拉嗪等,也可选择第二代抗精神病药物如利培酮、奥氮平、氯氮平、喹硫平等。

2. 要点　此患者为双相情感障碍,目前处于急性躁狂发作,宜选用心境稳定剂如锂盐治疗。因锂盐起效较慢,开始可合用苯二氮䓬类药物或抗精神病药,以迅速控制兴奋症状,待病情稳定后逐渐减量、停药。

第十二章　心血管系统疾病的药物治疗

一、选择题

(一)单项选择题

1. D　　2. B　　3. E　　4. B　　5. C　　6. C　　7. D　　8. E　　9. D　　10. C

(二)多项选择题

1. ABCDE　2. ABD　3. BCDE　4. ABCDE　5. ABCD　6. ABCD　7. ABCDE　8. ABCD

9. ABDE　10. BE

二、问答题(略)

三、实例分析

1. 要点　患者具有典型的劳力性心绞痛表现,诊断明确。必须进行正规的药物治疗,改善心肌供血,预防动脉硬化的发生与发展,控制高血压。治疗方案:

(1)发作时治疗:①休息;②药物治疗:硝酸甘油 0.5mg,舌下含化;或者硝酸异山梨酯 10mg,舌下含化。(理由:起效快,能迅速缓解症状)

(2)缓解期药物治疗:福辛普利 10mg,1 次 /d;硝酸异山梨酯 10mg,3 次 /d;美托洛尔 25mg,2 次 /d;阿司匹林 75mg,1 次 / 晚;氟伐他汀 20mg,1 次 / 晚。(理由:福辛普利、美托洛尔可以抗心绞痛和降血压,故首选。硝酸异山梨酯可扩张冠脉,增加心肌供血。氟伐他汀可改善冠心病的预后,阿司匹林可以防止血栓形成)

2. 要点　该患者诊断明确,有明显的高血压病史和症状,血压 160/100mmHg,需进行药物联合降压治疗。考虑患者用卡托普利有刺激性咳嗽,因此,应更换其他降压药。加之患者有血糖高,故应避免用噻嗪类利尿药,并加用降血糖药物。推荐:硝苯地平 10mg,3 次 /d;吲达帕胺 2.5mg,1 次 /d;格列本脲 5mg,3 次 /d。并嘱患者定期测血压、血糖,以便调整药物,尤其是应注意口服降糖药带来的低血糖反应。

3. 要点　该患者用药 2 周后出现心率减慢,Ⅱ 度房室传导阻滞,是药物引起的不良反应。β 受体拮抗药对缺血的心肌有保护作用,而地高辛具有正性肌力作用,故用于心力衰竭时两者有协同作用。但两者都能减慢心肌的自律性和传导性,加之患者是老年人,肾功能退化,有潜在地高辛中毒的危险因素,地高辛持续用药 1 周以上就易导致不良反应发生。故对老年人,两药联合要格外慎重。

第十三章 呼吸系统疾病的药物治疗

一、选择题

（一）单项选择题

1. C   2. C   3. E   4. B   5. A   6. B

（二）多项选择题

1. ABCDE   2. ABCDE   3. ACD   4. BDE

二、问答题（略）

三、实例分析

要点：

（1）给药方案

注射用哌拉西林钠/他唑巴坦钠 4.5g+0.9%氯化钠注射液 100ml，iv.gtt，q8h.。

盐酸氨溴索氯化钠注射液 30mg：100ml，iv.gtt，q12h.。

痰热清注射液 20ml+0.9%氯化钠注射液 100ml，iv.gtt，q.d.。

（2）药物治疗分析

①抗感染治疗：选用哌拉西林钠/他唑巴坦钠，但此药半衰期短，调整为 q.8h，且应缓慢滴入。

②退热：加用痰热清注射液静滴，该药具有清热、化痰、解毒之功效。

③祛痰：患者咳嗽，痰黏不易咳出，给予盐酸氨溴索祛痰处理。

（3）药学监护

①过敏反应：使用哌拉西林钠/他唑巴坦钠前仍应做青霉素过敏试验。氨溴索、痰热清也有过敏反应的报道，使用时均应严密观察。

②二重感染：使用广谱抗菌药哌拉西林钠/他唑巴坦钠，易发生继发性腹泻，应注意观察。

③其他：痰热清注射液可引起头痛、颜面潮红等。氨溴索可引起腹痛、腹泻、恶心、呕吐、食欲减退等胃肠道反应，若反应严重，应对症治疗，及时处理。

第十四章 消化系统疾病的药物治疗

一、选择题

（一）单项选择题

1. B   2. C   3. A   4. A   5. E

（二）多项选择题

1. ABC   2. ABE   3. ABCD   4. ABCE   5. ABC

二、问答题（略）

三、实例分析

要点：此处方不合理。硫糖铝需经胃酸水解后才能与胃蛋白酶络合而发挥抗溃疡作用。西咪替丁为 H_2 受体拮抗药，能明显地抑制胃酸分泌，使硫糖铝疗效降低。两药不宜合用，可单用西咪替丁。

第十五章　血液系统疾病的药物治疗

一、选择题

（一）单项选择题

1. C　　2. B　　3. B　　4. A　　5. A　　6. D　　7. C　　8. B　　9. C　　10. A

11. B　　12. B　　13. E　　14. E　　15. A　　16. A　　17. B　　18. B　　19. A　　20. A

21. D　　22. A　　23. C

（二）多项选择题

1. ABE　2. ABCDE　3. ABCDE　4. ABC　5. BC　6. ABCDE　7. BCD　8. ABCDE

9. ABCDE　10. ABCDE

二、问答题（略）

三、实例分析

1. 要点　此时应选用大剂量糖皮质激素给患者退热。白血病患者在化疗过程中出现高热,可能由机体免疫力降低,并发感染所致,也可能由于大剂量化疗,大量白细胞被破坏,导致发热。此时,除应用抗生素抗感染外,还应给予大剂量糖皮质激素,如地塞米松 5~10mg 静脉注射。糖皮质激素对各种原因所致的炎症均有效,有抗毒、抗休克作用,还可刺激骨髓造血功能,增加血小板、纤维蛋白原、中性粒细胞数量,有助于止血。而阿司匹林能抑制血小板聚集,增加出血。

2. 46 支

第十六章　泌尿系统疾病的药物治疗

一、选择题

（一）单项选择题

1. B　　2. B　　3. C　　4. D　　5. A　　6. A　　7. B　　8. E　　9. A　　10. E

11. A　　12. B　　13. D　　14. B

（二）多项选择题

1. ABCE　2. ABCD　3. CD　4. BD　5. ABCE　6. BC　7. ABCDE　8. ABCD

二、问答题（略）

三、实例分析

要点:合适,慢性肾炎高血压首选 ACEI。合用利尿剂,降压效果增强,并减少不良反应。

第十七章　变态反应性疾病的药物治疗

一、选择题

（一）单项选择题

1. D　　2. A　　3. A　　4. D　　5. D　　6. B

（二）多项选择题

1. ABCD　2. ABDE　3. ABCDE

二、问答题(略)

三、实例分析

要点:根据此患者的表现,过敏性鼻炎、过敏性哮喘的可能性较大。一旦确诊,可进行脱敏治疗、抗过敏治疗、对症治疗,必要时可用糖皮质激素等。

第十八章　自身免疫性疾病的药物治疗

一、选择题

(一)单项选择题

1. E　2. C　3. B　4. D　5. B　6. B　7. B　8. A　9. A　10. B

11. C　12. C　13. D　14. D　15. B　16. E

(二)多项选择题

1. ABCDE　2. AD　3. BCE　4. ABCD　5. ABCDE

二、问答题(略)

三、实例分析

要点:患者诊断明确,选择糖皮质激素治疗是正确的。但选择地塞米松治疗不妥,尤其是静脉注射。因该药血浆半衰期较长,作用强度较大,故对需长疗程糖皮质激素治疗的患者不宜选用。本例患者由于长期应用地塞米松,机体防御功能明显受到抑制,诱发了严重的感染,最终感染不能控制,导致死亡。

第十九章　内分泌系统及代谢性疾病的药物治疗

一、选择题

(一)单项选择题

1. B　2. A　3. D　4. D　5. C　6. D　7. E　8. D　9. C　10. A

11. D　12. C　13. B　14. C　15. B　16. B　17. E　18. C　19. C　20. A

21. E　22. B　23. A　24. D　25. C　26. E　27. D　28. B　29. A　30. C

(二)多项选择题

1. ABCE　2. ABCDE　3. ABCDE　4. ABCDE　5. ACE　6. CD　7. ABCDE　8. ABCD
9. ABCDE

二、问答题(略)

三、实例分析

1. 要点　此患者以高代谢综合征为主要临床表现,且 T_3、T_4 均升高,TSH 降低,甲状腺功能亢进症的诊断已明确。目前需要减少甲状腺激素的生成,缓解甲状腺功能亢进症的代谢、神经系统的症状,可选择硫脲类抗甲状腺药,如丙硫氧嘧啶或甲巯咪唑。若患者心率快可加用普萘洛尔治疗。

2. 要点　该患者为 T1DM,说明体内胰岛素分泌绝对不足,需胰岛素终身替代治疗。剂型:短效或超短效胰岛素。用法:每日皮下注射 3 次,均安排在餐前 15~30 分钟。用量:按每千克体重

0.6~0.8U 计算。治疗中应密切监测血糖变化。

3. 要点 根据患者的年龄、临床表现、X 线检查结果及临床诊断,老年性骨质疏松症(原发性 Ⅱ 型 OP)为低转换型,即骨形成和骨吸收均低于正常,主要与年龄老化有关。治疗药物以骨形成促进药为主,同时补充维生素 D 和钙剂。常用苯丙酸诺龙 25mg,肌内注射,每周或每 3 周 1 次;活性维生素 D 0.25μg,1~2 次 /d;碳酸钙,0.5~1g,2~3 次 /d。

第二十章 病毒感染性疾病的药物治疗

一、选择题

(一)单项选择题

1. C   2. E   3. D   4. A   5. A   6. B   7. E   8. D   9. D   10. E

11. A   12. B   13. D   14. E

(二)多项选择题

1. AE   2. ABCDE

二、问答题(略)

三、实例分析

要点:

1. 诊断病毒性肝炎,乙型,慢性中度。依据:①病原学检查 HBsAg、HBeAg、抗 -HBc 均阳性。消化道症状,肝功能异常,病程达 2 年。②既往病史 2 年前感乏力、食欲减退,肝功能检查发现转氨酶升高,诊断为急性肝炎。③肝功能异常 GPT> 正常值 3 倍以上;球蛋白明显升高,白蛋白下降。④有慢性肝病体征巩膜轻度黄染,颜面及颈部有数枚蜘蛛痣,肝在肋下 1.5cm,质软,压痛,表面光滑,脾可及 0.5cm,质软,压痛等。

2. ①适当休息、营养;②积极抗病毒治疗;③给予维生素类药物和适当的护肝药。

实训测试参考答案

实训一

1. B 2. C 3. C 4. B 5. ACD 6. ABCE

实训二

1. E 2. B 3. C 4. C

实训三

1. A 2. D 3. B 4. A 5. ABCDE 6. ABC

实训四

1. C 2. E 3. C 4. B 5. E 6. ABCDE

实训五

1. D 2. A 3. ABCE 4. ABCDE 5. ABCDE

实训六

1. D 2. A 3. D 4. B 5. ABCDE 6. ABCDE

实训七

1. B 2. C 3. B 4. E 5. D 6. AC 7. ABCDE

实训八

1. A 2. C 3. E 4. D 5. ABCDE 6. ABE

实训九

1. A 2. B 3. B 4. D 5. ABCE 6. ABDE

实训十

1. C 2. A 3. B 4. D 5. ABD 6. ABCE

实训十一

1. C 2. A 3. B 4. C 5. B 6. ABCD

实训十二

1. A 2. B 3. B 4. A 5. BCDE 6. BCD

实训十三

1. A 2. B 3. C 4. ACDE 5. ABCE 6. BD 7. ABCDE

实训十四

1. B 2. E 3. A 4. D 5. AB 6. AC

实训十五

1. D 2. D 3. D 4. A 5. BCDE 6. BCDE

实训十六

1. E 2. C 3. D 4. D 5. ABCDE 6. BCDE

实训十七

1. D 2. E 3. C 4. B 5. ABCDE 6. ACE

实训十八

1. E 2. C 3. A 4. C 5. BE 6. ABCDE

实训十九

1. D 2. C 3. C 4. B 5. B 6. ABCE 7. ABC

实训二十一

1. D 2. A 3. B 4. E 5. CDE 6. ABCDE

临床药物治疗学课程标准

（供药学、药品经营与管理、药品服务与管理等专业用）

ER-课程标准